高等医药院校教材

（供专科中医学专业用）

中 医 内 科 学

（修订版）

主　编　张发荣

副主编　尤松鑫　殷文山

编　委　尤松鑫　王树谦　孙文先

　　　　李宜芳　张发荣　殷文山

　　　　魏发善

审　定　魏毓奇　曾君望

中国中医药出版社

北　京

图书在版编目（CIP）数据

中医内科学/张发荣主编 .—2 版 .—北京：中国中医药出版社，2002.6（2011.6重印）

高等医药院校专科教材

ISBN 7－80089－449－5

Ⅰ.中… Ⅱ.张… Ⅲ.中医内科学—医学院校—教材 Ⅳ.R25

中国版本图书馆 CIP 数据核字（2002）第 037802 号

中国中医药出版社出版

发行者：中国中医药出版社

（北京市朝阳区北三环东路 28 号易亨大厦 电话：64405750 邮编：100013）

（邮购联系电话：84042153 64065413）

印刷者：北京市松源印刷有限公司

经销者：新华书店总店北京发行所

开 本：787×1092 毫米 16 开

字 数：585 千字

印 张：23.75

版 次：1995 年 8 月第 1 版

2002 年 6 月第 2 版

印 次：2011 年 6 月第 17 次印刷

书 号：ISBN 7－80089－449－5/R·450

定 价：31.00 元

如有质量问题，请与出版社发行部调换。

HTTP://WWW.CPTCM.COM

前　言

　　为发展普通高等中医药专科教育，加强专科教材建设，提高专科人才培养质量，国家中医药管理局组织编写出版了专科中医学专业16门教材。

　　本套教材主要是为培养适应县、乡、厂矿等基层医疗卫生机构需要的中医临床人才服务的。计有《中医学基础》《中药学》《方剂学》《正常人体解剖学》《生理学》《西医临床学基础》《西医诊断学基础》《中医内科学》《中医妇科学》《中医儿科学》《中医外科学》《中医骨伤科学》《中医急症学》《针灸推拿学》《西医内科学》《西医外科学概论》等16门专科中医学专业主要课程教材。

　　在编写过程中，力求体现中医特色与专科特点，坚持科学性与适应性相统一，既注意吸取适合农村和基层需要的中医药学术新进展和诊疗新技术，又注意在取材的深度和广度上符合专科层次的要求。为了保证编写质量，特别加强了教材的审定工作，各门教材编写出初稿后，均由各部门教材审定人和编审委员会根据教材的要求进行全面认真的审定。

　　编写专科中医学专业教材，属探索性的工作，可供借鉴的经验较少，要使本套教材适应普通高等中医药专科教育的需要，还需进行长期的努力。要通过大量实践，不断总结经验，加以提高，才能逐步完善。因而殷切期望广大师生和读者提出宝贵意见，以便在今后修订时加以改进。

全国专科中医学专业主要课程
教材编审委员会

编 写 说 明

    本教材是根据 1991 年国家中医药管理局关于"专科中医学专业主要课程设置方案、编写原则与基本要求"的文件精神而编写的。内容分总论和各论。总论重点介绍中医内科的含义与范围、中医内科发展概况、中医内科病名特点及分类、中医内科辨证的基本规律、中医内科学学习方法等基本知识。各论分为外感时行病、肺病、脾胃病、心病、肝胆病、肾病、气血津液病、经络肢体病、虫病、癌证等十章，介绍常见、多发的 59 个病证的辨证论治。

    本书的编写，始终注重突出简明、具体、实用的专科教材特点。各病证文字叙述力求简洁，尽量减少引用原文，原则上不介绍发展沿革；病因病机在文字叙述的基础上用示意图作小结，分析与归纳紧密结合，以加深理解；代表方药的组成与剂量一并列出，便于学生临床应用参考，通过精选，各病证选介了少量单方验方，增强了本教材在基层的实用性。

    在整个教材的选材上，充分考虑了克服以前教学包容的简单重复问题，尽量减少或避免学科之间、学科内部各病证之间教学内容的相互内容、交叉、重复，加强横向比较，沟通内在联系。针对相关病证之间、每个病证所含证型之间界限欠清这个难点，在相关病证之间强调了鉴别诊断，在各型证候的分析中，明确点出其基本病机和辨证要点。由于原编写方案中并没有明确规定不再开设其他未列课程，故上述涉及温病内容之部分病证，在遇有另行开设《温病学》时，宜作出相应调整。

    本教材的编写分工：总论、感冒、风温、湿温、暑温、痢疾、霍乱、疟疾等，由张发荣（成都中医学院）编写；胁痛、黄疸、鼓胀、眩晕、中风、颤证、小便失禁等，由尤松鑫（南京中医学院）编写；咳嗽、哮证、喘证、肺痈、肺胀、肺痨、痹证、痿证、头痛等，由殷文山（陕西中医学院）编写；呕吐、胃痛、腹痛、呃逆、泄泻、便秘、绦虫病等，由孙文先（承德医学院）编写；心悸、胸痹、失眠、癫狂、癫痫、噎膈、钩虫病等，由魏发善（湖北中医学院）编写；淋证、癃闭、腰痛、遗精、阳痿、耳鸣、耳聋等，由李宜芳（山东中医学院）编写；郁证、厥证、水肿、汗证、悬饮、消渴、积证、瘿气、虚劳、内伤发热、血证等，由王树谦（河南中医学院）编写；肺癌、胃癌、肠癌等，魏发善、孙文先做过资料工作，但整个癌证一章由尤松鑫写成。

    由于病种及编写人员所处地区不同，书中各论之代表方一栏所表明之药物剂量存有不少差异，故仅作临证时之参考。

本教材初稿写成后，天津中医学院魏毓奇教授、湖南中医学院曾君望教授对书稿进行了全面审阅，审订意见对提高教材质量起了重要作用，谨此致谢。由于时间仓促，水平有限，书中缺点错误在所难免，切望大家提出宝贵修改意见，为提高下一版教材的质量共同努力。

编　者
1993 年 3 月

目　录

总　论

各　论

总 论

第一章 绪 论

一、中医内科学的含义与范围

中医内科学是用中医理论阐述内科所属病证的病因病机及其证治规律的一门临床学科。它既是一门临床学科，又是学习和研究中医其他临床学科的基础。在中医专业中占有极其重要的位置。

中医内科学的研究内容包括外感时行病和内伤病两大类。外感时行病是感受六淫等邪气引起的疾病，主要包括外感温病和时行杂感类外感病，前者主要包括风温、暑温、湿温等温病，后者主要包括感冒、痢疾、霍乱、疟疾等疾病。内伤病包括由七情、饮食、劳倦、气血津液运行敷布失常，以及由此产生的病理产物所引起的若干疾病，是构成中医内科学的主体。

现行中医内科学本科教材，主要讨论了时行杂感和内伤疾病，不包括温病内容（因单独开设了《温病学》课程）。根据国家中医药管理局关于中医院校专科教育课程设置的规定，此次全国普通高等学校专科中医专业不再开设《温病学》等课程，因此本教材吸收了《温病学》中的部分内容，并增设了癌证，编写成专科《中医内科学》教材。

二、中医内科发展概况

中医内科学的形成和发展，经历了悠久的历史。它是我国人民长期同疾病作斗争的实践结果和经验总结。

早在殷代甲骨文里，就有心痛、头痛、肠胃病、蛊病等内科病的记载。殷商时代已发明用汤液药酒治疗内科疾病。周朝将医学进行分科，其中疾医就相当于内科医生。

春秋战国时代，写成了系统反映我国古代医学理论和丰富经验的古典医学巨著——《黄帝内经》。该书确立了中医学的理论原则，奠定了中医学发展的基础，也是中医内科学理论的渊源。《内经》确立的整体观，脏腑、经络、气血等独特的生理系统理论，六淫、七情、饮食、劳倦等病因病机学说，以及疾病的诊治原则，预防医学理论，形成了中医内科学的理论体系。在《内经》中，有具体论述的内科疾病已达二百多种，其中对有的病种作了专篇论述。例如"热论"、"痿论"、"疟论"、"痹论"等。对一些疾病的病因病机、临床表现的描述已相当深刻、准确。例如论述了痹证是由于风寒湿三气杂至而成，其中风气甚者为行痹，湿气甚者为着痹，寒气甚者为痛痹等。所记载的病种已包括内科所属的外感疾病和内伤疾病，为后世认识内科病证打下了基础。

第一部中医内科学专著是汉代张仲景所著的《伤寒杂病论》。该书继承《内经》学术理论，总结了汉以前的经验，用六经来概括和认识外感疾病，用脏腑病机来概括和认识内伤疾病，创造性地建立了理、法、方、药比较系统的辨证论治的理论体系，使中医内科学的基础理论和临床实践密切结合起来，至今仍为内科临床辨证论治的典范。

晋代王叔和著《脉经》，把临床常见的脉象归纳为24种，对内科诊断起了很大作用。隋代巢元方的《诸病源候论》是我国最早最详的病理学专著，其中记载了内科病证一千余种，占全书的大半，对繁多的内科病证发生的机理，作了较为确切的解释。例如指出各类淋证总的病机是，"肾虚而膀胱热"；瘿病的发生，与水土因素和情志内伤有关等。晋代葛洪在《肘后方》里，记载了许多简便有效的方药。唐代《千金方》《外台秘要》集前人方药之大成。北宋《太平圣惠方》《圣济总录》是由国家颁行的大型方书。这些方书记录了丰富多采的内科方药，还对内科一些病证的病机、临床表现作了生动形象的记述。例如，《肘后方》中记载了用海藻、昆布治疗瘿病；《千金方》中记载了用白头翁、苦参治疗痢疾；《外台秘要》记载了用动物肝脏治疗夜盲，用羊靥、鹿靥治疗甲状腺疾病等。宋代陈无择《三因极一病证方论》以医方为主，并强调病因对于指导治疗的重要性，在病因学和治疗学上作出了一定贡献。

金元时期，内科学术上形成了百家争鸣的盛况。一些名家独树一帜，形成了各具特色的医学流派。刘完素对《内经》六气病机进行了专门研究，并加以充实和发展。他总结了正常情况下不同脏腑与五运六气的配属关系，并用五运六气来概括疾病纷繁复杂的变化机理。据"六气皆能化火"而建立了以火热立论的主火派。朱震亨受其影响，又提出了"阳有余、阴不足"的学术见解，后世称之为滋阴派。张元素在《内经》《金匮》的基础上，对脏腑病机深入研究，并把药物的使用直接和脏腑病机联系起来，理法方药一线贯通，张元素的研究完善了脏腑辨证，并使之用于临床。李杲是张氏弟子，他在脏腑辨证的基础上，突出了脾胃在脏腑中的作用，著《脾胃论》。加之朱震亨创"相火说"，到了明代，形成了"肾为先天之根，脾为后天之本"的学术思想，在脏腑辨证中产生了重要作用。

明清时期，众多的内科学著述多已不限于一家之言，而是汇集诸家之长，参以自己的经验和见解，使内科学术理论得到全面发展，并臻成熟。其中最为著名的著作有《内科摘要》《医学纲目》《明医杂著》《证治准绳》《景岳全书》《症因脉治》《医部全录》《医宗金鉴》《张氏医通》《沈氏尊生书》《证治汇补》《医学心悟》《类证治裁》《医林改错》等。这些著作各具特色，或系统全面、广征博引；或联系实际、简洁实用。共同构成了中医内科学绚丽的宝库。

金元以后，一些医家通过长期临床实践，开始把温热病从伤寒中独立出来，形成了温病学。金代刘完素首先提出"热病只能作热治，不能从寒医"的著名论述。明代吴又可明确提出了热病与伤寒不是同一类疾病的主张。他在《温疫论》里从致病因素、感邪途径、传变规律、病情演变等方面，论述了伤寒与温疫的区别，提出了新的热病病因病机学说，为温病学的辨证论治打下了基础。清代中叶，温热病名家辈出，叶桂首先提出卫气营血辨证方法，对温热病的辨证治疗提出了具体法则，成为后世诊治的准绳。薛生白提出了湿热病以脾胃为中心的病机理论和的原则，充实了温病学的内容。吴鞠通提出了三焦辨证方法，在《温病条辨》中对各种温热病的证治作了系统的阐述。至此，温病学已系统形成，成为内科学术的重要组成部分。

在中医内科学术发展的过程中，还出现了一些专题性的论著，开创了专题研究的先河。例如明代胡慎柔著《慎柔五书》，论证以脾胃为主，主张虚损、痨瘵分别论治；明代汪绮石所著《理虚元鉴》，是论述虚劳证治的专著；清代王清任著《医林改错》，书中论述了二十种气虚证，五十种血瘀证，提出了补气活血、通络逐瘀的重要治法；近代唐宗海著《血证论》，从阴阳水火方面深入阐发血证的理论基础，提出了止血、消瘀、宁血、补血等重要治疗法则；近代张山雷著《中风斠诠》，深入论述了中风的病因病机和辨证论治，是少有的中风专著。

建国五十多年来，中医内科学的理论研究和临床研究都取得了令人瞩目的进展，在全国建立了数十所拥有先进的医疗、科研、教学设施的高等中医院校和中医药的研究院所，为研究中医药创造了良好条件。尤其是近四十年来，对中医内科的核心——脏象学说和辨证论治的研究，取得可喜的成就。使中医内科学研究从宏观到微观，从定性到定量，从传统方法到现代方法，迈出了重要的一步。上海医科大学1959年组成脏象专题研究组，对肾的本质进行了较为深入的研究，近年来，各地在对肝的研究、脾的研究以及血瘀证及活血化瘀等方面的研究，也取得了很大进展，证明了中医基础理论的物质性、科学性。目前通过全国性的协作，在中风、冠心病、糖尿病、病态窦房结综合征、高脂血症、上消化道出血、萎缩性胃炎、胆石病、病毒性肝炎、急慢性肾功能衰竭、高热、昏厥等的中医药治疗及机理研究方面，都取得了令人瞩目的成就，并与日本、德国、美国等许多国家进行了交流，大批外国医生来华学习。中医学的整体观和辨证论治思想在国际医学界产生了巨大影响，中医学开始走向世界。

第二章　中医内科病名特点及分类

中医病名历史悠久，是中医在长期与疾病作斗争的过程中总结出来的理论知识和经验结晶。早在殷商甲骨文、《周礼》《礼记》中已有记载。《内经》可谓古代病名的渊薮，较为系统地论述了疟疾、疫疠、咳嗽、肺胀、痹证、痿证、癫狂、厥病、鼓胀、消中、腰痛、水胀、饮证、瘄病、血枯、伏梁、肠覃、石瘕等数十种病名。东汉张仲景《伤寒杂病论》更是以病名为纲，下列各病的本证、兼证、变证，全面地进行辨证论治。例如《伤寒论》在对伤寒、中风、温病等病名论述之后，分列麻黄汤证、桂枝汤证、葛根汤证、白虎汤证等逐一论述。《金匮要略》则是以病名、脉象、证候、治疗并列篇名，在首先论述病名的含义之后，逐一论述其脉、证及治疗情况。例如《痉湿暍病脉证治》篇中，首先阐明痉病项背强急，口噤不开，甚至角弓反张的病名含义，然后阐明痉病的脉象、证候特点及治疗方法。现行各类《中医内科学》的体例，实际源出于《伤寒杂病论》，一般都是先以病名定篇名，然后逐一论述病名含义、病因病机、辨证论治。

中医病名是根据中医基本理论体系决定的。一个中医病名，必须具备它特有的区别于其他疾病的内涵和外延。例如消渴病，是以多饮，多食，多尿，身体消瘦，或尿浊，尿有甜味为特征的疾病。在消渴病的病名含义中，以多尿，消瘦，尿浊有甜味区别于单纯胃火炽盛引起的消谷善饥；以多食，消瘦，尿浊有甜味区别于消渴证。这样的病名是非常科学的、实用的。

中医内科古今病名上百种中，至今为临床应用者至少有七八十种。这些病名命名的根据和分类主要有以下诸方面。中医病名中多数是根据症状命名的，例如咳嗽、喘证、泄泻、便秘、眩晕、心悸、不寐、遗精、耳鸣、失音、汗证、水肿等；有的是根据主症结合病位命名的，例如头痛、胁痛、腰痛、肺痈等；有的是根据特殊的病原体命名的，例如虫病；有的是根据综合性病机命名的，例如虚劳、郁证等；有的是根据疾病的主要病理产物命名的，例如悬饮、瘀血等。这些病名，都是中医理论知识和临床经验的总结，体现了中医对人体病理过程认识的特色，对临床具有重要的指导意义。

在中医病名中，感冒、疟疾、痢疾等病名已经得到肯定。而咳嗽、水肿等是病名，还是一个症状，当前尚有争论。根据中医基本理论体系和中医病名所应具备的条件，这一类以症状命名的中医病名，应该是一个独立的疾病名称，而不仅仅只是一个症状。这里有一个主次之分。以咳嗽为例，当各种原因（包括外感和内伤两大类）引起人体出现以肺失宣降，肺气上逆为主要病理改变，出现以咳嗽为最突出、最急需治疗的主要症状时，不论在这个主要病理改变的同时还出现了其他多少次要的、并不突出的症状，我们都应该抓住这个主要矛盾，将疾病诊断为咳嗽。这时的咳嗽就是一个对于辨证论治具有指导意义的病名，而不仅仅是一个无足轻重的症状。当肺失宣降，肺气上逆的病理改变处于次要地位，不能代表人体病机的主要矛盾时，例如由外感风寒引起人体发生了以卫表不和为主的病理改变，同时也存在不很突出的肺失宣降，肺气上逆的病理改变，这时，我们就应该使用感冒这个病名诊断，而咳嗽在这里就仅仅只是一个症状了。这也正是中医整体观和辨证论治的特色所在。

　　中医内科病名是积数千年与疾病作斗争的经验总结，是逐步形成和完善的；反过来，它又对中医内科学的发展起了重要的作用。随着现代科学技术的进步，中医内科病名逐渐不能完全适应临床的需要。由于中医内科病名是建立在对疾病的宏观认识基础上的，因此在现代科技的新的检测手段逐步被中医学利用，使中医四诊从宏观向微观领域纵深发展的今天，中医在某些病名诊断上发生了困难。一些通过中医肉眼望诊及闻、问、切诊无异常发现，无病可言，无证可辨的求医者，用现代检测手段却又发现病理改变。在这些求医者中，有的用现行中医病名就很难作出合理的诊断。这些在医学发展过程中出现的新问题，单靠古代沿袭下来的中医病名已经难以满足临床需要。应当用发展的观点面对现实，通过广泛的讨论和争鸣，逐步统一认识，不断补充确定新的病名。这也是中医内科学当代研究的一个重要内容。

　　中医内科疾病病种多，范围广，历代医家从不同的角度，用不同的方法对内科疾病进行分类。比如《诸病源候论》把风病、虚劳病、伤寒、温病、热病、时气病等放在前面，然后再按证候特点、脏腑系统把其他疾病进行分类。《千金方》则在风病、伤寒、脚气、消渴、水肿等全身性疾病后，将其余病种按五脏六腑分为十一门。宋代《三因方》以病因为依据，按内因、外因、不内外因进行分类。张从正在《三法六门》中，根据他的各种疾病主要由于所谓"六淫邪气"引起的学术思想，将内科疾病分为风、寒、暑、湿、燥、火"六门"。明代楼英《医学纲目》以脏腑为纲进行分类，除伤寒另立一门外，其余疾病都按五脏归类。这种分类方法说明，当时的医家对疾病的本质已经有了较为深刻的认识了。

　　迄今为止，中医内科疾病尚无统一的分类方法。

　　本书参考历代医家对内科疾病的各种分类方法，从临床实际出发，将全书分为十章。第一章为外感时行疾病，第九章为特殊病原的虫证，其余各章均为内伤疾病。这些内伤疾病又按脏腑和气血津液、经络肢体系统分为肺病、脾胃病、心病、肝胆病、肾病、气血津液病、经络肢体病。最后一章是具有特殊病理特点和治疗原则的一类疾病——癌证。这种分类方法，既突出了病因特点，便于临床辨证求因、审因论治；又突出了疾病的主要病变部位，便于临床应用内科的主要辨证方法——脏腑辨证，能更直接地揭示出内科疾病的本质特征。

第三章 中医内科辨证的基本规律

辨证论治是祖国医学的基本特点之一，是中医诊断和治疗疾病的基本原则和方法，也是理、法、方、药的集中体现和具体实施。辨证论治是中医内科理论的重要组成部分，应当在认真学习《中医基础理论》《中医诊断学》《中药学》《方剂学》《中医内科学》及其他有关书籍的基础上，掌握辨证论治的基本规律。

一、辨证的基本环节

辨证的过程，就是应用中医理论和方法，观察、分析、认识疾病的过程，根据四诊收集到的有关疾病的全面、准确的资料，应用中医理论进行分析、归纳、综合，找到疾病的本质特点。中医内科疾病的辨证，着重要求掌握好以下环节，即辨病名、病因、病位、病性、病势和病机。

辨病名，就是根据四诊收集到的疾病的资料，辨明属于何病。中医内科各个病种，均有自身的区别于其他病种的致病因素、发病原因、病机演变、临床表现、预后转归等特点。根据四诊收集的临床资料，辨明病名，就能更深入地认识该疾病的本质特征，明确疾病的发展、预后、转归，做到心中有数，治疗时能更有针对性。因此，内科疾病的辨证，首先要辨病名。

辨病因，就是辨明引起疾病的原因。中医对病因的认识，不是通过实验分析，从微观对病原体形态结构及致病机理进行讨论，而是根据中医的基本理论，以临床表现为主要依据。中医的病因学说，不仅研究致病因素本身，而且更重在对各种病因作用于人体后，机体所产生的一系列症状进行归纳、分类。因此，可以根据疾病的临床表现，辨识出导致疾病的病因。这就是中医辨证中的辨证求因或称作审证求因的方法。中医内科疾病的病因很多，总的可以归纳为外感和内伤两大类。外感包括六淫、疫毒以及一些特殊的致病因素如疟邪、寄生虫等。内伤包括七情、房室、劳倦、饮食等因素。此外，瘀血、痰饮等病理产物，在一定条件下也可以成为致病因素，在这种情况下，也都属于病因范围。

辨病位，就是辨明疾病发生以后产生的一系列病理改变所涉及的部位。中医内科疾病的病位，首先应该辨明在表在里。这与病因关系密切。正如《景岳全书·传忠录》所说："以表言之，则风寒暑湿燥感于外者是也；以里言之，则七情、劳欲、饮食伤于内者也。"在此基础上，表证应当进一步辨明病在肌腠（卫分），或者肺卫同病；里证应当进一步辨明病在何脏、何腑，或是病在经络、气血、津液。人体是一个有机的整体，人体的表里、脏腑、经络、气血津液在生理上有密切联系，在病理上也相互影响。因此，病变部位在疾病过程中不是孤立不变的，而是随着病邪的性质、邪正盛衰发生动态变化。外感疾病先病在表，渐趋入里，或是表里同病。经过治疗，正气强盛，邪气又可由里出表，或者表里分解，病情向愈。

内伤杂病可以由于五脏生克、脏腑表里等关系，由一脏传至数脏，或脏腑相传，或由脏腑病及经络、气血津液，或由经络、气血津液病及脏腑。但是，病邪无论在表在里，在经在络，在气在血，或病在津液，总是与人体脏腑有关。所以，在中医内科的辨证中，无论采用何种辨证方法，深入辨识病位，均需联系脏腑。脏腑辨证是各种辨证的基础。

辨病性，就是辨清疾病的寒热虚实属性。寒证和热证，是人体阴阳偏胜偏衰的反映。阳盛则热，阴盛则寒，阳虚则从寒化，阴虚则从热化。寒证由于感受寒邪或人体阳气虚衰所致，热证由于感受热邪或人体阴精亏耗、阳气亢盛引起。除了单纯的寒证、热证外，还有不少疾病表现为寒热错杂，甚至真寒假热、真热假寒证。应当全面分析，抓住反应疾病本质特征的证候，才能作出正确的结论。虚证和实证，是人体正气强弱和病邪盛衰这一矛盾消长的反映。"邪气盛则实，精气夺则虚"。虚指正气亏虚，如人体气、血、阴、阳的亏虚；实指邪气亢盛，如气滞、血瘀、停痰、蓄水、热邪亢旺、寒邪凝滞等。形成虚证时，主要是正气不足，同时邪气亦不盛；形成实证时，主要是邪气亢盛，同时正气尚未大衰。在某些情况下，尤其是病程长，病情重时，往往会形成正虚邪实，虚实交错的复杂证候。在病情危重时，还可能表现为"大实有羸状"，"至虚有盛候"，致使难以辨明疾病的本质，被假象迷惑。

辨病势，就是用动态的观点，分析疾病发展的进退变化。根据病情发展的趋势，进而判断预后转归。中医"从阳得生，从阴得死"的理论，对于分析病势及预后转归有重要指导意义。一般来说，阳证、实证、热证，例如《伤寒论》中的三阳证等，预后较好；阴证、虚证、寒证，例如《伤寒论》中的三阴证，预后较差。阳实证转化为虚寒证为病进，虚寒证转化为阳实证为病退。正气和邪气之间的斗争，尤其是正气的盛衰、存亡，决定着疾病的变化、转归和预后。正盛邪退，疾病就渐趋好转、痊愈；正气大亏或邪气极盛，正不胜邪，则病情趋向恶化，甚至预后不良。例如外感热病，汗出之后，脉静身凉，是邪气已退，正气渐复，疾病向愈的表现；若邪气内陷营血，神昏谵语，出血或动风抽搐，是邪气亢盛，正不胜邪，病情严重的表现。一般内科疾病，出现脾胃衰惫，饮食不进；或大骨枯槁，大肉陷下；或声低息微，面色㿠白；或脉象细微，甚至脉微欲绝等症，则是正气大虚，病情严重的征兆。

病机，就是疾病变化发展的机理。辨病机，就是对上述病因、病位、病性、病势等内容的归纳综合，以求得对疾病本质的完整认识。不同的疾病各有其不同的病机。但是在各种不同的病机之中，又都存在着邪正斗争、阴阳失调、升降失常这些最基本的病理改变。这种最基本的病理改变就是疾病的基本病机。掌握了疾病的基本病机，就掌握了疾病的本质，就能更准确地找到治疗疾病的法则和方药。

二、辨证方法间的关系

中医内科常用的辨证方法，主要有脏腑辨证、八纲辨证、病因辨证、气血辨证、六经辨证、卫气营血辨证、三焦辨证等。这些辨证方法，是中医在长期与疾病斗争中，和中医内科学的其他理论一起产生、形成和发展的，并且经过长期反复临床验证，证明是行之有效的。这些辨证方法各具特色，各有适用范围，相辅相成，共同组成了中医的辨证方法。但是，由于中医内科疾病不论病变在表在里，涉及经络、气血、津液，都与脏腑关系密切。因此，中医内科的辨证方法，又以脏腑辨证为其最基本的辨证方法。应用脏腑辨证，能更深刻地认识疾病本质，从而有效地指导临床治疗。

脏腑辨证，是根据脏腑的生理功能、病理特点，对疾病症状进行分析归纳，从而辨明疾病的病机、病位、病性、病势的一种辨证方法。由于病证是脏腑功能失调的反映，各个脏腑生理功能不同，发生病理改变时所反映出来的病证也就不同。根据不同脏腑的生理功能及其病理变化来辨析疾病，这就是脏腑病证的理论依据。熟悉各脏腑的生理功能及其病变规律，是掌握脏腑辨证的基础。

但是，内科疾病范围广，临床症状极为复杂。同一病证，由于患者体质不同，内外环境不同，可以表现为不同的证候。因此，单用脏腑辨证的方法，尚不能全面准确地辨明疾病的病因、病性，在表在里、在气在血，以及转归预后等情况。在应用脏腑辨证的同时，还应当针对疾病特点，结合八纲辨证、病因辨证、气血辨证、六经辨证、卫气营血辨证、三焦辨证等方法。以脏腑辨证为纲，以其他多种辨证方法为目。纲目结合，综合分析，才能得出揭示疾病本质的、全面正确的辨证结论。

一般来说，内科疾病在应用脏腑辨证辨明疾病所涉及的脏腑系统，即病位之后，往往需要用病因辨证辨明致病因素，用八纲辨证辨明病邪的在表在里，病性的寒热虚实。有的疾病，还需要用气血辨证来辨明病变涉及气分还是血分，分析疾病的浅深程度及预后。六经辨证主要用于外感寒邪为主的外感疾病。卫气营血辨证和三焦辨证，是温热病的基本辨证方法，用以揭示温热病邪的传变规律以及疾病发展到某一阶段时病邪的部位、浅深程度、转归及预后等情况。

例如咳嗽，用脏腑辨证知其病位在肺，基本病机是肺失宣降，肺气上逆。再用八纲辨证，辨明疾病的表里属性。病邪在表者，属外感咳嗽，外感咳嗽多属实证；病邪在里者，属内伤咳嗽，内伤咳嗽有虚实之分。再结合病因辨证，外感咳嗽有风寒、风热的区别，内伤咳嗽有痰湿、痰热、肝火犯肺、肺阴亏耗的不同。这样，以脏腑辨证为纲，以八纲辨证、病因辨证为目，纲目结合，就能揭示出咳嗽的本质特征。

又如痢疾，根据痢疾的含义，若临床出现腹痛，里急后重，下痢赤白脓血的主症时，就辨其病名为痢疾。病机为邪气壅塞肠中，与气血搏结，使肠道传导失司，脂络受伤，气血凝滞，腐败化为脓血。应用脏腑辨证，知其病位在肠。应用病因辨证，若肛门灼热，小便短赤，苔黄腻脉滑数，则为湿热痢；若发病急骤、症状重，或壮热烦躁，则为疫毒痢；若痢下白多赤少，伴脘闷纳呆，苔白腻，脉濡缓，则为寒湿痢。如此等等，实际在病名辨证中，也参合使用了八纲辨证。针对痢疾的特点，在上述辨证的同时，还须应用气血辨证，以辨别病邪是以伤于气分为主，还是伤于血分为主，或是气血并重。若痢下赤多白少，或纯下赤色，是偏于血分，其治重用血药；若痢下白多赤少，或纯下白冻，是偏于气分，其治重用气药；若痢下赤白相兼，是气血并重，其治调气行血并用。

六经辨证，是将外感病演变过程中所表现的各种证候，以阴阳为纲，以脏腑、经络为基础，分成三阳和三阴两大类的辨证方法。六经病证，是脏腑、经络病理变化的反映。其中三阳病证以六腑及其经络病变为基础，三阴病以五脏及其经络病变为基础。但是由于六经辨证的重点，在于分析外感风寒所引起的一系列病理变化及其传变规律，因此六经辨证主要用于外感热病。

卫气营血辨证是用于外感温热病的一种辨证方法。既是对温热病四个不同阶段证候的概括，又表示出温热病发展过程中病情的浅深轻重的不同程度。卫气营血辨证仍是以脏腑为基础。正如叶香岩《外感温热篇》所说："温邪上受，首先犯肺，逆传心包。肺主气属卫，心主血属营"。卫分证主表，病在皮毛；气分证主里，病在胸膈、肺、胃、肠、胆；营分证是邪入心营，病在心与包络；血分证病在肝肾，出现耗血动血。

三焦辨证也是用于温病的辨证方法。三焦辨证仍以脏腑为基础，分为上焦心肺、中焦脾胃、下焦肝肾。三焦辨证实质上是概括了温病发展过程中，三焦所属脏腑的病理变化及其表现在外的证候。

综上可知，内科疾病的辨证方法，是以脏腑辨证为核心，结合其他多种辨证方法，辨明疾病的病名、病因、病位、病性、病势、病机，从而揭示疾病本质，为正确治疗疾病提供可靠的辨证依据。

三、辨证与辨病

中医内科的辨证论治，既讲辨证，也讲辨病。远在张仲景《金匮要略》一书中，已经为我们做出了很好的示例。《金匮要略》中以病定篇名，结合病因、病机、病位、症状进行论述。全书或以辨病为主，或以辨证为主，反复诲人以病与证相结合的辨证方法。病和证，都是人体阴阳平衡失调形成的病理改变在临床的反映，是对疾病的病因、病位、病机、病性、病势以及邪正消长、阴阳变化的高度概括。病和证，分别从纵向和横向的不同角度对人体的一系列病理改变进行分析和概括。疾病的本质属性，往往通过证的形式表现于临床。证是认识疾病的基础，特别突出地反映出疾病在某一阶段的病机属性，是立法、遣方、用药的主要依据。病则更偏重于系统地反映人体病理改变的发生、发展、脏腑部位、临床特点以及转归、预后等。病和证是属于同一层次的病理概念。可以以病统证，即一个病可以有不同的证，叫同病异证；也可以以证统病，即同一种证可以见于不同的病，叫异病同证。同一疾病，由于证不同，治法有所不同，叫同病异治；不同疾病，由于证相同，治法则相同，叫异病同治。但是，单纯的辨证，只是抓住了疾病过程中的主要矛盾。而辨病，则是抓住了整个疾病发生、发展过程中的基本矛盾。只有辨病和辨证相结合，才能全面准确地掌握疾病的本质特征，制定最为有效的治疗措施。例如咳嗽，辨证为外感风寒，这是主要矛盾方面。针对这个主要矛盾，治疗采用疏风散寒法。但是，这样的认识和施治方法并不全面。在辨证的同时，还必须辨病。根据病为咳嗽，知其基本矛盾是肺气上逆，失于宣降。针对这一基本矛盾，还应当配合采用宣肺止咳的方法。二者结合起来，认识全面了，才能取得最好的临床疗效。

辨证与辨病的另一含义，是专指中医的辨证和西医的辨病。在医疗实践中强调中医辨证与西医辨病相结合，是当代中西医学迅速发展并同时应用于临床的产物。现代科学技术的发展，各种先进的仪器与检测手段在临床的广泛应用，使建立在现代解剖学、生理学、病理学基础上的西医学对人体生理病理有了更深入的认识，一些潜在的疾病得以早期发现，也使建立在整体观和辨证论治基础上的中医学对疾病的认识逐步从宏观到微观，从肉眼对人体外部的望诊，深入到用现代手段对人体内部的检测，有利于疾病的早期诊断以及对疗效、预后的判断。在此基础上，逐渐形成了中医辨证与西医辨病相结合的，一整套新的临床思维方法和诊治手段。依据中医辨证，才能遣方用药；依据西医辨病，可选用一些针对性强的有效药物。对一些疾病早期尚无证候呈现于外者，可以根据其基本病机给予早期治疗。对那些经过治疗已无临床症状，但检测结果阳性的疾病，应给予彻底治疗。中医辨证与西医辨病的结合，将会使中医学术得到新的发展。

第四章　中医内科学学习方法

一、中医内科学教材的学习

　　《中医内科学》教材由总论和各论组成。总论是内科学的一些基本知识，是连接中医基础学科和临床学科的纽带，应当了解、熟悉。各论是内科学的核心内容，应当熟悉掌握。各论的每一个病证，都由概说、病因病机、辨证论治几部分组成，部分病证还有鉴别诊断内容。现将各论中各部分内容学习方法讨论于下。

　　概说部分应重点掌握病证的含义。含义概括了各病证特有的、区别于其他病证的病因病机、临床表现及其他属性，是中医诊断疾病的标准和依据。因此，只有准确地掌握了含义，才能对疾病作出准确的诊断。

　　病因病机是临床辨证和确立治则的关键。应该明确掌握各病证的病因、病位、基本病机、病理性质，熟悉病机演变规律。中医内科疾病中，一些疾病的病因相同，涉及脏腑部位相同，却形成了不同疾病。这是因为相同的病因病位，产生了不同的病理机转。例如，同是由于感受外邪，病位都在肺卫，却可以形成感冒和外感咳嗽两个不同的疾病。原因在于感冒的病机关键是以卫表不和为主，咳嗽的病机关键是以肺气上逆为主。因此，在临床表现上，也就形成了感冒以恶寒、发热、身疼等卫表症状突出，咳嗽以咳嗽、吐痰等肺气失宣，肺气上逆症状突出的特点。可见，只要掌握了病机关键，就掌握了疾病的本质，就能将一些相类似的疾病鉴别开来。

　　辨证论治是学习内科的基本目的和着眼点。学习时要注意抓住以下三个环节。第一，要深入理解治则与病机和治法方药的关系。治则是根据病机确定的，治则又是具体治法方药的依据。例如内伤发热，根据病机有：

$$
\left.\begin{array}{l}
阴阳气血亏虚 \\
劳倦内伤
\end{array}\right\} \rightarrow 气血阴阳不足 \rightarrow 阴阳失调 \rightarrow 虚热
$$

$$
\left.\begin{array}{l}
七情郁结 \\
气血痰湿郁结
\end{array}\right\} \rightarrow 气血运行受阻 \rightarrow 郁结化热 \rightarrow 实热
$$

确定治则为：虚者补之，实者发之。补，指调补气血阴阳；发，指因势利导，血郁宜疏解，血瘀宜活血，痰滞宜化痰，湿郁宜辛开苦降。第二，用比较的方法掌握各病证之间，同一病证中不同证型之间的异同。前者属于鉴别诊断的内容。例如中风、痫证、厥证相同之处为都有突然昏仆的主症。但是中风同时具有口眼㖞斜，半身不遂；痫证同时具有四肢抽搐，口吐涎沫，或发出异常叫声，醒后如常人；厥证多见面色苍白，四肢厥冷。根据这些不同的特点，可以作出明确的鉴别诊断。一个病有不同的证型，证型是辨证的基本单位。证型通常以病机命名，如肺脾气虚、脾肾阳虚等。同一病的不同证型，虽然都必然具有该病的基本病机和主症特点，但是在病机、证候、治法方药上是有一定区别的。例如咳嗽的各证型，都具有肺气上逆的基本病机和咳嗽的主症特点，但是由于引起肺气上逆的原因不同，因此各型间又有一定的区别。外感咳嗽是由外感邪气引起的，临床具有外感表证，治疗上以祛散外邪为主，根据外邪性质不同，选用三拗汤、桑菊饮、桑杏汤等方药。内伤咳嗽由痰湿、痰热、肝火等内生邪气以及肺的气阴亏虚引起，临床上表现出相应的证候特点，治疗上分别采用祛痰、清肺、平肝火及补虚等法，选用二陈汤、三子养亲汤、清金化痰汤、黛蛤散合泻白散，以及二冬二母汤、补肺汤等方药。实践证明，运用比较分析，同中求异，抓住特点，理法方药贯通记忆的学习方法，可以收到事半功倍的效果。第三，学习中区别各型证候的界限宜清，但理解其间的关系宜活。界限不清，则概念模糊；区别太死，则脱离实际。疾病证型的划分是相对的，而变化则是绝对的。因此临床证候可以是单纯的，也可以是复杂的。在疾病发展的这个阶段可以是这些证候，那个阶段又可以演变成那些证候。所以不仅要重视划分疾病的证型，更应重视用动态的观点去认识证型之间、阴阳气血之间、寒热虚实之间的转化和预后转归。

二、古今参考资料的学习

古代中医文献浩如烟海，现代研究成果日新月异，组成了祖国医学的宝库，是我们取之不尽，用之不竭的源泉。在这茫茫书海中，如何学习，这里有一个方法问题。

阅读中医著作，应取虚心好学的态度。清代医家周学海说得好，各种医书，"平心求之，皆有至理。如此久久，豁然贯通，自然臻于万珠一贯之妙，是从脚踏实地、真积力久而得，非从超颖顿悟，浮光掠影而来，自无明暗相兼，得失参半之敝矣"。而不要"每执一卷，未领真趣，先求其疵。"我们之所以去读中医书，目的在于汲取书中的真知，以至于应用，不是为了"求其疵"。我们要做到取其精华，去其糟粕，也只有在认真学习，充分领会原意的基础上才能办到。

读书的方法，除讲义要精读外，其他的中医书籍一般采取浏览、选读、详读等方法。

浏览：即大体地、粗略地看一看，了解该书谈了哪些问题，取得一个初步印象。通过浏览来决定是否详读或选读其中某些部分。

选读：是使用较多的一种读书方法。中医书籍很多，尤其是一些大型类书，要把每一本从头到尾读完是不大可能，也是没有必要的。可以根据学习或工作的需要选读其中的有关部分，以后需要时再阅读其他部分。

详读：对重要的，学术价值高的专著或大型类书的某些部分应详细研读。例如《温病条辨》《医林改错》或《医宗金鉴·杂病心法要诀》等，在学习中医内科教材之余，都应该详细阅读。

在读一些比较难理解，或内容生疏而又必须弄懂的书籍时，也可以采取先浏览后详读的办法。狄慈根介绍的读书方法对阅读中医书籍同样适用。他说："我阅读关于我所不懂的题目之书籍时，所用的方法，是先求得对该题目的肤表的见解，先浏览许多页和好多章，然后才从头重新读起，以求获得精密的知识。我对该题目越熟悉，理解的能力就越增加，读到该书的终末，就懂得它的起首。这是我所能介绍给你的唯一方法"。

　　阅读期刊杂志，可以获得现代研究动态和成果的最新信息，以及古籍整理发掘的新成果、新认识。选择期刊杂志之前，先应了解各种期刊各自的风格、特点、内容及读者的侧重点，然后根据自己的需要选择几种重点阅读。其余期刊杂志可以在有条件的情况下浏览或选读。看杂志时，可以先从目录选择自己需要的文章。每篇文章又可以先看两头，再决定是否详读全文。

　　阅读书籍杂志时，最好能作一些摘录或笔记。在摘录或笔记的过程中，可以发现尚未弄清的问题，可以加深理解和记忆。"好记忆不如烂笔头"，这句话是有一定道理的。随着时间的推移，我们原先记得的一些东西，特别是一些统计数字就会淡忘。若在阅读过程中笔录下来，将来复习时资料会很确切。资料积累多了，可以把相同的问题集中归类。做读书笔记或摘录，作好积累资料的工作，这对今后的临床、教学、科研工作，都是很有好处的。要搞好这件工作，关键在于持之以恒。正如陈毅所说："应知学问难，在乎点滴勤"。荀子在《劝学篇》也说："不积跬步，无以致千里；不积小流，无以成江海"。以生动的比喻，说明了积累知识的重要。

各　论

第一章　外感时行病证

　　内科病证中，由感受外邪引起的疾病称为外感时行病。外感时行病具有起病急、病程短、有一定季节性和传染性的特点。以此可与内伤杂病相区别。外感时行病与内伤杂病也有联系，外感时行病不愈，可转化为内伤杂病。例如，反复感冒不愈可转化为咳嗽；湿热痢疾可转化为泄泻；疟疾可转化为癥积等。内伤杂病也常可伴发感冒等外感时行病。

　　学习外感时行病，应掌握各病的病邪性质和病机特点。感冒以风邪为主。由于冒受邪气较轻，多犯肺卫，以肺气不宣，营卫不和为病机特点。风温、湿温、暑温都以温热病邪为主，具有卫气营血传变的病机。但风温则温挟风邪，首犯肺卫，多发于冬春季；湿温则温挟湿邪，以脾胃为中心，多发于长夏季节；暑温则以酷热暑邪为主，常直趋阳明，发于夏季。痢疾与霍乱多发夏秋季，痢疾以湿热疫毒侵犯肠胃，肠道气机阻滞，脂络受损，下痢脓血为特征；霍乱则为湿热秽浊之邪侵犯脾胃，脾胃升降失调，清不升，浊不降，以吐泻交作，津液大伤为特点。疟疾亦发于夏秋季，以感受疟邪为主。邪气肆虐于少阳半表半里之间，以反复定时寒战热炽为特点。

　　辨外感病证，首先应辨邪气性质及其侧重点。例如感冒，须先辨属风寒或属风热。湿温病须辨明湿重于热或热重于湿。其次，应辨有无正气损伤。例如风温病应辨明是否耗气伤阴，霍乱病应辨明津伤程度及有无阳气欲脱证候。外感病是外邪所伤，祛邪即是扶正，所以祛除外邪是外感时行病的共同治则。常选用疏风、清热、化湿、解暑、截疟等治法以祛邪。结合病情，有时也配合散寒、消食、和胃、开窍、熄风、益气、养阴、增液、固脱等治法，协同祛邪扶正，或扶正以祛邪。邪去正安，外感时行病则愈。

　　常见的外感时行病有感冒、风温、湿温、暑温、痢疾、霍乱、疟疾等。

第一节　感　冒

　　感冒主要是风邪侵犯人体而引起的常见外感疾病，以恶寒，发热，头痛，鼻塞，流涕，喷嚏，脉浮为主要临床特征。

本病一年四季均可发生，尤以春冬季节、气候突变之时多见，具有一定的传染性，一般病程三至七天，在整个病程中很少传变。

感冒又称伤风、冒风。症状较重者称为重伤风。外感风寒引起者称为冒寒。病情严重，具有较强的传染性，并在一个时期内广泛流行者，称为时行感冒。

风寒感冒与《伤寒论》太阳伤寒、太阳中风都是由于外感风寒引起的外感疾病，都是由于风寒邪气侵犯人体肌表，从而出现恶寒（恶风），发热，无汗或有汗，头身疼痛等症状。但典型的太阳伤寒、太阳中风可以发生六经传变，而风寒感冒病邪较为轻浅，一般不发生传变。临床上常有用《伤寒论》治疗太阳伤寒、太阳中风的方剂治疗风寒感冒，取得较好的疗效。

西医学中的上呼吸道感染属于感冒范围，流行性感冒属于时行感冒范围。二者均可参照本节内容辨证施治。

【病因病机】

感冒主要是风邪乘人体卫外功能不足之时，侵袭肺卫皮毛所致。风为六淫之首，流行于四时之中。每当四时气候突然变化，寒暖失常之时，风邪最易侵袭人体引起感冒。在不同的季节，风邪往往兼夹时邪致病。例如春季多夹热邪，夏季多夹暑邪，秋季多夹燥邪，冬季多夹寒邪，梅雨季节多夹湿邪。四时之中，又有气候反常的情况，例如春应温而反寒，夏应热而反冷，秋应凉而反热，冬应寒而反温。即所谓非其时而有其气。这些非时之气，均能与风邪合而入侵，引起感冒。由此可见，引起感冒的病因，虽以风邪为主，但多夹六淫邪气共同致病。临床以风寒、风热多见，暑、湿、燥邪亦常杂感而为病。

感冒的发生，还与人体正气强弱密切相关。若正气强盛，卫外力强，虽有风邪侵袭也不致发病。若正气不足，卫外不固，或将息失宜，或过度疲劳，则极易为风邪所客而发病。人的体质差异，则可导致易感邪气的性质不同。如素体阳虚，则易感风寒；素体阴虚，则易感风热、燥热；素有痰湿内伏，则易感受湿邪。

风邪从口鼻或皮毛而入，侵袭人体肺卫肌表，其病变常常局限于肺卫。风性轻扬，多犯上焦。伤于风者，上先受之。而肺处胸中，位于上焦。肺为华盖，其位最高。故风夹时邪，首先犯肺。肺主气，外合皮毛，职司卫外，故邪犯肺卫，就会出现卫表不和及肺气失宣的症状。卫表不和则恶寒、发热、头身疼痛；肺气失宣则鼻塞、流涕、喷嚏、咳嗽，而尤以卫表不和为必具证候。

感冒的病理性质有寒热两大类，其中以风寒、风热、暑湿多见。病理过程中可出现寒热错杂或相互转化。感冒一般以实证多见，也有体虚感邪者，称为虚人感冒，则为本虚标实之证。普通感冒病邪较为轻浅，只犯皮毛肺卫，较少传变。体质较强者，可以自愈。但若年老体弱，感邪较重者，以及时行感冒，外邪可以由表入里，使症状加重，甚或变生他病。

综上，感冒的病因以感受风邪为主，并与人体正气强弱密切相关。病位在肺卫。病机为风邪侵犯人体肺卫，使卫表不和，肺气失宣，而以卫表不和为主。病理性质有寒热两类，以实证居多。体虚感邪，则为本虚标实证。

病因病机示意图：

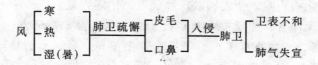

【辨证论治】

一、辨证要点

辨证首当分清风寒、风热。风寒感冒恶寒重，发热轻，头身疼痛明显，鼻塞流清涕，舌质正常，苔薄白而润，脉浮或浮紧。风热感冒发热重，恶寒轻，口渴，鼻塞流浊涕，咽痛或红肿，舌边尖红，苔薄白或薄黄，脉浮数。其中咽喉肿痛与否常为风寒、风热辨证的重要依据。也有初起属风寒感冒，数日后出现咽喉疼痛，鼻涕由清稀转为黄稠，此为寒邪化热，可按风热论治。

感冒除风寒，风热外，尚多兼夹证。夹湿者多见于梅雨季节，表现为身热不扬，头重头胀，如裹如蒙，身重疼痛，胸闷纳呆，口淡或甜，苔腻等。夹暑者多见于炎夏季节，表现为身热有汗，心烦口渴，小便短赤，苔黄腻。夹燥者多见于秋凉季节，表现为身热头痛，鼻燥咽干，咳嗽无痰或少痰，口渴，舌质红。

感冒以实证多见，一般青壮年，体实者，在气候突变之时偶患感冒，多为实证。年老体弱，大病久病之后，反复感冒不愈，多为本虚标实证。

二、分证论治

针对感冒邪犯肺卫的病机，解表是其总的治疗原则。在具体应用时，要正确掌握辛温与辛凉、宣肺与肃肺、祛邪与扶正的关系，以及不同兼证的治疗。

（一）风寒感冒

证候　恶寒，甚则发热，出汗，头痛，肢体酸痛。鼻塞声重或鼻痒喷嚏，流涕清稀，喉痒，咳嗽，痰白稀薄。舌苔薄白，脉浮或浮紧。

证候分析　本证以风寒外袭肺卫肌表为基本病机。寒为阴邪，其气凝闭。寒邪外束肌表，卫阳被遏，故恶寒重，发热轻，无汗；寒邪阻滞经络，阳气不能外达肌腠则肢体酸痛，不能上达于头则头痛；肺主气，上通于喉，开窍于鼻。风寒袭肺，窍道不利则鼻塞声重，或鼻痒喷嚏，流清涕，喉痒；肺失宣降则咳嗽，痰白清稀；风寒客表则苔薄白，脉浮，寒甚则浮紧。本证以恶寒重，发热轻，无汗，肢体酸痛为辨证要点。

治法　辛温解表。

代表方　荆防败毒散。

荆芥 10g　防风 10g　羌活 6g　独活 10g　川芎 6g　柴胡 10g　前胡 6g　枳壳 6g　桔梗 6g　茯苓 10g　甘草 3g　水煎服。

荆防败毒散是辛温发汗之剂。方中荆芥、防风、羌活、独活为表散风寒的要药，对恶寒，无汗，头痛，肢体酸痛用之最宜。配柴胡、前胡助其解表，川芎治疗头痛。枳壳、桔梗、茯苓、甘草宣肺化痰止咳。使表邪散，肺气宣则诸症皆愈。

加减 恶寒重，无汗者，加麻黄6g、桂枝6g，加强辛温散寒之力；项背强急，无汗者，加葛根15g；鼻塞重者，选加苍耳子6g、辛夷6g、白芷6g；鼻涕由清稀转为黄稠，是由寒化热，加菊花10g、连翘10g，或加黄芩10g。风寒夹湿，有两种情况，兼肌表经络之湿者，方中羌活、独活除肌表经络湿邪最宜；兼内湿，症见胸闷脘痞，泛恶，加半夏10g、厚朴6g，燥湿和中。

表湿甚而肺气失宣症状不明显者，可选用羌活胜湿汤。

（二）风热感冒

证候 发热，微恶寒，或有汗，头痛。鼻塞浊涕，咳痰黄稠或粘，咽痛或红肿，口渴。舌边尖红，苔薄白或薄黄，脉浮数。

证候分析 本证以风热邪气侵犯人体肺卫肌表为基本病机。风、热均属阳邪，其性开泄。风热郁于肌表，故发热重，恶寒轻，或有汗出；风热上扰清空故头痛，且多胀痛；风热犯肺，肺失宣降故鼻塞浊涕，咳嗽，痰黄稠或粘涎难出，甚或咽痛或红肿；口渴为里热之象；舌边尖红，苔薄白或薄黄，脉浮数均为风热郁于肌表之征。本证以发热重，恶寒轻，有汗，咽痛为辨证要点。

治法 辛凉解表。

代表方 银翘散。

银花15g 连翘15g 桔梗6g 牛蒡子10g 荆芥穗10g 薄荷6g 淡豆豉10g 竹叶10g 芦根30g 甘草6g 水煎服。

银翘散是辛凉解表的代表方。方中银花、连翘辛凉解表，清热解毒为主药，用量宜重。配芥穗、薄荷、淡豆豉助银翘解表达邪，桔梗、牛蒡、甘草清热宣肺，化痰利咽。针对口渴，用淡竹叶、芦根清热生津。

加减 头胀痛甚，加桑叶10g，菊花10g；咽喉红肿疼痛，加山豆根10g、射干10g、清热利咽；时行感冒热毒症状重，可选大青叶15g、板蓝根15g、蒲公英15g、紫花地丁15g、败酱草15g、蚤休15g、贯众15g等，清热解毒；鼻衄，加白茅根30g，凉血止血；秋季兼感燥邪或风热化燥伤津，出现口干咽燥，痰少，舌红少津等，酌加沙参15g、花粉15g、梨皮15g，清肺润燥。

风热感冒兼有表寒而里热又盛者，可选用柴葛解肌汤。

（三）暑湿感冒

证候 夏令感邪，身热而汗出不解，肢体酸重或疼痛，头昏重胀痛，咳嗽痰粘，鼻流浊涕，心烦口渴，胸闷泛恶，小便短赤。苔黄腻，脉濡数。

证候分析 本证以风暑夹湿侵袭人体肺卫肌表为基本病机。暑热熏蒸，故身热甚壮，汗出而热不解，心烦口渴，小便短赤；暑湿郁于肌表，卫表不和故肢体酸重疼痛；风暑夹湿上扰清空，故头昏重胀痛；暑邪犯肺，肺气失宣故咳嗽痰粘，鼻流浊涕；湿邪内阻则胸闷泛恶。苔黄腻，脉濡数为暑热夹湿之征。本证以夏令感冒，身热而汗出不解，烦渴，苔黄腻为辨证要点。

治法　清暑祛湿解表。

代表方　新加香薷饮。

银花 15g　连翘 15g　香薷 10g　扁豆 15g　厚朴 6g　水煎服。

新加香薷饮为清暑化湿解表之剂，专为夏月感冒而设。方中银花、连翘清解暑热，香薷发汗解表，扁豆、厚朴化湿和中。

加减　暑热偏盛，加黄连 6g、山栀 10g、黄芩 10g、青蒿 15g，清暑泄热，酌配鲜荷叶、鲜芦根清暑生津；暑湿偏盛，湿困肌表，加豆卷 10g、防己 10g、薏苡仁 15g、海桐皮 15g，除肌表经络之湿；湿阻中焦，加法夏 10g，白蔻仁 6g，化湿和中；小便短赤，加滑石 15g、甘草 6g，清热利湿。

（四）气虚感冒

证候　恶寒甚，发热轻，无汗或自汗，头身疼痛，鼻塞，咳嗽痰白，声低息短，倦怠乏力。苔白，脉浮无力。

证候分析　本证以气虚之体，卫外不固，风邪侵犯人体肺卫肌表为基本病机。气虚之体，易感风寒邪气。风寒外袭，卫表不和，故恶寒甚，发热轻，无汗，头身疼痛；气虚甚者，不能固摄津液，故虽感寒邪，亦时时自汗；肺气失宣故鼻塞，咳嗽，痰白；肺脾气虚故声低息短，倦怠乏力；苔白，脉浮无力均为气虚感受风邪之征。本证以风寒表证伴肺脾气虚证为辨证要点。

治法　益气解表。

代表方　参苏饮。

党参 10g　苏叶 10g　葛根 15g　前胡 6g　半夏（姜汁炒）12g　茯苓 10g　陈皮 6g　桔梗 6g　木香 6g　甘草 6g　水煎服。

方中苏叶、前胡宣肺解表，葛根解肌退热，以治卫表不和之证；桔梗、半夏、前胡止咳祛痰；陈皮、枳壳、木香理气祛痰；人参、茯苓、甘草益气扶正。本方为气虚风寒外袭的代表方，尤其适宜于气虚感冒而咳嗽痰多之证。

气虚甚可选用补中益气汤加解表药。

气虚及阳，出现形寒肢冷，面色㿠白，舌质淡胖，苔白，脉沉弱者，为阳虚感冒，治宜温阳解表。以卫表不和为主者，选用桂枝加附子汤；表里俱寒者，选用麻黄附子细辛汤。

（五）阴虚感冒

证候　身热，微恶风寒，无汗或少汗。干咳少痰或痰中带血丝。口干咽燥，头晕心烦，手足心热。舌质红，苔少，脉细数。

证候分析　本证以素体阴虚，易感风热，风热侵袭人体肺卫肌表为基本病机。阴虚之体，多生内热，复感风邪，邪从热化。风热外袭，卫表不和则身热，微恶风寒；阴虚之体，汗源不充则无汗或少汗；肺气失宣则咳嗽，阴液亏损则干咳少痰；热伤血络则痰中带血丝；口干咽燥，头晕心烦，手足心热，舌质红，苔少，脉细数均为阴虚内热之象。本证以风热表证伴阴虚内热，阴津受伤证为辨证要点。

治法　滋阴解表。

代表方　加减葳蕤汤。

生葳蕤 10g　白薇 10g　生葱白 3 茎　豆豉 10g　薄荷 6g　桔梗 6g　大枣 10g　甘草 6g 水煎服

本方为滋阴解表的代表方。方中以玉竹滋阴润燥为主药，豆豉、桔梗、薄荷、葱白疏表达邪，白薇清解虚热，大枣、甘草甘润滋液。

加减　阴虚明显，咽干口燥，加沙参 15g、花粉 10g、麦冬 10g；心烦，加黄连 6g、竹叶 10g；咳嗽咯痰不爽，加牛蒡 10g、射干 10g、瓜蒌皮 10g，化痰利咽；痰中带血，加白茅根 30g、藕节 30g、生蒲黄 10g，凉血止血。

素体血虚，或失血之后，复感风邪而阴虚内热不明显者，为血虚感冒，必见面色无华，唇甲淡白，心悸头晕等症状。治宜养血解表。方选七味葱白饮。

感冒一般预后良好，年轻体质壮实者可以自愈。但年老体弱，感邪重者，或时行感冒，如果治不及时，往往可以变生他病，或诱发宿疾，使病情恶化，预后较差。

风寒感冒或素体阳盛、痰火内伏之人感受寒邪，可以化热，出现风热感冒的症状或有里热表现。反复感冒，以致正气耗伤，或素体亏虚之人反复感邪，使正气愈亏，邪气易侵，形成本虚标实之证。时行感冒热毒炽盛，热毒内陷心包，可以出现神昏、抽搐等症，应予高度重视。

治疗期间应适当休息。饮食宜清淡，忌食辛辣燥热油腻食物。服药后可进食热粥、米汤，复被取微汗。汗出后避风保暖，以防复感。

三、单方验方

1．连须葱白，生姜 5 片，橘皮 6g，加红糖 30g。

2．羌活 10g，防风 10g，紫苏 10g，生姜 2 片，苍耳子 10g。

以上二方，每日 1 剂，轻煎热服。治疗风寒感冒。

3．薄荷 3g，鲜芦根 30g，鼠麴草 15g，板蓝根 30g。

4．大青叶 30g，鸭跖草 15g，桔梗 6g，生甘草 6g。

5．野菊花 10g，四季青 10g，鱼腥草 30g，淡竹叶 10g。

以上三方，每日 1 剂，轻煎服。治疗风热感冒。

6．银翘解毒片　辛凉解表，清热解毒。用于风热感冒，发热头痛，咳嗽，口干，咽喉疼痛。口服，1 次 4 片，1 日 2~3 次。

7．感冒退热冲剂　清热解毒。用于风热感冒或时行感冒热毒甚者，单双乳蛾，咽喉红肿疼痛。

8．午时茶冲剂　解表和中。用于风寒感冒，内伤饮食，寒热吐泻。开水冲服，一次 10g，1 日 1~2 次。

【预防护理】

加强身体锻炼，增强卫外功能，是预防感冒的根本方法。多作户外活动，保持室内空气清新，保证充足的阳光照射，注意环境卫生及个人卫生。防寒保暖，防止过劳。流行季节尽量少去公共场所，防止感染。对时行感冒病人注意隔离。

小　结

感冒的临床表现主要包括两方面。一是卫表不和症状，一是肺气失宣症状。病因以外感风邪为主，与卫外不固有关。病位在肺。病机为邪犯肺卫，卫表不和，肺气失宣，而以卫表不和为主。病理性质多属实证。如体虚感邪，则为本虚标实证。

感冒实证以风寒、风热为主，并有夹湿、夹暑、夹燥等不同兼证。体虚感邪则有气虚、阳虚、血虚、阴虚之分。一般感冒风寒宜辛温解表，风热宜辛凉解表。有兼证者，分别采用祛湿、清暑、润燥等法。本虚标实治宜扶正达邪，不可强发其汗。发汗则伤阳气，汗出则伤阴液，使正气更虚，病体难愈。各类感冒在寒热虚实之间皆可相互转化。时行感冒应注意隔离，治疗中加强清热解毒药的运用，并注意防止传变。

第二节　风　温　病

风温是指时令风热病邪侵袭人体，以病始自肺卫，身热，咳嗽，口微渴，脉不缓不紧而动数为临床特征的一种急性外感热病。

本病多发于春季，气暖多风的冬季亦不少见。风温具有一定的传染性，热变最速，多按卫气营血规律传变，最易伤津耗液。

西医某些呼吸系统传染病、感染性疾病，如流行性感冒、急性支气管炎、大叶性肺炎、病毒性肺炎、流行性脑脊髓膜炎等病的临床与风温相似，均可参考本节辨证论治。

【病因病机】

风温病的起病病因为风热病邪。本病多发于春季，春季为厥阴风木当令，阳气生发，气候转暖，时令风邪挟温热邪气，侵袭人体发为风温病。若冬季气候反常，非其时而有其气，气暖多风，人若感风热病邪，亦发为风温病。

阴精亏虚是风温发病的重要条件。身体健康，正气存内，能适应气候的变化，冬春之季虽感风热病邪也不一定患风温病。或久病体虚，或过分疲劳，或冬季畏寒而嗜食辛辣、重裘厚被，精不潜藏而耗伤，阴精已亏，正气不御，风热邪气乘虚而袭，遂发为风温病。

风温首犯肺卫。人身之中，肺居上焦，上焦通于鼻，肺合皮毛，主气属卫，胃为卫之本，而风热为阳邪，其性轻扬，具有升散发泄的特点。所以风热之邪，从皮毛而侵，肺卫内应，从口鼻而入，肺卫受病。卫气被郁不能疏泄则或恶风或不恶风，但身必发热；肺气不宣，肃降失职则咳嗽。

风温易伤津液。风邪与热邪俱属阳邪，风挟温热而燥生，两阳相劫，最易燥伤津液。轻者津伤而见口渴、鼻干、唇燥等清窍失濡之象；甚者热劫液耗而见筋脉失养、动风痉厥之证。

风温传变较速。初起邪在肺卫，如邪势不甚，且得到及时地清解，可以早期痊愈，否则很快发生传变。一般情况下，病变由卫气渐次传入气分、营分、血分，称为"顺传"；若由卫分径传心包营血，称为"逆传"。

邪入气分后，病位有上焦、中焦之分。初入气分，邪热多踞上焦，或壅于肺而不宣，或郁聚胸膈而不达。热邪不解则从上焦顺传中焦，直达阳明胃肠。由于阳明多气多血，邪正剧争，或为无形之阳明气分热炽证，或与肠内糟粕互结而为有形之热结肠道证。热邪在气分不解，势必内传营分，邪热亢盛或心气不足之人，邪热亦可从肺卫直陷心营。无论由气分顺传营分，或由卫气逆传营分，邪踞心营，轻则热灼营阴，扰乱心神，甚至热邪内闭心包，严重者可致内闭外脱。营血分关系密切，营分受热则血液受劫而动血耗血。热邪久羁，耗伤阴液则转为阴伤热炽，或热伏阴分，甚至发生肝肾精亏，水木涵木，阴虚风动等病变。

病因病机示意图：

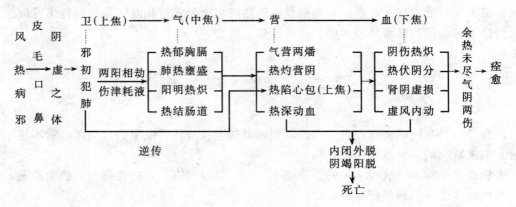

【辨证论治】

一、辨证要点

辨别卫气营血的传变，对把握变化中的各种风温证候的病机特性，明确病证的轻重，预测疾病的传变趋向和转归，正确地选择治法方药等有重要意义。辨卫气营血的依据，以临床证候为主，常从发热类型、有无恶寒、有无神志症状和发斑、出血趋向，以及牙齿、口鼻清窍、大小便、舌苔、脉象的改变等方面着手，参考疾病的经过等进行分析。凡温病初感，发热而微恶风或微恶寒者，邪在卫分；但热而不恶风寒，小便色黄，舌质红者，邪在气分；发热而心神不安，夜甚无寐，脉数舌绛者，邪入营分；若舌深绛，烦热不寐，或者谵语，或有斑点衄血者，邪已入血分。辨病机传变，尚应注意传变的中间过程，如卫气同病、气营同病、营血同病等。

进一步辨别风温的病位，有利于结合脏腑病机进行治疗。一般说，起初邪在卫分，病位多在上焦肺经；进入气分后，病位可在上焦、中焦所属的脏腑，如肺、胸膈、胃肠等；热邪深入营血分，病位在心包，亦可累及肝肾；疾病后期，病位以肝肾心胃为多。辨别病位，常以各脏腑的生理功能出现异常为辨证依据。如咳嗽，咯痰，喘息，病位在肺；胸满烦闷，病位在胸膈；饮食减少或善食易饥，腹满硬痛，便秘，病位在胃肠；心烦不寐，神昏谵语，病位在心包；咬牙啮齿，手足搐搦，齿燥松动，病位在肝肾。

风温病的病理性质属实热证，但在疾病过程中可以发生虚实转化，对变化的虚实证候应加以辨识。一般情况下，疾病初中期，邪正剧争，多以实证为主。随着疾病的进展，两阳相劫，风热不仅伤津耗液，还致壮火食气，在中期可以出现虚实互见的证候，若邪气太盛而气阴虚竭，则证候严重，预后较差。风温病后期，邪热渐减，阴液耗伤，多以正虚为主，但也有正虚邪恋、虚中夹实的情况。只有把握不同证候的虚实特征，才能为正确论治提供临床依据。

二、鉴别诊断

（一）与风寒、风热感冒鉴别

风温病邪初犯时与风寒、风热感冒在病因、病位、临床证候方面都有相似之处，它们既有区别，也有一定的联系。风寒感冒，病因为风挟寒邪，寒主收引，郁遏卫阳，其症虽有发热，但以恶寒为主，头身疼痛明显，口不渴，脉象浮而紧；风温邪初犯肺，病因为风挟温邪，两阳相劫，证候以身热汗出为主，且有伤津口渴之症，脉象动数等与风寒感冒有别。风热感冒与风温邪初犯肺，病因病位相同，临床证候早期较难区别，须密切观察病情轻重，是否传变，有助二者的鉴别。风热感冒虽在肺卫，但病情轻浅，发热不甚，脉浮数，病情多不传变，一般3~7天即愈。风温邪初犯肺，病情较普通风热感冒为重，身热口渴更甚，舌质更红，若热邪不解，很易传变胸膈胃肠，甚至逆传心包等，与风热感冒有所不同。

（二）与外感咳嗽关系

咳嗽分外感咳嗽与内伤咳嗽，外感咳嗽与风温病既有联系又有区别。当风温郁遏肺卫，肺失宣肃时，出现咳嗽身热头痛等症，与外感咳嗽具有共同的证候，但二者在病理性质上有本质的区别。外感咳嗽以咳嗽为主，病程较短，不会发生卫气营血传变。而且，风寒袭肺的咳嗽，咳声重浊，咳痰稀薄色白；风燥伤肺的咳嗽为干咳无痰，连声作呛，不易咳出；风热外感咳嗽与风温病的咳嗽相似，证候身热畏风，头痛咳嗽，咯吐黄痰，可与风寒、风燥外感咳嗽鉴别，故外感风热咳嗽可看作风温初起，风温轻证。但外感风热咳嗽，以咳嗽为主，病程较短，不会传变，而风温出现咳嗽，仅是邪初犯肺的证候之一，且发热汗出较甚，整个病情较重，还会发生传变。风温表证解后邪热可壅聚于肺，出现身热烦渴，汗出喘咳，甚至由肺传变阳明胃肠；或传入营血等，这是与外感风热咳嗽的重要鉴别。

三、分证论治

风温病是阳热之邪为患，化热伤阴是病机的基本特征。所以，风温病的治疗以泄热透邪，顾护阴津为基本原则。应根据病变的病位和病程阶段，采用不同治法以体现其基本治则。初起邪在肺卫，治以辛凉轻剂，疏风透邪护阴。邪传气分，治以清气泄热为主，结合病位在肺、胸膈、胃肠的不同，分别辅以宣肺、化痰、凉膈、开结、通腑等治法以泄热护阴。热入营血，治以清营凉血为主，若气营两燔，可采用透营转气之法或气营两清之法治疗，热闭心包，合以清心开窍；热盛动风，兼以凉肝熄风。后期邪热渐解，阴液损伤，治以滋阴养液为主，若余邪未尽者，辅以清解余邪法治疗。病程中若正气暴脱，又当及时采用益气固脱之法。

（一）卫分证

证候 发热，微恶风寒，头痛，咳嗽，口微渴，舌边尖红，苔薄白，脉浮数。

证候分析 本证以风温邪气郁遏肺卫为基本病机。风温初起，邪袭于表，卫气被风热所郁遏，卫气与邪相争则发热，卫气开合失司则微恶风寒；风邪轻扬，风热上干于头则头痛；肺主气属卫，卫气被遏，则肺气失宣，故见咳嗽；热邪伤津，故口微渴；舌边尖红，苔薄白，脉浮数等均为风热在表之征。本证以发热口渴，咳嗽，脉浮数为辨证要点。

治法 辛凉解表，清热透邪。

代表方 银翘散。

金银花15g 连翘15g 薄荷6g 牛蒡子12g 荆芥穗9g 桔梗9g 淡豆豉9g 竹叶6g 生甘草6g 芦根30g 水煎服。

银翘散为辛凉解表平剂，病邪在表，故以荆芥穗、淡豆豉等微辛之品，疏风解表，透邪外出；热郁肌表，故以银花、连翘、竹叶轻宣之品，清热透邪；肺气不宣，以牛蒡子、桔梗、甘草宣肺止咳；芦根清热生津，共奏解表、泄热、宣肺之效。

加减 发热较高者，加鸭跖草15g、蒲公英15g凉解退热；口渴甚者，加花粉12g生津止渴；咳甚者，加杏仁12g、瓜蒌壳12g利肺气；咽喉疼痛者，加玄参9g、马勃9g、板蓝根15g清热利咽；兼湿而胸膈痞闷者，加藿香9g、郁金9g化浊护膻中；热甚而舌干者，加生地12g、麦冬12g，清热保津；伴鼻衄者，去荆芥穗、淡豆豉，加白茅根20g，侧柏炭9g，栀子炭9g凉血止血。

但咳，身不甚热，口微渴者，选用辛凉轻剂之桑菊饮。

（二）气分证

1．热郁胸膈

证候 身热不已，胸膈灼热如焚，烦躁不安，龈肿咽痛，口渴唇焦，大便秘结，舌红苔黄或白，脉数。

证候分析 本证以风温之邪由卫入里，扰于胸膈气分为基本病机。风温郁遏不解故身热不已；心居胸中，胃与膈连，故邪扰胸膈，累及心胃，热扰心神则烦躁不安，胃热上攻故龈肿咽痛；热劫津液则口渴唇焦，大便秘结；舌红脉数，苔或黄或白均是上焦邪热亢盛之征。本证以身热，胸膈灼热如焚，舌红脉数为辨证要点。

治法 轻清透邪，清心凉膈。

代表方 凉膈散。

大黄10g 芒硝10g 焦栀子12g 连翘12g 薄荷6g 黄芩12g 竹叶6g 水煎服。

方中以连翘、薄荷、栀子、竹叶、黄芩清泄胸膈邪热；大黄、芒硝通腑泄热。全方使上焦之热由外而泄，中焦之实由下而去。

加减 口渴甚者加知母12g、花粉12g清热生津；牙龈肿痛加石膏30g、牛膝15g清热降火；咽痛者加板蓝根15g、玄参12g、马勃12g清热利咽；烦热不眠者，加黄连10g、夜交藤15g清心安神。

若胸脘痞满，按之疼痛者，为痰热互结，阻于胸膈，可选用小陷胸加枳实汤以清热化痰开结。

2．肺热壅盛

证候 身热汗出，口渴，咳嗽气喘，咯痰黄稠，甚或痰中带血或痰呈铁锈色，胸闷或痛，舌红，苔黄脉数。

证候分析 本证以卫分表证已罢而气分肺热壅盛，肺失宣降为基本病机。卫分已罢，邪正剧争，故恶寒消失而身热加重；邪虽入里，但壅盛于肺，肺失宣降，故咳嗽加剧，气急而喘；肺热灼液为痰，故咯痰黄稠；肺络受热熏灼而损伤，故见痰中带血，或痰呈铁锈色；邪热壅肺，胸膈气滞，故胸闷或痛；邪热灼津则口渴；舌红苔黄脉数为邪热盛于气分之征。本证以身热，咳喘，胸闷，舌红苔黄为辨证要点。

治法 清宣肺热，降逆平喘。

代表方 麻杏石甘汤。

麻黄 10g 杏仁 12g 生石膏 30g 甘草 3g 水煎服。

方中麻黄虽温，但有辛散作用，与重剂辛寒之石膏相伍，则成辛凉宣散之势以清宣肺热；麻黄、杏仁宣降肺气以平喘咳；甘草祛痰调和诸药。

加减 热毒较盛者，加银花 15g、连翘 12g、黄芩 12g、鱼腥草 20g 清解热毒；喘咳较甚者，加瓜蒌皮 12g、葶苈子 10g 降逆平喘；痰多者加瓜蒌 12g、川贝母 10g 清化热痰，兼有呕逆者，加竹茹 10g、枇杷叶 10g 祛痰降逆；胸痛较著，加桃仁 12g、郁金 12g 活络定痛；痰中带血者，加藕节 15g、白茅根 30g、茜草根 10g 凉血止血。

身热喘息不甚，而咳嗽黄稠痰者，可用清金化痰汤。

3．阳明热炽

证候 壮热面赤，心烦，汗大出，渴欲凉饮，苔黄而燥，脉洪大而数。

证候分析 本证以风热病邪炽盛于阳明气分为基本病机。阳明为多气多血之经，邪热积于阳明，热势炽盛，阳明之脉荣于面，里热蒸腾，故壮热面赤；胃络通心，热扰心神，故心烦不安；热逼津液外泄，故汗大出；热盛津伤，故壮热面赤；胃络通心，热扰心神，故心烦不安；热逼津液外泄，故汗大出；热或津伤，故渴欲凉饮以自救；苔黄燥，脉洪数均为里热炽盛之征。本证以身大热，大汗出，大渴，脉洪大为辨证要点。

治法 辛凉清气，甘寒救阴。

代表方 白虎汤。

生石膏 30g 知母 15g 甘草 6g 粳米 10g 水煎服。

本方为辛凉重剂，具有清气保津，甘寒救阴的作用。方中石膏辛寒清泄气分热；知母善润，清热生津；粳米、甘草濡养胃阴。

加减 热毒甚者可加银花 15g、板蓝根 15g、连翘 12g 等以清热解毒；里热化火者，可佐以黄连 10g、黄芩 10g 等清火解毒；津伤显著者，可加石斛 12g、花粉 12g、芦根 30g 等生津止渴。

脉大而芤，汗出而喘，热劫津伤，化源欲绝者，可用白虎加人参汤以扶正固脱。

4．热结肠道

证候 午后潮热，时有谵语，腹满硬痛，大便秘结，或时下稀水，苔黄而燥，脉沉实有力。

证候分析 本证以阳明里热郁滞，与肠内糟粕互结，形成阳明腑气不通之实热证为基本病机。阳明为燥热之经，午后其气正旺，阳明腑实，故午后潮热；胃络上通于心，热扰心神，故时有谵语；腑实结滞，故大便秘结，腹部硬痛；燥屎结于肠中，所饮之水从旁而下，即所谓热结旁流，故或时下稀水；苔黄燥，脉沉实有力均为里热之征。本证以身热伴痞满燥实坚为辨证要点。

治法 清热通腑。

代表方 大承气汤。

大黄12g 芒硝9g 厚朴9g 枳实9g 水煎服。

邪热蟠踞于中，热结津伤，故以苦辛通降之大承气汤急下存阴。方中大黄苦寒荡涤热结；芒硝咸寒入阴软坚；枳实、厚朴苦降，理气通滞，去中宫之实满。

加减 腑实结滞不甚者去芒硝；腹胀满者厚朴可加至15~20g；身热甚者可加石膏30g清热透邪。

阳明腑实而阴津损伤较甚可用增液承气汤。

（三）营血分证

1.气营（血）两燔

证候 高热，头目骨节剧痛，心烦不寐或神昏谵语，身发斑疹鲜红或紫黑，吐血衄血，舌深绛，苔黄燥，脉洪数或沉细而数。

证候分析 本证以热邪充斥，气营（血）两燔为基本病机。气分热盛故高热；火毒上攻清窍则头目剧痛；火毒流窜经络，故骨节烦疼；营分热炽，心神不安，故心烦不寐，甚则神昏谵语；热毒迫血妄行，血溢脉外，则发斑疹或吐血衄血；舌深绛为热已入营，苔黄燥为气分热仍炽；脉洪数为热毒炽盛，或六脉沉细而数，标志热毒深重。本证以高热，头身剧痛，身发斑疹或吐血、衄血，舌绛苔焦黄为辨证要点。

治法 清热凉血，泻火解毒。

代表方 清瘟败毒饮。

生石膏30g 水牛角屑（代犀角）30g 生地15g 知母15g 玄参15g 连翘10g 黄连10g 黄芩10g 赤芍10g 丹皮10g 甘草6g 竹叶6g 桔梗6g 水煎服。

全方系由白虎汤、黄连解毒汤、犀角地黄汤等组成，泻火解毒，气营两清。方中以竹叶、桔梗轻清泄热；石膏、知母清解阳明炽热；黄连、黄芩、栀子、连翘、甘草清热泻火解毒；水牛角屑、生地、赤芍、丹皮、玄参清营凉血。

加减 若头剧痛，肢体抽搐，加菊花15g、钩藤15g、地龙10g、僵蚕10g以镇痉熄风；衄血、吐血去桔梗，加白茅根30g、小蓟12g清热凉血；斑疹紫黑，唇口出血，重用生地、赤芍，加紫草12g解毒泄热；大便不下，腹中满胀，舌生芒刺，加大黄10g、芒硝6g清汤中热结；神昏谵语，加服紫雪丹或安宫牛黄丸清心开窍。

高热，发斑，但无头身剧痛等症，气营两燔而热毒较轻者，可选用化斑汤。

2.热灼营阴

证候 身热夜甚，心烦不寐，时有谵语，斑疹隐隐，反不渴，舌质红绛无苔，脉细数。

证候分析　本证以邪热灼伤营阴为基本病机。热入营分，营阴耗损，则身热夜甚而脉细数；热邪蒸腾，营气上升，故口反不甚渴；营气通于心，热扰心营，是以心烦不安，甚或时有谵语；营分受热，迫血妄行，渗于肌肤脉络之间而现斑疹隐隐；舌绛无苔脉细数，均为热灼营阴之象。本证以身热夜甚，心烦不安或斑疹隐隐，舌质红绛为辨证要点。

治法　凉血养阴，透热转气。

代表方　清营汤。

水牛角粉（代犀角）30g　生地 15g　玄参 12g　银花 12g　连翘 12g　麦冬 12g　丹参 9g　黄连 6g　竹叶心 6g　水煎服。

方中水牛角粉、生地、丹参清营解毒；玄参、麦冬养阴清热；银花、连翘、黄连、竹叶清热解毒，透营分邪热从气分而解。

加减　斑疹甚加丹皮 12g、紫草 12g 凉血散血；斑疹发痒者加紫荆皮 12g、白鲜皮 12g 清热祛风；热盛烦躁如狂者加黄芩 15g；气分热势犹炽者加石膏 30g、知母 15g 清气泄热。

烦热口渴，头痛牙疼，衄血，可用玉女煎。

3．热陷心包

证候　身体灼热，神昏谵语或昏愦不语，甚则舌謇肢厥，舌质深绛，脉数。

证候分析　本证以热邪内陷心包，蒙扰心神为基本病机。热邪内蕴不解，故身灼热；热邪灼液为痰，痰热阻遏心包，蒙闭神明，则神昏谵语，或昏愦不语；心开窍于舌，心主言，心包热盛，机窍不利，故舌謇；热邪闭阻于内，阳气不能运于四肢，故肢厥；舌绛脉数为邪热入营的征象。本证以身灼热，神昏谵语，舌绛为辨证要点。

治法　清心豁痰开窍。

代表方　清宫汤。

水牛角粉（代犀角）30g　玄参心 12g　连心麦冬 12g　连翘心 12g　竹叶卷心 6g　莲子心 6g　水煎服。分 2~4 次送服安宫牛黄丸 1 粒（化开），或至宝丹 1 粒（化开），或紫雪丹 1 管。

方中水牛角粉、竹叶心、连翘心清心热；玄参心、连心麦冬、莲子心滋液养阴，凉解心营；安宫牛黄丸、紫雪丹、至宝丹均可清心开窍，其中安宫牛黄丸长于清热解毒，紫雪丹兼有熄风之效，至宝丹兼能芳香开窍。

加减　心营热盛引动肝风，加羚羊角粉 3g（冲服）、钩藤 15g 平肝熄风；热痰壅盛，加竹沥水 10ml、天竺黄 6g、猴枣散 2g（冲服）祛热痰。

神昏舌謇，腹胀，便秘，可用牛黄承气汤。

4．热深动血

证候　斑疹密布，或鲜红或紫黑，吐血、衄血、便血，身体灼热，躁扰不安，甚或谵妄狂乱，舌质深绛，脉细数或微数。

证候分析　本证以热入血分，迫血妄行为基本病机。热迫血行，血溢脉外，故斑疹密布，或吐血、衄血，或便血、尿血；心主血脉，心主神明，热深动血，必扰神明，故身灼热，心烦躁扰，甚或谵妄狂乱；舌色深绛，斑疹紫黑，为血分热毒炽盛的表现。本证以身灼热，肌肤清窍广泛出血，舌绛为辨证要点。

治法　清热解毒凉血。

代表方 犀角地黄汤。

水牛角粉（代犀角）30g　生地 15g　丹皮 15g　赤芍 9g　水煎服。

方中水牛角凉血解毒；生地、丹皮、赤芍凉血散血止血。

加减 热毒甚，加银花 15g、大青叶 15g、板蓝根 30g、紫草 12g 清解血分热毒；出血不止，加茜根炭 10g、白茅根 30g、小蓟 15g 凉血止血；热闭心包，送服安宫牛黄丸 1 丸，或紫雪丹 1 管。

素有瘀伤宿血，热深动血而见身热、斑疹、吐衄血，口干但欲漱水不欲咽，舌质紫黯者，可选用清热解毒、凉血散瘀的犀地清络饮。

（四）后期伤阴

1．阴伤热炽

证候 身热，心烦不得卧，舌红苔黄而干，脉细数。

证候分析 本证以阴已伤而邪热复炽为基本病机。热邪劫夺肾阴，阴既亏而邪热复炽，故身热；肾水亏不能上济心火，心阳独亢，故烦躁无奈；阳亢不入于阴则不得卧；舌红苔黄为邪热复炽，舌上少津，脉细数为阴液已亏之征。本证以心烦不得卧，舌红苔黄为辨证要点。

治法 泄热育阴。

代表方 黄连阿胶汤。

黄连 12g　阿胶 12g　白芍 6g　黄芩 6g　鸡子黄 2 枚　水煎服。

方中黄连、黄芩清邪热而坚真阴；阿胶、白芍、鸡子黄育其阴而抑亢阳，共奏泄热育阴之效。

加减 热甚心烦者，加连翘 12g、栀子 10g 清心除烦；身热，口干舌燥，加生地 15g、麦冬 12g、知母 12g 增液养阴。

热病后期，气阴已伤而余热未尽者，可选用竹叶石膏汤养阴清热。

2．热伏阴分

证候 夜热早凉，热退无汗，舌红苔少，脉弦数。

证候分析 本证以热邪伤阴，且邪热深伏阴分为基本病机。夜为阴，热邪入阴则夜热；昼为阳，热邪出阳则早凉；邪气深伏阴分不出表，故热退无汗，来夜又发身热；舌红少苔或无苔为阴分已伤，脉弦数为邪热深伏之象。本证以夜热早凉，热退无汗为辨证要点。

治法 养阴透热。

代表方 青蒿鳖甲汤。

青蒿 9g　知母 9g　丹皮 9g　细生地 15g　鳖甲 15g　水煎服。

热邪深伏阴分，不能纯用养阴之品，以免敛邪，又非壮火，不得任用苦寒，以免化燥伤阴，故采用养阴透热之法，以青蒿清热领邪外出；鳖甲入络搜邪，滋阴退热；生地、知母、丹皮养阴凉血清热。

加减 潮热较甚，可选用白薇 12g、地骨皮 12g、秦艽 10g 以退虚热。

热病后，肌肉消瘦，唇红颧赤，骨蒸潮热，困倦盗汗，亦可选用秦艽鳖甲散滋阴养血，清热除蒸。

3．肾阴虚损

证候　低热不退，颧红，手足心热，口燥咽干，神倦欲眠，或头昏耳鸣，或齿燥焦枯，舌绛而干，脉虚大或细数。

证候分析　本证以风温病后期，肾阴耗损为基本病机。肾阴亏虚，阴虚生热而低热，颧红，手足心热；阴液不能上滋，故见口燥咽干，或齿燥焦枯；肾精不能上奉清窍则头晕耳鸣；肾精不能涵养心神则神倦欲眠；舌绛而干，脉细数为肾阴虚损之征。本证以颧红，手足心热，口燥咽干，舌绛而干为辨证要点。

治法　滋阴养液，存阴退热。

代表方　加减复脉汤。

炙甘草 18g　干地黄 18g　白芍 18g　麦冬 9g　阿胶 9g（烊化）　麻子仁 9g　水煎服。

方中地黄、阿胶、白芍、麦冬滋阴养液；炙甘草、麻子仁扶正润燥，共奏滋阴退热，养阴润燥之效。

加减　若便溏脉数，去麻子仁之滑泄，加牡蛎 30g 固涩阴液；齿燥如石，加沙参 30g、天冬 20g、石斛 12g 以滋胃肾之液。

身热，心悸舌謇，自汗，阴阳欲脱者，可选用救逆汤救逆固脱。

4．阴虚风动

证候　手足颤动，甚或瘈疭，心悸憺憺大动，甚则心中痛，低热，口干舌燥，舌绛无苔，脉细数。

证候分析　本证以肾阴虚损，水不涵木为基本病机。风温病后期，邪退阴虚，筋脉失养，虚风内动，故见手足颤动，甚或瘈疭；水不济火，心体失养，故心悸憺憺大动；"阴维为病主心痛"，八脉隶于肝肾，热入伤阴，肝肾虚而累及阴维，因而心中痛；阴不济阳，则仍低热不退；阴液不上滋故口干舌燥；舌绛无苔，脉细数均为阴虚之象。本证以手足蠕动，舌绛无苔为辨证要点。

治法　养阴，平肝，熄风。

代表方　三甲复脉汤。

鳖甲 25g　炙甘草 18g　干地黄 18g　白芍 18g　牡蛎 18g　阿胶 9g（烊化）　麦冬 9g　麻子仁 9g　龟板 31g　水煎服。

方中阿胶、地黄、白芍、麦冬、麻子仁、炙甘草滋养肝肾之阴液；龟板、鳖甲、牡蛎滋阴熄风，平肝潜阳。

加减　手指但觉蠕动，尚未至痉厥者，可去龟板（即二甲复脉汤）；心悸者加人参 10g、小麦 15g、酸枣仁 15g；自汗者加龙骨 30g、浮小麦 15g、人参 6g；喘者加人参 10g。

若邪热灼烁真阴，神倦瘈疭，脉气虚弱，舌绛苔少，有阴液欲脱之势，可用大定风珠填阴熄风，挽救欲竭之阴液。

本病的转归，就疾病总的发展趋势而言，是由实转虚，由表转里，由上转下。一般情况下，脏腑病位的转归从肺至肝肾或陷入心包，其间病邪可以历经胸膈、胃肠等脏腑；气血深浅的转归由卫转至营血，其间病邪多历经气分再转归营血，亦有由卫直接转入营血者；邪正虚实的转归，由阳热实证转至肝肾阴虚或气阴两虚，在疾病中期最常见热炽阴虚、虚实兼夹。

本病的预后，决定于邪热的轻重、病变的浅深、正气阴液损伤的程度。一般情况下，邪热较轻，病邪伤及卫气分，正气阴液耗伤较轻，经及时正确治疗，一般预后良好，多能痊愈。若邪热很盛，传变极快，病及肝肾心营，高热不退，痉厥神昏，舌謇烦躁，斑疹衄血，或汗涌鼻煽，脉搏躁急，或阴液涸尽，神倦瘛疭，脉气虚弱，舌绛苔少，时时欲脱，一般预后较差；若能及时抢救，或可转危为安。

四、单方验方

1．银翘解毒片　每次 4 片，日服 2 ~ 4 次，用于风温病在肺卫时期。

2．羚翘解毒片　每次 4 ~ 6 片，每日 2 ~ 4 次，用于风温病高热，头痛，搐搦者。

3．血宁冲剂　每次 1 袋，每日 1 ~ 3 次，用于风温病阳明腑实，高热腹痛便秘或吐血肌衄者。

4．生脉注射液　每次 10 ~ 20ml 加入 250 ~ 500ml 生理盐水中静脉滴注，每日 1 ~ 2 次，用于风温病气阴大伤者。

5．生脉口服液　每次 2ml，口服，每日 3 次，用于风温病气阴大伤者。

【预防护理】

增强正气，提高机体抗御外邪的能力，是预防本病的重要环节。注意生活起居卫生，避免嗜食辛辣而耗伤阴精，保持住室清洁通风等，对预防本病亦具有重要意义。此外，在本病流行季节选用贯众 10g、板蓝根 15g、银花藤 15g 煎服，亦有预防作用。

风温病患者须卧床休息，安心养病。病室应清洁凉爽通风，但病床不应直接当风。发病期间，饮食应食素的半流汁或流汁，注意多饮水，热退二三天后才可逐渐以猪肝、瘦肉、鲜鱼之类烧汤食用，尤应注意防止食复。视病情定时观察体温、脉搏、呼吸、神志、血压等。在表卫期，无汗时应注意盖被取汗，但不可令大汗；汗出过多时要注意更换衣服，切勿受凉；高热不退时可采用酒精擦浴。神昏痉厥时，应加护床栏，以防意外，应采用鼻饲法给药给水；有痰涎时，注意翻身拍背，必要时用吸痰器吸痰，防止痰涎壅塞气道。

小　　结

风温病系风挟温热之邪所感，风与温热俱为阳邪，两阳相劫，易伤津液，病多传变，或顺传或逆传，病变部位广泛，涉及卫气营血及上焦、中焦、下焦所属的众多脏腑。初起在肺卫，中期在肺、胸膈、阳明胃肠等，后期多在肝肾心营，亦有在早中期即传入心营者。病理性质在早中期属热属实，后期则由实转虚，每虚实互见，或阴伤热炽，热伏阴分，或肾阴虚损，阴虚风动，纯虚无实。风温病的治疗总以泄热透邪，顾护阴液为原则。邪在肺卫，治以辛凉，轻清疏风透邪于外；邪在气分，治以泄热存阴，结合病变脏腑辅以宣肺、化痰、开结、通腑等治法；热入营血，应透营转气治疗，酌情佐以开窍、熄风、凉血散血之法；后期阴伤液劫者，又以填补真阴为治疗重点。病室清爽通风，病人多饮水等良好的护理对促进风温病的康复有重要作用。

第三节 湿 温 病

湿温病是感受湿热毒邪引起的一种外感热病，初起证候以始恶寒，后但热不寒，身热不扬，胸痞不饥，口渴不欲饮，舌苔白或微黄为临床特征。

湿温病多发于长夏初秋季节。本病起病缓慢，病情缠绵，病程一般在 10 ~ 20 天或更长的时间。病变以脾胃为中心，证候复杂多样。

西医学的伤寒、副伤寒、夏季流行性感冒、钩端螺旋体病等疾病，在发病季节、临床表现等方面与湿温病相似，故可以参照湿温病进行辨证论治。

【病因病机】

湿温病的外因是感受湿热毒邪。本病发于长夏初秋季节，即大暑至白露，这一时期湿土主令，雨多湿重，气候炎热，湿热郁蒸，人在气交之中，感时令湿热之邪，遂发为湿温病。

湿温病的内因是摄生不慎，脾运失常。脾主运化水谷，输布津液，如食入不洁之物，或恣食肥甘生冷，或劳倦饥饿使太阴内伤，脾运失常，湿饮停聚，外界湿热之邪乘虚侵袭，内外相引，故病湿温病。

脾胃是湿温病的病变中心。湿热之邪有从表伤者，有从口鼻入者，因胃为水谷之海，脾为湿土之脏，同气相召，邪气常直趋中道，以脾胃为病变中心，或兼少阳三焦之病，或兼厥阴风木之疾。病变随体质的差异又有湿偏重或热偏重之分，素禀中阳不足，病多偏于脾而为湿重于热；素禀中阳偏旺者，病多偏于胃而为热重于湿。

典型的湿温病具有卫气营血的传变规律，病邪由卫分至气分再入营血分。因邪气常直趋中焦，故卫分证较短暂，常见卫分证未罢，湿温素邪已入气分的卫气同病证。湿性粘腻，湿热相合，病情淹缠，故湿温病常留连气分，"在一经不移"，缓慢传变。邪气太盛，湿热化燥，病邪由气传入营血，则出现神昏、斑疹、吐血衄血、痉厥等症。

湿为重浊阴邪，最易郁遏清阳，阻滞气机，兼之湿热病邪有蒙上流下的特点，故湿温病证候复杂多样。湿热郁蒸于上，清窍为之壅塞而头昏重痛；蕴结胸脘，阳气不布而胸闷脘痞；蒙蔽心窍而谵语神昏；闭结大肠则腹胀便秘或便溏不爽；热邪化燥传入营血，出现夜热不寐，动风痉厥，血液妄行等。

病因病机示意图：

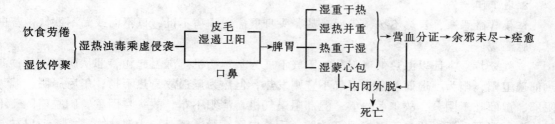

【辨证论治】

一、辨证要点

湿温病系湿热合邪为病，不同的个体有湿热轻重之分，应注意辨别。辨别湿热轻重，可结合体质、病程、临床特征等进行综合分析。中阳素虚，疾病初期，热象不著，苔白不燥，多湿重热轻；中阳素旺，病程较长，热势较高，舌红苔黄或少津者，多热重湿轻。

本病初中期多属实证，疾病后期，或由于清凉太过，或由于湿久伤阳，或热久化燥伤阴，病证由实转虚。所以，应进行虚实辨证，可结合体温、面容、神志、气息、脉象等综合分析。畏寒怯冷，面容㿠白，神倦气短，脉象微弱，证候已转阳虚；时有潮热盗汗，唇口干燥，舌红苔少，脉细数，证候已转阴虚。

湿温病邪常流连气分，气分证多而传变缓慢，但仍有初病在卫或卫气同病，也有病深不解传入营血分者，故对卫气营血的传变应加以辨证。辨识方法与伤寒病、风温病的辨证相同，即卫分证有恶寒身痛，营血分证有夜热不寐，肌衄便血，舌质绛等，除卫分、营血分证外均属气分证。

二、鉴别诊断

湿温病与暑温病在发病季节、临床证候等方面都有相似的地方，须加以鉴别，鉴别点参看暑温节。

三、分证论治

本病系湿热共同为患，徒化湿则热愈炽，徒清热则湿不化，所以化湿清热是本病的治疗原则。化湿包括宣肺、运中、淡渗诸法，湿在上焦，宜轻开肺气，气化则湿亦化；湿在中焦，宜温运脾湿，脾运得健则湿不内聚；湿在下焦，宜淡渗利湿，使邪有出路。清热包括辛凉轻透、甘寒清热、苦寒泄热、通腑泄热等法。热在上焦，宜辛凉轻清，透邪于外；热在气分，热重于湿而火炽，宜甘寒清热；湿热俱盛，宜苦寒泄热；热结于肠，宜通腑泄热。上述诸法，应围绕化湿清热，湿热分消的原则，根据具体情况，灵活地组合运用。若湿热化燥入营血，与风温病泄热救阴，清营凉血的治法基本相同。

（一）卫分证

湿遏卫阳

证候　微恶寒，身热不扬，午后热甚，头身重痛，胸痞不饥，口不渴或渴不欲饮，苔白腻，脉濡缓。

证候分析　本证以湿热郁遏卫分，阳气不展为基本病机。湿温起初，邪从肌表感受，湿热郁遏卫阳，阳为湿遏而恶寒；卫气不宣则发热，但热为湿遏故身热不扬；午后属阴，湿为阴邪，湿邪旺于阴分，故午后热盛；湿邪阻遏气机，清阳不布，故头身困重，胸脘痞闷，不思饮食；湿邪上泛，故口不渴或渴不欲饮；舌苔白腻，脉濡缓，皆为湿热之征。本证以初起恶寒，身热不扬，头身重痛，苔白为辨证要点。

治法 芳香化湿，和中解表。

代表方 藿朴夏苓汤。

藿香 12g 淡豆豉 12g 薏苡仁 12g 赤茯苓 12g 半夏 6g 猪苓 6g 泽泻 6g 厚朴 6g 白蔻仁 3g 水煎服。

藿朴夏苓汤为芳香化湿，疏中解表之剂。方中藿香、淡豆豉芳香解表，透邪于外；杏仁宣畅肺气，通利三焦，使表里之湿内外分解；半夏、厚朴、蔻仁辛开苦降，疏中理气燥湿；苡仁、赤苓、猪苓、泽泻淡渗利湿。

加减 恶寒无汗，加香薷 10g、葱白 10g 以透邪达表；身热甚者，加银花 12g、连翘 12g、竹叶 10g 透热；咽痛者，加连翘 12g、牛蒡子 12g、马勃 9g 清热利咽；口甜腻者，加佩兰 12g 化浊；头身重痛甚者，加羌活 9g 除湿通阳。

（二）气分证

1. 湿重于热

证候 身热不扬，午后热甚，身体重困，胸闷脘痞，腹胀便溏，溲短浑浊，渴不思饮，苔白腻或兼微黄，脉濡。

证候分析 本证以湿热困阻气机，而湿邪偏重为基本病机。病入气分，湿遏热伏，故身热不扬；热入阳明气分，阳明旺于申酉，正邪相争，故午后热甚；因湿重于热，湿遏气机不展，故胸闷脘痞腹胀；水湿不化，故溲短浑浊，渴不思饮；苔白腻或兼微黄，脉濡均为湿温之征象。本证以身热不扬，胸闷脘痞，苔白腻，脉濡为辨证要点。

治法 宣气化湿，佐以淡渗。

代表方 三仁汤。

杏仁 12g 半夏 12g 薏苡仁 15g 通草 6g 白蔻仁 6g 竹叶 6g 厚朴 6g 滑石 20g 水煎服。

三仁汤是湿温在气分的代表方，具有分消走泄的功用，尤适用于湿重于热之证。方中杏仁、白蔻仁、半夏、厚朴宣上运中，宣展气机，气化则湿亦化，具有芳香化浊，苦温燥湿的作用；薏苡仁、滑石、通草、竹叶淡渗利湿清热。

加减 发热身痛，汗出不解，胸腹白痞，加连翘 12g、茯苓 12g 透热渗湿；脘腹痞胀甚者，加枳壳 12g、大腹皮 12g 走泄气机。

脘腹胀满，大便不爽，小便黄，苔白微黄，可选微辛微寒的一加减正气散以清化湿热。

2. 湿热并重

证候 身热口渴，渴不多饮，脘腹痞满，烦闷呕恶，小便短赤，舌苔黄腻，脉濡数。

证候分析 本证以湿热困阻气机，湿热邪气俱重为基本病机。湿热入于气分，湿热并重，热蒸于里，故身热口渴，烦闷不宁，小便短赤；湿阻气机，升降失常，故脘腹痞满，呕恶，渴不多饮；舌苔黄腻，脉濡数为湿热之征。本证以身热烦闷，脘腹痞满，舌苔黄腻为辨证要点。

治法 化湿清热。

代表方 王氏连朴饮。

黄连 6g 厚朴 9g 半夏 9g 石菖蒲 3g 淡豆豉 12g 炒山栀 12g 芦根 30g 水煎服。

方中黄连苦寒清热燥湿；厚朴、半夏苦温理气燥湿，降逆和胃；菖蒲芳香化浊；栀子、豆豉清宣郁热；芦根清利湿热。

加减　身热口苦较甚，可加黄芩 10g、滑石 30g 以增强清热利湿之力；呕恶，加竹茹 10g、枇杷叶 10g 降逆和胃；溺短赤，加竹叶 6g、通草 6g 清利小便；大便溏，加茯苓 15g、薏苡仁 15g 以实大便。

湿热交阻，蕴结成毒而见发热倦怠，胸闷腹胀，肢痠咽痛，选用甘露消毒丹清热解毒，化浊利湿。

王氏连朴饮、甘露消毒丹治湿热秽浊郁阻中焦，前者偏于化湿，后者偏于清热解毒。

3．热重于湿

证候　身热壮盛，口渴引饮，面赤大汗，呼吸气粗，脘痞身重，苔黄微腻，脉洪大。

证候分析　本证以湿热困阻气分，而热邪偏重为基本病机。湿热入于气分，热邪炽盛，故身壮热，面赤大汗，呼吸气粗，脉洪大；热伤津液，故口渴引饮；湿邪未化，阻滞气机，故脘痞身重；舌黄微腻，脉洪大为湿热征象。本证以壮热烦渴，脘痞身重，苔黄微腻，脉洪大为辨证要点。

治法　清热为主，兼化湿邪。

代表方　白虎加苍术汤。

石膏 30g　知母 15g　粳米 15g　苍术 9g　甘草 6g　水煎服。

方中石膏、知母、甘草、粳米，即白虎汤，清阳明之炽热而顾护津气；苍术燥湿运脾以除热中之湿。

加减　湿热遏郁化火成毒，唇口腐烂，加银花 15g、连翘 15g、黄连 6g、竹叶 6g 去湿泄火解毒；口干津伤者，加芦根 30g、花粉 15g 清热生津；烦热身痛，苔黄舌尖绛，邪将入营，加连翘 12g、玄参 12g、芦根 20g、滑石 20g 增强清热利湿之力，以免传营。

阳明湿热表邪不解，用柴胡白虎煎清热化湿透邪于外。

4．湿蒙心包

证候　身热不甚，时或神昏谵语，昼轻夜重，苔黄垢腻，脉濡滑而数。

证候分析　本证以湿热蒙扰心包，心不主神明为基本病机。湿热之邪郁阻于气分，故身热不甚；湿热久郁不解，酿蒸痰浊，蒙闭心包，故时或谵语；湿为阴邪，夜为阴，故入夜神昏加重；苔黄垢腻，脉濡数均为湿热之征象。本证以身热不扬，时或谵语为辨证要点。

治法　清热化湿，解郁开窍。

代表方　菖蒲郁金汤。

鲜石菖蒲 3g　郁金 6g　菊花 6g　炒山栀 9g　连翘 9g　牛蒡子 9g　丹皮 9g　滑石 15g（包）　竹沥 10 毫升（冲）　姜汁 6 滴（冲）　玉枢丹 1.5g（冲）　水煎服。

菖蒲郁金汤轻清芳化，解郁开窍。方中栀子、菊花、连翘、牛蒡子清热透邪；滑石、竹叶利湿清热；菖蒲、郁金、竹沥、姜汁、玉枢丹化浊解郁开窍。

加减　热势甚者，用本方送服至宝丹 1 粒以清热开窍；秽浊甚者，用本方送服苏合香丸芳香化浊开窍。

湿热郁聚胸膈，身热不扬，心烦懊憹，用三香汤芳香宣化，轻清泄热。

（三）营血分证

证候 身热夜甚，心烦不安，时有谵语或神昏谵语，或手足抽搐，斑疹隐隐，或吐血衄血，舌绛少苔，脉数。

证候分析 本证以湿热侵入营血，扰及心神，动血耗血为基本病机。湿温化火，传营入血，热灼营阴，营阴伤则身热夜甚；热扰心神，故心烦不安，甚或神昏谵语；热邪伤络动血，故见斑疹或吐血衄血；热盛动风，故见手足搐搦；舌绛少苔，脉数，为热入营血之征象。本证以身热夜甚，时有谵语，舌绛少苔为辨证要点。

治法 清营凉血。

代表方 清营汤。

水牛角粉（代犀角）30g　生地 15g　玄参 12g　银花 12g　连翘 12g　麦冬 12g　丹参 9g 黄连 6g　竹叶心 6g　水煎服。

方中水牛角粉、生地、丹参清营解毒；玄参、麦冬养阴清热；银花、连翘、黄连、竹叶清热解毒，透营分邪热从气分而解。

加减 吐血衄血，血分热甚者，加黄连 10g、丹皮 12g、紫草 12g、仙鹤草 15g、白茅根 15g 凉血止血；手足搐搦，热盛动风者，加羚羊角粉 6g、钩藤 15g、石决明 20g 清热泻火，平肝熄风；神昏谵语，以本方送服至宝丹 1 粒清热开窍。

身热灼手，神昏谵语，甚则肢厥，舌绛苔腻，湿温化燥入营而湿浊尚残存者，用清宫汤去莲子心麦冬加银花赤小豆皮方以清心开窍，芳香化浊。

（四）余邪未尽

证候 微热或身热已退，脘中微闷，知饥不食，食不甘味，精神倦怠，苔微腻，脉濡缓。

证候分析 本证以湿温将愈而余邪困阻，气机不畅为基本病机。湿热已解，余邪尚存，故微热或身热已退；余邪蒙蔽清阳，胃气不舒，故脘中微闷，知饥不食，食不甘味；余邪未尽，阳气未伸，故精神倦怠；苔微腻，脉濡缓为湿热余邪之征象。本证以身不甚热，脘中微闷，知饥不食，苔微腻为辨证要点。

治法 轻清芳化，涤除余邪。

代表方 薛氏五叶芦根汤。

藿香叶 10g　佩兰叶 10g　薄荷叶 10g　枇杷叶 10g　鲜荷叶 10g　芦根 30g　冬瓜仁 10g 水煎服。

方中用极轻之品，宣气机以透余邪，其中藿香叶、佩兰叶、枇杷叶、鲜荷叶轻清芳香化浊；薄荷、芦根、冬瓜仁清热利湿以清余邪。

加减 口渴汗出，骨节疼痛，余邪留滞经络，用泡过于术的米泔水煎本方，除湿养阴；口渴胸痞，小便赤热，加桔梗 10g、杏仁 10g、大豆黄卷 12g 开泄中上，源清则流自洁；呕恶者，加半夏 10g 降逆和胃；余热不退者，加青蒿 6g 退余热。

微热，虚羸少气，口燥咽干，余热未尽而气阴已伤者，用竹叶石膏汤清解余邪，益气养阴。

本病的转归，多数由邪正相争的实证，渐次历经邪气渐退，正气渐虚，转入余邪未尽，正气已伤。再转入正复邪尽而归痊愈；少数邪气太盛，由气入营后内陷心包，引动肝风，病深动血，内闭外脱而亡。

本病的预后，与病情轻重及治疗是否及时、正确有关。凡病情单纯，病程较短，能及时分消走泄湿热者，预后良好；若病情深重，进入营血，病程迁延，或治疗失误，乱用汗下，蛮用滋腻，朝寒暮热，杂药乱投，预后严重。

四、单方验方

1. 藿香正气水　每次 1 支，每日 2～3 次，适用于湿温初起在卫分者。
2. 牛黄上清丸　每次 6g，日服 2 次，适用于湿热化火成毒，口舌生疮，咽喉牙龈肿痛，大便秘结者。
3. 五汁饮　每次 50 毫升，日次 2～3 次，适用于湿温后期，余邪未尽而津伤者。

【预防护理】

湿温病人应卧床休息，常规观察体温、脉搏、呼吸、神志、舌苔、汗液、斑疹、大小便等。病室宜清洁凉爽通风。勤换汗渍的衣被，病情危重者，尚应注意翻身擦背，吸痰，必要时鼻饲食物与药物。饮食以清淡的流质或半流质为宜，如米汤、藕粉、莲米粥、苡仁粥、百合粥等，忌滋补肥甘食品以免恋邪。

增强体质，提高机体抗御湿温外邪的能力，是预防本病的基本条件。注意饮食起居卫生，避免贪凉饮冷，尤其是夏秋季节饮食应洁净清淡，保护脾胃的健运功能，是预防本病的关键。另外，水缸中置少量石菖蒲、佩兰等，注意饮水消毒，或以枇杷叶拭去毛，净锅炒香，泡汤饮用，对避免秽浊侵袭亦有一定的效果。

小　　结

湿温病是感受湿热毒邪引起的一种外感热病，病理性质多属实证，中阳素旺者常为热重于湿，中阳不足者常为湿重于热，疾病后期也可由实转虚，出现气阴亏虚之证。所以辨湿与热、实与虚，是湿温病辨证的重要内容。病变虽以脾胃为中心而不限于脾胃，可以累及上、中、下三焦所属的各脏腑。湿热郁遏清阳，阻滞气机是本病病机的基本特征。本病常稽留于气分，病势缠绵，但亦有卫气营血的传变，应加以辨别。热得湿而郁遏不宣，热势益炽；湿得热而蒸腾四溅，湿愈泛溢。湿热两分，其病轻而缓，湿热两合，其病重而速。故化湿清热是本病的基本治则，湿偏重者化湿为主，兼以清热；热偏重者以清热为主，兼以化湿；病邪化燥，又以泄热顾阴为治；热入营血，则清营凉血；后期余邪未尽，则轻清芳化，涤除余邪，有气阴伤者，注意益气养阴。饮食清淡，在本病的护理与预防方面，都有重要意义。

第四节 暑 温

感受暑热病邪，以高热，烦渴，多汗为主症的外感热病称为暑温。

暑温发于夏季，以小暑至大暑期间尤多。本病发病急骤，受暑热后较快地出现发热恶寒、头身疼痛等"形似伤寒"的卫分证。本病传变迅速，卫分证极短，发病后迅急由卫传入阳明气分，出现以高热、烦渴、多汗为特征的暑温主症。本病也易传营入血分，出现高热神昏，甚至动风痉厥的证候。易耗气伤津，多挟湿邪是本病的显著特点。所以本病还常出现神疲肢倦、气短、口渴，或脘痞、呕恶、泄泻等证候。

西医学的流行性乙型脑炎、钩端螺旋体病、日射病、热射病等疾病的某些临床表现，与暑温相似时，可参照本节辨证论治。

【病因病机】

暑热病邪外袭是暑温病的主因。本病发于夏季，暑与热同性而暑甚于热，夏至以后，暑热当令，或冒暑劳动，或高温作业，防暑降温不力，人在蒸淫热迫之中，暑热袭内，遂患暑温病，故《素问·热论》曰："先夏至日者为病温，后夏至日者为病暑。"

元气亏乏是暑温病发病的重要条件。夏季白昼甚长，气候炎热，或睡眠不足，或食纳减少，或劳倦过度，元气内亏，气不卫外，天暑下逼，暑热乘虚袭内，遂患暑温病。

天暑下逼，暑热无论从口鼻或皮毛而入，必首犯肺胃。暑热急速，常直趋阳明，即所谓"夏暑发自阳明"（《温热经纬·叶香岩三时伏气外感篇》），从而病之初起，即呈现卫气同病，或阳明气分热甚的证候。暑性酷烈，壮火必食气伤阴，因此，气液两伤为本病的重要病机。

邪气易陷心营。暑邪在天为热，在地为火，心为火脏，故暑气通心。暑热入侵，同气相求，邪气易陷心营，逆传心包，导致心神内闭。暑热炽盛，既可热极生风，又可耗竭真阴，筋脉失养，导致虚风内动。"天之暑热一动，地之湿浊自腾"（《临证指南医案·暑》），故暑热常挟湿邪，是暑温的又一重要病机。暑湿流动，蔓延三焦，三焦气痹，心窍闭而神识不清，肺气郁而咳逆，脾胃滞而呕逆泄泻，膀胱不开则癃闭。可见，暑温的病位主要在肺胃，并涉及心包、肝、脾、肾等脏。其病性为本虚标实，标实以暑热为主，常挟湿邪；本虚以阴伤液耗为主，气耗也是本虚的重要内容。

暑温病因病机示意图：

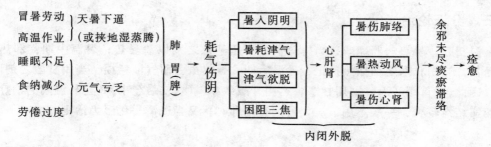

【辨证论治】

一、辨证要点

暑温易耗气伤阴，故对气阴是否已伤及所伤程度应予辨别。高热伴有神疲，气短，脉洪大而芤，为元气已耗；若汗出不止，甚或冷汗淋漓，喘喝欲脱，为元气将脱。身热而口渴引饮，小便短赤，舌干而燥，为阴津已伤；若寝不安，食不甘味，甚或神识不清，舌光齿燥，脉细数为真阴欲竭。

暑温邪陷心营或引动肝风，将严重威胁病人的生命，应予高度警惕，故对其先兆应随时加以辨识。暑温过程中，若见身热不寐，或烦躁不宁，或沉默嗜睡，皆为邪气逆传心包之先兆；若狂妄谵语，神识时清时昧，甚至昏迷不省人事，为心窍闭阻的危重证。暑温过程中，若见剧烈头痛，频繁呕吐，为肝阳暴张，邪气引动肝风之先兆；手足不时抽搐，肌肉瞤动，甚至瘛疭，项背强直，角弓反张，为暑温已动肝风的危证。暑为阳邪，但对暑温是否挟湿是辨证的重要内容。若见脘痞身重，泛恶欲呕，苔腻脉濡，为暑温挟有湿邪。

二、鉴别诊断

暑温病应与湿温病和中暑相鉴别。

（一）湿温

"偏于暑之热者为暑温，……偏于暑之湿者为湿温"（《温病条辨·上焦篇》）的论述虽不全面，但它反映了暑温和湿温既有联系，又有区别。两病证俱属夏季外感热病，常挟湿邪，可见身重、胸闷、脘痞等症。但暑温以暑热病邪为主，常挟湿邪非谓必挟湿邪，病变以肺胃为重点，发病急骤，传变迅速，以高热，烦渴，汗出及身倦气短，口干为主症，病程中易神昏动风。而湿温的病邪，湿邪占有重要地位，病变以脾胃为中心，发病相对较缓，病势缠绵，以身热不扬，身重，胸痞不饥，渴不欲饮为主症，病程中易发白痦。

（二）中暑

中暑多发于酷暑炎夏，或高温作业，耗气伤阴，骤然出现以头昏胸闷，恶心欲吐，甚则神昏抽搐等为主症的一种疾病。而暑温则是感受暑热邪毒，经过一定病变过程，逐渐出现神昏抽搐等证候的一种疾病。

三、分证论治

暑温初起，暑热病邪肆虐，肺胃热甚，当用辛寒之剂以清暑热；暑温中期，邪热仍炽，气津已伤，当用甘寒之剂撤热护正；暑温后期，暑热虽去而气液耗损，当用甘酸之剂以益气生津。因此，"首用辛凉，继用甘寒，终用甘酸敛津"（《伤暑全书》）是暑温病的治疗原则。本病腑实结滞较少，一般不用下法。若挟有湿邪时，又当以清暑化湿为治则。

（一）气分证

1．暑入阳明

证候　壮热心烦，面赤气粗，蒸蒸汗出，口渴引饮，舌苔干黄，脉大而虚。

证候分析　本证以暑入阳明，阳明气盛为基本病机。阳明主燥，为多气多血之经，暑入阳明，两阳相搏，邪正剧争，故身壮热；暑气通心，热扰心神故心烦不宁；暑热上灼肺金，肺气不降故喘息气粗；阳明之经循于面，暑热上炎故颜面赤热；暑热内逼，津液外泄，故蒸蒸汗出不止；汗出津伤，故口渴引饮，舌苔黄燥；暑热伤气，故脉大而虚。本证以壮热烦渴，汗出脉虚大为辨证要点。

治法　清暑泄热。

代表方　白虎汤。

生石膏 30g　知母 12g　粳米 15g　甘草 6g　水煎服。

白虎汤为阳明经证主方。本方为辛凉重剂，能达热出表，清暑泄热。方中石膏辛甘寒，寒则清热，辛则达表，能清肺胃之热，解肌透热；知母寒润，清肺胃而养液，与石膏相伍，有相须之效，倍增清热止渴除烦之力；生甘草泻火解暑毒，配粳米可护养胃气，伍石膏又能甘寒生津，全方有清暑泄热生津之功。

加减　若无粳米，可用山药 15g 代替；若倦怠乏力，气耗较甚，可加人参 10g，或党参 30g、北沙参 20g 以益气。

本证亦可选用如神白虎汤以除烦止渴。

2．暑耗津气

证候　身热汗出，口渴心烦，气短似喘，肢倦神疲，尿少而黄，舌红少苔，脉虚无力。

证候分析　本证以暑热盛而气津已耗为基本病机。暑热蒸腾故身热；热邪逼津外出则汗出；暑热扰心故心烦；暑热伤津，故口渴，尿少而黄；暑热耗气，故气短似喘，肢倦神疲；气津两伤，故脉虚无力。本证以身热汗出，肢倦神疲为辨证要点。

治法　清热涤暑，益气生津。

代表方　王氏清暑益气汤。

西洋参 9g　石斛 9g　麦冬 6g　黄连 3g　竹叶 10g　荷梗 10g　知母 9g　甘草 6g　粳米 9g　西瓜翠衣 15g　水煎服。

方中西洋参、石斛、麦冬、甘草、粳米益气生津；黄连、知母、竹叶、荷梗、西瓜翠衣清热涤暑。

加减　暑热重，可加石膏 30g，或重用知母、黄连、竹叶、西瓜翠衣；气津伤较甚，重用西洋参、石斛、麦冬、甘草、粳米。必要时可用北沙参 20g 或与太子参 30g 同用以代替西洋参。若暑热仍甚，气津又耗者，亦可用雷氏清凉涤暑法以清暑益气生津。

3．津气欲脱

证候　身热已退，汗出不止，喘喝欲脱，脉虚欲绝或散大无根。

证候分析　本证以津气大伤，不能内守而欲脱为基本病机。暑热之邪虽已解退，但由于正气损伤过甚，气不能固摄于外，津液外泄，故身无热象而汗出不止；元气耗伤过甚，气不能内恋而上逸，故喘喝欲脱；津气大伤，故脉虚欲绝或散大无根。本证以汗出不止，喘喝欲脱，脉散大无根为辨证要点。

治法　益气敛津，生脉固脱。

代表方　生脉散。

人参 10g　麦冬 10g　五味子 6g　水煎服。

生脉散为救气阴欲脱之代表方，方中人参益气生津固脱；麦冬、五味子酸甘化阴，守阴留阳，使阳气得固，则汗不泄出，阴液内守，则阳不外脱。

加减　汗出过多，可加龙骨 24g，牡蛎 30g，敛汗固脱。

生脉散纯属补剂，若暑热未尽者不可早投，以免留邪为患，若暑热盛极，元气受伤，可用雷氏却暑调元法清暑益气生津。

4．暑湿困阻三焦

证候　壮热烦渴，脘痞身重，汗多溺短，大便溏秽，舌苔黄腻，脉濡数。

证候分析　本证以暑湿困阻三焦，三焦气机不畅为基本病机。暑湿困阻，上焦不宣则烦渴，中焦不运则脘痞，下焦不利则溺短便溏，暑热内逼则汗多，湿邪阻滞则身体困重。舌苔黄腻，脉濡数均为暑湿征象。本证以烦热，脘痞身重，苔黄腻为辨证要点。

治法　清暑化湿。

代表方　白虎加苍术汤。

石膏 30g　知母 12g　甘草 6g　粳米 15g　苍术 12g　水煎服。

方中白虎汤清三焦之暑热，苍术运脾以转输三焦之湿，暑清湿化则三焦气机通畅。

加减　暑热重可重用石膏至 60g，或加黄连 10g、西瓜翠衣 15g；若痞满气滞者，加厚朴 10g；小便短赤者，加滑石 18g、淡竹叶 10g；大便溏薄者，加黄连 6g。

白虎加苍术汤清暑胜于化湿。若胸痞呕恶，烦渴自利，湿胜于暑，可用杏仁滑石汤以清暑化湿。

（二）营血分证

1．暑伤肺络

证候　身热汗出，烦热口渴，咳嗽痰中带血，头目不清，甚则咳喘胸闷，心悸烦躁，鼻翼煽动，喘息不宁，咯血不止，脉浮大而芤，甚至口鼻喷血，气息欲绝，脉绝身凉。

证候分析　本证又称“暑瘵”，病机系暑热之邪损伤肺络。暑热之邪上灼肺金，肺络受损则咯血或喷血；肺气不宣则咳嗽，甚则喘息鼻煽；暑热内逼则身热汗出口渴；热扰心神则心悸烦躁，甚则神识昏蒙；暑热上扰清窍则头目不清；若出血量过多，气随血耗，故面容惨淡，气息欲绝，脉绝身凉。本证以咳嗽咯血，身热烦渴为辨证要点。

治法　凉血解毒，清络宣肺。

代表方　清瘟败毒饮。

水牛角粉（代犀角）30g　生地 10g　丹皮 10g　赤芍 6g　石膏 30g　知母 10g　黄连 6g　栀子 10g　黄芩 10g　玄参 10g　连翘 10g　桔梗 6g　甘草 6g　鲜竹叶 10g　水煎服。

方中水牛角粉、生地、玄参、丹皮、赤芍凉血解毒；黄芩、黄连、栀子、连翘、甘草清热泻火解毒；石膏、知母、桔梗清络宣肺；淡竹叶清心利小便，导热下出。

加减　出血多，加三七粉 9g、白茅根 30g、茜草根 10g；咳喘胸闷，加杏仁 10g、瓜蒌

10g；咳嗽痰黄，加川贝母 10g、天竺黄 6g；伴神识昏蒙，以本方送服安宫牛黄丸 1 粒解毒开窍。

若热势稍轻，胸痞咯血者，可用清络饮加杏仁、薏苡仁、滑石以清络解暑。

2．暑入心营

证候 身壮热入夜尤甚，夜寐不安，或白昼嗜睡，甚或神昏心烦，时有谵语，口干不欲饮，舌绛，脉虚或散大。

证候分析 本证以暑热内陷心营，心神被扰而营热甚为基本病机。暑热入营阴，夜属阴，故发热入夜尤甚；热扰心神，故夜寐不安或白昼嗜睡，心烦，时有谵语；热邪伤津故口干，热蒸营阴上潮，故口干不欲饮；舌绛，脉虚或散大，为热入心营之象。本证以夜热不寐，舌质红绛为辨证要点。

治法 清营泄热，清心开窍。

代表方 清营汤。

水牛角粉（代犀角）30g 生地 15g 玄参 10g 竹叶心 3g 银花 12g 黄连 6g 连翘 12g 丹参 9g 麦冬 9g 水煎服。

方中水牛角粉、生地、丹参清营泄热；银花、黄连、连翘、竹叶清热解毒，清心除烦；玄参、麦冬养阴清热。

加减 若神昏谵语，用本方送服安宫牛黄丸，每次 1 粒，以增清心开窍之力。挟痰者，加天竺黄 6g、鲜竹沥 20 毫升。若暑热动血者，用犀角地黄汤清营凉血止血。

3．暑热动风

证候 高热，两目上视，四肢抽搐，项强，甚至角弓反张，牙关紧闭，神昏谵语，舌质红绛，脉弦数。

证候分析 本证又称"暑风"，病机系暑热太盛，深入营血，引动肝风。暑热内犯心营，故神昏谵妄；暑入厥阴，引动肝风，风火相煽，故高热项强，两目上视，四肢抽搐，甚至角弓反张，牙关紧闭；舌质红绛为热入营阴，脉弦数为热盛动风之象。本证以身热抽搐，甚至角弓反张为辨证要点。

治法 清泄暑热，熄风定痉。

代表方 羚角钩藤汤。

羚角粉 3g 桑叶 6g 川贝母 10g 生地 15g 钩藤 10g 菊花 10g 白芍 10g 甘草 3g 鲜竹茹 12g 茯神 10g 水煎服。

方中桑叶、菊花清泄暑热；白芍、甘草、生地养阴清热，柔肝缓急；羚角、钩藤熄风定痉；贝母、竹茹清化热痰；茯神定心安神，诸药共奏清暑柔肝，熄风定痉之效。

加减 热甚加生石膏 20g、知母 10g；抽搐甚者，加蜈蚣 1 条、全蝎 3g 或地龙 10g；神昏谵语者，用本方送服紫雪丹 1 支或至宝丹 1 粒。本证亦可用清营汤加钩藤 15g、丹皮 12g、羚角粉 3g 以清营熄风。

（三）暑伤心肾

证候 身热口干，消渴不已，手足麻痹，心烦躁扰不寐，舌绛苔黄燥，脉细数。

证候分析 本证以暑热久羁，真阴欲竭，壮火仍炽，伤及心肾为基本病机。邪热助心火亢盛于上，故心烦躁扰；肾水不能上济，心神不安故不寐；肾主五液而恶燥，肾液亏耗，故口干消渴不已；肝阴不足，筋脉失濡故肢体麻痹；舌绛苔黄为邪热仍炽之征，脉细数为阴液已耗之象。本证以消渴，心烦不寐，脉细数为辨证要点。

治法　清心火，滋肾水。

代表方　连梅汤。

黄连 6g　乌梅 9g　麦冬 9g　生地 15g　阿胶 9g（烊化）　水煎服。

方中黄连清亢盛之心火以护肾水；麦冬、生地甘润滋阴，阿胶滋肾液以济心火；更以乌梅补肝，其味酸，与苦相合，则能酸苦泄热，与甘相合，则能酸甘化阴，全方有清心滋肾之效。

加减　邪热亢盛，可加连翘 12g、栀子 10g 清心除烦；口渴不已，加石斛 12g、花粉 12g 生津止渴；脉虚大而芤者，可加人参 10g 益气。

本证亦可用黄连阿胶汤泻火滋水以救心肾。

（四）余邪未尽，痰瘀阻络

证候　精神呆钝，舌强不语，肢体瘫痪，舌紫暗，苔腻，脉弦细滑，或舌红无苔，脉细数。

证候分析　本证为暑热将瘥，主客交加所致。主谓正虚，精血为暑热耗伤；客谓余邪仍存，暑热灼津为痰，炼血为瘀，暑温将瘥而痰瘀未尽。精血耗则滞而不畅，痰瘀阻则窍隧不通，上蒙清窍则精神呆钝；阻滞舌本则舌强语謇；经络不畅，气血不营则肢体瘫痪；舌紫暗苔腻，脉滑为痰瘀之征；舌红无苔，脉细为精血亏耗之象。本证以精神呆钝，舌强或肢体瘫痪为辨证要点。

治法　化痰祛瘀搜络。

代表方　三甲散。

炙鳖甲 12g　炙龟板 12g　炒穿山甲 10g　蝉蜕 6g　僵蚕 10g　牡蛎 20g　䗪虫 3g　白芍 15g　当归 10g　甘草 3g　水煎服。

方中鳖甲、龟板滋补肝肾之阴；当归、白芍、甘草补血养阴；蝉蜕、僵蚕、牡蛎熄风化痰；穿山甲、䗪虫入络搜邪，全方有补阴不敛邪，搜邪不伤正之效，最适暑温等温病余邪未尽，肢体瘫痪或抽搐的后遗症。

加减　本方临床采用时，常加浙贝母 6g、胆南星 6g 以化痰通络；咳嗽者加杏仁 10g、瓜蒌壳 12g；潮热者加青蒿 12g、白薇 10g；搐搦者加全蝎 3g。

四、单方验方

1. 藿香正气水　每次服 1 支，每日 2~3 次，适用暑温卫分证明显者，或暑湿困阻三焦者。

2. 天水散　每次 10g，布袋包煎，饮汤，日 2~3 次，适用暑入阳明证。

3. 生脉口服液　每次 1 支（10 毫升），每日 2~3 次，适于暑温津气欲脱证。

4. 痧气散　亦名飞龙夺命丹，每服 1~2 瓶（每瓶 0.3g），开水送服，每日 2 次，适用于暑湿迷蒙心窍，神识不清者。

5．西瓜，每次适量，日食3~5次，适于暑入阳明证。

本病经及时正确的治疗，一般可获痊愈。但若病邪太盛，或治不及时，或误用温燥之品，则可转为痉、厥、闭、脱诸危证，此时经熄风、开窍、固脱等急救后，仍多数可获痊愈，若仍治疗失误，则预后不良，即或获救，也有遗留痴呆、瘫痪、失语诸症者。

【预防护理】

暑温的预防，一要重视摄生，保证有充足的饮食摄入和休息时间，以保护元气，增强抗御暑邪的能力。二要避免暑热侵袭，减少在烈日下活动时间，高温作业的场所要注意通风防暑降温，同时可食用绿豆汤、西瓜等清凉解暑的饮料和食物。

对暑温病人的护理，应注意病室通风凉爽安静，密切观察病人的体温、神志、汗液、小便及脉象、舌苔的变化。高热时要注意降温，多汗时应注意擦汗及换衣，津气欲脱或神识昏蒙、痉厥时要行特别护理，密切配合抢救。病人饮食宜清淡，鼓励多饮绿豆汤、梨汁或糖盐水等。

小　结

暑温病系由暑热病邪所致的外感热病。暑甚于热，暑多挟湿，故本病虽以暑入阳明，高热气粗汗出为主症，但随个体、病邪、病程的不同，所发证候也各异。暑耗津气则肢倦神疲，甚或汗出不止，喘喝欲脱；困阻三焦则脘痞身重，便溏溲赤；暑伤肺络则咳嗽咯血；逆陷心包则谵语神昏；引动肝风则项强搐搦；暑耗肾液则消渴不已；亦可炼灼津血，痰瘀阻络，而肢体麻痹瘫痪。形成这些证候，病机不外热炽气耗、阴伤、湿困。故总是围绕热、气、阴、湿四个病理要点，而以"首用辛凉，继用甘寒，终用甘酸"为治疗原则，挟湿者化湿，窍闭者开窍，风动者熄风，津气欲脱者固脱，痰瘀滞络者搜络祛邪。暑湿的预防，在于作好防暑降温工作。暑温的护理，应以祛暑益气增液为指导原则，采用相应的措施辨证施护，各类证候的饮食护理都应以清淡饮食为宜；暑温初愈，尤应注意勿骤进滋腻，以免"食复"。

第五节　痢　疾

痢疾是因湿热和疫毒外侵，或食入秽浊引起的肠道疾病。临床表现以大便次数增多，腹痛，里急后重，下痢赤白脓血为特征。

痢疾多发于夏秋两季，冬春两季也时有发生。可以散在发病，也可形成流行，多数具有传染性。故有"疫毒痢"的名称。

西医学的急慢性细菌性痢疾，急慢性阿米巴肠病，在发病季节、临床表现等方面，与痢疾相似，可参照痢疾进行辨证论治。其它如慢性非特异性溃疡性结肠炎、慢性结肠炎、过敏性结肠炎、细菌性食物中毒、肠吸收功能障碍等，若临床表现与本病特点相符，也可参照本病辨证治疗。

【病因病机】

本病多因外受湿热、疫毒之气，内为饮食所伤，损及肠胃而形成。病邪多从口而入。人体素质的差异和感邪强弱与发病有密切关系。

痢疾多由感受湿热、疫毒之邪引起。湿热、疫毒侵及肠胃，郁蒸弥漫，气血凝滞，病邪与气血搏结，腐败化为脓血，形成痢疾。湿热所致，则成湿热痢疾。疫毒所致，则成疫毒痢疾。若湿热疫毒之邪太盛，或治不及时，传入营血，内陷心包，则可出现内闭外脱的严重变证。

饮食内伤是引起痢疾的重要因素，主要为饮食不节和不洁。如饮食不当，过食肥甘油腻或误食馊腐秽浊不洁之食物，酿生湿热，积于肠胃，气血凝滞，化为脓血，形成湿热痢疾。或因贪食生冷瓜果不洁之物，聚为寒湿，留滞肠道，气滞血瘀，化为脓血而成寒湿痢疾。

本病的发生，病因为外感时邪，内伤饮食，而这二者又往往相互影响，内外交感而发病。同时脾胃虚弱也与本病的发生有密切关系。痢疾的病位在肠，与胃相关。病机为湿热、疫毒、寒湿之邪壅滞肠道，气血壅阻，脂膜血络受损。其病机关键在于肠中有邪气壅滞。如湿热疫毒之气，上攻于胃，或久痢伤正，胃虚气逆，则胃不纳食，而成为噤口痢；若下痢日久，正虚邪恋，或治疗不当，收涩太早，则成为时作时止的休息痢；如痢久迁延，湿热耗伤阴血，则可成阴虚痢；若素体阳虚，久痢不愈，则成虚寒痢。病理性质一般初起属实，以邪气实为主。久病伤及阳气阴血，多为虚证，尤以虚实夹杂多见，或寒热虚实互见。

痢疾病因病机示意图如下：

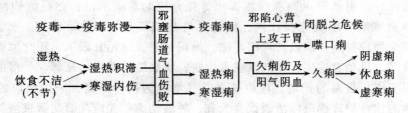

【辨证论治】

一、辨证要点

痢疾的辨证关键在于辨清寒、热、虚、实，而其中十分重要的是对痢色和里急后重的辨析，以及分清痢疾的缓急轻重。

下痢色泽可以反映疾病的性质。因此，痢疾的辨证首当分辨痢色。痢下色白，或如粘冻，或如涕状，一般属寒，邪伤气分，其病较浅，但久痢亦可见之。痢下色赤，或纯血鲜红，一般属热，邪伤血分，其病较深。痢下赤白相兼，一般属热者多，为气血俱受邪，其病深浅皆及。赤白相兼如鱼脑属热。痢下色紫黑，多属瘀血。紫暗而稀淡为阳虚。痢色焦黑，浓厚臭秽为火盛。痢下色黄，深而臭秽属热，或食积不化。浅淡而不甚臭属寒。

痢疾的辨证，次当辨明里急后重。若里急后重，圊后得减，多属实证。伴腹痛窘迫，肛门灼热为热；伴腹痛拘急为寒。里急后重，圊后不减，多属虚证。里急而频见污衣为气虚、气脱。后重而圊后转甚为气陷。虚坐努责为阴血不足。里急后重伴腹微痛，喜揉喜按，或喜暖熨为虚寒。

痢下脓血与里急后重是痢疾的二大主症，在辨证时必须合参，并结合舌象、脉象及其他兼证综合分析，以辨清寒热虚实，在气在血，分别施治。

最后还应辨明痢疾的邪正盛衰。辨邪正盛衰对认清本病的危重症及预后有重要意义。辨痢疾邪正盛衰的关键在观察其邪毒是否炽盛，胃气是否衰败，阴液是否涸竭，阳气是否虚脱。

二、鉴别诊断

痢疾与泄泻均有大便次数增多及大便性状改变的临床表现。病变均在肠胃，且都好发于夏秋季节，病因上亦有相似之处，因此应当加以鉴别。从临床表现看，痢疾为便下赤白脓血，泄泻则粪便稀薄，甚如水样；痢疾便下不爽，里急后重明显，泄泻一般不伴里急后重；痢疾之腹痛明显，其痛一般便后不减，泄泻之腹痛多与肠鸣同时出现，泻后痛减。从病机而言，痢疾之关键在肠中有邪气壅滞，泄泻关键在于脾胃功能障碍。此外，痢疾多有传染性，泄泻则无。其中有无下痢脓血则为鉴别的要点。

三、分证论治

痢疾一证，无论虚实，总以肠中有滞为其病机关键。因此，去滞、调气、行血为各类痢疾的基本治则。此即刘河间"后重则宜下，腹痛则宜和"，"行血则便脓自愈，调气则后重自除"的法则。初起实证热证，治宜清热导滞，调气行血，忌用收涩之品。兼有表证，兼以解表。里实热证，辅以泻下。挟食滞者，佐以消积导滞。久痢虚证，治宜补虚固涩，忌用攻伐之品。虚实夹杂者，宜调补脾肾，兼以清肠。总之，热痢清之，寒痢温之。初痢实则通之，久痢虚则补之。寒热交错者，温清并用。虚实夹杂者，通涩兼施。赤多重用血药，白多重用气药。在整个治疗过程中，始终应当注意顾护胃气。若胃气一伤，不但服药无效，而且可致下痢不能食或食即呕吐之败证，使病情恶化。

1. 湿热痢

证候 腹痛，里急后重，下痢赤白脓血。肛门灼热，小便短赤，苔黄腻，脉滑数。

证候分析 本证以湿热积滞与气血搏结，壅滞肠间为基本病机。湿热积滞，蕴结肠中，火性急迫，故腹痛里急，通降不利故后重。湿热与气血搏结，肠道脂络受损，腐败化为脓血，故下痢赤白。湿热下注，故肛门灼热，小便短赤。苔黄腻，脉滑数均为湿热蕴蒸之象。本证以肛门灼热，小便短赤，苔黄腻为辨证要点。

治法 清热导滞，调气行血。

代表方 芍药汤。

芍药 15g 黄芩 15g 黄连 6g 大黄 10g 槟榔 10g 木香 10g 当归 6g 肉桂 3g 甘草 6g 水煎服。

本方芍药、当归行血和营以治脓血。木香、槟榔、大黄行气导滞以除后重。黄芩、黄连、大黄清热解毒燥湿。芍药、甘草缓急止痛。肉桂辛温以通郁结。全方具有清热解毒，燥湿导滞，调气行血的功能。

加减 初起热盛，可去肉桂加银花 30g，加强清热解毒之力；热邪郁阻肠道血络，赤多白少，可加丹皮 15g、赤芍 15g、地榆 15g，凉血行血；湿邪内盛，白多赤少，加苍术 10g、厚朴 10g、陈皮 10g，理气化湿。兼表证者，见恶寒，发热，头痛，脉浮，加荆芥 10g、防风 10g，疏散表邪；夹食滞者，加山楂 15g、神曲 15g，消食导滞；食滞较甚，腹胀痛拒按者，加枳实 10g，导滞攻积。

表证未解，里热已盛者，宜解肌清热，可选用葛根芩连汤。

2．寒湿痢

证候 腹痛拘急，里急后重，下痢赤白脓血，白多赤少，或纯为白冻。口淡乏味，脘痞不渴，头身困重，小便清白。舌质或淡，苔白腻，脉濡缓。

证候分析 本证以寒湿积滞与气血搏结，壅滞肠间为基本病机。寒性凝滞，湿性粘滞，寒湿滞于肠间，气滞血涩，津液凝滞，故腹痛拘急，里急后重。寒湿伤及气分，故痢下白多赤少，或纯为白冻。寒湿内阻，脾运失司，故口淡乏味，脘痞不渴，头身困重。小便清白，苔白腻，脉濡缓均为寒湿之象。本证以痢下白多赤少或纯为白冻，脘痞身重，苔白腻为辨证要点。

治法 温化寒湿，调气行血。

代表方 胃苓汤。

苍术 10g 白术 10g 桂枝 10g 陈皮 10g 泽泻 10g 猪苓 10g 厚朴 15g 茯苓 15g 甘草 3g 水煎服。

方中苍术、白术、厚朴运脾燥湿。桂枝温化寒湿，又能行血。茯苓、猪苓、泽泻利水渗湿。陈皮调气。全方具有健脾温化，调气行血的作用。

加减 若下痢赤白，为阴血已伤，可去猪苓、泽泻之渗利，加当归 10g 行血，木香 10g、枳实 10g 行气，加炮姜温化寒湿，加强温化、调气、行血之力；兼风寒表证者，加荆芥 10g、防风 10g，疏解表邪；夹食滞者，加枳实 10g、神曲 12g，消食化滞。

若暑天感受寒湿而下痢者，临床亦可选用纯阳正气丸以加强调气行血之力。

3．疫毒痢

证候 发病急骤，腹剧痛，里急后重甚，痢下鲜紫脓血，或纯血鲜红，便次频频。壮热口渴，头痛烦躁，胸满不食，恶心呕吐。甚则神昏，痉厥。舌红绛，苔黄燥，脉滑数或疾。

证候分析 本证以疫毒弥漫，与气血搏结，蕴结肠间为基本病机。疫毒之邪，其性猛烈，故发病急骤。疫毒下迫故腹剧痛，里急甚，便次频频。肠道传导失司，故后重甚。热毒炽盛，灼伤脂络，故下痢鲜赤脓血。血络伤甚，胃气大惫，则下纯血鲜红而无粪质。热盛阳明，津液受伤则壮热口渴。热毒上炎则头痛，热毒扰心则烦躁，甚则神昏。热盛动风则痉厥。热毒内结，升降失司则胸满不食，恶心呕吐。舌红绛，苔黄燥，脉滑数或疾均为热毒内盛之象。本证以发病急骤，痢下鲜紫脓血，便次频频，壮热，神昏为辨证要点。

治法 清热解毒，凉血止痢。

代表方 白头翁汤。

白头翁 30g 秦皮 15g 黄柏 15g 黄连 10g 水煎服。

方中白头翁清热凉血解毒为主药，尤善清血分之热毒。配合黄连、黄柏、秦皮清热燥湿。全方以清热燥湿，凉血解毒为法，故为疫毒痢之代表方。

加减 热毒炽盛，可酌加银花 30g、黄芩 15g、赤芍 15g、丹皮 15g、地榆 15g 加强清热凉血解毒之力；若热毒侵入营血，症见高热，神昏，痉厥，可吞服或鼻饲紫雪丹 3g，清营凉血开窍；痉厥加鲜生地 15g、钩藤 15g、蝉衣 10g、石决明 30g 熄风镇痉；暴痢致脱者，应急服参附汤，益气回阳救脱，有条件者要用参附注射液或人参注射液 20ml 静脉推注或 20～40ml 加入 5% 葡萄糖液中静脉滴注。

下痢不甚而病势严重，出现腹胀、皮急如鼓、呕吐不食，烦躁口渴等，为热毒内闭。当急下逐闭以泄热毒，用大承气汤合白头翁汤加减。

4. 休息痢

证候 下痢时作时止，缠绵难愈。腹胀纳差，倦怠嗜卧。发时腹痛，里急后重，大便夹有赤白粘冻。舌淡，苔腻，脉濡，虚大或细涩。

证候分析 本证以痢疾日久，治不彻底，以致脾胃正气虚怯，湿热积滞内恋，肠道传导失司为基本病机。下痢日久，正虚邪恋，寒热夹杂，故时发时止，缠绵难愈。脾胃虚弱，健运失司，湿邪内阻，故腹胀纳差，倦怠嗜卧。湿热积滞稽留，每因感受外邪，饮食不当，过度劳累或忧思郁怒而诱发。发则腹痛，里急后重，大便夹有赤白粘冻。舌淡，苔腻，脉濡，虚大或细涩均为虚实夹杂之象。本证以下痢时作时止为辨证要点。

治法 健脾益气，理气导滞。

代表方 参苓白术散。

党参 10g 茯苓 10g 山药 10g 扁豆 10g 莲米 10g 白术 10g 陈皮 10g 薏苡仁 10g 砂仁 3g 桔梗 5g 甘草 3g 水煎服。

方中党参、白术、茯苓、山药、莲米、扁豆、苡仁、甘草健脾益气；茯苓、苡仁、扁豆健脾渗湿；陈皮、砂仁、桔梗调气行滞，运脾除湿。全方补脾而不滞涩，除湿而不伤正。

加减 发作时可酌加木香 10g、厚朴 15g 调气化滞，赤芍 15g、地榆 15g 行血，黄连 10g 清肠中湿热。

下痢日久，脾气已伤，湿热未尽，正虚邪恋，寒热错杂，可用连理汤温清并用。

5. 阴虚痢

证候 痢下赤白脓血，日久不愈，或下鲜血粘稠，脐腹灼痛，虚坐努责，量少难出，食少，心烦口干，舌红绛少津，苔腻或花剥，脉细数。

证候分析 素体阴虚，或久痢湿热耗伤阴血，正虚邪恋，邪滞津亏为本证的基本病机。久痢伤阴，邪滞肠间，阴血不足，则下痢赤白脓血或鲜血粘稠。阴亏于下，湿热交阻，故脐腹灼痛。营阴不足，则虚坐努责。胃阴亏虚，故食少，口干。阴虚火旺，故心烦。舌质红绛少津，苔腻或花剥，脉细数均为阴虚火旺之象。本证以痢下赤白，或下鲜血粘稠，日久不愈，虚坐努责，舌红绛为辨证要点。

治法 坚阴泄热，扶正止痢。

代表方 黄连阿胶汤。

黄连 6g 黄芩 12g 芍药 15g 阿胶（烊化）12g 鸡子黄 1 枚 水煎服。

方中黄连、黄芩苦寒清肠化湿而止痢，阿胶养血和营，芍药和营止痛，鸡子黄滋阴清热。全方清热化湿而不伤阴，滋阴和营而不碍湿。

加减　若虚热灼津而见口渴，尿少，口干者，可配用沙参20g、麦冬20g、石斛15g以养阴生津。若痢下血多者，可加丹皮12g、山栀10g、地榆炭15g以凉血止血。若气津两伤而虚坐努责甚者，加诃子肉15g以收涩固脱。若见湿热尚盛，口苦，肛门灼热者，可加黄柏12g、秦皮12g清化湿热。

6. 虚寒痢

证候　久痢不愈，腹痛绵绵，喜揉按暖熨，便下或欠爽。下痢稀薄，带有白冻，甚则滑脱不禁。口淡不渴，食少神疲，腰酸畏寒，舌质淡苔薄白，脉沉细而弱。

证候分析　本证以久痢不愈，脾肾阳虚，寒湿内阻为基本病机。下痢日久，脾阳虚寒，肠中失于温养故腹痛绵绵，喜揉按暖熨。寒湿不尽，内滞肠中，故便下欠爽，稀薄带有白冻。脾阳虚则口淡不渴，食少神疲。脾虚及肾，肾阳虚极，则腰酸畏寒，滑脱不禁。舌质淡，苔薄白，脉沉细而弱均为阳虚而邪气不甚之象。本证以久痢不愈，腹痛喜暖熨，下痢稀薄，腰酸畏寒为辨证要点。

治法　温中散寒，健脾化湿。

代表方　附子理中汤。

附子15g（先煎1～2小时）　党参15g　白术10g　干姜3g　甘草6g　水煎服。

方中理中汤温中阳，附子温肾阳。全方温阳散寒力强，治疗脾肾阳虚，阴寒内盛而邪气不明显者最为适宜。

加减　临证可酌加茯苓15g、蔻仁6g以助健脾燥湿之力；久痢脱肛，加黄芪15g、升麻10g升举下陷之气；若滑脱不禁，加赤石脂15g，诃子15g，罂粟壳10g收涩止痢。

症状较重，用附子理中汤不效，且表现为虚实夹杂者，可选用桃花汤合真人养脏汤。

此外，下痢不能食或呕不能食者，称为噤口痢。证有虚实之分。实证多由湿热、疫毒蕴结肠中，上攻于胃，胃失和降而致。下痢伴见呕逆不食，口气秽臭，苔黄腻，脉滑数。治宜泄热和胃，苦辛通降，开噤散加减。浓煎少量频服。若延至数日，正气渐虚，可用人参与姜汁炒黄连同煎，频频呷之，再吐再呷，以开噤为度。倘汤剂不受，可先服玉枢丹少许，再予前方。虚证多由久痢而致脾胃虚弱，胃气上逆，虚不受纳，故呕吐不食，或食入即吐，口淡不渴，舌淡，脉弱。治宜健脾和胃，降逆止呕，香砂六君子汤加生姜汁、石菖蒲醒脾苏胃，降逆止呕。若下痢无度，饮食不进，肢冷脉微，乃病情沉重，应急用独参汤或四逆加入参汤浓煎频服，以益气救阳。

本病的预后转归，急性痢疾经过及时正确的治疗，预后较好。但若失治、误治，则可迁延而成慢性痢疾，或致邪毒鸱张，内扰神明而为厥脱神昏之证。一般说来，能食者轻，不能食者重；有粪者轻，无粪者重。气短、呃逆、唇如涂朱、发热不休、口糜者重。痢色如鱼脑、如猪肝、如赤豆汁、或下痢纯血、或如漏水，均属危候。慢性痢疾可由急性痢疾演变而成，也可起病即呈慢性过程。治疗得当，多数可以逐渐得到缓解或痊愈。但若失治或调摄失宜，病情常逐渐加重而预后较差。

四、单方验方

1. 独头大蒜、黄连各等份，共研细末。每服6g，每日三次。适用于湿热痢。

2. 鸦胆子仁，胶囊分装，每日三次，每次15粒，饭后服下。适用于休息痢，痢下色酱者。

3．生萝卜汁 3 杯，生姜汁半杯，生蜂蜜汁 1 杯，陈细茶 6g 用水浓煎 1 杯。上四味混匀，细细呷服。适用于噤口痢。

4．赤石脂 30g，炮姜 10g，煎服。适用于下痢滑脱不禁。

5．对痢疾有效的单味中药，如地锦草、马齿苋、凤尾草、黄荆叶、柞树叶、辣蓼、仙鹤草、败酱草、白头翁等，任选 1～2 味煎服，对急性痢疾的湿热痢、寒湿痢有效。鹿衔草对休息痢有效。山楂 30～60g 煎服。对久痢有效。

【预防护理】

预防本病应注意以下几个方面：夏秋季节，应做到起居有时，劳作有节，以避免外邪侵袭；饮食有节，不食馊腐不洁之物，亦不可过食肥甘酒炙生冷瓜果；发现有暴痢患者，应及时隔离治疗。平时常食生大蒜对本病有一定预防作用。

饮食调养在痢疾的护理中尤为重要。患者饮食宜清淡，忌食荤腥油腻之物。热证忌食辛辣酒炙，寒证忌食生冷瓜果。急性期应食用半流或全流饮食，急性期过后，也应以素食为主，直至痊愈。急性痢疾或慢性急发者宜卧床休息，避免情志刺激。

小　结

痢疾以腹痛，里急后重，下痢赤白脓血为主症。以外邪、饮食为主要病因。基本病机为邪气与气血搏结，壅滞肠间，肠道传导失司，肠腑脂络受损，化为脓血而致。以肠中有滞为其病机关键。其证有虚实寒热、在气在血的不同，并应注意危重证的辨认。治疗上总以去滞调气行血为法。一般暴痢多实证热证，治当祛邪为主。久痢多虚证寒证，治当以扶正为先，佐以收涩固脱。在各种类型的治疗过程中，应重视调气行血。在痢疾的整个病程中，始终注意顾护胃气。急性痢疾一般预后较好，治疗较易。下痢日久，治疗较难，病程缠绵，常反复发作。

第六节　霍　乱

霍乱是指夏秋季节，感受时行疫疠之邪，疫毒经口而入，损伤脾胃，升降失司，清浊相干，临床表现以卒然发生频繁上吐下泻，腹痛或不痛为特征的疾病。霍为快速之意，乱指混乱。因其来势急暴，挥霍撩乱，故名"霍乱"。

因疫毒所致者叫真霍乱。非时行疫疠所感，但症见病起急骤，吐泻交作者，亦属霍乱范畴，此为类霍乱。

西医学中的霍乱、副霍乱病，其临床表现，发病季节与本病相似，可按本节进行辨证论治。此外，各种细菌性食物中毒、急性菌痢、砷中毒等，表现为吐泻交作者，亦可参照本病进行辨治。

【病因病机】

霍乱的病因，不外感受时邪和饮食不慎两个方面，二者的关系非常密切。外界的暑湿寒热秽浊之邪，困阻脾胃，则中气不健，容易导致饮食内伤；由于饮食不慎，损伤脾胃，运化失司，又易使外界秽浊之气得以乘虚而入。

夏秋之季，暑湿蒸腾。若调摄失宜，感受暑湿秽浊疫疠之气，或进食腐馊变质之物，或过食生冷，或暴饮暴食，均可使脾胃受伤，运化失常，气机不利，升降失司，清浊相干，乱于胃肠，上吐下泻，形成霍乱。

本病的发生，还与患者体质有关，若患者中阳素亏，脾不健运，或重感寒湿，或畏热贪凉，过食生冷瓜果，则病从寒化，而成为寒霍乱；若患者素体阳盛，或湿热内蕴，或长途烈日冒暑远行，复感时令热邪，以及过食醇酒辛辣厚味等食物，湿热自内而生，而成为热霍乱。

若饮食先伤脾胃，再重感秽浊之邪，邪阻中焦，升降之气机壅塞，上下不通，而出现欲吐不得吐，欲泻不得泻，腹中绞痛，脘闷难忍等症，是为干霍乱，俗称绞肠痧，为霍乱中的严重证候。

由于霍乱所致之严重吐泻，伤津竭液，或气随津液外脱，可并发亡阴亡阳的危急重证。

霍乱的病因为感受时行疫毒和饮食不洁。病位在胃肠。主要病机是清浊相干，升降失常。

病因病机示意图：

$$
\left.\begin{array}{l}\text{感受时邪}\\\text{饮食不洁}\end{array}\right\}\begin{array}{l}\text{内外合邪}\\\text{损伤脾胃}\end{array}\left\}\begin{array}{l}\text{清浊相干}\\\text{升降失司}\end{array}\right\}\text{乱于胃肠}\left\{\begin{array}{l}\text{吐泻交作}\left\{\begin{array}{l}\text{热霍乱}\to\text{伤阴}\to\text{亡阴}\\\text{寒霍乱}\to\text{伤阳}\to\text{亡阳}\end{array}\right.\\\text{闭塞不通}\to\text{干霍乱}\to\text{内闭外脱}\end{array}\right.
$$

【辨证论治】

一、辨证要点

霍乱的辨证，首当辨明寒热。一般而论，身热，烦渴，气粗，躁扰，小便黄赤，脉大而数者属热；四肢欠温，下利清谷，冷汗自出，脉微细者属寒。但临床常有寒热错杂、寒热真假等情况，须结合患者病史、症状、体征等进行综合分析判断。

辨明病情的轻重尤为重要。呕吐剧烈，时如喷射状，呕吐物如米泔水样，其病重；呕吐伴有恶心，吐出物有食物残渣，其病较轻。霍乱泄泻，次数频繁，呈米泔水样，其病重；泄泻黄色清稀，或夹有粘液，较臭，其病较轻。霍乱津液耗伤严重者，病情严重。此时又当辨明亡阴亡阳。若吐泻剧烈，皮肤松皱，目眶凹陷，指纹干瘪（俗称瘪螺痧），转筋囊缩，口干心烦，尿少，舌红少津，脉细数为亡阴；若面色苍白，汗出肢冷，唇甲青紫，声低息微，脉微欲绝为亡阳。二者均属危候。

二、鉴别诊断

霍乱与痢疾的发病季节都在夏秋之际，病位均在肠。痢疾以腹痛，里急后重，下利赤白脓血为主症，其重证可见呕吐。而霍乱虽有下利，但所下之物为米泔汁，或为黄色粪水，所下之物无赤白脓血，无里急后重，腹痛或有或无，且呕吐较甚。

三、分证论治

霍乱的治疗原则，应以化湿和中，调理气机升降为主。寒证宜温化，热证宜清化，中焦壅闭，吐泻不能者宜利气宣壅。危重证宜益气养阴，回阳救逆。

由于本病发病急骤，变化迅速，病势险恶，临证必须随时掌握病情变化，熟悉各种急救措施，治疗应争分夺秒，适时采用综合治疗法。

（一）寒霍乱

证候 起病暴急，吐泻交作。初起时泻下带有粪质，继则泻下清水，或如米泔水，不甚臭秽，腹痛或不痛，胸膈痞闷，四肢清冷，苔白腻，脉濡。甚则面色苍白，形寒肢厥，吐泻频频。或有筋脉挛急，或见眼眶凹陷，皮肤松皱，指螺干瘪，头汗自出。最后可见大汗淋漓，四肢冰凉，声音嘶哑，挛缩转筋，脉沉细欲绝。

证候分析 本证以寒湿秽浊壅阻中焦，升降失司，清浊相干，吐泻暴作为基本病机。初起脾胃运化功能尚存，故泻下有粪质。病情加重，则泻下如米泔水。证偏于寒，故不甚臭秽。寒湿内阻，阳气不能通达，故胸痞腹痛，四肢清冷，苔白腻，脉濡。继则寒湿伤阳，阳气衰微，故面色苍白，形寒肢厥。中阳更伤，则吐泻频频。阴液大伤，则筋脉挛急，眼眶凹陷，皮肤松皱，指螺干瘪。肾水枯竭则声音嘶哑。阴竭阳脱则大汗淋漓，四肢冰凉，脉沉细欲绝。本证以泻下清稀不臭，胸闷脘痞，四肢清冷，苔白腻为辨证要点。

治法 散寒燥湿，芳香化浊。

代表方 藿香正气散。

藿香 10g　厚朴 10g　大腹皮 10g　茯苓 10g　法夏 10g　苏叶 10g　白芷 10g　陈皮 10g　白术 10g　桔梗 6g　甘草 6g　水煎服。

方中藿香既能发散寒邪，又可芳化湿浊，止呕止泻；苏叶、白芷、桔梗散寒利膈；法夏燥湿和胃降逆而止呕吐；茯苓、厚朴、大腹皮运脾降浊，化湿利湿而止泻；白术益气健脾温中；甘草和中。

加减 若见转筋者，可加吴茱萸 6g、木瓜 15g、白芍 10g；汗出较多者，加龙骨 30g、煅牡蛎 30g 以收敛止汗。

若阴寒内盛，出现大汗淋漓，四肢厥冷等亡阳虚脱证候，当采用通脉四逆汤加味。

（二）热霍乱

证候 吐泻骤作，吐泻物腐臭，或如米泔水，腹中绞痛，发热口渴，心烦脘闷，小便黄赤，苔黄腻，脉濡数。甚则四肢酸楚，筋脉挛急，唇甲青紫，身热汗出，手足厥冷，脉象沉伏。

证候分析 本证以湿热秽浊壅遏中焦，升降失司，清浊相干，吐泻暴作为基本病机。湿热内阻，中焦运化升降失司则吐泻物腐臭，腹中绞痛。里热炽盛则发热口渴，心烦，尿赤。湿热秽浊内阻则脘闷，苔黄腻，脉濡数。湿热秽浊壅阻经络则四肢酸楚，筋脉挛急。热伏于内，阴阳不相顺接则见四肢厥冷，唇甲青紫，身热汗出。脉象沉伏乃真热假寒证。本证以吐泻腐臭，烦渴尿赤，苔黄腻为辨证要点。

治法 清热化湿，辟秽泄浊。

代表方 燃照汤。

省头草10g 黄芩15g 山栀10g 厚朴10g 滑石15g 半夏10g 白蔻仁9g 豆豉10g
水煎服。

方中省头草、黄芩、山栀、滑石、豆豉清热化湿，半夏、厚朴、白蔻仁辟秽泄浊。

加减 如热深厥深，见四肢厥冷，脉象沉伏之真热假寒证，加石膏30g、知母15g清解里热；阴液耗伤较著者，可加人参10g、麦冬15g、石斛15g、乌梅10g养阴生津。

若病势重，症见四肢酸楚，筋脉拘急者，可用蚕矢汤以清热化湿，舒筋通络。

（三）干霍乱

证候 卒然腹中绞痛，欲吐不得吐，欲泻不得泻，烦躁闷乱，甚则面色青晦，四肢厥冷，头汗出，脉沉伏。

证候分析 本证以秽浊之邪，壅遏中焦，气机壅塞，上下不通为基本病机。气机壅闭不通，故腹中绞痛，欲吐不吐，欲泻不泻。浊邪壅闭，热郁于内，故烦躁闷乱。阳气内闭，不得宣通，故面色青惨，四肢厥冷，脉沉伏。本证以卒然腹中绞痛，欲吐不得吐，欲泻不得泻为辨证要点。

治法 辟秽解浊，利气宣壅。

代表方 玉枢丹。

山慈菇90g 麝香9g 千金子霜30g 红芽大戟45g 五倍子90g 雄黄30g 朱砂30g
为末，糯米糊作锭子，每日服2次，每次0.6～1.5g。

加减 本证可用探吐法，取盐一撮，置刀上用火炙透，开水调饮，再以指探吐。但得吐出，则提壶揭盖，下窍得通，烦躁闷乱得减，便可再服玉枢丹，或用吴茱萸30g、青盐30g研粗末，炒热，用布裹，熨脐下以温通阳气。气机欲通，大便不畅者，用厚朴10g、枳实10g煎汤送服玉枢丹，以温中破满，泻下通便。若吐泻通畅，病势渐减，可用藿香正散加减以善其后。

本病的预后转归，寒霍乱和热霍乱因其上吐下泻，邪有出路，预后较好。而干霍乱吐泻不能，邪壅于内，无从排出，病势危急，故预后较差。霍乱津伤不甚，无转筋、螺瘪、烦躁者预后较好，若津伤甚，出现皮肤松皱，螺纹干瘪，目眶深陷，转筋明显，烦躁甚至神志不清者预后较差，此时若治不及时，可以转为亡阴亡阳证。

四、单方验方

刮痧法：可用边缘光滑的钱币或瓷匙，蘸植物油少许，在背部的脊柱两侧相当于足太阳经的内行线处，及胸部相当于足阳明经处，胸骨、肘窝、膝窝等处，自上而下，先轻后稍重刮之，以皮肤出现红紫色为度。刮痧可以宣通经络，使内闭之邪气得以外泄，适用于霍乱重证。

【预防护理】

夏秋之季，宜慎起居以避时邪，节饮食以固脾胃。不食腐馊变质不洁食物，慎食生冷瓜果，注意饮水卫生。一旦发现有真霍乱的可疑病例，应详问病史，结合现代检测手段及早明确诊断，按有关规定向当地卫生防疫部门报告疫情，并立刻消毒隔离治疗。保护水源，杜绝流行。

病人在发病期间，应适当禁食，并输液以保护津液。病势稍减，宜少量进食清淡流质。

小　结

霍乱以暴起的吐泻交作为主要临床表现，因外感时邪，饮食不洁，内外合邪引起中焦升降失司，清浊相干而成。病位在胃肠。霍乱有寒热之分，干湿之别。总以化湿和中，调理气机升降为治则，其中干霍乱病情危急，又急当采用通窍开闭之法，以泄其邪。治疗过程中应随时重视顾护津液，以防止亡阴亡阳之变。真霍乱应严格隔离，防止蔓延流行。

第七节　疟　疾

疟疾是由于疟邪侵袭人体，出现以寒战，壮热，头痛，汗出，休作有时为临床特征的疾病。

夏秋季节为疟疾发病的高峰，其他季节也有散在发生。本病具有传染性和流行性。在大流行期间，表现为"一方长幼相似"者，称疫疟。我国长江流域以南地区，因气温高，湿度大，故尤为多见。

西医学中的疟疾病，可参照本病进行辨证论治。

【病因病机】

疟邪、瘴毒为本病的根本病因，而外感六淫、饮食不调、起居失宜、劳倦过度为疟疾发病的诱因。疟邪、瘴毒通过蚊虫作媒介，传入人体。夏秋之季，正是蚊虫、瘴毒肆疟之时，若人体被疟蚊叮咬后，疟邪则可入侵人体。体质强壮者，感受疟邪后不一定发病，若正气虚弱，疟邪乘虚而动，即可发病。

当疟邪、瘴毒入侵人体之后，伏于半表半里，或横连募原，或留于少阳。疟邪出入营卫之间，邪正相争，使脏腑阴阳失调而发病。疟邪舍于营内，内搏脏腑，与阴阳相争，则恶寒战栗；疟邪出表，与阳相争，则全身壮热；疟邪伏藏，不与营卫相搏，则寒热停止。疟邪发作时间及临床表现，与人体阴阳盛衰相关。正气盛，感邪浅，营卫运行不失常度，疟邪每日与营卫相搏一次，则一日一发。疟邪较深，其行迟，必待二、三日始与营卫相搏，则二、三日一发。

由于感受时邪不一，或体质有所差异，可表现不同的病理变化。一般寒热休作有时的正疟，临床最为多见。如素体阳虚寒盛，或因寒邪诱发，则表现为寒多热少或但寒不热之寒疟（又称牝疟）。素体阳热偏盛，或感受暑热诱发，多表现为热多寒少之温疟。因感受瘴毒之气而发者为瘴疟。若疫毒深重，毒邪内陷心肝，可以出现神昏谵语，痉厥等危重症状，甚至发生内闭外脱的严重后果。疟久不愈，耗伤气血，正虚邪恋，则为遇劳即发之劳疟。疟久反复发作，邪实正虚，疟邪深伏经隧，使气血瘀阻，痰水结聚，形成痞块，藏于腹胁，作胀且痛，即为疟母。

本病的主要病因是疟邪、瘴毒。基本病机为疟邪伏于半表半里，出入营卫之间，邪正交争则作，正胜邪伏则止。病理性质以邪实为主，久病可致正虚。

病因病机示意图：

$$\begin{array}{l} \left.\begin{array}{l}\text{疟邪}\\ \text{瘴毒}\end{array}\right\}\begin{array}{c}\text{蚊虫叮吮}\\ \text{入侵人体}\end{array}\rightarrow\text{伏于半表半里}\begin{array}{c}\text{诱因触发}\\ \text{乘虚而动}\end{array}\left\{\begin{array}{c}\text{邪正相争}\rightarrow\text{发作期}\\ \text{正胜邪却}\rightarrow\text{休止期}\end{array}\left\{\begin{array}{l}\text{正疟}\\ \text{温疟}\\ \text{寒疟}\\ \text{瘴疟}\end{array}\right.\right.\ \text{病久}\left\{\begin{array}{l}\text{劳疟}\\ \text{疟母}\end{array}\right.\end{array}$$

【辨证论治】

一、辨证要点

对疟疾的辨证，应着重根据病情的轻重，寒热的偏盛，正气的盛衰，及病程的久暂，区分正疟、温疟、寒疟、瘴疟、劳疟的不同特点。

二、分证论治

祛邪截疟是治疗疟疾的基本原则。施用截疟法宜早，在确定诊断为疟疾后即应截疟。在此基础上，根据具体证候的不同，应适当配合其他治法，如温疟兼清，寒疟兼温，瘴疟宜解毒除瘴，劳疟则以扶正为主，佐以截疟。若属疟母，又当祛瘀化痰软坚。疟疾的服药时间，以症状发作前二小时为宜。

（一）正疟

证候 初起呵欠乏力，肢体酸楚，继则皮肤栗起，寒颤鼓颔。寒罢则壮热烦渴，头痛面赤。持续数小时后，大汗淋漓，热退身凉。每日或一二日发作一次，寒热休作有时，发作症状比较典型。舌红，苔薄白或黄腻，脉弦。

证候分析 本证以疟邪侵入人体，伏于半表半里，出入营卫之间为基本病机。初起邪入于表，卫阳被遏，卫表空虚，故呵欠乏力，肢体酸楚。继则疟邪入与阴争，则皮肤栗起，寒颤鼓颔。邪出与阳争则壮热烦渴。热邪上扰清空则头痛面赤。邪迫津液外泄则汗出淋漓。终则正胜邪却，疟邪伏藏，汗出热退，发作停止。邪伏较浅，则为一日发、间日发，邪伏深者，则三日发。病初苔多薄白，化热则见苔黄腻。疟邪伏于半表半里，位于少阳经脉，故其脉多弦。本证以典型的寒战壮热，汗出，休作有时为辨证要点。

治法 祛邪截疟，和解表里。

代表方　截疟七宝饮。

常山 10g　草果 10g　厚朴 9g　槟榔 15g　青皮 6g　陈皮 10g　炙甘草 6g　水煎服。

方中常山祛邪截疟为主药。但由于常山有较重的致吐作用，故用量不宜超过 12 克。同时配伍草果、槟榔、厚朴、青皮、陈皮燥湿理气，和胃降逆，以减轻常山的毒副作用。炙甘草健脾益气，调和诸药。

加减　呕吐甚加乌梅 10g 生津和胃，减轻呕吐，并酌减常山用量；口渴甚，加葛根 15g、石斛 9g 生津止渴；里热盛，见烦渴，苔黄，脉弦数加石膏 30g、花粉 12g 清热生津；寒多热少，胸脘痞闷者，可加柴胡 9g、黄芩 12g 和解少阳。

（二）瘴疟

1．热瘴

证候　热甚寒微，或壮热不寒，头痛，肢体烦疼，面红目赤，胸闷呕吐，烦渴饮冷，大便秘结，小便热赤，甚至神昏谵语，舌质红绛，苔质腻或垢黑，脉洪数或弦数。

证候分析　本证以瘴毒疟邪侵入人体，伏于半表半里，邪从热化，热毒内盛为基本病机。邪热内盛，故热甚寒微或壮热不寒，肢体疼痛。热毒上蒸，则头痛，面红目赤。热毒内蕴中焦，胃气上逆，故胸闷呕吐。热盛津伤，故烦渴喜饮，大便秘结。热移膀胱，则小便热赤。热毒上蒙心窍，神明不用，故神昏谵语。舌红绛，苔黄腻或垢黑，脉洪数或弦数，均为热毒内盛之象。本证以壮热烦渴，甚则神志昏迷为辨证要点。

治法　解毒除瘴，清热保津。

代表方　清瘴汤。

青蒿 15g　常山 10g　柴胡 10g　茯苓 15g　知母 10g　陈皮 10g　半夏 10g　黄芩 10g　黄连 6g　枳实 10g　竹茹 10g　滑石 15g　生甘草 3g　朱砂 0.6g　水煎服。

方中常山、青蒿为祛邪除瘴之主药；黄芩、黄连、柴胡、知母清热解毒，和解表里；茯苓、竹茹、枳实、半夏、陈皮清胆和胃，并抑制常山副作用；滑石、生甘草、朱砂清热宁神。

加减　热盛伤津，心烦口渴，舌红少津，加生地 15g、玄参 15g、石斛 15g、玉竹 15g；大便干结，舌苔垢黑，加生大黄 10g、玄明粉 10g 通腑泄热；神昏痉厥，高热不退者，急用紫雪丹清心开窍。

2．冷瘴

证候　寒甚热微，或但寒不热，或呕吐腹泻，甚则嗜睡不语，神志昏蒙，舌苔厚腻色白，脉弦。

证候分析　本证以瘴毒疟邪伏于半表半里，邪从寒化，寒湿郁闭为基本病机。寒湿内盛，阳气郁遏不宣，故寒甚热微，或但寒不热。寒湿内阻，胃失和降，脾运失司，故呕吐腹泻。瘴毒湿浊蒙闭心窍，神明不用，故嗜睡昏蒙。苔白腻，脉弦，为寒湿内阻之象。本证以寒甚热微，神志昏蒙为辨证要点。

治法　解毒除瘴，芳化湿浊。

代表方　加味不换金正气散。

藿香 10g　佩兰 10g　陈皮 10g　荷叶 10g　菖蒲 6g　苍术 10g　半夏 10g　厚朴 10g　草果

10g　槟榔 10g　甘草 3g　水煎服。

方中苍术、厚朴、陈皮、藿香、半夏、佩兰、荷叶燥湿化浊，健脾理气；槟榔、草果截疟除湿；菖蒲豁痰开窍。

加减　临床应用本方，常加青蒿 30g 祛邪截疟；呕吐甚，汤水不受者，可吞服玉枢丹 0.6g 以辟秽和中止呕；神志昏蒙者，可加服苏合香丸 1 粒，以芳香开窍；若见四肢厥冷，脉弱无力，属阳气虚脱者，加人参 15g、附子 10g、干姜 10g 以益气回阳固脱。

（三）劳疟

证候　疟疾日久不愈，遇劳则发，发时寒热较轻，面色萎黄，倦怠乏力，短气懒言，纳少自汗，舌质淡，脉细弱。

证候分析　本证以疟邪久伏于体内，反复发作，耗伤气血，脾胃虚弱为基本病机。疟疾日久，气血耗伤，脾胃虚弱，气血生化之源不足，故见面色萎黄，倦怠乏力，短气懒言，纳少自汗等症。正气亏虚而疟邪未除，劳累则正气更伤，疟邪乘虚而作，故寒热时起。因正气已虚，虽有邪恋，但正邪交争不著，故寒热较轻。舌淡，脉细弱均属气血亏虚之象。本证以疟疾日久，遇劳则发为辨证要点。

治法　益气养血，扶正祛邪。

代表方　何人饮。

制首乌 20g　党参 20g　当归 10g　陈皮 10g　生姜 6g　水煎服。

方中何首乌既可祛邪截疟又能补益气血，为本方主药。党参、当归补益气血，陈皮理气和中，生姜调营卫。

加减　疟邪较甚者，可加青蒿 10g、常山 10g 以增强祛邪截疟之功；气虚较著，倦怠自汗者，可加黄芪 30g、浮小麦 10g；如胸闷脘痞，大便稀溏，舌苔浊腻者，加姜半夏 10g、草果 10g；如中气亏虚者，可选用补中益气丸。

（四）疟母

证候　疟疾日久，左胁下积块，触之可得，或有胀痛。面黯消瘦，纳减乏力，时有寒热，舌苔薄或质紫或见瘀点，脉细涩。

证候分析　本证以久疟不愈，痰湿凝聚，气血瘀滞为基本病机。疟邪日久阻于少阴经脉，气机郁滞，痰湿凝聚，血行不畅，瘀血痰浊结于胁下，形成积块，触之可得，可胀可痛。疟不愈，脾胃受伤，故纳减乏力，消瘦。疟邪久恋，耗伤气血，营卫不和，故时有寒热。面黯，舌质紫或见瘀点，脉细涩均为气血瘀滞之象。本证以疟疾日久，左胁下可触到积块为辨证要点。

治法　调补气血，破瘀通络。

代表方　鳖甲煎丸。

鳖甲 90g　乌扇 22g　黄芩 22g　柴胡 45g　鼠妇 22g　干姜 22g　大黄 22g　芍药 37g　桂枝 22g　葶苈子 7g　石韦 22g　厚朴 22g　牡丹皮 37g　瞿麦 22g　紫葳 22g　半夏 7g　人参 7g　蟅虫 37g　阿胶 22g　蜂房 30g　赤硝 90g　蜣螂 45g　桃仁 15g。

共为细末，炼蜜为丸，如梧桐子大，每日 3 次，每次 3g。

加减 气血亏虚，症见面黄肌瘦，短气乏力，可用黄芪 30g、肉桂 10g、当归 10g，煎汤送服以益气养血。若遇发作则用青蒿 15g、常山 10g，煎汤送服以祛邪截疟。

本病的治疗转归，初起邪气尚浅，正气强盛，及时采用祛邪截疟的特效方药，可以痊愈。若初起失治，则日久正气耗伤，疟邪深伏，则病久迁延难愈，或反复发作。甚至胁下结块，或为虚实夹杂之候，则病情迁延，难以彻底治愈。

三、单方验方

1．青蒿 30g，水煎。于发作前 2 小时服，连服三日。青蒿素片或青蒿注射液，每日 1g，连用二天。适用于各种疟疾。据现代研究证明，从青蒿中提取的青蒿素，对各类疟疾均有良好效果，具有速效、低毒的优点。特别对于西医的脑性疟疾及抗氯喹的恶性疟疾也有其独特的疗效。并且用青蒿素治疗疟疾不易复发，青蒿素对各类疟疾疗效优于青蒿原生药。

2．常山 10g、槟榔 10g、法夏 10g、乌梅 3g，水煎服，连服三日，治疟疾。

常山根浸膏对疟疾有显著疗效，常山叶（蜀漆）抗疟效价为根的 5 倍，全常山碱的抗疟效价约为奎宁的 26 倍。但常山不能防止复发。常山与半夏等量配伍，可减轻常山致吐的副作用。

3．徐长卿干品 12g 或鲜品 30g，水煎服，在疟疾发作前 2~4 小时之间服药，疗效肯定，未发现任何毒副作用。

4．何首乌 30g、甘草 3g，浓煎 2 小时后，分三次食前服用，治疗疟疾。

【预防护理】

本病为蚊虫传播，夏秋季节积极消灭蚊虫及其幼虫滋生地尤为重要，可有效地防止疟邪入侵。在疟疾流行地区可服药预防：制首乌 360g、茅术 300g、半夏 180g、陈皮 240g、茯苓 360g、藿香 90g、白蔻仁 45g，共为细末，米粉糊加姜汁为丸，如绿豆大。每服 15g，下午或临卧时温水吞服。

疟疾发作期应卧床休息。寒战时注意保暖，多饮热开水；发热时减去衣被，若高热不退，可冷敷降温。瘴疟神志昏迷者，应加强护理，注意观察生命体征。汗出后用温水擦身，换去湿衣，避免吹风。饮食宜清淡而富于营养的半流质饮食。

小 结

疟疾是由于感受疟邪所致，临床以寒战，壮热，头痛，汗出，休作有时为特点的疾病，多发于夏秋季节。疟邪侵入人体，伏于半表半里，出入营卫之间，邪正相争则寒热往来，邪正相离则寒热休止。治疗以祛邪截疟为基本原则，处方常以青蒿、常山为主药。并根据兼感寒热暑湿的不同，分别采用相应的方药以增强疗效。神识昏迷予以开窍。正虚邪恋者予以扶正达邪。疟疾初发，及时治疗可以痊愈。日久迁延，反复发作或胁下形成积块，则预后较差。

第二章 肺系病证

肺位于胸腔，其位最高，故称"华盖"。肺之经脉下络大肠，故肺与大肠互为表里。肺的主要功能是主气，司呼吸，主宣发肃降、通调水道，朝百脉而主治节，以辅佐心脏调节气血的运行。

由于肺主气，司呼吸，所以肺系疾病的病机主要是气机升降出入失常。肺上通于喉咙，开窍于鼻，外合皮毛，且肺为娇脏，不耐寒热，故形寒饮冷，外邪入侵，肺气壅闭，或内伤于肺，脏腑功能失调，肺气亏虚，以致肺宣降不利或宣降无权，则发为咳嗽、哮证、喘证、失音。若因瘵虫袭肺，肺体受损，阴伤气耗，则发为肺痨。若肺经痰热素盛，复感外邪（风热毒邪），内外合邪，热壅血瘀，蕴毒化脓，则发为肺痈。若咳嗽、哮证、喘证反复发作，迁延不愈，日久肺虚，导致痰浊、水饮、瘀血壅阻于肺，肺叶胀满，不能敛降，则发为肺胀。

此外，若肺气不降，水道通调失利，又可导致癃闭等证。肺气失调，气不行血，或肺络受伤，则可引起胸痹、咯血等证。

肺系病证的辨证，当分虚实。虚证有肺气虚、肺阴虚、气阴两虚，若肺虚及肾又可表现为肺肾阴虚、肺肾气虚，或肺病及脾而致肺脾两虚。实证为邪气壅肺，但有寒、热、痰浊、水饮、气、火的不同。

治疗肺系病证，实证宜疏邪宣肺，化痰利气，偏于寒者温宣，偏于热者清肃，若属气火逆乱，又当降气泻火。虚证宜益气养阴，根据虚之所属，或补气，或滋阴，或气阴双补，或阴阳并补。虚实兼见者，又当根据虚实主次，攻补兼顾。值得注意的是，肺为娇脏，不耐寒热，故选方用药宜清轻，不宜重浊，宜选用苦甘辛平之品以肃降肺气，或用苦辛温开肺气，或用辛酸以敛肺气，以利于肺气之肃降。若为他脏之病波及于肺，或肺病及于他脏，又当根据病之根本，五脏之生克，采取相应的治法。虚证可用补脾（补土生金）、滋肾（补子益母）等治法。实证可通过脏腑的表里关系进行治疗。如肺经实证、热证可泻大肠，使肺热从大肠下泄。

临床常见的病证有咳嗽、肺痈、哮证、喘证、肺胀、肺痨、失音，亦可涉及感冒、水肿、癃闭、咳血、衄血等病证。

第一节 咳 嗽

咳嗽是指外感或内伤等因素，导致肺气上逆，冲击气道，发出咳声或咳吐痰液的一种病证。历代将有声无痰称为咳，有痰无声称为嗽，有痰有声谓之咳嗽。临床上多为痰声并见，很难截然分开，所以一般通称咳嗽。

咳嗽既是具有独立性的疾病，又是多种肺系疾病中的一个症状。本节讨论的是以咳嗽为主要临床表现的一种病证。西医学的上呼吸道感染、急慢性支气管炎、肺炎、慢性咽喉炎等以咳嗽为主症者，可按本节内容辨证论治。其他疾病兼见的咳嗽，应参阅有关章节进行辨治。

【病因病机】

咳嗽的病因有外感、内伤两大类。外感咳嗽为六淫之邪侵袭肺系。内伤咳嗽为脏腑功能失调，内邪干肺。无论邪从外入，或邪从内生，均可导致肺失宣降，肺气上逆而作咳嗽。

六淫之邪侵袭肺系，均可引起咳嗽，但其中以风挟寒、热、燥邪为主。

肺为五脏之华盖，开窍于鼻，外合皮毛，主气，司呼吸，一旦遭到外邪侵袭，或从口鼻而入，或从皮毛而受，导致肺气壅遏不宣，清肃之令失常，气道不利，肺气上逆发为咳嗽。但由于人的体质有阴阳之偏，四时气候变化有异，感受的邪气有风、寒、热、燥的不同，因风为六淫之首，所以外邪侵袭有风寒、风热、风燥等不同证候。其中尤以风邪挟寒者较为多见，故张景岳说："六气皆令人咳，风寒为主"。

内伤咳嗽可由肺脏本体虚弱，或他脏有病累及于肺所致。肺主气，脾主运化，肺有赖于脾所运化的水谷精微以充养，若脾虚日久，可导致肺虚，气不布津，津聚为痰，或脾虚失运，不能输布水谷精微，酿湿生痰，上渍于肺，痰壅肺气，宣降失司，气逆而咳。或因过嗜烟酒，嗜食辛辣燥热之品，亦易化火生痰迫肺为咳。

肝与肺以经络相联，肝气升发，肺气肃降，升发与肃降相互制约，相互协调。若情志伤肝，肝郁气滞，失其升发疏泄之职，就会影响肺气的肃降而致咳嗽。或因肝郁气滞，日久化火，木火刑金，灼伤肺阴，炼津成痰，痰火犯肺，肃降无权，肺气上逆引起咳嗽。

肺脏虚弱可有阴虚和气虚两端。肺阴亏虚每致阴虚火炎，灼津为痰，肺失濡润，气逆于上引起咳嗽而少痰。肺气亏虚，气不化津，津聚成痰，肃降无权，引起咳嗽气短。此外，若肾脏亏虚，纳气功能失职，气失摄纳而浮于上，可致咳嗽气喘。

从上所知，无论外感或内伤咳嗽，均属肺系受病。故《景岳全书·咳嗽》篇说："咳证虽多，无非肺病"。病变主脏在肺，与肝、脾、肾关系密切。主要病机为肺失肃降，肺气上逆。病理性质，外感咳嗽属邪实，若外邪阻肺，不能及时外达，可表现为风寒化热、风热化燥、或肺热蒸液成痰等病理转化。内伤咳嗽，多属邪实正虚并见，但有因实致虚或因虚致实的不同。他脏及肺者，多因实致虚，肺脏自病者，多因虚致实。病理因素主要为"痰"与"火"，但要区别寒痰与热痰、虚火与实火及其之间的转化。

此外，外感与内伤咳嗽，还可相互影响为病。外感咳嗽久治不愈，可发展为内伤咳嗽。内伤咳嗽由于脏腑损伤，正气虚弱，卫外不固，每易复感外邪，致使咳嗽加重。内伤咳嗽反复发作，肺、脾、肾俱虚，影响津液精血的输布运行，可变生他病。

病因病机示意图：

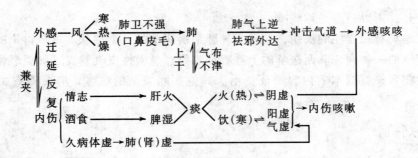

【辨证论治】

一、辨证要点

咳嗽首先分辨外感与内伤。外感咳嗽多为新病，起病急，病程短，常伴有肺卫表证，属邪实。内伤咳嗽，多为久病，起病缓，病程长，多伴见其他脏腑病证，多属邪实正虚。

辨咳嗽的声音，及发作时间。咳声高扬者属实，咳声低弱者属虚。咳嗽时作，发于白昼，鼻塞声重者多为外感咳嗽。晨起咳嗽，阵发加剧，咳声重浊，多为痰浊咳嗽。夜卧咳嗽较剧，持续难已，短气乏力者，多为气虚或阳虚咳嗽。午后、黄昏咳嗽加重，咳嗽轻微、短促者，多属肺燥阴虚。

辨痰的颜色、性质及数量。咳嗽痰少或干咳无痰者，多属燥热、气火、阴虚。痰多者，常属痰湿、痰热、虚寒。痰白稀薄者，属风、属寒。痰白而稠厚者属湿。痰黄而粘稠者，属热。痰中带血多属热伤肺络或阴虚肺燥。

二、分证论治

咳嗽的治疗应分清邪正虚实。外感咳嗽，病位主要在肺，以邪实为主，治宜宣肺祛邪。但应按病邪性质分风寒、风热、风燥施治。由于肺为脏腑之华盖，位高居于膈上，药力易达病所，故用药宜清扬，即"治上焦如羽，非轻不举"（《温病条辨·治病法论》）。需要注意的是，外感咳嗽忌敛肺止咳，或病起即予补涩，否则易使外邪内郁，肺气不畅，痰浊不易排除，咳嗽愈重。

内伤咳嗽的治疗，当分虚实和脏腑。邪实为主者，当祛邪止咳，或清肝泻肺，兼以扶正等治法；正虚为主者，则当根据虚之所在脏腑，而选用补肺、健脾、益肾等扶正治法。

（一）外感咳嗽

1. 风寒咳嗽

证候 咳嗽声重有力，咳痰稀薄色白，咽痒。可伴有头痛，鼻塞，流清涕，骨节酸痛，恶寒无汗等症。舌苔薄白，脉浮或浮紧。

证候分析 本证以风寒外束，内郁肺气，肺卫失宣为基本病机。风寒袭肺，肺气闭郁不宣，故咳嗽，咳痰稀薄色白，鼻塞流涕。风寒束表，皮毛闭塞，卫阳阻遏，故恶寒，无汗，头痛，骨节酸痛。舌苔薄白，脉浮或浮紧为风寒之邪束表之征。咳嗽声重有力，咳痰稀薄色白，恶寒无汗是本证的辨证要点。

治法 疏风散寒，宣肺止咳。

代表方 三拗汤。

麻黄9g 杏仁10g 生甘草6g 水煎服。

本方宣肺散寒，适用于风寒闭肺，咳嗽痰多，胸闷气急，鼻塞声重。方中麻黄宣肺散寒止咳。杏仁利肺降气。甘草调和诸药。

加减 若兼见咳嗽痰粘，胸闷苔腻者，为风寒夹痰湿，加半夏10g、厚朴10g、苍术10g、茯苓10g以燥湿化痰。咳嗽较甚者，加金沸草15g、紫菀10g。若热为寒遏，咳嗽声重音嘎，咳痰粘稠，恶寒鼻塞或有身热，口渴咽痛等加石膏15g、桑皮10g、黄芩10g清肺热。

本证亦可选用止嗽散解表宣肺，止咳去痰。

2．风热咳嗽

证候 咳嗽痰粘或黄稠，咯痰不爽，口干咽痛，鼻流黄涕，发热汗出，恶风，头痛。舌苔薄黄，脉浮数。

证候分析 本证以风热犯肺，肺失清肃，卫表失和为基本病机。风热犯肺，热灼肺津，故咳嗽痰黄稠，咳痰不爽，口干咽痛，鼻塞流黄涕。卫表失和，故头痛发热，汗出恶风。舌苔薄黄，脉浮数为风热之征。咳嗽痰粘或黄稠，口干咽痛，汗出恶风为本证的辨证要点。

治法 疏风清热，宣肺止咳。

代表方 桑菊饮。

桑叶10g 菊花10g 连翘10g 桔梗9g 杏仁10g 薄荷6g 芦根15g 甘草3g 水煎服。

本方为辛凉轻剂，功能疏风清热，宣肺止咳。方中桑叶、菊花、连翘、薄荷疏风清热。桔梗、杏仁、甘草宣肺止咳化痰。芦根清热生津。

加减 咳嗽甚者，加鱼腥草12g、枇杷叶10g、大贝母10g清肺化痰止咳。身热口渴明显者，加黄芩10g、知母10g清泄肺热。咽痛明显者，加射干10g、牛蒡子10g、板蓝根10g以解毒利咽。热伤肺络，见鼻衄，痰中带血丝者，加白茅根15g、藕节15g凉血止血。本证若因风热挟暑，见咳嗽胸闷，心烦口渴，尿赤，舌质红，苔薄，脉濡数者，宜用香薷10g、前胡10g、藿香10g、滑石15g、甘草6g疏风解暑。

3．风燥咳嗽

证候 咳嗽少痰而粘，不易咯出，口干咽痛，唇鼻干燥，头痛，微寒身热，或痰中带有血丝。舌苔薄黄而干，舌尖红，脉浮数。

证候分析 本证以风燥伤肺，肺津耗伤，肺失清润为基本病机。燥热犯肺，耗伤肺津，故咳嗽少痰而粘，不易咯出，口干咽痛，唇鼻干燥。热伤肺络则痰中带血。风热燥邪犯肺，营卫不和，则头痛身热微寒。舌苔薄黄而干，舌质红，脉浮数，均属燥热之征。咳嗽少痰而粘，口鼻干燥，头痛身热微寒是本证的辨证要点。

治法 疏风清肺，润燥止咳。

代表方 桑杏汤。

桑叶10g 杏仁10 沙参15g 浙贝母10g 豆豉10g 山栀10g 梨皮20g 水煎服。

本方有宣肺清热，润燥止咳之功能。方中桑叶、豆豉疏风解表。山栀清泄肺热。杏仁、浙贝母宣肺化痰止咳。沙参、梨皮润燥生津。

加减 燥热甚者加麦冬 12g、知母 10g、石膏 15g。头痛发热甚者，加薄荷 6g、连翘 15g。咽痛明显者，加玄参 15g、马勃（纱布包煎）10g。痰中带血者，加白茅根 15g、生地 12g 以凉血止血。

若因凉燥伤肺，症见干咳少痰，或无痰，鼻咽干燥，伴有恶寒发热，头痛无汗，舌苔薄白而干，脉浮紧。用药当以温而不燥，润而不凉为原则，可选用杏苏散酌加紫菀、款冬花、百部，或用止嗽散加杏仁、半夏、茯苓，疏风散寒，润肺止咳。

（二）内伤咳嗽

1．痰湿咳嗽

证候 咳嗽反复发作，咳声重浊，咳嗽多痰，痰白而粘腻，或稠厚成块，胸脘作闷，食少，四肢乏力，舌苔白腻，脉濡滑。

证候分析 本证以脾虚生痰，阻遏肺气为基本病机。"脾为生痰之源，肺为贮痰之器"，痰浊阻肺，壅遏肺气，则咳嗽痰多，咳声重浊，痰白而粘腻或稠厚。痰浊中阻，气机不利，则胸脘作闷。脾虚失运则食少，四肢无力。苔白腻，脉濡滑为痰湿内盛之征。咳嗽反复发作，痰多，色白而粘腻或稠厚是本证的辨证要点。

治法 健脾燥湿，化痰止咳。

代表方 二陈汤。

半夏 10g 陈皮 10g 茯苓 12g 甘草 6g 水煎服。

二陈汤是治疗湿痰的基本方。方中半夏燥湿化痰。陈皮理气化痰，使气顺痰降，气行痰化。因痰由湿生，脾健则湿自化，湿去则痰自消，故配以茯苓健脾利湿，甘草健脾和中。

加减 痰湿较重，痰多胸闷明显，加苍术 10g、厚朴 10g、薏苡仁 12g、杏仁 10g 以增强燥湿化痰之力。属寒痰者，痰粘白如沫，怕冷，加干姜 10g、细辛 5g 温肺化痰。久病脾虚，神疲乏力，加党参 10g、白术 10g 益气补脾。

若痰滞食阻，症见痰多胸满气急，食欲不振，舌苔白腻，脉滑者，可加三子养亲汤，顺气化痰消食。

2．痰热咳嗽

证候 咳嗽气粗痰多，咯痰不爽，质粘稠而黄，甚或痰中带血，胸闷，口干苦，咽痛，苔黄腻或黄白相兼，脉滑数。

证候分析 本证以痰热郁肺，壅阻肺气，肺失清肃为基本病机。痰热壅肺，肺失清肃，气逆于上则咳嗽气粗痰多，咯痰不爽，质粘稠而黄。痰热化火，灼伤肺络，故见痰中带血。火热熏蒸咽喉，故作痛。痰热壅盛，气机不利，故胸闷。热甚伤津，故口干口苦。苔黄，脉滑数均为痰热之征。咳嗽气粗痰多，质粘稠而黄为本证的辨证要点。

治法 清热肃肺，化痰止咳。

代表方 清金化痰汤。

黄芩 10g 山栀 10g 桔梗 9g 麦冬 10 桑皮 12g 川贝母 9g 知母 10g 瓜蒌 12g 陈皮 9g 茯苓 10g 甘草 6g 水煎服。

本方适用于肺热而咳痰黄稠，胸满等症。方中黄芩、山栀、知母、桑皮清热肃肺。陈皮、桔梗、瓜蒌理气化痰。麦冬、贝母、甘草润肺止咳。茯苓健脾渗湿，共奏清热肃肺、化痰止咳之功效。

加减 若肺热壅盛，咳而喘满，壮热口渴者，去桔梗、陈皮，加银花 10g、石膏 15g、葶苈子 10g，清热泄肺。若咯痰黄如脓或腥臭者，加鱼腥草 15g、金荞麦根（即开金锁）15g、苡仁 10g、冬瓜仁 10g，清肺化痰。

3. 肝火犯肺

证候 咳嗽气逆，咳则连声，咳时面红目赤，咽干口苦，胸胁串痛，性情急躁易怒，或痰中带血丝，甚则咳吐鲜血。苔薄黄少津，脉弦数。

证候分析 本证以肝郁气滞化火，上逆犯肺为基本病机。肝郁化火，上逆侮肺，肺失肃降，故咳嗽气逆，咳则连声。肝火上炎，故性急易怒，咳时面红目赤，口苦咽干。肝肺络气不和，故胸胁串痛。木火刑金，肺络损伤，故咳吐鲜血或痰中带血。脉弦数，苔薄黄少津，为肝郁肺津亏耗之征。咳嗽气逆，胸胁串痛，咳时面红目赤，性急易怒为本证的辨证要点。

治法 清肺平肝，顺气降火。

代表方 加味泻白散。

桑白皮 10g 地骨皮 10g 甘草 6g 黄芩 9g 柴胡 10g 钩藤 10g 苏梗 9g 桔梗 10g 山栀 10g 水煎服。

本方顺气降火，泻肺化痰，治咳嗽气逆，咽干口苦，两胁作痛，胸膈不利。方中桑白皮、地骨皮、黄芩清肺热。柴胡、钩藤清热平肝。苏梗宽中理气解郁。桔梗、甘草止咳化痰利咽。

加减 胸痛，加郁金 10g、丝瓜络 10g 以理气和络止痛；痰粘难咯，加海浮石 15g、川贝母 9g，清肺化痰；痰中带血，加黛蛤散 15g（纱布包煎）；火郁伤津，口干咽燥者，加沙参 12g、麦冬 12g、天花粉 15g、诃子肉 6g，养阴生津。

4. 肺阴亏虚

证候 干咳无痰，或痰少而粘、痰中带血，口干咽燥，午后潮热，两颧红赤，五心烦热，失眠盗汗，形体消瘦，神疲乏力，舌红少苔，脉细数。

证候分析 本证以阴虚肺燥，肺失润降为基本病机。肺阴亏虚，肺失滋润而生燥热，肺气上逆，故干咳无痰或痰少而粘，口干咽燥。阴虚肺燥，肺络受损，故痰中带血。阴虚火旺，故午后潮热，两颧红赤，五心烦热。火扰心神，迫液外泄，故失眠盗汗。阴虚形体失于充养，故消瘦，神疲乏力。舌红少苔，脉细数，均为阴虚火旺之征。肺阴不足和肺气虚弱均可引起咳嗽，但肺气虚者，多气喘而咳，详见喘证，肺阴不足的咳嗽以干咳痰少而粘，颧红，五心烦热，盗汗为辨证要点。

治法 养阴润肺，化痰止咳。

代表方 沙参麦冬汤。

沙参 15g 麦冬 15g 玉竹 10g 桑叶 10g 天花粉 12g 生扁豆 15g 甘草 6g 水煎服。

本方甘寒养阴，润燥生津。方中沙参、麦冬、玉竹、花粉滋养肺阴，生津润燥；桑叶清泄肺热；扁豆、甘草甘缓养胃和中。

加减 咳嗽甚者，加百部 10g、紫菀 10g、川贝母 6g、杏仁 10g 以增强润肺化痰止咳之力。咳而气促，加五味子 10g、诃子肉 6g 以敛肺气。潮热盗汗，加银柴胡 10g、青蒿 10g、胡黄连 10g、浮小麦 15g 清虚热敛汗。痰中带血者，加白及 10g、茜草 10g、藕节 15g。若因久咳肺伤及肾，症见腰膝痠软，梦遗滑精者，可加服麦味地黄丸。每服 6～9g，日 2 次。

咳嗽的预后与转归，外感咳嗽一般易治，预后良好。但若调治失宜，亦可转为内伤而累及他脏，可由肺及脾及肾，病在肺脾治疗尚易，累及于肾，则治疗棘手，预后较差。内伤咳嗽多呈慢性病程，其病较深，治疗不易速效，若反复发作，久延不愈，常导致肺肾心脾亏损，以致气滞、痰凝、血瘀、水停而演变成肺胀，则病程缠绵，迁延难愈。

三、单方验方

1．虎耳草 15g，苏叶、莱菔子各 6g，煎服。治慢性痰湿咳嗽。

2．千年红 15g，虎耳草、四季青、平地木各 12g，煎服，每日 1 次。治疗痰湿化热的慢性咳嗽。

3．人参固本丸　每次 1 丸，每日 2 次，适于肺肾阴虚咳嗽。

4．二冬膏　每次 10～20g，每日 2～3 次，适于阴虚肺燥，咳嗽气逆。

5．川贝精片　每次 4 片，每日 2 次，适于外感风寒咳嗽。

6．川贝枇杷露　每次 10 毫升，每日 2～3 次，适于外感风热及肺热所致咳嗽。

7．牛黄蛇胆川贝液　每次 10 毫升，每日 3 次，适于痰热咳嗽。

8．泻白糖浆　每次 10 毫升，每日 2 次，适于肺热外感风寒所致咳嗽。

小　　结

咳嗽是肺系疾病的主要证候之一，有外感、内伤之分。外感为六淫犯肺；内伤为脏腑功能失调，而致肺失宣肃，肺气上逆，发为咳嗽。

辨证首当分清外感与内伤，进而根据咳嗽的声音与发作时间及其痰的色、质、量等辨其病性。

咳嗽既是肺气上逆，亦是祛邪外达的保护性生理反应，故治疗不能单纯地见咳止咳，必须按不同的病因分别处理。外感新病属于邪实，治应祛邪宣肺；内伤久病多属邪实正虚，治应祛邪止咳，扶正补虚，分别主次处理。咳嗽的治疗，除直接治肺外，还应注意治脾、治肝、治肾等整体疗法。外感咳嗽一般均应忌敛涩留邪，当因势利导，邪去正安。内伤咳嗽忌宣散伤正，当调护正气，以免久咳肺损成痨。

第二节　肺　痈

肺痈是由于风热毒邪，壅滞于肺，热壅血瘀，血败肉腐，肺内形成脓疡的一种疾病。临床以发热，咳嗽，胸痛，咯吐腥臭脓血浊痰为特征。

本病发病多急，常突然出现寒战，高热，咳嗽胸痛，咯吐粘浊痰，继则咳吐腥臭脓血痰，随着脓血的大量排出，身热下降，症状减轻，病情好转，经数周逐渐恢复。如脓毒不净，则持续咳嗽，咯吐脓血臭痰，低热，盗汗，形体消瘦转入慢性过程。

肺痈的临床表现，与西医学的肺脓疡基本相同。其他如化脓性肺炎、肺坏疽，以及支气管扩张继发感染等疾病，表现肺痈证候者，亦可参照本节辨证论治。

【病因病机】

风热毒邪外袭，自口鼻或皮毛侵犯于肺，或因风寒袭肺，蕴结不解，郁而化热，肺受邪热熏灼，血热壅聚成痈。或平素嗜酒太过，恣食辛辣煎炸炙煿厚味，蕴湿蒸痰化热，熏灼于肺而成。如宿有痰热蕴肺，复加外感风热，内外合邪，则更易引发本病。亦可因劳累过度，耗气伤阴，气虚则卫外不固，外邪乘虚入侵，阴虚则虚火炼津成痰，痰热郁蒸致病。

总之，本病的发生，是在正气内虚，或肺经痰热素盛的基础上，外感风热毒邪，内外合邪为患。病位在肺，病理性质主要为邪盛的实热证。主要病机为邪热郁肺，蒸液成痰，痰热壅阻肺络，血滞为瘀，而致痰热与瘀血互结，蕴酿成痈，血败肉腐化脓，肺络损伤，脓疡溃破外泄。热壅血瘀是成痈化脓的病理基础。

随着病情的发展，邪正的消长，其病机演变过程主要分为四个阶段。初期（表证），因风热（寒）之邪侵犯卫表，内郁于肺，肺卫同病，蓄热内蒸，热伤肺气，肺失清肃，出现恶寒、发热、咳嗽等肺卫不和之表证；成痈期为邪热壅肺，气分之热毒浸淫及血，热伤血脉，热壅血瘀，蕴酿成痈，表现高热、振寒、咳嗽气急、胸痛等热毒痰瘀壅肺之候；溃脓期为痰热与瘀血壅阻肺络，血败肉腐化脓，肺损络伤，脓液溃破，排出大量腥臭脓痰或脓血痰；恢复期，为脓疡溃后，邪毒渐尽，病情趋向好转，但因肺体损伤，故可见邪去正虚，阴伤气耗的病理过程，随着正气的逐渐恢复，病灶趋向愈合，如溃后脓毒不净，邪恋正虚，每致迁延反复，日久不愈，病势时轻时重而转为慢性过程。

病因病机示意图：

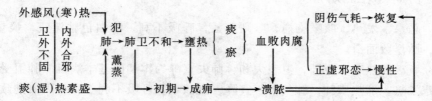

【辨证论治】

一、辨证要点

肺痈为热毒痰瘀蕴肺，成痈酿脓的邪实证候。应根据病程及临床辨初期（表证期）、成痈期、溃脓期、恢复期，作为分证的依据。

辨痰浊，审病程。肺痈以咯吐腥臭脓血浊痰为主要临床特征，了解痰的色、质、量以及气味的变化，可辨其病程所属。初期痰白或黄，量少，质粘，无特殊气味；成痈期痰呈黄绿色，量多，质粘稠有腥臭；溃脓期为脓血痰，量特多，质如米粥，气味腥臭异常；恢复期，痰色转黄，量减少，其质清稀，臭味渐轻。

对于肺痈的诊断，古有倡用验痰法者，如《医学入门·卷五》云："咳唾脓血腥臭，置之水中即沉"。《医灯续焰·肺痈脉证》又谓："凡人觉胸中隐隐痛，咳嗽有臭痰，吐在水中，沉者是痈脓，浮者是痰"。现今观察，肺脓疡患者的痰，留置后可分三层，上层为泡沫，中层为清淡液体，下层为坏死组织，与前人所见基本一致。

近有验指螺法，肺痈患者指螺部分膨胀，称为蛾腹指，与杵状指不同。其程度随病情而消长。

此外尚有特异性病征，《外科全生集·肺痈肺疽》云："舌下生一粒如细豆者……且此一粒，患未成脓，定然色淡，患愈亦消，患笃其色紫黑"。

二、鉴别诊断

肺痈应与风温相鉴别。

风温亦起病急，以发热、咳嗽、气急、胸痛等症状为临床特征，与肺痈初期颇难鉴别，但经正确及时治疗，一般邪在气分即解，多在一周内身热下降，病情向愈。如病经一周，身热不退或更盛，或退而复升，咯吐浊痰，喉中腥味明显，应进一步考虑有肺痈之可能。

三、分证论治

肺痈的治疗应以祛邪为总则，采用清热解毒，化瘀排脓为主法。因热毒为其基本病邪，故整个病程都应重视清热解毒。血瘀是成痈的病理基础，化瘀有助于痈疡的消散，于成痈期尤为重要。脓已酿成则为热毒盘踞之根，脓净则毒去，故在溃脓期须遵"有脓必排"的原则。具体治疗又当审病程，分阶段施治。初期，清肺散邪；成痈期，清热解毒，化瘀消痈；溃脓期应排脓解毒；恢复期当益气养阴，若邪恋正虚，又当扶正祛邪。

（一）初期（表证期）

证候　恶寒，发热，咳嗽胸痛，咳则痛甚，呼吸不利，咯白色粘沫痰，痰量日渐增多，舌苔薄黄，脉浮数而滑。

证候分析　风热袭表犯肺，卫表失和，肺失宣降为本期的基本病机。肺卫受邪，正邪交争，则恶寒发热。邪热壅肺，肺气失于宣降，则咳嗽，呼吸不利。肺络阻滞则致胸痛。邪热煎熬津液成痰，故咯白色粘沫痰，痰量日渐增多。舌苔薄黄，脉浮数而滑，均为风热表证之象。恶寒发热，咳嗽胸痛，呼吸不利，痰量增多为本期的辨证要点。

治法　疏风散热，宣肺化痰。

代表方　银翘散。

银花15g　连翘15g　芦根30g　牛蒡子10g　荆芥10g　薄荷6g　桔梗5g　豆豉10g　竹叶10g　甘草6g　水煎服。

本方疏散风热，轻宣肺气，用于初起恶寒，发热，呼吸不利，咳而痰粘等症。方中银花、连翘、芦根、竹叶疏风清热解毒；薄荷、荆芥、豆豉、牛蒡子疏风散热宣肺；桔梗、甘草利肺化痰。

加减　内热转甚，身热，恶寒不显，咯痰黄稠，口渴，去荆芥、薄荷、豆豉之辛散，加石膏20g、黄芩15g、鱼腥草15g清肺泄热。咳甚痰多者，加冬瓜子15g、杏仁10g、浙贝母

10g 化痰止咳。胸痛呼吸不畅，加郁金 10g、瓜蒌皮 10g 宽胸理气。

本证若症见发热口渴，咳嗽气喘，无汗或有汗，苔黄脉滑数者，可用麻杏石甘汤加贝母、鱼腥草、花粉、银花以清热解毒，止咳化痰平喘。

（二）成痈期

证候 壮热不退，咳嗽气急，咳吐黄绿色痰，自觉喉间有腥味，胸胁疼痛，转侧不利，口干咽燥，舌红苔黄腻，脉滑数或洪数。

证候分析 邪热壅肺，血脉瘀阻，瘀热内结成痈为本期的基本病机。热毒炽盛，壅阻肺气，瘀阻肺络，故见壮热不退，咳嗽气急，胸胁疼痛，转侧不利。瘀热内结成痈，故咳吐黄绿色痰，喉间有腥味。热邪耗津，故口干咽燥。苔黄腻，脉滑数或洪数，均属热邪内盛之征。壮热不退，吐黄绿色痰，喉间腥臭是本期的辨证要点。

治法 清热解毒，肃肺化瘀。

代表方 《千金》苇茎汤。

苇茎 30g 苡仁 30g 桃仁 15g 冬瓜子 15g 水煎服。

本方清热泄浊，通瘀散结消痈。方中苇茎清解肺热。苡仁、冬瓜仁、桃仁化浊行瘀，散结消痈。

加减 可酌加银花 15g、连翘 15g、蒲公英 10g、鱼腥草 30g 以增强清热解毒之力。若烦渴甚者，加石膏 30g、知母 10g、天花粉 15g 以清热保津。胸痛甚者，加乳香 6g、没药 6g、郁金 10g、赤芍 10g 以活血通络定痛。咯痰稠浊量多，不能平卧者，加葶苈子 10g、大黄 10g 以泻肺通腑泻浊。

本证亦可选用如金解毒散加桃仁、鱼腥草、金荞麦根治疗。

（三）溃脓期

证候 咳吐大量脓血痰，或如米粥，或痰血相兼，腥臭异常，胸中烦满而痛，身热面赤，口渴喜饮，舌红，苔黄腻，脉滑数。

证候分析 热壅血瘀，血败肉腐为本期的基本病机。痈肿内溃，故排出大量腥臭脓血痰。肺中蓄脓，肺气不利，肺脉瘀阻，故胸中烦满而痛。热毒内蒸，故身热面赤。热耗津液，故口渴喜饮。脓毒内盛，热瘀营血，故舌红，苔黄腻，脉滑数。咳吐大量脓血痰，腥臭异常，胸中烦满而痛为本期的辨证要点。

治法 排脓解毒。

代表方 加味桔梗汤。

桔梗 10g 甘草 9g 贝母 9g 陈皮 9g 银花 15g 苡仁 15g 葶苈子 10g 白及 9g 水煎服。

本方清肺化痰，排脓去壅，用于咳嗽气急，胸部闷痛，吐痰脓浊腥臭。方中桔梗、苡仁排脓解毒；陈皮、贝母、甘草化痰止咳；银花清热解毒；葶苈子泻肺逐痰，白及凉血止血。

加减 可选加鱼腥草 30g、金荞麦根 30g、败酱草 30g 以增强清热解毒排脓之功。血痰较多或有咯血者，加丹皮 10g、白茅根 30g、三七粉 3g（冲服）。烦渴者加知母 10g、天花粉 15g 清热生津。痈脓溃泄不畅，脓液量少难出者，加穿山甲 9g、皂角刺 9g 溃痈排脓，咯血者禁用。气虚不能托脓外出加生黄芪 30g 补气托毒。

本证若见心胸气壅，咳吐脓血，心神烦闷，口干多渴，两脚肿满，小便赤黄者，可选用《济生》桔梗汤。

鱼腥草、金荞麦根是治疗肺痈的有效药物，一般用量 30g。鱼腥草含挥发油，不宜久煎，可用鲜草 60～90g 捣汁冲服。

（四）恢复期

证候　身热渐退，咳嗽减轻，脓痰日渐减少，或有胸胁隐痛，短气，自汗盗汗，心烦，口燥咽干，舌质红，苔黄，脉细数。

证候分析　正虚邪恋，阴伤气耗为本期的基本病机。由于大量脓痰排出，邪毒渐去，故发热、咳嗽、咯痰、胸痛等症逐渐减轻。肺损络伤，溃处未敛，故胸胁隐痛。肺气亏虚故短气自汗。肺阴亏虚故盗汗，心烦，口燥咽干。舌红，苔黄，脉细数均属气阴两伤之征。身热渐退，咳嗽、胸痛减轻，脓痰日渐减少为本期的辨证要点。

治法　益气养阴，扶正托邪。

代表方　沙参清肺汤。

沙参 15g　生黄芪 30g　苡仁 20g　太子参 15g　合欢皮 10g　白及 10g　桔梗 10g　冬瓜子 15g　生甘草 9g　水煎服。

本方益气养阴，清肺化痰。用于肺痈溃后脓血少而未净，咳而气短，易汗口干，神疲，形瘦者。方中沙参、白及养阴止血；生黄芪、太子参益气生肌；桔梗、甘草、苡仁、冬瓜子、合欢皮，化痰泄浊，排脓消痈。

加减　阴伤甚，加麦冬 15g、百合 30g、玉竹 15g 滋阴润肺；阴虚发热，低烧不退，加功劳叶 15g、青蒿 10g、白薇 15g、地骨皮 15g 清虚热；脾虚食欲不振，便溏，加白术 10g、山药 15g、茯苓 10g 以培土生金；咯吐血痰，加阿胶 10g（烊化）、藕节 30g 以补肺止血；脓毒不净，咳吐腥臭脓痰不已，加鱼腥草 30g、金荞麦根 30g、败酱草 15g 以清热解毒，排脓消痈。

本证亦可选用《景岳全书》的桔梗杏仁煎加生黄芪 30g、太子参 10g 益气养阴，排脓解毒。

本病的预后与热毒的轻重、病人体质、诊治是否及时有效等因素有关。凡能早期确诊，治疗及时，在未成脓前，能使痈肿得到部分消散，则病情较轻，病程较短。老人、儿童和饮酒成癖者，因正气虚弱，或肺有郁热，须防其病情迁延不愈或发生变证。

溃脓时是病情顺与逆的转折点。顺证，溃后声音清朗，脓血稀而渐少，臭味转淡，饮食知味，胸胁少痛，身体不热，脉象缓滑。逆证，溃后音嗄无力，脓血如败卤，腥味异常，气喘鼻煽，胸痛，食少，身热不退，颧红，爪甲青紫带弯，脉短涩或弦急，为肺叶腐败之恶候。

四、单方验方

1. 鲜薏苡根适量，捣汁，炖热服，一日 3 次，或加红枣煨服，适于溃脓期，能下臭痰浊脓。

2．丝瓜水 丝瓜藤尖（取夏秋间正在生长的），折去一小段，以小瓶在断处接汁，一夜得汁若干，饮服。适用于溃脓期。

3．白及 50g、生蛤壳 75g、淮山药 50g。共研细末，一日 2 次，每次 3～6g，开水送下，常服。适于肺痈恢复期。

4．金荞麦根茎，洗净晒干，去根须，切碎，以瓦罐盛干药 250g，加清水或黄酒 1250 毫升，罐口用竹箬密封，隔水文火蒸煮 3 小时，最后得净汁约 1000 毫升，加防腐剂备用。成人每次服 30～40 毫升，一日 3 次，儿童酌减。一般病人用水剂，如发热，臭痰排不出或排不尽，经久不愈，采用酒剂。亦可用 60g 煎服，一日 1 剂，但效果较差。（引自《实用中医内科学》）

【预防护理】

肺痈的预防，一般素有肺虚或原有其他慢性疾患，肺卫不固易感外邪者，当注意寒温适度，起居有节，以防受邪致病，并禁烟酒及辛辣炙煿食物，以免燥热伤肺，一旦发病，则当及早治疗，力求在未成脓前得到消散，或减轻病情。在护理方面，应做到绝对安静卧床休息，每天观察记录体温、脉象以及咳嗽咯痰有无变化。在溃脓期应注意体位引流。如见大量咯血，应警惕血块阻塞气道，或出现气随血脱的危证，当按"咯血"采取相应的护理措施。

小 结

肺痈的临床特征是咳吐大量腥臭脓血浊痰。由于风热犯肺，或痰热素盛，内蕴不解，以致热壅血瘀，血败肉腐而成痈化脓。病位在肺，证属实热证，其病机演变过程分为初期、成痈期、溃脓期、恢复期。如邪恋正虚，则转成慢性。治疗以清热解毒，化瘀排脓为基本治则。在未成脓前，应予以大剂量清肺消痈之品，以力求消散，已成脓者，当解毒排脓，若溃后脓毒不净，病程迁延，更须重视解毒排脓，切忌过早补敛，以免留邪。若溃后症见大量咯血，应警惕出现血块阻塞气道或气随血脱的危象，当从血证救治。

第三节 哮 证

哮证是一种发作性的痰鸣气喘疾患。发时以呼吸急促，喉间痰鸣有声，咳嗽，咯痰，胸闷为主要临床特征。由于哮必兼喘，故历代有哮喘之称。亦有称之为"呷嗽"、"哮吼"或"齁䶗"者。

哮证的发病大多起病于童稚之时，以后每因感受外邪、饮食不当等诱因引起反复发作，常达数年、数十年而不愈。其发病多呈阵发性，常突然发作，或先有鼻咽作痒、喷嚏、胸中不适等先兆症状，然后出现呼吸困难，伴有哮鸣，咳嗽吐痰不利，甚则张口抬肩，端坐不能平卧，烦躁不安，面唇青紫，额汗淋漓等。若能咯吐大量粘痰，则病势得以渐减，似如常人。每次发作可持续数分钟、数小时或数日不等。

西医学的支气管哮喘、哮喘性支气管炎、嗜酸性细胞增多症（或其他急性肺部过敏性疾患）引起的哮喘，与本节证候相类似者，均可参考进行辨证论治。

【病因病机】

哮证的发生，宿痰内伏于肺为其主因。宿痰的产生多因屡感外邪，饮食所伤，或体虚病后，导致脏腑功能失调，肺不能布散津液，脾不能转输精微，肾不能蒸化水液，以致津液凝聚而成痰，伏藏于肺，成为发病的"夙根"。此后每因复感外邪、饮食不当、情志、劳倦等多种诱因而引发。

外感风寒或风热之邪，未能及时表散，或吸入花粉、烟尘，以致邪蕴于肺，引动伏痰，痰气交阻，壅塞气道，肺气失于宣降，发为哮病。

亦可因饮食不当，贪食生冷，寒饮内停，或嗜食酸咸肥甘，积痰蒸热，或因进食海腥发物，而致脾失健运，痰浊内生，上干于肺，壅阻肺气，肺气宣降失常，或因情志所伤，肝脾气郁，肺气郁闭，引动停积之痰而发病。

可见上述诸因，既是导致哮证的原发病因，又是哮证发作的诱因，它们对哮证的发病起双重作用，但作为诱因来说，尤以外感风寒较为多见。

哮证的病理变化主要为宿痰内伏，诱因触发，发时痰随气升，气因痰阻，痰气搏结，壅塞气道，肺管狭窄，通气不利，肺气升降失常，而致痰鸣如吼，气息喘促。正如《证治汇补·哮病》所说："哮即痰喘之久而常发者，因内有壅塞之气，外有非时之感，膈有胶固之痰，三者相合，闭拒气道，搏击有声，发为哮病"。因痰邪壅滞，痰阻气闭，以邪实为主，故呼出尤为困难，而自觉呼出为舒。但随着感邪性质的不同，以及素体之阴阳偏盛偏衰，故有寒哮、热哮和外寒里热之证。

若长期反复发作，寒痰伤及三阴之阳，痰热耗灼肺肾之阴，则可由实转虚，表现为肺脾肾的气虚及阳虚，或肺肾阴虚，在间歇期感觉短气，疲乏，常有轻度哮喘而难以全部消失。一旦大发作时，每易持续不解，正虚邪实并见，可表现为上盛下虚的错杂现象。严重者，由于肺不能治理调节心血的运行，命门之火不能上济于心，或痰饮凌心，则心阳亦同时受累，甚至发生"喘脱"危候。

病因病机示意图：

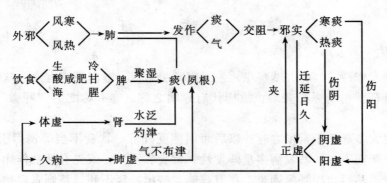

【辨证论治】

一、辨证要点

哮证的辨证总属邪实正虚。发作期以邪实为主，未发以正虚为主。邪实当分寒痰、热痰以及有无表证的不同。正虚应审其阴阳之偏、脏腑之所属。一般以肺、脾、肾（心）阳（气）虚为多，亦有肺肾阴虚者。

二、分证论治

针对哮证邪实正虚的特性，发时治标、平时治本是治疗哮证的总则。由于痰浊是本病的夙根，故发时以祛痰利气为重点，并根据证候寒热之属性，或宣肺散寒，或肃肺清热。病久发时正虚邪实者，又当兼顾，不可单纯拘泥于攻邪。治本主要从肺、脾、肾着手，区别不同的证候，或补益肺脾，或肺肾双补。

（一）发作期

1. 寒哮

证候 呼吸急促，喉中哮鸣如水鸡声，胸膈满闷如塞，咳不甚，痰少咯吐不爽，面色晦滞带青，口不渴，或渴喜热饮，天冷或受寒易发，形寒怕冷，舌苔白滑，脉弦紧或浮紧。

证候分析 寒痰（饮）伏肺，阻遏气道，肺失宣降，为本证的基本病机。寒痰伏肺，遇感触发，痰升气阻，以致呼吸急促，喉中哮鸣如水鸡声。肺气郁闭，不得宣畅，则胸膈满闷如塞，咳不甚而咯痰量少不爽。阴盛于内，阳气不能宣达，故面色晦滞带青，形寒怕冷。病因于寒，内无郁热，故口不渴而喜热饮。外寒每易引动伏痰（饮），故天冷或受寒则发。舌苔白滑，脉弦紧或浮紧，皆为寒盛之象。本证以喉中哮鸣如水鸡声，口不渴，喜热饮为辨证要点。

治法 温肺散寒，化痰平喘。

代表方 射干麻黄汤。

射干 10g　麻黄 9g　紫菀 10g　款冬花 10g　半夏 10g　生姜 6g　大枣 6g　细辛 4g　五味子 9g　水煎服。

本方宣肺散寒，化痰降逆，治痰饮内停，咳而上气，喉中有水鸡声。方中麻黄、细辛、生姜温肺散邪，开宣肺气，合射干、五味子降逆平喘；半夏降逆祛痰；紫菀、冬花、甘草止咳化痰；大枣和中。

加减 痰涌喘逆不得卧，加葶苈子 10g 泻肺涤痰，并可酌配杏仁 10g、苏子 10g、白前 10g、陈皮 9g，以增强化痰利气之力。若病久，阴盛阳虚，发作频繁，发时痰壅气逆，喘促短气不足以息，咳痰清稀，胸膈满闷，汗出肢冷，舌苔淡白，脉沉细者，可加党参 10g、苏子 10g、紫石英 15g、钟乳石 15g 以温阳补虚，降气化痰平喘。

本证若因风寒客表，恶寒发热，无汗，咳嗽喘息，痰多而稀，苔润滑，不渴饮，脉浮紧者，可选用小青龙汤涤饮解表，散寒平喘。

2．热哮

证候 喘而气粗息涌，喉中痰鸣如吼，胸高胁胀，咳呛阵作，咯痰粘浊稠厚而黄，咯吐不利，烦闷不安，汗出，面赤口苦，口渴喜饮，不恶寒，舌质红，苔黄腻，脉滑数或弦滑。

证候分析 痰热壅肺，肺失清肃为本证的基本病机。肥甘厚味，酿痰积热，或风热犯肺，引动伏痰，痰热壅肺，清肃之令失司，肺气上逆，故喘而气粗息涌，痰鸣如吼，胸高胁胀，咳呛阵作，咯痰粘稠不利，色黄。痰火壅盛，则烦闷不安，汗出，面赤口苦，口渴喜饮，不恶寒。舌红苔黄腻，脉滑数，均为痰热内盛之征。本证以喘而气粗息涌，咯痰粘浊稠厚，面赤口苦为辨证要点。

治法 宣肺清热，化痰平喘。

代表方 定喘汤。

麻黄 9g　苏子 10g　白果（去壳炒黄）10g　甘草 6g　款冬花 10g　杏仁 10g　黄芩 10g　桑白皮 15g　半夏 10g　水煎服。

定喘汤是治疗痰热内蕴为新感外邪引触，导致咳嗽气喘的常用方。方中麻黄宣肺定喘。黄芩、桑白皮清泻肺热。苏子、款冬花、杏仁、半夏化痰降逆。白果敛肺气。甘草和中。

加减 痰鸣息涌不得卧，为肺气壅实，加葶苈子 10g、广地龙 10g 泻肺祛痰，或加大黄 9g、芒硝 9g 通腑利肺。若表寒较重，恶寒，发热，身痛者，加桂枝 9g，配麻黄解表散寒。吐痰稠黄胶粘，酌加知母 10g、射干 10g、海蛤粉 10g、鱼腥草 15g 以增强清化之力。若痰热化火，或热哮当盛夏而发，症见面赤，身热汗出，口渴饮冷，脉洪大者，去麻黄、苏子，加石膏 20g、知母 10g、滑石 15g、黛蛤散 10g（纱布包煎）。

（二）缓解期

1．肺脾气虚

证候 咳嗽短气，痰液清稀，面色㿠白，自汗畏风，食少纳呆便溏，头面四肢浮肿，舌淡边有齿痕，苔白，脉濡弱。

证候分析 卫外不固，脾失健运为本证的基本病机。哮证反复发作，正气日伤，脾虚则运化失职，故食少纳呆便溏，头面四肢浮肿。咳喘既耗伤肺气，加之脾虚土不生金，肺气更虚，皮毛不固，故咳嗽短气，痰液清稀，自汗畏风。面色㿠白，舌淡有齿痕，苔白，脉濡弱皆为肺脾气虚之征。咳嗽短气，自汗畏风，食少纳呆便溏，为本证的辨证要点。

治法 健脾益气，补土生金。

代表方 四君子汤。

人参 10g　白术 9g　茯苓 9g　甘草 6g　水煎服。

本方是补气健脾的常用方。方中人参补肺脾之气。白术、茯苓、甘草健脾渗湿以养肺。

加减 可加山药 15g、苡仁 10g、五味子 9g 益脾摄纳肺气。表虚自汗易感冒者，加黄芪 15g、防风 10g、浮小麦 30g 固表敛汗。若怕冷畏风较重，加桂枝 9g、白芍 10g、生姜 6g、大枣 6g 调和营卫。食少腹胀，痰多者，加半夏 10g、陈皮 9g、前胡 10g，理气祛痰止咳。

本证亦可选用六君子汤加黄芪、前胡、五味子补气固表，健脾化痰。

2．肺肾两虚

证候 咳嗽短气，自汗畏风，动则气促，腰膝痠软，脑转耳鸣，盗汗遗精，舌淡脉弱。

证候分析 肺不主气，肾不纳气，摄纳失常为本证的基本病病机。肺为气之主，肾为气之根，久病不已，由肺及肾，以致肺肾两虚。肺气不足，则咳嗽短气，自汗畏风。肾虚精气亏乏气不摄纳，故动则气喘，腰膝瘘软，脑转耳鸣。盗汗遗精为阴虚火旺迫液外泄，扰动精室所致。舌淡脉弱为肺肾两虚之征。咳嗽短气，盗汗，自汗畏风，动则气喘为本证的辨证要点。

治法　肺肾双补。

代表方　四君子汤合金水六君煎。

人参 10g　白术 9g　茯苓 9g　甘草 6g　熟地 12g　当归 6g　半夏 10g　陈皮 6g　生姜 9g 水煎服。

此二方合用治肺肾虚寒，咳喘短气多痰。方中人参（可以党参代替）补肺益气。白术、茯苓、甘草健脾生金。熟地补肾纳气，当归养血。半夏、陈皮化痰理气，生姜温肺散寒。

加减　自汗畏风较甚加黄芪 15g、白芍 10g、桂枝 6g 调和营卫。若偏肾气（阳）虚者，加服金匮肾气丸，每次 1 丸，每日 2 次。若偏肾阴虚者，则加服七味都气丸，每次 6～9g，每日 2 次，以补肾纳气，涩精止遗。咳嗽气喘者，加川贝母 9g、杏仁 10g、苏子 9g、五味子 6g。

若气阴两虚，咳呛痰少质粘，口咽干燥，舌红脉细数者，可服生脉液，每次 10 毫升，每日 2 次，益气养阴。

本证在发作过程中，若陡见吐泻，筋惕肉瞤，喘急鼻煽，面青唇紫，汗出如油，四肢厥冷，舌质紫黯，苔白滑，脉微欲绝，此为阴气暴脱之危重证候，参阅《中医急症学》喘脱证处理。

哮证是一种顽固难愈的疾病，病程颇长，反复发作，根深蒂固，难以速除。但若患者年幼，肾气随年龄增长而增强，如能及时施治，排除诸因，往往可获痊愈。成年患者，因肾气日衰，则难以治愈。哮证临床上寒证居多，以阳虚为本，而阴虚多为阳损及阴所致，更难治疗。若哮证长期不愈，发作持续不已，见喘急鼻煽，周身悉肿，饮食减少，四肢厥冷，汗出如油，面色苍白或青紫，脉微欲绝，预后不良。

三、单方验方

1. 地龙焙干研粉，装胶囊，每次 3g，每日 2 次，适于热哮。

2. 胎盘粉，每次 3g，每日 2 次，适于平时治本，可以减少发作或不发作。

3. 哮喘冲剂　每次 1 包，每日 2～3 次，开水冲服，适于热哮。

4. 定喘丸　每次 2 丸，每日 2 次，适于老年肺虚哮喘。

5. 白芥子、元胡各 21g，细辛、甘遂各 12g。共研细末，分三次用。用姜汁调成膏状，摊在 6 块方圆一寸的油纸上。在夏季三伏，贴于肺俞、心俞、膈俞（均双侧），用胶布固定，每 10 天贴一次，每次贴 4 至 6 小时，连贴三次，连续贴三年。发作期贴药有治疗作用，缓解期贴药有预防效果。（《中西医结合杂志》1988，（6）：336～337）。

【预防护理】

哮证每因气候突然变化，特别是寒冷空气的刺激而诱发，故做好防寒保暖，防止感冒尤为重要。饮食宜清淡，忌生冷肥甘厚味；忌辛辣、海腥鱼虾等发物；忌吸烟，避免接触刺激性气体、灰尘、花粉，避免过度劳累和情志刺激。

哮证发作应及时治疗。平时可长期服用切合病情的扶正固本药物，以增强机体的抗病能力，减少发作，但严忌杂药乱投，损伤正气。

小　结

哮证是一种发作性的痰鸣气喘疾患，以喉中哮鸣有声，呼吸急促困难为特征。多因痰伏于肺，遇感诱发。发作时痰阻气道，肺失升降，以邪实为主。如反复久发，气阴耗损，肺、脾、肾渐虚，则在平时表现正虚症状，而发作时，则见正虚邪实的错杂表现。

哮证的治疗，在发作期以治标为急，缓解期以治本为主。寒哮治以宣肺散寒，豁痰平喘；热哮治以宣肺清热，涤痰利气。治本当区别肺脾气虚和肺肾两虚，分别予以补益肺脾或肺肾双补。

此外，临症时必须注意寒热虚实的相兼、转化，治当根据病程之新久、发作与否、邪正缓急、虚实主次加以处理。重视平时治本，区别肺、脾、肾的主次，在补益主脏的基础上，适当兼顾他脏。其中尤以补肾为要着。补肺可加强卫外功能，防止外邪入侵。补脾可杜生痰之源。

第四节　喘　证

喘即气喘，喘息。凡外感六淫、内伤诸因，导致肺气升降失常，表现以呼吸困难，甚至张口抬肩，鼻翼煽动，不能平卧为特征者，谓之喘证。

喘的范围很广，可见于许多急、慢性疾病过程中。临床表现轻重不一，轻者仅表现为呼吸困难，不能平卧；重者稍动则喘息不已，甚则张口抬肩，鼻翼煽动；严重者，喘促持续不解，烦躁不安，面青唇紫，肢冷，汗出如珠，脉浮大无根，发为喘脱。

西医学的急、慢性支气管炎，肺部感染，肺炎，肺气肿，慢性肺原性心脏病，以及心力衰竭等疾病过程中所出现的呼吸急促、困难，均可参照本节辨证论治。

【病因病机】

喘证的成因虽然很多，但不外外感六淫、内伤饮食、情志、劳欲、久病等，导致肺失宣降，气道不畅所致。

外感六淫，多为重感风寒，肺卫为邪所伤，内阻肺气，外闭皮毛，肺气不得宣畅，或因风热犯肺，肺气壅塞，清肃失司，以致肺气上逆而致喘。

若表寒未解，内郁化热，或肺中素有蕴热，寒邪外束，则热为寒郁，肺失宣降，肺气上逆而致表寒里热之喘。或邪热内盛，蒸液成痰，痰热壅肺，清肃失司，气逆于上，发为痰热郁肺之喘促。

内伤致喘，因饮食伤中，脾失健运，痰浊内生，上干于肺，肺气壅阻，升降不利，气逆而喘。湿痰郁久化热，或肺火素盛，痰受热蒸，痰火交阻于肺，肺失清肃，亦可气逆作喘。若复受外感诱发，则可见痰浊与风寒、邪热等内外合邪的错杂情况。若情志不遂，悲忧伤肺，肺气痹阻，气机不利，或郁怒伤肝，肝气上逆于肺，肺气不得肃降，升多降少，皆可致喘。或因劳欲久病，肺肾虚弱，肺虚则气失所主，而致少气不足以息而喘促，肾虚则不能助肺纳气，气失摄纳，上出于肺，出多入少，逆气上奔为喘。若肾阳衰弱，不能主水，水邪泛溢，干肺凌心，肺气上逆，心阳不振，亦可致喘，表现虚中夹实之候。此外，如中气虚弱，肺气失于充养，亦可导致气虚而喘。

综上所述，喘证的病位主要在肺肾，与肝脾有关。病理性质有虚实之分，实喘在肺，为外邪、痰浊、肝郁气逆，壅阻肺气，宣降不利。虚喘责之肺肾两脏，由于喘属气分病变，故多以气虚为主。主要病机为气机升降出纳失常。

病久，虚实错杂并见。如实喘病久伤正，由肺及肾，或虚喘复感外邪，或夹痰浊，则表现在邪气壅于上，肾气亏虚于下的上盛下虚证候。病情严重阶段，不但肺肾俱虚，在孤阳欲脱之时，多影响及心，使心气、心阳亦同时衰竭，无力鼓动血脉运行，血行瘀滞，可见面色、唇舌、指甲青紫，甚则出现喘、汗致脱，亡阴亡阳的危候。

病因病机示意图：

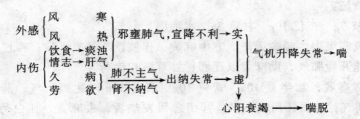

【辨证论治】

一、辨证要点

喘证的辨证，当辨虚实。实喘呼吸深长有余，呼出为快，气粗声高，伴有痰鸣咳嗽，脉数有力，但有外感与内伤之别。外感者，起病急，病程短，有表证；内伤者，病程长，反复发作，无表证。虚喘呼吸短促难续，深吸为快，气怯声低，少有痰鸣咳嗽，脉微弱，或浮大中空，起病徐缓，时轻时重，遇劳则喘甚，但应分辨病变脏器。肺虚者，稍劳则气短不足以息；肾虚者，动则喘甚；心气（阳）虚者，喘息持续不已。

二、鉴别诊断

喘证应与哮证相鉴别。喘指气息言，以呼吸气急迫促为特征，是多种急慢性疾病的一个症状。哮指声响言，除气急喘促之外，以在发作时喉中哮鸣如水鸡声为其特点，是一种反复发作的独立疾病。实喘中的痰喘，虽有类似哮证的哮鸣有声的表现，但没有反复发作的特点。由于哮必兼喘，喘未必兼哮，因而哮证久延，又可发展成持续性的痰喘，故有将哮证列入喘证范围者。

三、分证论治

喘证的治疗原则，实喘治肺，以祛邪利气为急，区别寒、热、痰、气的不同，采用温宣、清肃、化痰、降气等法。虚喘治在肺肾，以肾为主，或补肺，或健脾，或补肾，阳虚则温补，阴虚则滋养。至于虚实夹杂，寒热兼见者，又当权衡标本，分清主次，辨证论治。

（一）实喘

1. 风寒袭肺

证候 咳嗽，气喘，胸闷，痰色白而清稀，兼有头痛，恶寒，发热，无汗，喉痒等症，舌苔薄白，脉浮紧。

证候分析 风寒壅肺，肺气失宣为本证的基本病机。风寒之邪从口鼻上受，或从皮毛而入，内合于肺，邪实气壅，肺气不宣，故咳嗽气喘，胸闷。寒邪袭肺，津液失布，停聚成痰，则痰多色白清稀。风寒束表，皮毛闭塞，故见恶寒，头痛，发热，无汗，喉痒等症。舌苔薄白，脉浮紧亦为风寒在表之征。本证以咳嗽气喘胸闷，恶寒发热无汗为辨证要点。

治法 宣肺散寒平喘。

代表方 麻黄汤。

麻黄 9g 桂枝 9g 杏仁 10g 甘草 3g 水煎服。

本方适用于风寒束表，喘咳无汗。方中麻黄、桂枝发汗解表平喘；杏仁之苦降，不仅协助麻黄平喘，且能开泄肺气，助麻黄以逐邪；甘草调和诸药。

加减 痰多壅盛者，加半夏 10g、紫菀 10g、白前 10g 以化痰利气；胸闷，加枳壳 9g、苏梗 10g 以宽中利气；若得汗而喘不平，汗出恶风发热者，去麻黄，加白芍 10g、厚朴 10g、生姜 6g，调营卫而兼下气平喘。

本证若素体痰多，可选用华盖散宣肺散寒，理气化痰平喘。

2. 表寒里热

证候 喘逆上气、息粗，胸部胀痛，咳痰粘稠不爽，恶寒发热，身痛，有汗或无汗，口渴，苔薄白或黄，舌质红，脉浮数。

证候分析 外寒内热，肺气壅实，失于宣降为本证的基本病机。风寒之邪，在表不解，入里化热，或里有蕴热，复感风寒，则寒束于外，热郁于内，肺气失于宣降而上逆，故喘逆上气、息粗，胸部胀痛，咳痰粘稠不爽。寒束肌表，热为寒郁，不得外泄，故恶寒发热，身痛，有汗或无汗。热郁于内，津液耗伤，故口渴。舌苔薄白或黄，舌质红，脉浮数为表寒肺热夹杂之征。本证以喘逆息粗，咳痰粘稠，口渴，恶寒身痛为辨证要点。

治法 宣肺泄热。

代表方 定喘汤。

白果（去壳炒黄）10g 麻黄 6g 苏子 10g 甘草 3g 款冬花 10g 杏仁 10g 桑白皮 12g 黄芩 10g 半夏 10g 水煎服。

本方具有解表清里，止咳化痰平喘之功。方中麻黄、杏仁宣肺平喘；桑白皮、黄芩清泄肺热；苏子、半夏降气化痰；白果敛肺气之耗散；款冬花、甘草止咳化痰。

加减 若痰涌喉间，辘辘有声，加葶苈子 10g、射干 10g 泻肺逐痰。

本证亦可选用大青龙汤解表清里。

3. 痰热壅肺

证候 喘咳气涌,胸闷灼热,痰黄而稠,面红,咽干,身热,渴喜冷饮,舌苔黄腻,脉滑数。

证候分析 邪热蕴肺,肺气壅实,清肃无权为本证的基本病机。风寒入里化热,或肺胃素有蕴热,邪热郁肺,蒸液为痰,痰热交结于肺,肺气壅塞,肃降无权,故喘咳气涌,胸闷灼热,痰黄而稠,面红,咽干,身热,渴喜冷饮。舌苔黄腻,脉滑数为痰热之征。本证以喘咳气涌,胸闷灼热,痰黄而稠为辨证要点。

治法 清泄痰热。

代表方 桑白皮汤。

桑白皮 12g 半夏 10g 苏子 10g 杏仁 10g 贝母 9g 黄芩 10g 黄连 6g 山栀 9g 水煎服。

本方清热肃肺化痰。用于喘急,胸膈烦闷,痰粘色黄,咯吐不利。方中桑白皮、黄芩清肺化痰;黄连、山栀清泄里热;杏仁、贝母、半夏、苏子降气化痰。

加减 痰多粘稠,咯吐不利加海蛤粉 15g 清化热痰。邪热伤津,口渴咽干加花粉 15g 清热生津。痰热壅肺,腑气不通,喘不能卧,加葶苈子 10g、大黄 10g 泄肺通腑。

本证亦可选用麻杏石甘汤加苡仁、冬瓜仁、地龙等,清热化痰,宣肺平喘。

4. 痰浊阻肺

证候 喘而胸满闷窒,咳嗽痰多粘腻色白,咯吐不利,恶心,纳呆,口粘,舌苔厚腻色白,脉滑。

证候分析 痰浊壅肺,肺气失降为本证的基本病机。痰浊上壅于肺,肺气不得宣畅,故喘而胸满闷窒,咳嗽痰多粘腻色白,咯吐不利。痰湿蕴阻中焦,脾胃不和,故见恶心,纳呆口粘等症。舌苔厚腻,脉滑均为痰浊之征。本证以喘而胸满闷窒,咳嗽痰多粘腻为辨证要点。

治法 化痰降气。

代表方 二陈汤合三子养亲汤。

半夏 10g 陈皮 10g 茯苓 12g 甘草 6g 苏子 10g 白芥子 10g 莱菔子 12g 水煎服。

二陈汤燥湿化痰,和中理气,治痰浊中阻,咳嗽痰多,呕恶脘闷。三子养亲汤豁痰降气,用于痰气交阻,壅塞于肺,咳喘气逆,痰多胸闷。此二方,一治脾为主,一治肺为主。又因脾为生痰之源,肺为贮痰之器,故二方合用紧扣病机。方中半夏、陈皮燥湿化痰,理气和中。茯苓健脾利湿。甘草和中。苏子降气化痰。白芥子畅膈涤痰。莱菔子消食化痰。

加减 痰湿盛加川朴 10g 燥湿化痰;若兼见神疲,肢倦,便溏者,加党参 10g、白术 10g 以健脾益气。

痰郁化热,咳痰黄稠者,按痰热辨治。

5. 肺气郁痹

证候 每遇情志刺激而诱发,发时突然呼吸短促,气憋,胸闷或胸痛,咽中如窒,常伴精神抑郁,失眠,心悸,舌苔薄,脉弦。

证候分析 肝郁气逆,肺气郁闭,失于肃降为本证的基本病机。郁怒伤肝,肝郁气逆犯肺，肺气郁闭，肃降无权，故因情志刺激而诱发，发时突然，呼吸短促气憋，胸闷，咽中如塞。肝肺络气失和，故或有胸痛。心肝气郁，心神失养，故常伴精神抑郁，失眠，心悸。舌苔薄表明无寒、痰、热等邪，脉弦为肝郁之征。本证以呼吸短促气憋，因情志刺激而诱发为辨证要点。

治法　开郁降气平喘。

代表方　五磨饮子。

乌药 10g　沉香 6g　木香 6　槟榔 10g　枳实 10g　水煎服。

本方行气解郁，适用情志不畅所导致的喘证。方中槟榔行气导滞。沉香降气平喘。木香、枳实、乌药疏肝顺气。

加减　气逆喘剧者，加旋覆花 10g、代赭石 15g 以降气镇逆。气郁夹痰者，加苏子 10g、杏仁 10g、厚朴花 9g 以开郁降气化痰。伴心悸失眠，加合欢花 10g、酸枣仁 12g、远志 6g 宁心安神。

（二）虚喘

1. 肺虚

证候　喘促短气，气怯声低，咳声低弱，吐痰稀白，自汗畏风，舌淡，脉软弱。

证候分析　肺气亏虚，主气无权为本证的基本病机。肺虚不能主气，故喘促短气，气怯声低，咳声低弱。气虚津不布，津聚为痰，故吐痰稀白。肺虚卫外不固，故自汗畏风。舌淡脉软弱为肺气亏虚之征。本证以喘促短气，气怯声低为辨证要点。

治法　补肺益气。

代表方　补肺汤。

人参 10g　黄芪 15g　熟地 10g　五味子 9g　紫菀 10g　桑白皮 10g　水煎服。

本方重在补益肺气，兼以补肾。方中人参、黄芪补肺益气。熟地、五味子补肾敛肺纳气。桑白皮、紫菀化痰止咳平喘。

加减　喘逆咳痰稀薄色白，去桑白皮，酌加款冬花 10g、钟乳石 20g 止咳定喘。若兼见呛咳痰少质粘，咽喉不利，口干面潮红等肺阴虚表现者，可服生脉冲剂，每次 1 包，每日 2 次，以气阴双补。兼见脾虚气陷，食少便溏，腹中气坠者，配服补中益气丸，每次 6g，每日 2 次，以益气升清。

2. 肾虚

证候　喘促日久，动则喘甚，呼多吸少，气不得续，形瘦神疲，汗出肢冷，面青唇紫，舌质淡，脉微细或沉弱。

证候分析　肾虚摄纳无权为本证的基本病机。久病肺虚及肾，肾虚气失摄纳，故呼多吸少，气不得续，动则气耗而喘甚。肾虚精气耗损，故形瘦神疲。肾阳虚衰，卫外不固，津液外泄，故汗出。阳虚不能温养四肢、肌肤，故肢冷，面唇青紫。舌淡，脉微细或沉弱，均为肾气（阳）虚之征。本证以动则喘甚，呼多吸少为辨证要点。

治法　补肾纳气。

代表方　金匮肾气丸。

熟地 15g　山药 15g　山萸肉 10g　泽泻 6g　茯苓 10　丹皮 10g　桂枝 6g　附子 6g　水煎

服。

本方治证为肾阳虚，命门之火不足。方中熟地、山药、山萸肉滋补肾精。茯苓、泽泻健脾利水渗湿。丹皮清泻肝火。配少量桂枝、附子温补肾中之阳，意在微微生长少火以生肾气，体现了阴中求阳的法则。

加减　可酌加党参10g、五味子6g、补骨脂10g以助阳纳气。若咳喘痰多，气急，胸闷，加苏子10g、前胡10g以降气豁痰。

若肾阴偏虚，症见口燥咽干，喘则面红肢冷，舌红脉细，为阴不敛阳，气失摄纳，可改用七味都气丸以滋阴纳气。

喘证久发，若肺气欲绝，心肾阳衰，症见张口抬肩，鼻煽气促，烦躁不安，汗出如珠，四肢厥冷，脉浮大无根或疾数模糊，此为阴阳离绝之危候，参阅《中医急症学》喘脱证急救处理。

喘证的预后转归，一般而言，实喘易治，虚喘难疗。因实喘由于邪气壅阻，邪去则喘自平，故易治。虚喘为精气内虚，根本不固，补之未必即效，且每因体虚反复感邪而发作加重病情，故难治。但实喘上气，身热不得卧，脉急数者重，虚喘若见足冷头汗如油如珠，喘急鼻煽，抬肩撷肚，胸前高起，面赤躁扰，直视便溏，脉浮大无根等，预后不良。

四、单方验方

1．气管炎咳嗽痰喘丸（简称气管炎丸）　每次30粒，每日2次，适于风寒喘咳。
2．气管炎丸　每次1丸，每日2次，适于肺热痰盛的咳喘及上盛下虚的喘证。
3．补肺丸　每次1丸，每日2次，适于肺气亏虚喘证。
4．胎盘片　每次4~6片，每日3次，适于虚喘。
5．桑白皮、葶苈子各等份，炒黄，捣为粗末，水煎10g，去渣，食后温服。适于痰喘、热喘。

【预防护理】

本病的预防，未病要慎风寒，适寒温，节饮食，薄滋味，少食甜粘腻和辛热动火刺激之品，以免助湿生痰；已病则应注意早期治疗，力求根治，尤需防寒保暖，防止受邪而诱发。忌烟酒，远房事，调情志，饮食宜清淡而富有营养。加强体育锻炼，增强体质，但活动量应根据个人体质强弱而定，不宜过度疲劳。

小　结

喘证是以呼吸困难，甚至张口抬肩，鼻翼煽动，不能平卧为主要临床表现的一种病证。为外感六淫，内伤饮食，情志以及久病体虚所致。病变主要在肺肾，但与肝、脾有关。病理性质有虚实之分，实证为外邪、痰浊、肝郁气逆，壅阻于肺。虚证为肺肾亏虚。邪气壅肺，肺失宣降，或精气内虚，不能纳气归元是喘证的基本病机。

喘证的治疗，实喘其治在肺，治当祛邪利气，分别邪气的不同，予以温宣、清泄、化痰、降气。虚喘其治主要在肺肾，以肾为主，治当培补摄纳，予以补肺纳肾，或兼养心、健脾。

临证时，当注意寒热的转化互见，虚实的兼夹。外寒里热者，当解表清里。风寒化热，按病情转化处理。本病在反复发作过程中，每见邪气尚实而正气已虚，表现肺实肾虚的"上盛下虚"证，治当疏泄其上，补益其下，权衡主次轻重。虚喘虽有补肺、补肾以及养心、健脾的不同治法，但尤当重视治肾，因肾为气之根，根本得固，气能归元。补虚除辨别脏腑所属外，尚须辨清阴虚、阳虚或阴阳两虚，采取相应治法。若属喘脱的危重证候，需及时采取急救措施。

第五节 肺 胀

肺胀是多种慢性肺系疾病反复发作，迁延不愈，导致肺叶胀满，不能敛降的一种病证。临床以喘咳上气，胸部膨满，胀闷如塞等为特征，日久则见面色晦暗，唇甲紫绀，心动悸，烦躁，脘腹胀满，肢体浮肿，甚或喘脱等危重证候。

本病是多种慢性肺系疾患的继发病，其发病缓慢，病程缠绵，经久难愈，病情轻重不一，每因感受外邪反复发作而日渐加重。

肺胀的临床特征，与西医学的肺气肿、慢性肺原性心脏病临床表现颇为相似，故可按本节内容辨证施治。

【病因病机】

肺胀的发生，多因久病肺虚，痰浊潴留，肺气郁阻，日久肺的体用俱伤，成为发病的基础，每因再感外邪，诱使病情反复发作而加剧。《证因脉治·喘证论》云："肺胀之因，内有郁结，先伤肺气，外复感邪，肺气不得发泄则肺胀作矣"。

病变主脏在肺，兼及他脏。其病机演变，病初肺虚痰浊壅肺，肺脾同病；继则肺虚及肾，肺肾气虚；后期病及于心，以致阳虚水泛，痰瘀互结。

肺虚痰浊壅肺。内伤咳嗽、哮证、喘证、肺痨日久，痰浊内蕴，肺虚卫外不固，外邪六淫，反复乘袭而诱发，邪气内阻，则肺体受伤而膨大，肺气不降，乃成肺胀。脾为肺母，肺病日久，子耗母气，导致肺脾两虚。脾虚不能散精上归于肺，肺病不能输布水津，以致痰浊更盛。痰从寒化则成饮，若复感风寒，则可形成外寒内饮之证。痰郁化热或感受风热，则可形成痰热证。痰浊壅塞气道，吸清呼浊功能减弱，浊邪害清，形成痰蒙神窍证，故见烦躁，嗜睡，昏迷。若痰热内郁，热动肝风，可见肉瞤，震颤，甚则抽搐等。

肺肾气虚。"肺为气之主，肾为气之根"。肾能助肺纳气，若肺病日久，累及于肾，以致肺肾俱虚，肺虚不能主气，呼气乏力，肾虚不能纳气而气逆，当升不升，当降不降，肺肾之气不能交相贯通，以致清气难入，浊气难出，加之痰邪内蕴，滞于胸中，壅塞于肺，导致肺叶胀满，则胸闷气喘日益加重，呼吸浅短难续，动则更甚。

阳虚水泛，痰瘀互结。肺、脾、肾久虚不复，且可病及于心。肺虚气不化津，通调失司；脾虚不能转输，土不制水；肾虚不能蒸化，气化无权，加重痰浊水饮的潴留，成为不易蠲除之"夙根"。水饮迫肺，则咳逆上气；凌心则心悸气短；外溢肌肤，则水肿尿少；贮于胸胁、腹部而为悬饮、水臌。痰湿困于中焦，则纳少，呕恶，脘腹胀满，便溏。

此外，若因肺脾气虚，气不摄血，或气虚瘀阻，血不循经，可见咳血、吐血、便血。

痰浊蕴肺，病久势深，肺气郁滞，不能治理调节心血的循行，"心主"营运过劳，心阳、心气虚衰，无力推动营血，心血瘀阻，可见心悸，脉结代，唇舌爪甲紫绀。心阳虚衰不能下温肾阳，进一步导致心肾阳衰，则可出现喘脱危候。

心主血，肝藏血，心血瘀阻，心脉不利，肝脏疏调失职，血郁于肝，则胁下痞块有形，胀痛拒按。

综上所述，肺胀是在久病肺虚，痰浊内蕴的基础上，反复感邪诱发，致使病情日渐加重。病位主要在肺，影响脾肾，后期及心。病理因素，早期以痰浊为主，渐而痰瘀并见，终至痰浊、水饮、瘀血交错为患，且可互为影响和转化，如痰从寒化则成饮；饮溢肌表则为水；痰浊久留，肺气郁滞，心脉失畅，则血郁为瘀；瘀阻血脉，"血不利则为水。"病理性质多属本虚标实，但有偏虚、偏实的不同，且以标实为急。感邪则偏于标实，平时偏于本虚。早期多属气虚、气阴两虚，由肺而及脾肾；晚期气虚及阳，以肺、肾、心为主，也有阴虚或阴阳两虚者，但属阴虚者较少见。由于正虚与邪实互为因果，彼此互相影响，因此病情缠绵不易治愈。

病因病机示意图：

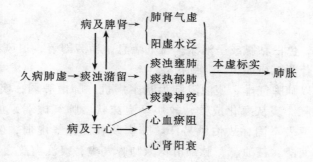

【辨证论治】

一、辨证要点

肺胀的辨证，当辨虚实主次。本证总属本虚标实，但有偏实、偏虚的不同。一般发作期偏实，缓解期偏虚。偏实者须分清是风寒、风热，还是痰浊、水饮、痰热、血瘀；偏虚者当辨别病理性质与脏腑病位的主次。早期多气虚、阴虚或气阴两虚，病在肺脾；晚期阳气虚衰或阴阳两虚，病及心肾。

二、鉴别诊断

肺胀应与哮证、喘证相鉴别。肺胀与哮证、喘证均以咳而上气，喘满为主症，其区别在于：

（一）哮证

哮证是一种发作性的痰鸣气喘独立病种，临床表现多为咳、喘、痰并见，而不出现面身浮肿；而肺胀发作，则多咳、喘、痰、肿四症并见。此外，哮证其发作经过治疗得到控制和缓解之后，其胸中胀满不舒，亦多随之消除；而肺胀之咳喘虽经治疗缓解，但其气短不续，胸中胀满则常持续存在。

（二）喘证

喘证是多种急、慢性疾病过程中的一个症状，随疾病的治愈，不再复发；而肺胀是多种慢性肺系疾病的继发病，病程缠绵，经久难愈，每因感受外邪反复发作而日渐加重。

肺胀可以隶属于喘证的范畴，哮与喘病久不愈又可发展成为肺胀。

三、分证论治

肺胀的治疗，应分标本虚实。标实者，祛邪为主，分别采用祛邪宣肺（辛温、辛凉）、降气化痰（温化、清化）、温阳利水（通阳或淡渗），重者分别情况予以熄风、开窍、止血。本虚者，当以补养心肺、益肾健脾为主，分别以益气、养阴或气阴兼调，或阴阳两顾。正气欲脱时，急予扶正固脱，救阴回阳。

（一）痰浊壅肺

证候 咳嗽痰多，色白粘腻或呈泡沫，短气喘息，稍劳即著，怕风易汗，脘痞纳少，倦怠乏力，舌质偏淡，苔薄腻或浊腻，脉细滑。

证候分析 本证以肺脾气虚，痰浊阻肺为基本病机。肺虚脾弱，痰浊内生，上逆于肺，故咳嗽痰多，色白粘腻。痰从寒化成饮，故痰呈泡沫状。肺气虚弱，加之痰阻，故短气喘息，稍劳即著。肺虚卫表不固，故怕风易汗。肺病及脾，脾气虚弱，健运失司，故脘痞纳少，倦怠乏力。舌质偏淡，苔浊腻，脉细滑均为肺脾气虚，痰浊内蕴之征。咳嗽痰多，短气喘息，稍劳即著，脘痞纳少为本证的辨证要点。

治法 化痰降气，健脾益肺。

代表方 苏子降气汤。

苏子 10g　半夏 10g　前胡 10g　陈皮 9g　厚朴 10g　当归 6g　肉桂 3g　甘草 3g　生姜 6g
水煎服。

本方降气平喘，温化寒痰，对于痰涎壅盛，喘咳短气，吐痰稀薄，胸膈满闷之上盛下虚证尤为适宜。方中苏子、半夏、前胡、厚朴、陈皮，祛痰降逆，止咳平喘，治其标。肉桂温阳化气治其本。当归和血。生姜和中降逆，散寒化痰。甘草调中。

加减 痰多喘急，胸满不能平卧，加葶苈子 10g、紫菀 10g、款冬花 10g，泻肺止咳化痰平喘。若痰浊涌盛，喘咳胸闷，痰多粘腻，食少脘痞者，加白芥子 10g、莱菔子 10g，以增强顺气降逆，祛痰平喘之力。若肺脾气虚，自汗，短气乏力，痰量不多，酌加党参 10g、黄芪 15g、白术 10g、茯苓 10g 健脾益气固表。

本证若因外感风寒诱发，而见咳喘痰多，色白呈泡沫状，恶寒无汗，发热不渴，脉浮紧，为表寒里饮证，可选用小青龙汤解表散寒，温肺化饮。

（二）痰热郁肺

证候 咳嗽喘急，胸满气粗，痰黄粘稠，不易咯出，或发热不恶寒，烦躁口渴，溲黄便干，舌质红，苔黄或黄腻，脉滑数或数。

证候分析 本证以痰热郁肺，肺失清肃为基本病机。肺热内郁，清肃失司，肺气上逆，则咳嗽喘急，胸满气粗。痰热内盛，故痰黄粘稠，不易咯出。外邪与痰热相合，郁遏肺气故发热不恶寒。热郁津伤，故烦躁口渴，舌质红，溲黄便干。苔黄或黄腻，脉滑数或数，均为痰热内郁之征。咳嗽喘急，胸满气粗，痰黄粘稠难咯为本证的辨证要点。

治法 清肺化痰，降逆平喘。

代表方 桑白皮汤。

桑白皮15g 半夏10g 苏子10g 黄芩10g 山栀10g 杏仁10g 贝母9g 黄连6g 水煎服。

本方清肺化痰，止咳平喘。方中桑白皮、黄芩、黄连、山栀清泻肺热。贝母、半夏、苏子、杏仁降气化痰，止咳平喘。

加减 痰热内盛，粘稠不易咯吐者，可酌加鱼腥草15g、瓜蒌皮15g、海蛤粉10g清热滑痰利肺。痰鸣喘息不得平卧，加射干10g、葶苈子10g泻肺平喘。痰热壅结，便秘腹满者，加大黄10g泻热通便，以降肺气，但不可过剂，以免伤正。痰热伤津，口舌干燥，加花粉15g、芦根30g以生津润燥。

本证亦可选用清气化痰丸清肺化痰，理气止咳平喘。

（三）痰蒙神窍

证候 神志恍惚，烦躁不安，撮空理线，表情淡漠，嗜睡或昏迷，或肢体瞤动、抽搐，咳逆喘促，咯痰不爽，苔白腻或痰黄腻，舌质暗红或淡紫，脉细滑数。

证候分析 本证以痰蒙清窍，神明不用为基本病机。痰迷心窍，蒙蔽神机，故神志恍惚，烦躁不安，撮空理线，表情淡漠，嗜睡或昏迷。肝风内动，则肢体瞤动抽搐。肺虚痰蕴，故咳逆喘促，咯痰不爽。苔白腻或淡黄腻，脉细滑数为痰浊内蕴之象。舌暗红或淡紫乃心血瘀阻之征。神志恍惚，嗜睡，或烦躁不安为本证的辨证要点。

治法 涤痰开窍熄风。

代表方 涤痰汤。

制半夏10g 制南星10g 枳实9g 石菖蒲6g 陈皮9g 茯苓10g 人参10g 竹茹6g 甘草6g 姜、枣各6g 水煎服。

本方是治疗痰蒙神窍证的常用方。方中陈皮、半夏、茯苓、甘草，燥湿化痰。南星、枳实、菖蒲、竹茹，涤痰开窍熄风。人参、生姜、大枣益气和中。

加减 若属寒痰内闭，症见面色青黑，四肢发凉，神志恍惚或不清，加服苏合香丸，每次一粒，每日二次以温开；若为痰热内闭，症见面赤谵语，烦躁不安，神志不清等，加服至宝丹或安宫牛黄丸，每次一粒，每日二次以凉开。若痰涎壅塞气道，痰鸣喘促不安，加服猴枣散，每次0.3～0.6g，每次2～3次，以豁痰利肺。若肝风内动，四肢抽搐，加钩藤15g、全蝎6g，以平肝熄风。瘀血明显，唇甲紫绀，加丹参15g、桃仁10g、红花10g，以活血化瘀。热伤血络，皮肤粘膜出血，咯血，便血，血色鲜红者，可酌加水牛角30g、生地15g、丹皮15g、紫珠草15g，清热凉血止血。

（四）肺肾气虚

证候 呼吸浅短难续，声低气怯，甚则张口抬肩，不能平卧，胸闷咳嗽，痰白如沫，心悸，汗出，形寒，舌淡或黯紫，脉沉细虚数，或有结代。

证候分析 本证以肺肾气虚，摄纳失常为基本病机。肺气虚不能主气，肾气虚不能纳气，故呼吸浅短难续，声低气怯，张口抬肩，不能平卧。寒饮伏肺，肾虚水泛，故胸闷咳嗽，痰白如沫。肺病及心，心肺气虚，阳不外达，故心悸，汗出，形寒。肺失治节，气不帅血，气滞血瘀，故见舌淡或黯紫，脉沉细虚数，或有结代。呼吸浅短难续，声低气怯为本证的辨证要点。

治法 补肺纳肾，降气平喘。

代表方 平喘固本汤。

党参10g 五味子9g 冬虫夏草6g 胡桃肉15g 灵磁石15g 坎脐10g 沉香3g 苏子10g 款冬花10g 法半夏10g 陈皮10g 水煎服。

本方补肺纳肾，降气化痰。方中党参、五味子、冬虫夏草、胡桃肉、坎脐（可用胎盘粉代替，冲服）补益肺肾。沉香、灵磁石、苏子、款冬花、法半夏、陈皮降气化痰，平喘止咳。

加减 肺虚有寒，怕冷，舌质淡，加肉桂6g、干姜10g、钟乳石15g，温肺散寒；痰浊明显，咳痰量多，色白如沫，苔腻者，加厚朴10g、杏仁10g、白芥子10g，宣化痰湿；若兼有阴虚，低热，舌红，苔少，加麦冬10g、玉竹15g、生地10g，滋养阴液；气虚瘀阻，颈脉动甚，面唇紫绀明显，加当归10g、川芎6g、红花10g、丹参15g以活血通脉。

本证亦可选用补肺汤加法半夏、苏子、沉香、灵磁石，补益肺肾，敛肺降气平喘。

（五）阳虚水泛

证候 咳喘痰多，咯痰清稀，下肢浮肿，腹满尿少，心悸，食少，怕冷，面唇青紫，舌胖质黯，苔白滑，脉沉细。

证候分析 本证以脾肾阳虚，气化失司为基本病机。阳气虚衰，气不化水，水饮凌心射肺，则咳喘痰多，咯痰清稀，心悸。水邪泛溢，则下肢浮肿，腹满尿少。脾阳虚衰，健运失司，则食少。寒水内盛，肌肤失于温煦，则怕冷。面唇青紫，舌胖质黯，苔白滑，脉沉细，为阳虚血瘀水停之征。咳喘吐痰清稀，下肢浮肿，腹满尿少，心悸怕冷，为本证的辨证要点。

治法 温肾健脾，化饮利水。

代表方 真武汤。

附子10g 茯苓12g 白术10g 生姜9g 白芍10g 水煎服。

本方是温阳化气行水的常用方。方中附子温阳，以恢复脾肾化气行水之功。茯苓、白术健脾化湿利水。生姜温胃散寒。白芍一则制姜附之燥热，一则缓解痉挛以治喘咳。

加减　可酌加猪苓 10g、泽泻 10g、防己 10g 以增强渗湿利水之功。若阳虚血瘀，见唇舌指甲青紫，脉结代等，可选加泽兰 10g、丹参 15g、红花 10g、五加皮 10g 以化瘀行水。咳喘吐痰清稀甚者，加细辛 3g、半夏 10g、五味子 9g 敛肺降逆，祛痰止咳平喘。

肺胀多因久病咳喘反复发作，致使病情呈进行性加重，若患者体虚不甚而又年轻，病程且短，加之治疗及时，则可使病势减轻，但难以根治。如见面浮，喘息鼻煽，或痰迷心窍，神识不清，或阳气外脱，皆属危急重症，若抢救及时，尚能使病情缓解，但反复多次发生者，预后不良。

四、单方验方

1．葶苈子粉，装胶囊，每次 1～3g，每日 3 次食后分服，适于咳喘痰涌之证。

2．万年青根 12～15g，红枣 5 枚煎服，适于肺胀喘悸水肿。

3．杏仁、胡桃肉各 60g，共研细末，加生蜂蜜少许调服，每次用药末 3g，每日 3 次，适于肺肾气虚的肺胀。

4．紫河车一具，焙干研末，每次 3g，每日 3 次，适用于脾肾阳虚之肺胀。

【预防护理】

肺胀由多种慢性肺系疾病后期转归而成，故重视治疗原发疾病尤为重要，所以防止经常感冒、咳嗽，酿成慢性咳喘，是阻止形成本病的关键。

此外，平素饮食宜清淡，忌辛辣生冷及过于甜咸之品，忌烟酒以及避免接触刺激性气体，加强锻炼，增强体质。并常服扶正固本的药物，提高机体抗病能力，亦是防止病情发展的重要措施。

小　　结

肺胀是多种慢性肺系疾病迁延发展而成，临床以喘咳上气，胸部膨满，胀闷如塞，心动悸为主症。病久可见面唇紫绀，身肿，甚则昏迷抽搐，以至喘脱等危重证候。

病变首先在肺，继则影响脾肾，后期病及于心，是本虚标实，虚实夹杂的证候。本虚多由气虚、气阴两虚发展为阳虚。标实多为痰浊、水饮、瘀血互为兼夹。辨治原则要分清标本虚实之主次，发作期偏于标实，以祛邪治标为主；缓解期偏于本虚，以扶正治本为主。

临床根据证候特点分为痰浊壅肺、痰热郁肺、痰蒙神窍、肺肾气虚、阳虚水泛等五个证候，各证之间可相互兼夹转化，故临证时，既要掌握辨证常规，又要根据错杂表现灵活施治。痰浊壅肺证多属肺胀早期，迁延不已可转化为其他证候。痰热郁肺证病情多变，极易耗伤津液。痰蒙神窍证、肺肾气虚证、阳虚水泛证均较危重，如不及时控制，则预后不良。

第六节 肺 痨

肺痨是由于痨虫侵蚀肺叶，引起的一种具有传染性的慢性虚弱性疾病。以咳嗽，咯血，潮热，盗汗及身体逐渐消瘦为主要临床特征。

本病的名称很多，历代变迁不一。归纳而言，大致有两类。一类是以具有传染性而定名的，如尸疰、劳疰、虫疰、鬼疰、传尸等；一类是根据症状特点而定名的，如骨蒸、劳嗽、肺痿疾等。自宋代开始用痨瘵以统诸称，沿用至晚清。由于本病劳损在肺，故今称肺痨。

肺痨的发病多缓慢，逐渐加生，但亦偶有急性发作，很快恶化，其证候表现经过多不一致。一般初起微有咳嗽，痰中偶有少量鲜红血丝，疲倦乏力，食欲不振，午后潮热；继之咳嗽加剧，干咳少痰，时时咳血，口干咽燥，潮热加重，颧红，盗汗，胸部闷痛，心烦易怒，逐渐消瘦；终至大骨枯槁，大肉陷下，肌肤甲错，声音嘶哑，便溏，肢体浮肿，逐渐趋于危候。

本病的主要临床表现，及其传染的特点，与西医学中的肺结核相雷同。对某些肺外结核，也可参考本节内容进行辨证施治。

【病因病机】

肺痨的病因，一为外因感染痨虫伤人；一为内伤，正气虚弱，二者相互为因。病变主要脏腑在肺，但可影响五脏亏损，而以肺、脾、肾三脏为主。病理性质主属阴虚。

痨虫传染是形成肺痨的唯一因素。凡直接与病人接触，或感受病者之气，如问病、吊丧、看护，与患者朝夕相处等，均可导致痨虫入侵而发病。《医学正传·劳极门》云："其侍奉亲密之人，或同气连枝之属，熏陶日久，受其恶气，多遭传染"。可见古代医家在临床实践中已认识到本病的传染性及其传染方式。

正气内虚，是肺痨发病的内在因素。若禀赋薄弱，或嗜欲无度，或忧思劳倦，大病久病之后失于调养，或因生活贫困，营养不充等，均可导致气血津液亏虚，正气内虚，抗病能力减弱，则痨虫乘虚而入，侵蚀肺叶，发为肺痨。故《古今医统》指出："凡人平素保养元气，爱惜精血，痨不可得而传。惟夫纵欲多淫，苦不自觉，精血内耗，邪气外乘……乘虚而染触"。

内外二因往往互为因果，外因感染痨虫虽是致病的重要条件，但内因正虚是发病的关键。正气不足则感染痨虫后易于致病，反之，正气充足，虽然感染痨虫，也不一定发病。只有"两虚相得"才能"著而为病"。

病变部位主要在肺。由于痨虫蚀肺，肺体受损，肺阴不足，肺失滋润，而致干咳少痰，咽燥，痰中带血，喉疮声嘶等症。如病变影响整体，则可传及脾肾等脏。肺虚，肾失滋生之源，以致肺肾阴虚；兼及心肝，阴虚火旺，故见潮热，盗汗，虚烦不寐，男子失精，女子月经不调等症。或因肺虚，耗夺脾气以自养，而致肺脾同病，气阴两虚，伴见疲乏无力，食少便溏等症。久延而病重者，可见肺、脾、肾三脏俱亏，或病及于心，表现心气虚衰之候，甚则阴损及阳，出现气短，喘急，心慌，唇紫，浮肿，肢冷等症。

从上可知，本病的基本病机以阴虚为主，并可导致气阴两虚，甚则阴损及阳，以致阴阳两虚的严重证候。

病因病机示意图：

$$\left.\begin{array}{l}\text{感染痨虫}\\\text{正气虚弱}\end{array}\right\}\underline{\text{肺阴虚}}\left\{\begin{array}{l}\text{肾——阴虚火旺}\\\text{脾——气阴两虚}\end{array}\right.$$

【辨证论治】

一、辨证要点

肺痨的辨证，当辨咳嗽、咳血、潮热、盗汗四大主症。病情轻者，诸症未必悉俱，重者则各种症状大多俱全，或先后相继发生，或合并出现。

咳嗽　咳声轻微而短促，多干咳无痰，或痰少质粘，咳吐不爽，午后、夜间为甚，有时常伴胸痛。

咳血　常为痰中带血，少数为血痰，其色鲜红，常夹泡沫痰液。小咳血往往是大咯血的先兆，应当警惕。

潮热　多数表现为低热，有时只觉手足心灼热，多在午后开始，夜暮为盛，往往晨起热退如常人。随潮热的增减，可判断病情的轻重。

盗汗　观察盗汗的多少、有无，可测病势进退。

此外，胸痛、消瘦也是肺痨病变过程中常见症状。胸痛多表现为隐痛，多因肺阴不足，或久咳伤络，络脉失和所致。消瘦，有先消瘦而后发现肺痨的，也有先见肺痨而后消瘦的。其消瘦往往是逐步发展，没有急性热病之迅速。大体是四肢先行瘦削，渐见颈部纤细，两颧高突，肋骨暴露，精神萎靡。

二、鉴别诊断

肺痨应与肺痈、肺胀相鉴别。

（一）肺痈

肺痈多因肺经素有痰热内蕴，复感风热之邪，内外合邪，发病多急。而肺痨多因正气内虚，感染痨虫，起病缓慢。肺痈的临床特点是高热寒战，咳嗽胸痛，咯吐大量腥臭脓血浊痰，其主要病机为热壅血瘀。而肺痨多表现为低热，咳嗽，痰中带血，潮热盗汗，是具有传染性的慢性虚弱性疾病。

（二）肺胀

肺胀多因久咳、哮证、喘证等慢性疾患演变而成，临床以咳嗽、咯痰、气喘、浮肿四大主症为特征。尤其突出的是气喘不续，属本虚标实之证候，与肺痨的咳嗽，咳血，潮热，盗汗，且以阴虚为主，具有传染性的特点大不相同。

三、分证论治

肺痨的治疗，当以杀虫，补虚为其总则。杀虫主要是针对病因治疗，以绝其根本。补虚是复其真元，增强抗病能力。由于肺痨的病理性质为阴虚，故补虚主要是滋阴，以补肺气益肺阴为主，同时重视脾肾。但应注意慎用寒凉之品，禁用燥烈、苦寒、升散克伐的方药，以免耗气伤阴。

（一）肺阴亏虚

证候 干咳，咳声短促，或咯少量粘白痰，或痰中带血丝，咳则胸痛，低热，午后手足心热，口咽干燥，或有少量盗汗，疲乏无力，舌苔薄白，舌边尖红，脉细数。

证候分析 本证以阴虚肺燥，肺失滋润为基本病机。阴虚肺燥，肺失滋润，故干咳，咳声短促，或咯少量粘白痰。肺损络伤，故痰中带血丝，咳则胸痛。阴虚则生内热，故低热，午后手足心热。肺阴耗伤，津不上承，故口咽干燥。阴虚阳盛，迫液外泄，故有少量盗汗。肺虚及脾，脾气虚弱，故疲乏无力。舌苔薄白，舌边尖红，脉细数，均为阴虚之征。干咳，咳声短促，痰少而粘，痰中带血丝，午后手足心热，为本证的辨证要点。

治法 滋阴润肺。

代表方 月华丸。

天冬 10g 麦冬 10g 生地 10g 熟地 10g 山药 15g 百部 10g 沙参 10g 茯苓 10g 桑叶 9g 菊花 6g 阿胶 6g（烊化） 川贝母 9g 三七粉 3g（冲服） 水獭肝 10g 水煎服。

本方滋阴保肺，抗痨杀虫，化痰止咳。方中二冬、二地、沙参，滋阴清热润肺；川贝母润肺化痰止咳；阿胶、三七止血；百部配獭肝抗痨杀虫，润肺止咳；茯苓、山药补脾助肺。桑叶、菊花疏风清热。

加减 咳嗽痰少而粘，加杏仁 10g 润肺止咳；痰中带血较著，加白及 10g、仙鹤草 10g、藕节 15g 以收敛止血，加白茅根 20g 以凉血止血；低热较著者，加银柴胡 10g、地骨皮 10g、青蒿 10g 以清热除蒸。

（二）阴虚火旺

证候 呛咳气急，痰少质粘，或吐痰黄稠，时时咯血，血色鲜红，混有泡沫痰涎，或胸胁掣痛，骨蒸潮热，五心烦热，盗汗量多，头晕心烦失眠，两颧潮红，男子遗精，女子月经不调，形体日益消瘦，舌红而干，苔薄黄或光剥，脉细数。

证候分析 本证以肺肾阴伤，燥热内灼为基本病机。本证候多见于肺痨病中期或晚期，肺病及肾，肺肾阴伤，虚火上炎，灼津成痰，故呛咳气急，痰少粘稠或黄稠。虚火灼伤肺络，故时时咯血，血色鲜红。水亏火旺，故五心烦热，骨蒸颧红，心烦失眠。火盛迫津外泄，故盗汗量多。肺络不和，故胸胁掣痛。相火偏亢冲任失养，故男子遗精，女子月经不调。阴精耗伤，形体失于充养，故日益消瘦。舌红而干，苔薄黄或光剥，脉细数，均为阴虚燥热内盛之征。呛咳气急，骨蒸潮热，心烦失眠，盗汗量多为本证的辨证要点。

治法 滋阴降火。

代表方 百合固金汤合清骨散。

生地 10g　熟地 10g　玄参 10g　川贝母 9g　当归 10g　芍药 10g　麦冬 15g　桔梗 9g　银柴胡 10g　胡黄连 9g　秦艽 10g　鳖甲 15g　地骨皮 12g　青蒿 10g　知母 9g　甘草 6g　水煎服。

本方滋养肺肾，清热除蒸，化痰止咳。方中生熟地、玄参滋肾水；百合、麦冬养肺阴；当归、芍药养血润燥；川贝母、桔梗、甘草清金润肺化痰化咳；鳖甲、知母滋阴清热；地骨皮、胡黄连、银柴胡、青蒿、秦艽清热除蒸。

加减　本方可加百部 10g 杀虫抗痨；盗汗甚者加浮小麦 15g、瘪桃干 15g、煅龙牡各 15g 以敛汗止汗；头晕耳鸣遗精者，加龟板 15g、山萸肉 10g、金樱子 10g 滋肾涩精；咳痰粘稠而黄者，加海蛤粉 20g、马兜铃 10g、桑白皮 10g、鱼腥草 20g 以清热化痰；咯血较著者，加丹皮 10g、紫珠草 15g、山栀 6g 以凉血止血；血出紫暗成块，伴胸胁痛者，加服三七粉 3g（冲服）、花蕊石 15g、广郁金 10g 以化瘀和络止血；失音或声音嘶哑者，加诃子肉 10g、凤凰衣 6g、白蜜 30g 润肺肾，通声音。

本证亦可选用秦艽鳖甲散加玄参、百部、麦冬、川贝母等以清热除蒸，滋肾润肺，杀虫抗痨。

（三）气阴耗伤

证候　咳嗽无力，气短声低，咯痰清稀色白量较多，偶夹淡红色血，午后潮热，热势不高，常伴恶风，怕冷，自汗盗汗并见，食少腹胀，便溏，神倦，面色㿠白，舌质淡边有齿印，苔薄白，脉细弱而数。

证候分析　本证以肺脾同病，阴伤气耗为基本病机。肺之气阴耗伤，主气无权，故咳嗽无力，气短声低。气不化津，故咯痰清稀色白量多。肺虚络损，故咳痰偶有淡红色血。气虚不能卫外，阳陷于阴，故午后潮热，热势不高，伴有恶风怕冷。气虚而卫外不固，阴虚内热而迫液外泄，故自汗盗汗并见。脾虚不运，故食少，腹胀，便溏，神倦。面色㿠白，舌质淡边有齿印，脉细弱而数，均为气阴两伤之征。咳嗽无力，气短声低，自汗盗汗并见，食少，腹胀，便溏为本证的辨证要点。

治法　益气养阴。

代表方　保真汤。

人参 10g　白术 10g　茯苓 10g　甘草 6g　黄芪 15g　五味子 9g　生熟地各 10g　天冬 10g　麦冬 10g　当归 9g　白芍 10g　柴胡 9g　地骨皮 10g　知母 10g　黄柏 9g　莲须 9g　陈皮 9g　生姜 6g　大枣 6g　水煎服。

本方补气养阴清热，主治气阴两伤，咳嗽短气，劳热骨蒸等。方中人参、黄芪、白术、茯苓、甘草、大枣益气健脾；天冬、麦冬、生地养阴退热；当归、白芍滋阴养血；柴胡（改为银柴胡）、地骨皮、黄柏、知母清热除蒸；莲须配熟地又可滋肾固精；陈皮、生姜助运化；五味子敛肺滋肾。全方组成，益气健脾而不助热，滋阴润肺而不滞脾，为肺脾同治之良方。

加减　热势不高，可去黄柏、知母，以免苦泄伤脾；咳嗽痰多、质稀，气怯，加紫菀 10g、款冬花 10g、苏子 10g 以温润止咳；咯血较著者，加仙鹤草 15g、三七粉 3g（冲服）合补气药以摄血；自汗畏风，加桂枝 9g，合白芍、大枣调和营卫；肺体损伤，配白及 10g、百部 10g 以补肺抗痨；若偏脾虚，见食少，便溏，腹胀较著者，去生熟地、麦冬，加服参苓白术散，每次 6g，每日 2 次。

本证若阴虚潮热、骨蒸显著者，可用《卫生宝鉴》中的黄芪鳖甲散固护卫阳，清热养阴除蒸。

（四）阴阳两虚

证候 咳逆喘息少气，动则更甚，声嘶或失音，咯痰色白而有泡沫，或夹血丝，血色暗淡，潮热，自汗盗汗，面浮肢肿，形寒肢冷，心悸唇紫或口舌生糜，大肉尽脱，男子滑精、阳痿，女子经闭，舌质光淡隐紫少津，脉微细而数，或虚大无力。

证候分析 本证以肺肾阴虚，脾肾阳虚为基本病机。本证候由阴损及阳，阴阳两虚，形成肺脾肾三脏同病，病情已进入晚期。肺气虚气失所主，肾气虚不能纳气，气逆于上，故咳逆喘息少气，动则更甚。肺阴亏损，声道不润，"金破不鸣"，故声嘶或失音。肺络损伤，治节无权，脾虚不能摄血，故咯痰色白而有泡沫，血色暗淡。虚火上炎则口舌生糜。卫气虚弱则形寒自汗。阴虚内热则潮热盗汗。脾肾两虚，火不暖土，脾运不健，气不化水，则面浮肢肿。肺病及心，心脉不畅，故心悸唇紫。精气虚竭无以充养形体，故大肉尽脱。由于精气俱亏，而冲任生化乏源，故在男子则精关不固，而阳痿滑精，女子则经闭。舌质光淡隐紫少津，脉微细而数，或虚大无力，俱为阴阳两虚之征。咳逆喘息少气，动则更甚，潮热，自汗盗汗，形寒肢冷，面浮肢肿为本证的辨证要点。

治法 滋阴补阳。

代表方 补天大造丸。

人参 10g　白术 10g　当归 10g　枣仁 10g　炙黄芪 15g　远志 6g　白芍 12g　山药 15g　茯苓 10g　枸杞子 10g　紫河车粉 5g（冲服）　龟板 15g　熟地 10g　鹿角 10g　水煎服。

补天大造丸温养精气，培补阴阳，用于肺痨久病，五脏俱伤，真元亏损之证。方中人参、黄芪、白术、山药、茯苓，补肺脾之气；当归、白芍、熟地、枸杞子培育阴精；紫河车、龟板、鹿角阴阳并补；远志、枣仁宁心安神。

加减 肾虚，气逆喘息，可加冬虫夏草 6g、诃子肉 10g、钟乳石 15g 以摄纳肾气；阴虚偏重者，可加麦冬 15g、五味子 10g 以滋肺纳肾；心悸，加紫石英 15g、丹参 15g 以镇心宁神；若见五更泻，加煨肉豆蔻 10g、补骨脂 10g 补火暖土，禁用地黄、阿胶等滋腻之品。

本证候属于肺痨后期，正气耗竭，阴阳俱亏。在治法上虽为滋阴补阳，但在处方用药时应本着"有胃气则生，无胃气则死"的原则，注意患者胃纳情况，分别采用平补或峻补。若胃气败绝，杳不思食，再用峻补之剂，不仅无效，反增痞满呕恶。即使胃口尚好，用补剂时，亦应佐以健运脾胃之品，如砂仁、陈皮、炒谷芽等。另外，补剂既要持平，又要有所侧重。如阴虚为主者，补阳药宜减，以防虚火上浮。阳气偏虚者，滋阴药应减，以免阳气虚陷而洞泄。治疗的始终，不能忘记祛邪抗痨杀虫。

肺痨的预后与转归，主要决定于体质的强弱与治疗的早迟。一般说来，元气未衰；胃气未伤；无短气不续；无大热或低热较轻；无痰壅咯血；虚能受补；脉来有根，此为顺证，加之治疗及时，可逐渐康复。若见大肉脱陷，骨枯发焦；潮热持续不解；胃气大伤；大量咳血，反复发作，短气不续，动则大汗，声音低微；虚不受补；脉浮大无根，或细而数疾等，为逆证，预后不良。

四、单方验方

1．白及、百部、牡蛎、炮山甲各等份研粉，如病灶有活动，百部加倍，每次 3～5g，每日 3 次，适用于肺痨病情稳定者。

2．青黛（兑服）、诃子各 6g，瓜蒌仁、炒山栀、仙鹤草各 9g，白及、茅根各 30g，三七粉 15g，阿胶（兑服）、茜草各 12g，水煎服，每日一剂。治疗肺结核咯血 30 例。结果：治愈（咯血止，一年内无复发）27 例，显效（咯血次数及量明显减少）3 例。一般服药 1～3 剂咯血即止。（四川中医，1988，6（3）：22）

3．利肺片　每次 3～5 片，每日 2 次，有补虚抗痨，镇咳祛痰，收敛止血的功效。

4．瘪桃干 3000g，刷毛洗净，浸泡 4 小时后，水煎二次，第一次 2 小时，第二次 1 小时，合并两次药汁，剩下药渣再洗涤一次，与前药汁合并，加热浓缩，冷藏，静置过夜。调整容积为 3000 毫升，精滤灌封，每安瓿 10 毫升，100℃ 湿热灭菌 30 分钟，置阴凉处，保存备用。每晚临睡前口服本品 1～2 支，7 日为一疗程。

【预防护理】

肺痨的预防，平素保养元气，增强体质，是防止传染的主要措施。尽量避免接触传染，在接触患者时，不可饥饿、劳累，体虚者可服补药，或用雄黄擦鼻等。既病之后，不但要耐心治疗，更应重视摄生。如精神上保持乐观情绪，做到生活有常，饮食有节、富于营养，忌辛辣、戒烟酒，避风寒、远房事，劳逸适度。经常呼吸新鲜空气，适当进行体疗，如太极拳、气功等。

小　　结

肺痨是具有传染性的慢性虚弱性疾病。临床以咳嗽，咳血，潮热，盗汗，消瘦为特征。

病因为感染痨虫，但发病与否与正气强弱有关。病位主要在肺，与脾肾等脏有关。病理特点以阴虚为主，继则阴虚火旺或气阴两虚，终致阴损及阳，可见阴阳两虚，并以此作为辨证论治的四个证型。

治疗原则以杀虫补虚为主，但在辨治过程中，结合主症有重点的随症加减。临证时必须重视补脾肺，以畅生化之源。掌握虚中夹实的特殊情况，凡阴虚而痰热内郁，气虚夹有痰浊，咳血而有蓄瘀者，俱应注意补虚不忘治实。

此外，本病在病程发展中，虽有火旺之症，但其本质在于阴虚，故当以甘寒养阴为主，适当佐以苦寒清火之品，但中病即止，不可过量或久用苦寒，以免化燥伤阴，败胃伤脾。

第三章 脾 胃 病 证

脾与胃同居腹内，以膜相连，有经脉络属而互为表里。脾的主要生理功能是主运化，输布津液，运化水湿，统摄血液。脾的特性是喜燥恶湿，以升为健。胃的主要生理功能是主受纳，腐熟水谷，消化食物。胃的特性是喜润恶燥，以降为顺。脾升胃降，燥湿相济，共同完成水谷的消化、吸收与输布，生化气血。

若脾胃升降功能失常，则变生诸证。如胃气失于和降，受纳无权，胃气上逆，则可发为呕吐；胃气不降，上逆动膈，则可发生呃逆。若胃气失和，气机阻滞中脘，不通则痛，可发生胃痛。食道与胃紧密相连，属胃气所主，若痰、气、瘀交阻食道胃口，致食道狭窄，或燥热伤津，咽管干涩，饮食难以下咽，上下膈塞不通，则发为噎膈。若脾胃功能失调，大肠传导无力，或肠道失润，艰于传送，则可发生便秘。气血运行受阻，或气血不足，经脉失于温养，而致气机阻滞，则可发生腹痛。

脾胃病的辨证，主要有虚实两方面。脾病多虚证寒证，胃病多实证热证。故有"实则阳明，虚则太阴"之说。

脾胃病的治疗当遵循"脾宜升则健，胃宜降则和"的原则。脾病宜用化湿健脾，益气升提法，胃病多用清热和中，养胃降逆法，以使脾胃运纳功能得以恢复正常。

脾胃的常见病证有胃痛、腹痛、呃逆、呕吐、泄泻、便秘、噎膈等。

第一节 呕 吐

呕吐是指胃失和降，气机上逆，迫使胃中食物或痰涎从口中吐出的病证。呕与吐有一定的区别，有物有声谓之呕；有声无物谓之干呕；有物无声谓之吐。临床上呕与吐，往往同时并见，难以截然分开，故统称呕吐。

西医学的急、慢性胃炎，神经性呕吐，幽门痉挛或梗阻，急性胰腺炎、胆囊炎、肝炎等，如以呕吐为主要表现时，均可参照本节辨证论治。

【病因病机】

胃主受纳，其气以下行为顺。凡感受外邪，或伤于饮食、情志，而导致胃气上逆者，均可发生呕吐。如风、寒、暑、湿之邪以及秽浊之气，侵犯胃腑，胃失和降，上逆而呕；或暴饮暴食，或偏食辛辣生冷油腻不洁之物，皆可伤胃滞脾，导致食滞不化，胃失和降而发生呕吐；或郁怒伤肝，肝气横逆犯胃，胃气上逆，或忧思伤脾，脾失健运，食停难化，胃失和降，亦可导致呕吐；或劳倦太过，耗伤中气，或久病中阳不振，以致寒湿中阻，或聚而成痰成饮，痰饮上逆，发为呕吐；亦有胃阴不足，胃失润降，不能承受水谷而致呕吐者。

综上所述，本病病变主要责之于胃，但与肝、脾关系密切。其主要病机为胃失和降，气机上逆。其病理性质分虚实两方面，由于外邪、痰饮、肝气者，属实证；由脾胃阳虚、胃阴不足，胃失润降而致者，属虚证。虚实间可转化与兼夹。

呕吐病因病机示意图：

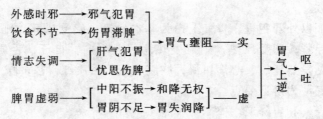

【辨证论治】

一、辨证要点

呕吐临床辨证，首当辨虚实。实证呕吐，一般发病急暴，病程短。临床以呕吐物量多，味酸臭，伴脘腹胀满，或伴寒热表证，脉实有力为特点；虚证呕吐，一般发病缓慢，病程长，呕吐时发时止。临床以呕吐物量少，酸臭味不甚，伴神倦乏力，舌淡脉虚为特点。其次当辨其病理属性。若呕吐发病急，伴寒热等表证时，多属外邪犯胃；若呕吐伴脘腹痞满，嗳腐吞酸，厌食者，多属食滞内停；若呕吐物为痰涎或清水，胃脘辘辘有声，多属痰饮停滞；若呕吐泛酸，伴脘胁胀痛，烦躁易怒，多为肝郁犯胃。

二、鉴别诊断

呕吐应与反胃相鉴别。呕吐与反胃同属胃部病变，其病机都是胃失和降，胃气上逆，而且都有呕吐症状，从广义说呕吐包括反胃，但二者有不同点，反胃又称胃反，以朝食暮吐，暮食朝吐，宿食不化，终至完谷吐尽始感舒畅为特点。呕吐无以上诸症，以资鉴别。

三、分证论治

呕吐的治疗原则为和胃降逆止呕。实证应祛邪，采用祛邪化浊，和胃降逆法；虚证以扶正为主，采用温中健脾、滋养胃阴等法，虚实夹杂者，当审其标本缓急之主次而兼顾治疗。

呕吐病变主要在胃，一般不宜用攻下法，但如果呕吐属于胃肠实热，又兼便秘时，就应用下法，以通腑泻热，使胃气下行而呕吐自愈。

治疗呕吐，还要注意药物气味的选择。凡油质较多，具有腥膻恶臭气味的药物，如阿魏、桃仁等，均非呕吐所宜，否则随服随吐，加重病情。橘皮、生姜、半夏、代赭石等，为治呕吐要药，可随证选用。

（一）实证

1. 外邪犯胃

证候 起病急暴，突然呕吐，或见发热恶寒，头痛无汗，苔薄白，脉浮紧；或见发热恶风，自汗，头痛，舌质红，苔薄黄，脉浮数；或见发热汗出，心烦口渴，胸脘痞闷，舌质红，苔黄腻，脉濡数。

证候分析 本证以外邪犯胃，胃气上逆为基本病机。感受风寒，则见发热恶寒，头痛，无汗，苔薄白，脉浮紧；感受风热，则见发热恶风，头痛，自汗，舌质红，苔薄黄，脉浮数；感受暑湿，则见发热汗出，心烦口渴，胸脘痞闷，舌质红，苔黄腻，脉濡数。本证以呕吐发生突然，兼有表证为辨证要点。

治法 疏邪解表，和胃降逆。

代表方 藿香正气散。

藿香 12g 半夏 10g 茯苓 10g 白术 10g 陈皮 6g 厚朴 6g 大腹皮 6g 桔梗 6g 紫苏 6g 白芷 6g 炙甘草 2g 生姜 2 片 水煎服。

藿香正气散为芳香化湿剂，是治疗外感表邪，内伤湿滞的主要方剂。方中藿香、紫苏、白芷疏邪化湿；半夏、陈皮燥湿和胃，降逆止呕；大腹皮、厚朴行气化湿，宽中除满；生姜、大枣、炙甘草调和脾胃；白术、茯苓健脾利湿；桔梗宣肺利膈，既利解表，又助化湿。全方具有外散表邪，内化湿浊，升清降浊，止呕止泻的功用。

加减 若外感风寒较重，可加荆芥 10g、防风 10g、羌活 5g 以祛风散寒解表。若属外感风热夹湿者，可去紫苏、生姜，加薄荷 3g、连翘 10g、银花 10g 以清热解表。若时值盛夏，感受暑湿之邪，可去紫苏、生姜，加香薷 10g、佩兰 10g、荷叶 6g 以祛暑湿。若兼食滞，脘闷腹胀者，可去白术、甘草、大枣，加鸡内金 10g、麦芽 15g、神曲 10g 以消食导滞。

2. 饮食停滞

证候 呕吐酸腐，吐后反快，脘腹胀痛，嗳气厌食，大便臭秽，或溏或秘，舌苔厚腻，脉滑实。

证候分析 本证以食滞不化，胃失和降为基本病机。由于暴饮暴食，食滞不化，胃失和降，浊气上逆，故呕吐酸腐、嗳气厌食。食滞不化，气机受阻，故脘腹胀痛。食阻中焦，升降失常，传导失司，故大便或溏或秘。积滞蕴热，故大便臭秽。舌苔厚腻，脉滑实，均为食积内停之象。本证以呕吐酸腐，脘腹胀痛，嗳气厌食为辨证要点。

治法 消食化滞，和胃降逆。

代表方 保和丸。

山楂 10g 神曲 10g 莱菔子 10g 半夏 12g 茯苓 10g 陈皮 10g 连翘 10g 水煎服。

保和丸为消食化滞的常用方剂。方中神曲、山楂、莱菔子、茯苓消食和胃；陈皮、半夏理气降逆；连翘消积滞中伏热。

加减 若食积较重，腹满便秘者，可加川朴 10g、大黄 10g（后下）、枳实 10g 导滞通腑，使浊气下行，呕吐自止。若食积化热，积热上冲，食已即吐，口臭而渴，舌苔黄，脉滑数者，可加黄芩 10g、黄连 10g、竹茹 10g 清胃泄热。若兼胃寒者，可去连翘，加干姜 5g、砂仁 3g。若因肉食而积滞者，重用山楂；若因面食而积滞者，可加麦芽 30g、谷芽 30g；若因酒积而吐者，可加蔻仁 5g（后下）、葛花 10g。

若食积较重，呕吐，腹胀拒按，发热，大便秘结，舌质红，苔黄腻者，为食积与湿热交阻，治宜导滞通腑，兼以清热化湿，可用枳实导滞丸治疗。

3．痰饮内阻

证候 呕吐多清水涎沫，胸脘痞闷，胃中辘辘有声，纳食减少，头眩心悸，舌苔白腻，脉滑。

证候分析 本证以痰饮内停，胃气上逆为基本病机。由于暴饮暴食，或过食生冷、油腻等物，损伤脾胃，脾失健运，水湿不能运化，聚湿生痰，痰饮留聚，故胸脘痞闷而纳少。因饮邪上逆，故呕吐多为清水涎沫。痰饮内停，清阳不展，故头眩。水饮凌心，故心悸。水饮留胃，故胃中辘辘有声。舌苔白腻，脉滑，均为痰饮内停之象。本证以呕吐清水涎沫，胃中辘辘有声，头眩心悸为辨证要点。

治法 温化痰饮，和胃降逆。

代表方 苓桂术甘汤。

茯苓 15g　桂枝 5g　白术 10g　炙甘草 3g　水煎服。

苓桂术甘汤为温化痰饮的主要方剂。方中茯苓、白术、甘草健脾渗湿，祛痰化饮；桂枝温阳化气，既可温阳以化饮，又能化气以利水。此外可加生姜 3 片、半夏 10g 祛痰化饮，降逆止呕。

加减 若痰湿较著，脘腹胀满，舌苔厚腻者，可加苍术 5g、厚朴 5g、枳壳 5g 行气化湿除满。若呕吐痰涎清水较多者，可加用牵牛子 2g、白芥子 2g，研细末，装胶囊，每日分三次吞服，以加强祛痰蠲饮之力。

若痰湿郁久化热，湿热中阻，胃失和降，出现胸膈烦闷，头眩心悸，口苦，恶心呕吐，心烦少寐等症者，可选用温胆汤治疗。

4．肝气犯胃

证候 呕吐吞酸，或干呕泛恶，嗳气频作，胸闷胁胀，每遇情志不遂而发作或加重，舌边红，苔薄腻或微黄，脉弦。

证候分析 本证以肝气犯胃，胃失和降为基本病机。情志不遂则肝失条达，肝气不舒，横逆犯胃，胃气上逆，故呕吐吞酸，或干呕泛恶，嗳气频作。两胁为肝之分野，肝气郁结，则胸闷胁胀，且因情志不遂，抑郁更甚而呕吐发作或加重。舌边红，苔薄腻或微黄，为肝郁之象。本证以呕吐吞酸，嗳气频作，呕吐随情志变化而增减为辨证要点。

治法 舒肝和胃，降逆止呕。

代表方 半夏厚朴汤。

半夏 10g　厚朴 5g　茯苓 10g　苏叶 10g　生姜 3 片　水煎服。

半夏厚朴汤为行气开郁，和胃降逆之剂。方中厚朴、苏叶理气宽中；生姜、半夏、茯苓降逆和胃止呕。此外可加黄连 3g、吴茱萸 1g 辛开苦降以止呕。

加减 若大便秘结，口苦嘈杂者，可加大黄 10g（后下）、枳实 10g 通腑降浊止呕。若肝郁化火较甚者，可加山栀子 10g、竹茹 10g、龙胆草 5g 以清泄肝火。若肝郁化火伤阴，口燥咽干，胃中灼热，舌质红，少苔，脉细弦而数者，可去厚朴、生姜，加沙参 10g、石斛 10g、麦冬 10g 以养阴和胃止呕。若肝郁气滞，脘腹胀痛较重者，可加川楝子 5g、柴胡 5g，郁金

10g 以疏肝解郁止痛。

（二）虚证

1. 脾胃虚寒

证候 饮食稍有不慎即易呕吐，时发时止，纳食减少，食后脘胀，肢倦乏力，面色少华，畏寒喜暖，手足欠温，大便溏薄，舌质淡，苔薄白，脉细弱。

证候分析 本证以脾胃虚寒，运纳无权，胃失和降为基本病机。因劳倦太过，或久病中阳不振，脾胃虚寒，运化无权，故饮食稍有不慎即易呕吐。中阳虚馁，不能温煦，故畏寒喜暖，手足欠温。脾胃虚弱，气血生化之源不足，故面色少华，肢倦乏力。脾虚运化失常，故大便溏薄。舌质淡，苔薄白，脉细弱，均为脾胃虚寒之象。本证以饮食稍有不慎即易呕吐，畏寒肢冷，便溏为辨证要点。

治法 温中健脾，和胃降逆。

代表方 理中汤。

党参 10g　白术 10g　干姜 5g　炙甘草 3g　水煎服。

理中汤为治疗脾胃虚寒的代表方剂。方中党参、白术补脾益气，干姜散寒，炙甘草和中，四药相合，温中散寒，补脾养胃，降逆止呕。

加减 若阳虚水饮内停，呕吐清水较多者，可加吴茱萸 3g、半夏 10g、肉桂 3g（后下）以温阳化饮，降逆止呕。若呕恶频作，嗳气，脘部痞满，可加代赭石 12g（先煎）、旋覆花 10g（布包煎）以理气降逆止呕。

2. 胃阴不足

证候 呕吐日久，反复发作，时作干呕，呕吐物量少，伴胃脘嘈杂，口燥咽干，饥不思食，或稍进食则腹胀，舌红少津，苔少或无苔，脉细数。

证候分析 本证以胃阴不足，胃失润降为基本病机。因久呕不愈，反复发作，或热病伤阴，而致胃阴不足，胃失润降，故呕吐反复发作，时作干呕，呕吐物量少。虚热内扰，故胃脘嘈杂，饥不思食。胃津亏虚，故口燥咽干。舌红少津，脉细数，均为津液耗伤，阴虚内热之象。本证以久呕，反复发作，时作干呕，呕吐物量少，胃脘嘈杂为辨证要点。

治法 滋养胃阴，降逆止呕。

代表方 麦门冬汤。

党参 10g　麦冬 10g　粳米 20g　半夏 5g　甘草 3g　大枣 5 枚　水煎服。

麦门冬汤具有益胃生津，下气降逆之功用，适于胃阴不足，气火上逆之呕吐。方中麦冬为君，其性甘寒，滋养胃阴，且清虚火；半夏为臣，降逆止呕；党参补中益气；粳米、甘草、大枣，补脾益胃。六药相合，功能滋养胃阴，降逆止呕。

加减 若津伤较甚，可加乌梅 5g、石斛 10g、花粉 10g 以生津养胃。若呕吐较著，可加橘皮 5g、竹茹 10g、枇杷叶 10g 和胃降逆止呕。若大便秘结，可加火麻仁 10g、白蜜适量以润肠通便。

一般而言，初病呕吐，若能及时治疗，多能治愈，预后良好。若久呕不愈，反复发作，必耗伤胃阴而缠绵难愈。若呕吐日久，饮食难进，形体消瘦，脾胃衰败者，预后较差。

四、单方验方

1. 苏叶 10g，藿香 10g，良姜 6g，水泡代茶饮，频频服之。治疗外感寒邪，呕吐不止。
2. 黄连 10g，苏叶 10g，水煎服。治疗胃热呕吐。
3. 生姜捣汁涂舌面，或口含生姜片亦可。治痰饮呕吐。
4. 乌梅肉 120g，蜂蜜 120g，熬膏，每次服 20 毫升，日服 3 次。治胃阴不足呕吐。

【预防护理】

本病的发生与饮食关系密切，故平时要注意饮食有节，定时定量，讲求饮食卫生，不食生冷不洁之物，不过食辛辣肥腻之品，以防损伤脾胃。更要注意精神上的调摄，保持心情舒畅，避免情志刺激。同时要注意气候寒温变化，防止感受外邪。应加强体育锻炼，增强适应气候变化能力。

呕吐的护理，既病之后，要适当休息。饮食宜清淡，易于消化，并采取少量多餐。呕吐严重者，可暂禁食，或进流质、半流质饮食。不论何种呕吐，均须避免粗硬煎炸食物。呕吐时，可扶助病人，轻拍后背，吐后用温开水漱口，清洁口腔。服用汤剂中药，以浓煎为宜，并少量多次频服，以防吐出。若少量进食即呕吐者，可于药液中放入少许姜汁，或根据病情采用冷饮或热饮，以防病邪与药物格拒，汤液难下。若因伤食而吐者。可予探吐。

小　　结

呕吐是因胃失和降，胃气上逆，迫使胃中食物或痰涎从口中吐出的病证。临床辨证以虚实为纲。暴病呕吐多属实证，以外邪犯胃、饮食伤胃、痰饮内阻为常见；久病呕吐多属正虚，以脾胃阳虚、胃阴不足居多；肝气犯胃呕吐，可突然发病，亦可反复发作，属虚实夹杂。虚实间可转化与兼夹。

呕吐的治疗原则为和胃降逆止呕。实证用祛邪化浊，和胃降逆法；虚证用温中健脾、滋养胃阴法；虚实夹杂者，应予兼顾。在治疗时还要注意辨别何者可下，何者不可下，因证而异。尚应注意药物气味的选择，凡油腻或多腥臊恶臭味之药物，均不宜服用，否则随服随吐，加重病情。

为了配合治疗，还要重视精神、饮食的调摄，以促进病体康复。

第二节　胃　　痛

胃痛又称胃脘痛，是以胃气郁滞而致上腹胃脘部近心窝处经常发生疼痛为主症的病证。其疼痛性质有胀痛、刺痛、隐痛、剧痛，或痛连胁背等。常伴有胃脘胀满，嗳气或反酸，恶心呕吐，纳呆，便秘或便溏，神疲乏力，面黄消瘦，甚至呕血，便血等。

西医学中的急慢性胃炎、胃及十二指肠球部溃疡、胃神经官能症、胃癌等，若以胃痛为主要表现时，均可参照本节辨证论治。

【病因病机】

胃气以和降为顺，凡因于感受寒邪、饮食不节、情志失调、脾胃虚弱等而导致胃气郁滞时，均可发生胃痛。

外感寒邪，或过食生冷、多服凉药，致寒邪客胃，凝滞气机，则胃寒而痛；或暴饮暴食，食滞胃脘，气机壅阻，则食积而痛；或恼怒伤肝，肝气犯胃，或忧思伤脾，脾气郁结，胃气不得通降，则气郁而作痛；或恣食肥甘辛辣，多服热药，湿热内蕴，或肝郁化火犯胃，阻遏气机，则胃热而痛；或肝郁日久，气滞血瘀，络脉瘀阻，则血瘀而痛；或素体阳虚，或久病、劳倦内伤，脾胃虚寒，失却温养，则发为虚寒胃痛；或热病伤阴，或胃热日久，耗伤胃阴，则致胃阴不足，胃失润降，气机阻滞而痛。

胃痛的病因虽然复杂，但最终均导致胃失和降，胃气郁滞，不通则痛。根据致病因素之不同，胃痛病理表现可分虚实两方面，寒邪客胃、肝气犯胃，饮食积滞、湿热中阻、气滞血瘀、瘀阻络脉而致胃痛者，属实证；脾胃虚寒、胃阴不足而致胃痛者，属虚证。但虚实之间可以转化与兼夹。如寒邪客胃之胃痛，日久不愈，寒邪伤阳，可转为虚寒胃痛。虚证胃痛，每易受邪，如中焦虚寒，复感寒邪，或复加恼怒，肝气犯胃，可致胃痛加重，此属虚中夹实。胃痛的病位，主要在胃，但与肝、脾关系密切。胃痛日久不愈，久痛入络，络脉损伤，可导致出血。

病因病机示意图：

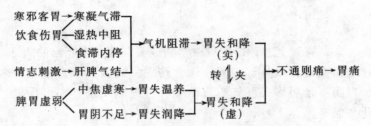

【辨证论治】

一、辨证要点

胃痛当辨虚实寒热。一般新病体壮，痛胀拒按，食后痛甚，全身状况良好者，为实证；久病体虚，痛而不胀，喜按，饥时痛甚，纳后痛减，全身状况较差者，为虚证。若胃痛暴作，胀痛拒按，遇寒痛甚，得温痛减，舌苔白，脉弦紧，则为属寒属实之证。若胃痛隐隐，喜温喜按，四肢欠温，舌淡苔白，脉沉细，则为属寒属虚之证；若胃脘灼痛，喜冷恶热，嘈杂吞酸，烦渴喜欢，便秘尿赤，舌苔黄少津，脉弦数，则为属实属热之证。

胃痛还当辨在气在血。胃痛病在气分者，多见于病初，以胀痛为主，痛无定处，时痛时止，伴胸脘痞满，喜叹息，得嗳气或矢气则痛减等；病在血分，多见于久病不愈者，疼痛每呈持久性刺痛，痛处固定，疼痛拒按，如久痛入络，络脉损伤，可见舌质紫暗或有瘀斑，易并发吐血、便血等。

二、分证论治

胃痛的治疗，当以理气和胃为主，旨在疏理气机，通而痛止。胃痛属实者，当以祛邪为急，再根据寒凝、气滞、血瘀、胃热之不同，分别采用散寒止痛、疏肝理气、清泄肝胃、通络化瘀诸法；属虚者，以扶正为先，根据虚寒、阴虚之同，分别采用温中补虚、滋养胃阴之法。虚实夹杂者，应兼用扶正祛邪之法。

（一）实证

1．寒邪客胃

证候　胃痛暴作，疼痛剧烈，得温则减，遇寒痛增，口和不渴，喜热饮，舌苔薄白，脉弦紧。

证候分析　本证以寒邪客胃，气机凝滞为基本病机。由于外感寒邪，或过食生冷，常服凉药，而致寒邪客胃。寒为阴邪，其性凝涩，阳气被寒邪所遏而不得伸展，气机阻滞，故胃痛暴作，且疼痛剧烈，得温则减，而遇寒痛增。胃无热邪，故口和不渴。喜热饮，舌苔薄，亦为有寒之象，脉弦紧，乃气滞痛甚所致。本证以胃痛暴作，得温则减，遇寒痛增为辨证要点。

治法　温胃散寒，行气止痛。

代表方　良附丸。

高良姜 10g　香附 10g　水煎服。

良附丸是治疗胃寒气滞疼痛的主方。方中高良姜温胃散寒，香附行气止痛。

加减　若寒邪较重者，可加吴茱萸 3g、干姜 3g 以温胃散寒。若气滞较重，可加木香 10g、陈皮 10g、元胡 10g 以增强理气止痛之力。若兼恶寒发热，周身疼痛等外感寒邪之表证者，可加苏叶 10g、生姜 3 片以疏风散寒解表。若兼见胃脘痞满，嗳气、恶心或呕吐，不思饮食者，为兼夹食滞，可加枳实 10g、神曲 10g、鸡内金 10g、半夏 10g、生姜 3 片以消食导滞，温胃散寒。

2．饮食伤胃

证候　胃脘胀满，疼痛拒按，嗳腐吞酸，恶食，或吐不消化食物，得吐或得矢气后痛减，大便不爽或秽臭，舌苔厚腻，脉滑。

证候分析　本证以食滞胃脘，气机不得通降为基本病机。因暴饮暴食，食滞胃脘，致气机阻滞，故胃脘胀痛拒按。食积胃脘，和降失司，浊气上逆，故嗳腐吞酸，恶食，或吐不消化食物。得吐则宿食得出，得矢气则食滞下行，故见痛减。食滞中焦，腑气不畅，故大便不爽。舌苔厚腻，脉滑，均为宿食停滞之象。本证以脘腹胀满，疼痛拒按，嗳腐吞酸为辨证要点。

治法　消食导滞，和胃止痛。

代表方　保和丸。

山楂 10g　神曲 10g　莱菔子 10g　半夏 10g　陈皮 10g　茯苓 10g　连翘 10g　水煎服。

保和丸为消食化积的通用方。方中山楂善消肉食；神曲能消酒食陈腐之积；莱菔子下气消食，善消面食积滞；半夏、茯苓、陈皮理气和胃；连翘散食积中之伏热。

加减　若脘腹胀气较甚，可加枳实 10g、砂仁 3g（后下）、槟榔 10g 以行气消食。若见腹胀便秘，舌苔黄腻，为食滞化热，腑气壅阻，可加芒硝 10g（冲服）、大黄 10g（后下）、枳实 10g 以通腑泄热。

若食积初起，脘腹痞满，嗳腐吞酸，并有欲吐之势者，可因势利导，用瓜蒂散或淡盐汤探吐。

3．肝郁气滞

证候　胃脘攻撑作痛，其痛连胁，胸闷嗳气，喜叹息，大便不爽，舌苔薄白，脉沉弦。

证候分析　本证以情志失调，肝气犯胃，气机郁滞为基本病机。肝气郁结，横逆犯胃，故胃脘攻撑作痛，胸闷嗳气，喜叹息。胁为肝之分野，故其痛连胁。气机郁滞，肠腑传导失畅，故大便不爽。病在气分，故苔薄白，病在里，其痛因肝郁气滞而致，故脉沉弦。本证以胃脘攻撑作痛，其痛连胁，胸闷嗳气为辨证要点。

治法　疏肝理气，和胃止痛。

代表方　柴胡疏肝散。

柴胡 10g　赤芍 10g　川芎 10g　香附 10g　陈皮 10g　枳壳 10g　甘草 3g　水煎服。

柴胡疏肝散是治疗肝郁气滞的主方。方中柴胡、香附疏肝理气止痛；枳壳、陈皮理气和胃；赤芍、川芎调理气血；甘草缓急止痛。

加减　若气滞较重，可加川楝子 5g、元胡 10g、郁金 5g 以理气解郁止痛。若嗳气频频不止者，可加沉香 3g、旋覆花 10g（布包煎）、代赭石 15g 以顺气降逆。若泛吐酸水者，可加黄连 5g、吴茱萸 2g、乌贼骨 20g 以和胃抑酸。若呕恶较重者，可加半夏 10g、苏梗 10g 以和胃降逆。若痛而纳呆兼食滞者，可加焦山楂 10g、神曲 10g、麦芽 10g、鸡内金 10g、莱菔子 10g 以消食顺气。

本证型在胃痛发病中最常见，其治疗方法是从肝着手而达到和胃止痛目的，即所谓"治肝可以安胃"。若病情反复不止，须常服疏理肝气之剂。为防香燥伤阴之弊，可选佛手、厚朴花、绿萼梅等药，既能理气又不伤阴，对于平素肝旺舌质较红的患者，尤为适宜。

若肝郁气滞胃痛较重者，还可用沉香降气散治疗。

4．肝胃郁热

证候　胃脘灼痛，痛势急迫，烦躁易怒，泛酸嘈杂，口苦而干，舌红苔黄，脉弦数。

证候分析　本证以肝胃郁热，壅阻气机为基本病机。肝郁气滞，日久化热犯胃，故胃脘灼痛，泛酸嘈杂，烦躁易怒。肝胆互为表里，肝热夹胆火上乘，故口苦而干。舌红苔黄，脉弦数，为肝胃郁热之象。本证以胃脘灼痛，痛势急迫，泛酸嘈杂，口干苦为辨证要点。

治法　疏肝泄热，和胃止痛。

代表方　化肝煎。

陈皮 10g　白芍 10g　丹皮 5g　山栀 10g　青皮 10g　贝母 10g　泽泻 6g　水煎服。

化肝煎是治疗肝胃郁热的代表方。方中青皮、陈皮理气；丹皮、山栀清泄肝热；白芍和营缓急止痛敛肝；贝母、泽泻泄热。

加减　若嘈杂吞酸较甚，可加黄连 5g、吴萸 2g、乌贼骨 20g 以辛开苦泄而止酸。若胃热，舌苔黄燥，便秘者，可加大黄 10g（后下）以通腑泄热。

本证型亦可选用丹栀逍遥散。

5. 瘀血阻络

证候 胃痛日久，疼痛拒按，痛处固定，或痛如针刺刀割，或见呕血、便血，舌质紫暗或有瘀斑，脉涩。

证候分析 本证以气滞导致血瘀，或久痛入络，络脉瘀阻为基本病机。胃痛日久，反复发作，气滞血瘀，络脉阻滞，故胃痛如针刺刀割。瘀血为有形之邪，故痛有定处拒按。久痛入络，络脉损伤，血不循经，上溢则呕血，下溢则便血。舌质紫暗有瘀斑，脉涩，均为瘀血停滞之征象。本证以胃痛如针刺刀割，痛处固定为辨证要点。

治法 活血化瘀。

代表方 失笑散。

五灵脂 12g 蒲黄 10g 水煎服。

失笑散中蒲黄与五灵脂最善行血散瘀止痛。

加减 方中可加丹参 10g，活血通络并增强失笑散之止痛作用；檀香 5g 行气止痛；炒大黄 10g 逐瘀止血；甘草 3g 缓急和中。若兼气虚，可加黄芪 10g、黄精 10g、白术 10g 以补中益气。若疼痛较甚，属营阴不和者，可加当归 10g、白芍 10g、阿胶 12g（烊冲）、元胡 10g 以和营缓急止痛。若出血不止，可加三七粉 1.5g、白及粉 1.5g 吞服，以化瘀止血。

若血色鲜红，舌红苔黄，脉弦数者，系郁热迫血妄行，可用《金匮要略》泻心汤。

6. 胃阴亏虚

证候 胃脘隐隐灼痛，渴不欲饮，饥而不能多食，口燥咽干，大便秘结，舌红少苔或光剥无苔，乏津，脉细数或弦细。

证候分析 本证以热盛伤津，胃阴不足，胃失润降为基本病机。胃热素盛，寒邪化热，或气郁化火，灼伤胃阴，胃失润降，故胃脘隐隐灼痛，口燥咽干。胃虚不能受谷，故饥而不能多食。阴虚内热，则渴不欲饮。津液耗伤，肠道失润，故大便干结。舌红少苔，或光剥无苔，乏津，脉细数或弦细，均为阴虚液耗之象。本证以胃脘隐隐灼痛，口燥咽干，大便干结为辨证要点。

治法 养阴益胃。

代表方 益胃汤。

沙参 10g 麦冬 10g 生地 10g 玉竹 10g 冰糖 6g 水煎服。

益胃汤为养胃生津之剂。方中麦冬、沙参、玉竹、生地、冰糖益胃养阴。

加减 可加川楝子 5g 疏肝络而止痛；白芍 10g、甘草 2g 和营缓急止痛。若胃脘灼痛，嘈杂吞酸者，可加服煅瓦楞子 12g 以和胃抑酸。若胃酸明显减少者，可加乌梅 5g、诃子 10g 以增强酸甘化阴之力。若便秘较重者，可加火麻仁 10g、瓜蒌仁 12g 以润肠通便。

本证亦可用一贯煎治疗。

7. 脾胃虚寒

证候 胃脘隐痛，喜温喜按，喜热饮食，空腹痛甚，得食痛缓，倦怠乏力，纳少便溏，四肢不温，或时而泛吐清水，舌淡苔白，脉沉细。

证候分析 本证以脾胃虚寒，失于温养，络脉拘急为基本病机。脾胃阳虚，中寒内生，故胃脘隐隐作痛，喜温喜按。中焦虚寒，水饮内生，饮邪上逆，故时而泛吐清水。脾胃阳虚，健运失司，故纳食减少，大便溏薄。中虚求食，故进食痛减。中阳不振，失于温运，故四肢不温，神疲乏力。舌淡苔白，脉细弱，均为中焦虚寒之象。本证以胃痛隐隐，喜温喜按，四肢欠温为辨证要点。

治法　温中健脾。

代表方　黄芪建中汤。

黄芪 10g　白芍 10g　桂枝 5g　饴糖 30g（冲）　炙甘草 3g　生姜 3 片　大枣 10 枚　水煎服。

黄芪建中汤为治疗虚寒胃痛的主方。方中饴糖补虚健中；桂枝温中阳而散寒；白芍、甘草和中缓急止痛；大枣、生姜温胃和中。

加减　若泛吐酸水者，去饴糖，加吴茱萸 3g、煅瓦楞子 12g 暖肝温胃以抑酸。若泛吐清水者，可加干姜 3g、陈皮 5g、半夏 10g、茯苓 10g 以温胃化饮。若胃寒痛甚，可加高良姜 3g、香附 5g 以增强温胃散寒止痛之力。

本证亦可选用理中汤以温中散寒。

胃痛治不及时，或治不如法，可形成寒热错杂，症见胃脘痞硬，干噫食臭，腹中雷鸣，下利，舌苔黄白相兼，脉弦数，可用《伤寒论》甘草泻心汤，以辛开苦降，和胃消痞。

一般胃痛实证易于治疗，预后较好。若日久不愈，由实转虚，或虚实夹杂，常可反复发作，缠绵难愈。若胃痛日久，持续疼痛，进食少，则可使机体羸瘦，并易见吐血、便血等并发症。如见胃痛剧烈，疼痛拒按，突然大量出血不止，大汗淋漓，四肢厥冷，脉微欲绝，则属虚脱危候。

胃痛的证型较多，但各型之间可互相关联和互相影响。如肝气犯胃，可因肝郁日久化热伤阴，转为阴虚胃痛；肝郁气滞可导致血瘀，瘀血阻络，日久络脉损伤，或脾虚不能统血，或湿热内盛，迫血妄行，均可导致吐血、便血的发生。

三、单方验方

1．胃气止痛散　柴胡 10g，白芍 10g，木香 10g，丁香 6g，香附 10g，玄胡 10g，甘草 6g，甘松 10g，乌药 12g，水煎服。治疗寒凝气滞胃痛。

2．三合汤　高良姜 12g，香附 15g，百合 30g，丹参 30g，砂仁 12g，乌药 12g，水煎服。治疗胃痛日久不愈，寒热错杂者。

3．胃酸丸　乌贼骨 30g，浙贝母 12g，白及 30g，共研细末，每次服 6g，日服 4 次。治疗胃酸过多的消化道溃疡。

【预防护理】

胃痛的发生常与情志失调，饮食不节密切相关，因此注意精神饮食的调摄非常重要。

应防止暴饮暴食，以清淡易消化饮食为宜，忌烟酒辛辣刺激食物，并尽量避免精神刺激，保持情绪稳定。

在护理方面，当胃痛发作时，若疼痛持续不已，则应卧床休息。在一定时间内进流质或半流质饮食。对合并出血者，应安排住院治疗，密切观察出血量的多少，有无虚脱现象。若疼痛兼有呕吐者，在服中药前可用鲜姜擦舌面，汤剂中药采用少量多次分服法，以防吐出。

小 结

胃痛是指上腹胃脘部近心窝处经常发生疼痛的病证。胃痛的病因有情志失调、饮食不节、寒邪客胃、体虚久病等。主要病机为胃气郁滞，不通则痛。临床辨证有虚、实、寒、热，在气、在血之分。胃痛的治疗原则为和胃理气止痛。实证以祛邪为急，虚证以扶正为先。对于肝胃不和之胃痛，用理气药时应注意疏肝不忘和胃，理气还防伤阴，要慎用、少用辛燥耗气之药。吐血、便血为胃痛之严重并发症，要积极治疗，防止虚脱危证发生。胃痛患者平时应当注意精神、饮食的调摄，以利于病体的康复，并可防止其反复发作。

附1：吐酸

吐酸是指胃酸过多并随胃气上逆而出现的泛吐酸水病证。若随即咽下者，为吞酸；不咽下而吐出者，为吐酸。一般轻者也称泛酸。本证常与胃痛并见，但亦可单犯出现。本病多由肝气郁结，或脾胃虚寒引起。临床有偏热、偏寒两种证型，以偏热者为多见。

1．偏热者：多由肝郁化热，胃失和降所致。症见吐酸，心烦易怒，口苦咽干，两胁胀痛，大便臭秽，舌红苔黄，脉弦数。

治则　泄肝和胃，苦辛通降。

代表方　左金丸。

吴茱萸 3g　黄连 12g　水煎服。

左金丸为治疗肝郁化火，肝火犯胃而致嘈杂吞酸的重要方剂。方中重用黄连苦寒泄热，少佐吴茱萸辛热，以制黄连之苦寒，且能入肝降逆。可加乌贼骨 30g、煅瓦楞子 15g 以制酸。

加减　若夹食者，可加鸡内金 10g、麦芽 15g、山楂 10g、神曲 10g 以消食化滞。

2．偏寒者：多由肝气犯胃，脾胃虚寒或寒滞中焦所致。症见吐酸时作时止，胸脘胀闷，嗳气频作，喜吐涎沫，喜温喜按，四肢欠温，神疲乏力，大便溏薄，苔白脉弦。

治法　温中散寒，和胃止酸。

代表方　香砂六君子汤。

党参 10g　茯苓 10g　白术 10g　甘草 3g　陈皮 5g　半夏 10g　香附 6g　砂仁 3g　水煎服。

香砂六君子汤为健脾和中，理气止痛之剂。方中党参、白术健脾益气；茯苓健脾利湿；甘草甘温和中；香附、砂仁理气健胃止痛。此外可加吴茱萸 3g 温散肝郁而止酸。

加减　若脾虚湿浊留恋，苔白腻者，可加苍术 5g、藿香 10g，佩兰 10g 以化湿醒脾。

附2：嘈杂

嘈杂是指胃中空虚，似饥非饥，似痛非痛，或作或止，难以名状的症证。本证多因痰热、中虚、血虚而发病，可单独出现，亦可与吐酸、胃痛同时并见。

1．胃热：多由过食肥甘辛辣，痰热内扰所致。症见嘈杂，吞酸，渴喜冷饮，口臭心烦，多食易饥，或似饥非饥，胸闷痰多，舌红苔黄，脉滑数。

治法　清胃降火，和胃除痰。

代表方　温胆汤。

半夏10g　枳实10g　竹茹10g　陈皮5g　茯苓10g　甘草3g　水煎服。

温胆汤是治疗胆胃不和，痰热内蕴的主方，方中半夏、陈皮、茯苓健脾燥湿化痰；枳实、竹茹行气消痰；甘草调和诸药。此处可加山栀10g、黄连3g清热泻火。

2．胃虚：多由素体虚弱，或劳倦饮食所伤，以致胃虚气逆而致。症见嘈杂时作时止，食后脘胀，口淡无味，倦怠乏力，大便溏薄，舌淡脉虚；或兼见口干舌燥，不思饮食，或饥而不欲食，便秘，舌红少苔或无苔，脉细数。

治法　补益胃气或滋阴养胃。

代表方　偏胃气虚者用四君子汤。

党参10g　茯苓10g　白术10g　甘草3g　水煎服。

偏于胃阴虚者用益胃汤。

沙参10g　麦冬10g　生地10g　玉竹10g　冰糖10g（冲）　水煎服。

3．血虚：多由素体脾虚，或思虑劳心伤脾，或失血过多而致营血不足，胃失濡润，心失所养而致。症见嘈杂，面黄唇淡，心悸头眩，多梦健忘，动则心悸气短，舌淡红，脉细弱。

治法　益气养心，补益心脾。

代表方　归脾汤。

党参10g　黄芪10g　白术10g　茯神10g　酸枣仁10g　龙眼肉10g　木香5g　当归10g　远志5g　炙甘草3g　生姜2片，大枣5枚　水煎服。

第三节　腹　痛

腹痛是指胃脘以下，耻骨毛际以上部位发生疼痛的病证。

腹部范围较广，内有肝、胆、脾、肾、大小肠、膀胱、胞宫等脏腑，并为手足三阴、手少阳、手足阳明、冲、任、带等经脉循行之处，故以上脏腑及有关经络发生病变，均可产生腹痛。

西医学的肠炎、肠结核、肠粘连、胃肠功能紊乱、消化不良、胃肠神经官能症、肠系膜和腹膜病变等，均可参照本病辨证治疗。有关阑尾炎、肠蛔虫症、痢疾及外、妇科病患等引起的腹痛，则应参照有关章节及专科内容进行辨证论治。

【病因病机】

腹痛的发生，常与外感时邪、饮食不节、情志失调及素体阳虚等因素有关。

外感时邪以寒邪为多见。寒为阴邪，易伤阳气，其性凝滞收引。寒邪侵袭，脾胃运化失健，气血流行滞涩，则可引起疼痛。如《素问·举痛论》说："痛者，寒气多也，有寒故痛也。"若寒邪不解，郁而化热，或暑邪湿热中阻，邪气壅滞于内，脾胃运化失调，肠道传导失司，腑气不通，亦可引起腹痛。

饮食不节多属暴饮暴食，伤及脾胃，食滞内停；或恣食甘肥辛辣之品，或食入馊腐不洁之物，致湿热秽浊滞留肠胃；或过食生冷，遏阻脾阳，也能影响脾胃之健运，使气机失于调畅，腑气通降不利，而发生腹痛。

情志失调，如情志怫郁、忧思恼怒，则肝失条达，气血郁滞；或肝气横逆，乘犯脾胃，肝脾失和，气机不畅而为腹痛。

阳气素虚，可因素体阳虚，脾阳不振，运化无权；或真火不足，寒从内生，气血不能温养脏腑，而致腹痛。

腹痛的病机主要为气机郁滞，络脉痹阻，不通则痛。如寒邪、湿热、饮食、积滞、气郁、血瘀等邪气壅积，腑气通降不利，络脉痹阻不通，可致腹痛；脾肾阳虚，脏气虚寒，失于温养，络脉滞涩不通，亦可导致腹痛。

腹痛病变虽有寒热气血之分，但归纳其病理性质不外虚实两类。实证为邪气郁滞，不通则痛，临床较为多见；单纯虚证者较少；而属正虚邪实、寒热错杂者，临床亦较常见。

病因病机示意图：

```
外感时邪→寒、暑、湿、热 ┐
饮食不节→食滞中阻    ├ 腑气不降 → ┌ 气机失利 ┐
情志失调→肝郁气滞    │        └ 不通则痛 ┘ 腹痛
阳气素虚→脏气虚寒，失于温养 ┘
```

【辨证论治】

一、辨证要点

腹痛辨证，主要根据病因、疼痛部位、疼痛性质等，辨别寒、热、虚、实，在气、在血、在脏、在腑等。

辨腹痛部位，有助了解何脏受病及何因致痛。少腹痛多属肝经病变，若右少腹痛，按之痛剧，多为肠痈；若少腹拘挛疼痛，痛引睾丸者，多为疝气。大腹痛多属脾胃、大小肠病变；小腹痛多为肾与膀胱病变。

辨腹痛性质有助了解病证的寒热虚实。凡痛势急剧，痛时拒按者，多属实证；若痛势隐隐，痛时喜按者，多为虚证；凡疼痛急迫，腹胀便秘，得热痛势不减者，多为热证；如疼痛遇冷加剧，得热敷或进热食后减轻者，多为寒证；凡腹部胀闷，走窜不定者，多由气滞所致；腹部刺痛，固定不移者，属血瘀为病。

二、鉴别诊断

腹痛应与胃痛、霍乱、肠蛔虫症、肠痈鉴别。

1. **胃痛** 其疼痛部位在上腹近心窝处，且常伴脘腹胀满，呕恶泛酸，嗳气嘈杂等症。病变以胃为主。而腹痛的部位是在胃脘以下至耻骨毛际以上，少有嗳气、嘈杂泛酸等症，病变范围较广，凡腹内脏腑及有关经脉受病，均可引起腹痛。

2．**霍乱** 除腹痛外，有卒然发病，上吐下泻，吐泻物如米泔水样的特点，并有强烈传染性。

3．**肠蛔虫症** 其疼痛部位多在脐周，时痛时止，痛时剧烈难忍，但痛止即如常人。多伴嘈杂吞酸，或泛吐清水，鼻痒，睡中龂齿等症。

4．**肠痈** 其疼痛部位在右下腹。痛时拒按，转侧不利，右足喜屈畏伸，故常欲蜷足而卧，或伴发热、恶心、呕吐等症。

三、分证论治

腹痛的治疗，多以"通"为原则。所谓通，并非单指通下而言。如《医学真传》说："夫通则不痛，理也，但通之之法，各有不同。调气以和血，调血以和气，通也；下逆者使之上行，中结者使之旁达，亦通也；虚者助之使通，寒者温之使通，无非通之之法也。若必以下泄为通，则妄矣。"临床应以虚实为纲进行辨治。属实证者，重在祛邪疏导；属虚寒者，治宜温补阳气；久痛入络者，采取辛润活血通络之法。

（一）寒邪内阻

证候 腹痛急暴，得温痛减，遇寒更甚，怕冷蜷卧，口和不渴，小便清利，大便或秘结或溏薄，舌苔淡白，脉沉紧。

证候分析 本证以感受寒邪，气机凝滞为基本病机。寒为阴邪，性主收引。寒邪内侵，气机被遏，故腹痛急暴，怕冷蜷卧。得温则气机稍舒而痛减，遇寒则气凝愈显而痛甚。若寒凝气滞，腑气闭阻，则大便秘结；若寒伤中阳，运化失健，则大便溏薄。口和不渴，小便清利，舌苔淡白，脉沉紧，均为里寒之象。本证以腹痛急暴，得温痛减，遇寒更甚为辨证的要点。

治法 温中散寒。

代表方 正气天香散。

干姜 5g 紫苏 10g 乌药 10g 香附 10g 陈皮 10g 水煎服。

正气天香散为温中散寒，行气止痛之剂，适于寒凝气滞之腹痛证。方中干姜、紫苏温中散寒；乌药、陈皮、香附理气止痛。

加减 若寒甚，疼痛剧烈，手足逆冷者，可加附子 10g、肉桂 10g，以辛热通阳，散寒止痛。若夏月感受寒湿，伴见恶心呕吐，身重，倦怠，舌苔白腻者，可加藿香 10g、苍术 5g、半夏 10g，白蔻仁 3g 以化湿浊。若腹痛而胀甚者，可加厚朴 5g、枳壳 5g、木香 3g 以消胀止痛。若属蛔虫攻痛，可加乌梅 10g、使君子 15g、川椒 3g 以安蛔止痛。若腹中冷痛，兼见便秘者，可加附子 10g、大黄 10g（后下）以温通开秘。若腹痛体虚较甚者，可加党参 10g、当归 10g 以益气养血。若少腹拘急冷痛，属肝经寒凝气滞者，可加吴茱萸 3g、小茴香 5g、沉香 3g 以暖肝散寒止痛。

若腹中冷痛，手足逆冷，而又兼身体疼痛，为内外皆寒，可用乌头桂枝汤。

（二）湿热积滞

证候 突然腹痛，持续加重，或阵发性加剧，胀满拒按，口中干苦，大便多秘，或泻而不爽，小便黄赤，或见身热，胸脘痞闷，呕恶，嗳腐吞酸，舌苔黄腻，脉象濡数。

证候分析 本证以湿热结滞胃肠，气机结滞为基本病机。湿热积滞内结，气机壅阻不通，故腹痛拒按，胀满不舒。邪气壅结，腑气不畅，故大便秘结。湿热积滞内阻，脾运失常，故见大便溏而不爽。如有宿食停滞，胃气失于和降，则兼见胸脘痞闷，恶心呕吐，嗳腐吞酸。身热，小便黄赤，舌苔黄腻，脉象濡数，均为湿热内蕴之征。本证以腹痛拒按，口干，胸闷便秘为辨证要点。

治法 清化湿热，通腑导滞。

代表方 大承气汤。

大黄 10g（后下） 枳实 15g 厚朴 12g 芒硝 10g（冲服） 水煎服。

大承气汤为荡涤肠胃实热的代表方剂。方中大黄苦寒泄热通便，荡涤肠胃；芒硝咸寒，软坚散结，助大黄泄热通便；厚朴、枳实行气散结，消痞除满。

加减 若燥热不甚而湿热偏盛者，去芒硝，加苍术 5g、苡仁 10g、黄芩 10g 清热利湿；若腹痛连及两胁，可加柴胡 10g、郁金 10g 以理气止痛。若脘腹胀满较重者，可加木香 5g、槟榔 10g、莱菔子 10g 以消胀除满。若兼食积者，可加山楂 10g、神曲 10g、麦芽 10g，鸡内金 10g 以消导积滞。

（三）食滞内停

证候 脘腹胀痛，拒按，恶食，嗳腐吞酸，或痛而欲泻，泻后痛减，或大便秘结，舌苔白腻，脉滑实。

证候分析 本证以宿食停积，壅阻气机，腑气不通为基本病机。由于饮食不节，或恣食肥腻，以致食积不化，宿食停滞胃肠，故脘腹胀满疼痛拒按。宿食中阻，胃失和降，浊气上逆，故恶食，嗳腐吞酸。食滞伤脾，升降失司，运化无权，故腹痛而泻。泻则食积得消，故泻后痛减。宿食停滞，传化失司，腑气不行，故大便秘结。舌苔白腻，脉滑实，均为食滞内停征象。本证以腹胀痛，拒按，恶食，嗳腐吞酸为辨证要点。

治法 消食导滞。

代表方 保和丸。

山楂 10g 神曲 10g 半夏 10g 茯苓 10g 陈皮 10g 连翘 10g 莱菔子 10g 水煎服。

保和丸为消食导滞的代表方剂。方中山楂、神曲、莱菔子消食导滞；陈皮、半夏、茯苓健脾和胃；连翘清除食积之蕴热。

加减 若脘腹胀痛较甚，可加川朴 5g、枳实 5g 以增强理气止痛之力。兼蛔虫扰动而痛者，可加乌梅 10g、槟榔 10g、使君子 15g 以安蛔止痛。

若食积化热，亦可用枳实导滞丸。

（四）气机郁结

证候 脘腹或胁下胀痛，满闷不舒，攻窜不定，或痛引少腹，得嗳气或矢气则痛减，遇恼怒加重，舌苔薄白，脉弦。

证候分析 本证以情志失调，气机阻滞不通为基本病机。因恼怒忧思，情志不遂，气机阻滞，升降失司，故脘腹连胁胀痛，满闷不舒。病在气分，忽聚忽散，故攻窜不定，或痛引少腹。得嗳气或矢气，气机稍舒，故胀痛减轻；遇恼怒气郁更甚，故胀痛加剧。肝郁不舒，故脉弦。本证以脘腹连胁胀痛，攻窜不定，遇恼怒加重为辨证要点。

治法 疏肝解郁，理气止痛。

代表方 柴胡疏肝散。

柴胡 10g 香附 10g 陈皮 10g 枳壳 10g 白芍 10g 川芎 5g 炙甘草 2g 水煎服。

柴胡疏肝散是疏肝解郁，理气止痛的代表方剂。方中柴胡、香附理气止痛；枳壳、陈皮理气和胃；川芎调理气血；白芍、甘草缓急止痛。

加减 若腹部窜痛较重，可加木香 5g、乌药 5g、郁金 5g 以助理气止痛之力。若痛引少腹睾丸，可加橘核 15g、荔枝核 15g、小茴香 5g 以暖肝理气止痛。若气郁化火，症见呕吐酸水，心烦口渴者，可加黄连 5g、吴茱萸 3g、黄芩 10g、山楂 10g 以泄肝和胃。若腹痛肠鸣便溏者，可加防风 10g、白术 10g。

本证亦可选用四逆散，以疏肝理气，调和肝脾。

（五）瘀血内停

证候 腹痛如刺，腹内或有积块，痛处固定而拒按，经久不愈，舌质紫暗，有瘀斑，脉细涩。

证候分析 本证以气滞日久导致血瘀，阻碍气机通畅为基本病机。因情志不遂，气滞日久，导致血瘀，血属有形，瘀结不散，故腹痛如刺，或有积块，痛处固定，痛而拒按。舌质紫暗有瘀斑，脉细涩，均为血瘀之征象。本证以腹痛如刺，或有积块，痛处固定为辨证要点。

治法 活血化瘀。

代表方 少腹逐瘀汤。

小茴香 5g 干姜 5g 元胡 10g 没药 10g 当归 10g 川芎 5g 肉桂 3g 赤芍 10g 蒲黄 10g 五灵脂 5g 水煎服。

少腹逐瘀汤为活血化瘀，温经散寒的代表方剂。方中当归、川芎、赤芍养血和营；蒲黄、五灵脂、没药逐瘀止痛；肉桂、干姜、小茴香温经止痛。

加减 若腹内血瘀有积块者，可加桃仁 12g、三棱 10g、莪术 10g 以化瘀消积。若属腹部手术后，或跌仆创伤而致痛者，可加泽兰 12g、红花 10g 以散瘀止痛。

（六）中虚脏寒

证候 腹痛绵绵，时作时止，喜温喜按，饥饿劳累后痛甚，得食或休息后痛减，大便溏薄，面色无华，形寒怕冷，神疲气怯，舌淡苔白，脉沉细。

证候分析 本证以中虚脏寒，经脉失于温养，络脉痹阻为基本病机。由于素体中阳虚馁，或久病阳气不足，致中虚脏寒，经脉失于温养，络脉痹阻，故腹痛绵绵，时作时止。寒得温则散，故喜热喜按。饥饿及劳累时，中阳更虚，故而腹痛加重。得食或休息后中阳暂复，故腹痛稍减。中阳不运，气血化源不足，故面白少华。中阳不振，运化无权，故大便溏薄。阳气不足，卫阳不固，故形寒怕冷，气短神疲。舌淡苔白，脉沉细，均为虚寒之征。本证以腹痛绵绵，喜热喜按，便溏怕冷，得食痛减为辨证要点。

治法 温中补虚，缓急止痛。

代表方 小建中汤。

桂枝 5g　白芍 12g　炙甘草 5g　生姜 3 片　大枣 6 枚　饴糖 30g　水煎服。

小建中汤为温中补虚，和里缓急的代表方剂。方中桂枝、饴糖、生姜、大枣温中补气；白芍、甘草缓急止痛。

加减 若气虚偏重，症见气短神疲，乏力自汗，或大便虽软而排便艰涩者，可加黄芪 30g 以补气。若营血亏虚较重，症见产后或失血后，腹痛绵绵不休，或少腹拘急，痛引腰背，纳食减少者，可加当归 10g、丹参 10g 以温补气血，和营止痛。若胃气虚寒，脐中冷痛，连及少腹者，宜加胡芦巴 10g、荜澄茄 5g 以温肾散寒止痛。

若脾肾阳衰较重，症见腹内冷痛，下利清谷，肢冷脉沉迟者，可选附子理中汤以温补脾肾。

腹痛一般预后良好。若突然剧烈腹痛，痛点固定，拒按，按压时压痛明显，腹部板硬，或有包块者，属急腹症，应及时请西医外科会诊或妇科会诊，以免延误治疗。

实证腹痛，日久不愈，可转成虚证。各型之间可相互转化或兼夹。如外感寒邪腹痛，寒邪伤阳，日久不愈，可转为虚寒腹痛。气滞腹痛日久不愈，可导致血瘀，转成瘀血腹痛。瘀血又可阻碍气机疏通，加重气机阻滞。虚寒腹痛复加饮食或情志所伤，可使腹痛加重，形成虚中夹实之证。

四、单方验方

1．十香止痛丸　由香附、元胡、丁香、沉香、良姜、木香、砂仁、厚朴、灵脂、乌药等组成，为芳香理气，散寒止痛之剂。主治寒凝气滞腹痛。每次服 1 丸，日服 2~3 次，空腹温开水送服。

2．九气拈痛丸　由香附、木香、良姜、陈皮、莪术、元胡、槟榔、五灵脂、甘草等组成，为辛温理气止痛之剂。主治气滞偏寒之腹痛。

3．五灵脂 9g、蒲黄 9g。共研细末，醋水各半，煮透，连渣服之。治疗血瘀腹痛。

4．艾叶 10g、香附 10g、肉桂 6g，水煎服。治疗虚寒腹痛。

5．莱菔子 15g、木香 10g。共研细末，开水冲服。治疗气滞腹痛。

【预防护理】

腹痛的预防，主要注意以下几方面：适寒温，避免外邪入侵。节饮食，防止暴饮暴食，以免损伤脾胃。饭后勿急跑，或作剧烈活动，以防腹痛发生。保持心情舒畅，避免情志刺激，以防气机阻滞，而发为腹痛。

护理方面，既病之后，要卧床休息，痛势严重者，可暂缓进食，或少吃多餐，以易消化食物为宜。若腹痛剧烈，痛而拒按，或腹部板硬时，要及时请外科会诊，以防延误治疗。若属外感寒邪或虚寒腹痛，可用热水袋放腹部热敷，以散寒止痛。

小　结

　　腹痛是指胃脘以下，耻骨毛际以上部位发生疼痛的病证。主要因外邪、饮食、情志、阳虚脏寒等因素，导致腹部脏器及循行经脉病变而引起，其主要病机为气机阻滞，络脉痹阻、不通则痛。临床辨证以寒、热、虚、实、在气、在血为纲，其间也可互相转化与兼夹。临证时必须结合具体情况审慎辨别。腹痛的治疗，实证宜祛邪疏导，虚证应温阳益气，使气血调和，经脉通畅，通则不痛。在治疗过程中，还要注意精神饮食之调摄，以利提高疗效，促进病体康复。

第四节　呃　逆

　　呃逆俗称"打咯忒"，古代称"哕"，是指因气机上逆，喉间呃呃连声，声短而频，令人不能自止的病证。其呃声或疏或密，持续时间长短不定。有呃逆偶然发作者，几声即止，不药自愈。亦有连续发作，少则几分钟、几小时，甚则数日不止，必经治疗方可止呃者。

　　西医学认为呃逆之原因，是膈肌痉挛所致，最常见于胃肠神经官能症及其他急慢性疾病过程中，如其以呃逆为主要临床表现，均可参考本节辨证论治。

【病因病机】

　　呃逆常由于饮食不节、情志抑郁以及体虚病后等原因，导致胃失和降，气机上逆而致。过食生冷及过服寒凉药物，中寒气凝，胃失和降，或过食辛辣温补之品，燥热内盛，阳明腑气不通，胃气上逆动膈可成呃逆；恼怒伤肝，气机不利，气郁痰阻，或气郁化火，肝火犯胃，胃失和降，气逆动膈，上冲喉间亦为呃逆；或素体虚弱，或久病不愈，耗伤中气，清气不升，浊气不降，或因热病伤阴，或汗、吐、下太过，耗损胃阴，胃失润降，或久病及肾，肾气失于摄纳，引动冲气上逆动膈而成呃逆。

　　综上所述，呃逆之病位主要在膈。呃逆的发生总由胃失和降，气机上逆动膈而成。但与肺失宣降及肝、脾、肾功能失调亦有关。其病理性质有虚实之分。凡寒气蓄胃、燥热内盛、气郁痰阻等邪气犯胃，而致胃气上逆动膈发者属实证；由脾肾阳衰、胃阴耗损、正虚气逆而致者为虚证。但临证亦有虚实夹杂并见者。

　　病因病机示意图：

```
          ┌ 中寒气凝 ┐
饮食不节 ─┤          ├ 邪气犯胃
          └ 燥热内盛 ┘  （实）  ┐
          ┌ 气滞痰阻 ┐          ├ 气逆动膈 ── 呃逆
情志抑郁 ─┤          ├          │
          └ 气郁化火 ┘          │
          ┌ 脾肾阳虚 ┐ 正虚气逆 ┘
体虚病后 ─┤          ├ （虚）
          └ 胃阴耗损 ┘
```

【辨证论治】

一、辨证要点

呃逆当辨轻重，警惕危候的出现。呃逆轻者，为一时性、短暂性、单纯性呃逆，大多自发自止，可不药自愈；重者呈持续性发作，必须加以治疗。如在某些重病后期出现呃逆不止，饮食不进，脉沉细欲绝，则属元气衰败，胃气将绝之危候，应引起高度重视，防其突然生变。

呃逆需分辨其虚实寒热。一般呃逆初起，病程短，体质好，呃声响亮有力，连续发作者为实证；病程长，体质差，呃声时续时断，声低而长，气怯乏力者为虚证；呃声沉缓有力，胃脘不舒，得寒则甚，得热则减，伴面青肢冷者属寒；呃声高响有力，伴面红便秘，口臭烦渴者属热。

二、鉴别诊断

呃逆与干呕均属胃气上逆的病证，临床应予鉴别。

干呕属呕吐的一种，特点是患者呕恶有声，但无食物吐出，或仅呕吐少许粘液，与呃逆之呃呃连声，短促而频截然不同。

三、分证论治

呃逆一证，总由胃失和降，气机上逆而成，故治疗当以理气和胃，降逆止呃为原则。实证以祛邪为主，因于寒者温之，因于热者清之。虚证以培补为主，宜用温补和滋阴之法。对于重病中出现呃逆者，急当温补脾肾，扶持元气，或用益气养阴之法，以顾其本。在审因论治的基础上，各证均可加入相应降逆止呃药，如偏寒的，可加丁香、柿蒂、生姜；偏热的，可加枳实、代赭石、旋覆花，以增强疗效。

（一）实证

1．胃中寒冷

证候 呃声沉缓有力，遇寒则甚，得热可减，胃脘不舒，纳食减少，喜热饮，口和不渴，舌苔白，脉迟缓。

证候分析 本证以寒气犯胃，胃失和降为基本病机。因过食生冷或过服寒凉药物，而致寒邪犯胃，胃气失和，气机上逆喉间，故呃声沉缓有力。寒气遇热则散，遇寒则增，故遇寒则甚，得热可减，且喜热饮。寒邪阻遏，胃气失和，故胃脘不舒，纳食减少。口和不渴，苔白，脉迟缓，均为胃中有寒之象。本证以呃声沉缓有力，遇寒则甚，喜热饮为辨证要点。

治法 温中祛寒，降逆平呃。

代表方 丁香散。

丁香 5g 柿蒂 10g 良姜 5g 炙甘草 3g 水煎服。

丁香散为温中散寒，理气和胃的主要方剂。方中丁香暖胃降逆；柿蒂温胃降逆止呃；良姜温中散寒、宣通胃阳；炙甘草和中。

加减 如胃寒较甚，见四肢厥冷，可加吴茱萸 3g、肉桂 3g 以温阳散寒而止呃。若兼气滞痰浊不化，见腹胀不舒，脘闷恶心，泛吐痰涎等，可加枳实 5g、陈皮 5g、厚朴 5g、半夏 10g 以宽中下气，化痰导滞。

2．胃火上逆

证候 呃声洪亮有力，连续而出，口臭烦渴，喜冷饮，便秘尿赤，舌苔黄或黄燥，脉滑数。

证候分析 本证以燥热内盛，胃火上逆为基本病机。燥热内盛，胃火上冲，故呃声洪亮有力。胃热伤津，故口臭烦渴，喜冷饮。津伤肠燥，故尿赤便秘。苔黄或黄燥，脉滑数均为胃热内盛之象。本证以呃声洪亮有力，口臭烦渴，喜冷饮为辨证要点。

治法 清胃降火，和中止呃。

代表方 竹叶石膏汤。

竹叶 12g 石膏 30g 半夏 6g 麦冬 12g 人参（可改成南沙参）10g 粳米 12g 甘草 6g 水煎服。

竹叶石膏汤有清热生津，益气和胃之作用。方中竹叶、石膏甘寒辛凉，清泄胃火；麦冬、人参（沙参）滋养津液；半夏降逆和胃；粳米、甘草养胃和中。此外宜加柿蒂 10g、竹茹 10g 以降逆止呃。

加减 若兼湿热中阻，见脘痞懊憹，舌苔黄腻者，可去石膏、麦冬、沙参，加黄连 10g、黄芩 10g、吴茱萸 3g 以苦辛通降。若兼气滞，脘腹胀满不舒，可加槟榔 10g、莱菔子 10g 以破积消痞，降气止呃。若热盛伤津，烦渴引饮，可重用石膏至 60g，另加生地 12g、花粉 10g、知母 10g 以生津止渴。若腑热壅盛，便秘腹满较甚，可加大黄 10g（后下）、枳实 10g 以通腑泄热，俾腑气通，则胃气降，呃逆自止。此乃上病下取，釜底抽薪之法。

3．气滞痰阻

证候 呃逆连声，脘胁胀闷，肠鸣矢气频作，或兼嗳气恶心，纳食减少，常因情志不舒而发作，舌苔薄腻，脉弦滑。

证候分析 本证以情志抑郁，气滞痰阻为基本病机。七情所伤，肝气郁结犯胃，胃气上逆，故呃逆连声。胁为肝之分野，肝郁气滞，故胸胁胀闷。气郁兼痰，痰气交阻，胃失和降，故嗳气恶心，纳食减少。肝气乘脾，则肠鸣矢气频作。苔薄腻，脉弦滑，均为气滞兼痰湿之象。本证以呃逆连声，胸胁胀闷，嗳气恶心为辨证要点。

治法 理气化痰，镇逆平呃。

代表方 旋覆代赭汤。

旋覆花 10g（布包煎） 代赭石 20g（先煎） 半夏 10g 生姜 3 片 党参 10g 甘草 3g 大枣 4 枚 水煎服。

旋覆代赭汤为治疗气逆不降，痰浊内阻而致呃逆的主方。方中旋覆花下气消痰；代赭石重镇降逆；半夏、生姜化痰和胃；党参、甘草、大枣补益脾胃。

加减 若气逆痰阻，正气不虚者，可去党参、大枣、甘草，加茯苓 10g、陈皮 5g 以化痰和胃，降逆平呃。若气郁化火，口苦心烦便秘者，可加黄连 5g、焦栀子 10g、大黄 6g（后下）以清肝泄火降逆。若胸胁胀满疼痛者，可加川楝子 5g、郁金 5g 以疏肝解郁止痛。若痰湿较盛，头目眩晕，可加白术 10g、茯苓 15g 以燥湿化痰。

（二）虚证

1. 脾肾阳虚

证候 呃声低弱无力，气不接续，泛吐清水，面白少华，脘闷食少，大便溏薄，形寒肢冷，腰膝酸软，神疲气怯，舌质淡，苔薄白，脉细弱。

证候分析 本证以脾肾阳虚，虚气上逆为基本病机。素体阳虚，或饮食劳倦伤中，脾胃阳气不足，升降失常，虚气上逆，故呃声低弱无力。脾虚，气血生化之源不足，故面白少华。脾运失健，故脘闷食少，大便溏薄。久病及肾，肾阳衰微，故形寒肢冷，神疲气怯，腰酸膝软。肾虚气不摄纳，故呃声低弱、气不接续。阳虚饮停，故泛吐清水。舌质淡，苔薄白，脉细弱，均属阳虚之候。本证以呃声低弱无力，面色少华，形寒肢冷，腰膝酸软为辨证要点。

治法 温补脾肾，和胃降逆。

代表方 附子理中汤。

党参 10g 干姜 5g 炙甘草 3g 白术 10g 附子 10g 水煎服。

附子理中汤能温补脾肾，振奋阳气，使脾胃健运，升清降浊。方中干姜、附子、党参、白术、甘草，温阳益气健脾。此外宜加丁香 3g、柿蒂 10g、旋覆花 10g（布包煎）、代赭石 12g（先煎）以顺气降逆止呃。

加减 若脾胃阳虚较重，可加吴茱萸 6g、白蔻仁 3g 以温胃止呃。若久病转重，偏于肾气虚，不能摄纳者，可加紫石英 15g、肉桂 3g、补骨脂 10g 以温肾纳气。若兼食滞，可加麦芽 15g、陈皮 10g、神曲 10g、鸡内金 10g 以理气和胃，消食化滞。

2. 胃阴不足

证候 呃声短促而不连续，口干舌燥，心烦不安，不思饮食，或食后饱胀，口渴便秘，舌红而干，或有裂纹，脉细数。

证候分析 本证以胃阴不足，胃失润降，虚气上逆为基本病机。由于胃阴不足，胃失润降，虚气上逆，故呃声短促不连续。热伤津液，故口干渴，舌燥。虚热内扰，故烦躁不安。热伤阴津，肠道失润，故大便干燥。舌质红而干，或有裂纹，脉细数，均有阴虚内热之象。本证以呃声短促而不能连续，口干舌燥，心烦不安为辨证要点。

治法 养阴生津，和胃平呃。

代表方 益胃汤。

沙参 10g 麦冬 10g 玉竹 10g 生地 15g 冰糖 6g 水煎服。

益胃汤功专养胃生津。方中沙参、麦冬、玉竹、生地，均为养阴生津之品；冰糖味甘，取甘宁津还之意。本方和胃降逆之力不足，故宜加柿蒂 10g、枇杷叶 10g（包煎）、竹茹 10g 以和胃降逆止呃。

加减 若气阴两虚，神倦气怯，不思饮食者，可加党参 10g、白术 10g、山药 10g 以益气健脾和中。若兼气滞食积，表现胸闷纳呆者，可加玫瑰花 3g、麦芽 10g、谷芽 10g 以理气消食。

一般来说，呃逆之预后多数是好的，即使有些重病患者，经过治疗一般亦多能治愈。少数危重病人出现呃逆，伴汗出肢冷，脉沉伏者，属危候，预后较差。

呃逆的转归，若偶然发作，时间短暂，属单纯性呃逆者，可不治自愈。若呃逆持续发作，日久不愈者，必耗伤胃气，往往由实转虚，或使虚者更虚。

四、单方验方

1．简易止呃法

嗜鼻取嚏法　用纸捻、或闻皂角末，嗜鼻取嚏。

闭气法　深吸气后闭气，可重复作至呃止。

引导法　口含温开水，将手指掩塞耳鼻，然后吞下开水，稍等片刻，放开手指，如一次不效，再重复作 2～3 次。

指压内关穴法　患者用左手指按压右手内关穴 10 分钟即可。

2．柿蒂 3g、竹茹 3g、代赭石 3g，共研细末，分 3 包，每次服 1 包，日服 3 次。服时用鸡蛋一个、蜂蜜一小酒杯，开水冲服。可统治各型呃逆。

3．荜澄茄、良姜各等份，研末，每服 7g。水煎服，入醋少许，每日服 2 次。治胃寒呃逆。

4．柿蒂 9g、丁香 3g、黄连 6g，水煎服，每日 1 剂。治胃热呃逆。

5．韭菜子（生用或炒用）研末，每服 9g，开水送服，每日服 2 次。治疗顽固性呃逆。

【预防护理】

预防本病，平时要注意寒温适宜，避免外邪犯胃，还要做到饮食有节，定时定量，不要过食生冷及辛辣刺激之物。要保持心情舒畅，避免精神刺激，以防肝气犯胃，气机上逆致呃逆。

呃逆轻症，可不药自愈，无须特别护理。若呃逆频作，宜进半流食，并可加入姜汁少许，降逆止呃。对一些危重患者，出现呃逆时，要密切观察病情变化，切勿惊扰病人，防其元气衰脱。

小　结

呃逆是指气机上逆，喉间呃呃连声，声短而频，令人不能自止的病证。多由饮食不节、情志抑郁、体虚病后等因素导致胃失和降，胃气上逆动膈而成。同时与肺失宣降，肝、脾、肾功能失调有关。临床辨证以虚实为纲，其治疗以理气和胃，降逆平呃为原则。实证以祛邪为主，虚证以扶正为主，用寒者温之、热者清之、气逆者降气、痰郁者除痰、阳虚者温阳、阴虚者滋阴等方法。不论虚实寒热各型，均可适当加入降逆平呃药物，如生姜、丁香、柿蒂、橘皮、竹茹、旋覆花、代赭石等，视其属寒属热而分别选用。

呃逆一证，病情轻重差别很大，轻者为偶然、短暂发作，大多自发自止，无须治疗。重症者持续发作，常缠绵难愈，特别是并发于某些危重症病人，常为元气衰败、胃气将绝之危候，预后不良，应予特别重视，以防突然生变。

第五节 噎膈

噎膈是指吞咽因难，饮食难下，或纳即复出的病证。噎为吞咽之时，梗噎不顺；膈指胸膈阻塞，饮食不下。噎可单独出现，也可以是膈的前驱症状，故有"噎为膈之始，膈乃噎之渐"之说。然噎未必兼膈，膈必兼噎，所以膈证初起往往有噎的过程。正如《千金方衍义·噎膈》所说："噎之与膈，本同一气，膈证之始，靡不由噎而成。"临床亦多以噎膈并称。

本病多见于中年以上男性，平素嗜酒，恣食肥甘，情志抑郁者。临床表现初起咽部或食道内有异物感；进食时有食物停滞感；胃脘不适灼痛，进食痛甚，胸内疼痛。继则吞咽时胸膈疼痛，食入即吐，甚则吐粘痰或白沫，或如赤豆汁，大便燥结如羊矢；或形体羸瘦，肌肤甲错，精神疲惫等。亦有只表现为吞咽梗噎不顺者。

西医学的食道癌、贲门癌、贲门痉挛、食道憩室、食道炎，均可参照本节辨证论治。

【病因病机】

《鸡峰普济方·噎膈》认为本病"乃神识间病"，说明情志所伤是噎膈发病的重要原因。如忧思伤脾，思则气结，脾伤则水湿不运，滋生痰浊，气结则与痰浊相搏，阻于食道，故吞咽之时，梗噎不顺。郁怒伤肝，肝郁气滞，气机郁滞则血不畅行，积而为瘀。因此，忧思郁怒可致痰气瘀三者阻塞食道，使饮食难下，形成噎膈。

因饮食不节而致噎膈者，多为嗜酒成癖，久则助湿生热，或恣食辛香燥热等物，易致津伤血燥。前者使食道窄隘，后者令咽管干涩，均能妨碍咽食而发生噎膈。或饮食过热，食物粗糙，或常食过硬及发霉之物，不仅伤胃，亦能损其食道之脉络。胃伤者，胃气不顺，食道脉络损者，气血凝滞，瘀阻食道，以致狭窄，而吞咽困难。

此外，本病亦可因房劳过度，劳欲太甚，致真阴亏损，阴亏液涸，食道干涩。或因年高精衰，精血亏损，食道失养，渐致枯涸，亦可形成噎膈。

综上所述，本病的病位在食道，属胃气所主，其基本病理改变为食道狭窄。但就其发病机理而言，除胃以外，又与肝、脾、肾关系密切，因三脏与食道、胃皆有经络联系。在功能上，脾为胃行其津液，肝气之疏泄及肾阳的温煦亦有助于胃气和降，而肾之阴精循足少阴之脉濡润咽嗌，以上因素，对于食物咽下入胃，均有协同作用。故肝、脾、肾有病，可累及胃与食道渐生噎膈。病理性质乃本虚标实，本虚系指阴津损伤以致阴津干涸，食道干涩，严重者，阴损及阳而形成气虚阳微之证；标实为痰、气、火、瘀阻塞食道，故噎膈以吞咽困难，饮食难下为特征。本病虽有轻重或新病久病之异，但本虚标实这一基本环节贯穿整个病变过程，只不过在病情发展的不同阶段，本虚与标实有主次之异。

病因病机示意图：

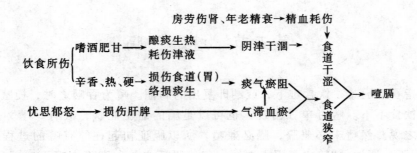

【辨证论治】

一、辨证要点

嗌膈一病，首当辨别病情的轻重。凡病情只表现于噎证阶段，症见吞咽之时，梗噎不顺，全身症状不明显，对工作及生活起居影响不大，则为轻证。若表现为吞咽梗阻，呈进行性加重，开始水饮可进，固体食物虽勉强咽下，亦必阻塞难入。继则胸膈疼痛，流质饮食也咽下困难，甚则滴水难进，或食入即吐，形体消瘦，二便均少。严重者吐出物如赤豆汁，或食入即作呛咳，痰涌气逆等。上述症状皆为重证或危重证。

本病初起以标实为主，当辨其气、痰、瘀三者的主次：气结为主者，多为梗塞不舒，胸膈痞胀，嗳气则舒；血瘀为主者，常见胸膈疼痛或痛如针刺，痛处固定不移；痰阻者，则见泛吐痰涎，胸膈满闷。病程日久往往由实转虚，表现以本虚为主。如症见形体消瘦，皮肤干枯，舌质干红有裂纹者，为阴血枯槁。若见面色㿠白，形寒气短，面浮足肿者，乃气虚阳微之征。

二、鉴别诊断

嗌膈应与梅核气相鉴别。两者均有咽中梗塞不舒的表现，但梅核气是主观感觉咽中如有物梗阻，咽之不下，咯之不出，无吞咽困难及饮食不下之症，客观检查无异常，少有疼痛。嗌膈则以进食困难，甚或格拒不入为特征，常伴有胸骨后疼痛，且吞咽困难与日俱增，故临床不难鉴别。

三、分证论治

嗌膈的治疗应权衡本虚标实的程度，辨证处理。初期重在治标，宜理气、消瘀、化痰降火为主；后期重在治本，宜滋阴润燥或补气温阳为法。然嗌膈为病，乃积渐而成，即使病处初期，阴津末必不损，故治疗当顾护津液，辛散香燥之药不可多用，以免伤津耗液而兼症丛生。后期津液枯槁，阴血亏损，治当滋阴补血。但滋腻之品亦不可过用，当时时以顾护胃气为念，因滋腻太过有碍于脾胃，胃气一绝，则诸药罔效。如《医宗必读·反胃嗌膈》所说："此证之所以疑难者，方欲健脾理痰，恐燥剂妨于津液；方欲养血生津，恐润剂碍于中州。"

（一）痰气交阻

证候 吞咽梗阻，胸膈痞满，情绪舒畅时稍可减轻，或胸膈隐痛，嗳气，呃逆，或泛吐痰涎食物，口干咽燥，形体逐渐消瘦，舌质偏红，苔薄腻，脉弦滑。

证候分析 本证以气郁痰阻，食道不利为基本病机。痰气交阻，闭塞胸膈，食道不利，故见吞咽梗阻，胸膈痞满或疼痛。当情绪舒畅之时，气机转见通利，故症状稍可减轻。胃气上逆，则嗳气，呃逆，呕吐痰涎及食物。郁热伤津，胃液渐耗，或气结津液不能上承，故口干咽燥。吞咽梗阻，饮食减少，形体渐至失充，故形体逐渐消瘦。舌质偏红，苔薄腻，脉弦滑，为气郁痰阻兼有阴伤之征。本证以吞咽梗阻，胸膈痞满，情绪舒畅稍可减轻，舌苔薄腻为辨证要点。

治法 开郁润燥，化痰利膈。

代表方 启膈散。

郁金 10g 砂仁壳 9g 沙参 12g 贝母 12g 茯苓 15g 荷叶蒂 9g 丹参 12g 杵头糠 6g 水煎服。

本方是治疗噎膈初起的常用方。方中郁金、砂仁壳开郁利气。沙参、贝母润燥化痰。茯苓健脾祛湿。丹参活血养血，以防气滞导致血瘀。荷叶蒂宣发胃气。杵头糠治噎，《圣惠方》用此一味，蜜丸治疗膈气噎塞。

加减 若嗳气呕吐较甚者，加旋覆花 10g，代赭石 20g，姜汁滴入以降逆和胃。泛吐痰涎甚多者，加瓜蒌 15g，陈皮 9g 以化痰行气。如津伤较甚，大便艰涩，舌红少津者，可加生地 15g，玄参 15g，麦冬 12g 以增液润燥。若气郁化火者，加黄连 6g，山栀 10g，山豆根 10g，以清热解毒。大便不通者酌加大黄 6g，莱菔子 12g 行气通便，但宜中病即止，不可过用久用，以免重亡津液。

若痰热郁结，症见吞咽梗阻，胸脘痞闷，按之则痛，舌苔黄腻，脉滑数者，可用小陷胸汤加味以清化痰热。

（二）津亏热结

证候 吞咽梗涩而痛，饮水可下，食物难进，食后大部分吐出，夹有粘痰。形体消瘦，肌肤枯燥，胸背灼痛，口干咽燥，欲饮凉水，脘中灼热，五心烦热，或潮热盗汗，大便干结，舌红而干，或有裂纹，脉弦细而数。

证候分析 本证以胃津亏耗，热毒内结，食道干涩为基本病机。热毒伤阴，胃阴亏耗，食道失于濡润，故见吞咽梗涩而痛，进干食尤甚。热结痰凝，阻于食道，故食入而反出，夹有粘痰。热结灼津，胃肠枯槁，则口干咽燥，脘中灼热，大便干结。胃不受纳，无以化生精微，故形体消瘦，肌肤枯燥。热结不通，则胸背灼痛。邪热伤阴，阴虚内热，故见五心烦热，潮热盗汗。舌红而干，或有裂纹，脉弦细而数，均为津亏热结之象，本证以吞咽梗涩而痛，进食干食尤甚，口干咽燥，脘中灼热，舌红而干为辨证要点。

治法 滋养津液，泻热散结。

代表方 沙参麦冬汤。

沙参 15g 麦冬 12g 玉竹 12g 天花粉 15g 甘草 6g 扁豆 10g 桑叶 6g 水煎服。

方中沙参、麦冬、玉竹、天花粉养阴生津。扁豆甘淡健脾以资生化之源。桑叶辛凉散结。甘草和中并能甘守津还。

加减 本方宜加生地 15g，知母 10g，玄参 15g 以增强清热之功，加山豆根 10g，紫草根

10g，徐长卿 12g 解毒散结。大便干结者，加当归 12g，生首乌 12g，火麻仁 10g 润肠通便。胸中灼热者，加黄连 6g，山栀 10g 清热降火。胃热气逆者，加竹茹 12g，黄芩 10g 清热降逆。

本证亦可用五汁安中饮少量多次频频呷服，以养胃生津，降逆和胃。

（三）瘀血内结

证候 胸膈疼痛，食不得下而复吐出，甚至水饮难下，大便坚如羊屎，或吐出物如赤豆汁，面色晦滞，形体更为消瘦，肌肤枯燥，舌红少津，或带青紫，脉细涩。

证候分析 本证以瘀血留着，阻滞食道为基本病机。瘀血内结，阻于食道，故见胸膈疼痛，食入即吐，甚至水饮难下。由于病久，阴血更伤，肠失润泽，故大便干结，坚如羊矢。倘络伤血渗，则吐出物如赤豆汁。长期饮食不入，化源告竭，必致形体更为消瘦，肌肤枯燥，面色晦滞。舌红或带青紫，脉细涩，为血亏瘀结之征。本证以胸膈疼痛，食入即吐，舌质青紫，脉细涩为辨证要点。

治法 祛瘀破结，滋阴养血。

代表方 通幽汤。

生地 15g　熟地 12g　当归 15g　桃仁 10g　红花 10g　甘草 6g　升麻 4g　煎汁，少量频服。

方中生地、熟地、当归滋阴养血。桃仁、红花破结行瘀。甘草和中而调和诸药。升麻升清并能使药达病所。

加减 本方可加三七粉 5g，丹参 15g，蜣螂 6g 以祛瘀通络。若瘀阻显著者，加三棱 10g，莪术 10g，炙穿山甲 10g 以增其破结通络之力。若呕吐较甚，痰涎较多者，加海蛤粉 15g，贝母 10g，瓜蒌 15g，竹茹 10g 化痰降逆。

若服药即吐，难于下咽者，可含化玉枢丹，或用烟斗盛药，点燃吸入以开膈降逆。随后再服煎药。若呕吐物如赤豆汁者，加服云南白药化瘀止血。

（四）气虚阳微

证候 水饮不下，泛吐大量粘痰白沫，形瘦神败，面色㿠白，精神极度惫乏，形寒气短，脘腹作胀，间有腹泻，面浮足肿，舌淡苔薄，脉细弱无力。

证候分析 本证以脾肾阳虚，中气衰微，肾阳不足为基本病机。因其阴损及阳，脾肾阳虚，中阳衰微，化源已绝，水津输布无权，浊气上逆，故见水饮不下，泛吐大量粘痰白沫，精神极度惫乏。长期不能进食，形神无所养，故形瘦神败，面色㿠白。脾阳亏虚，健运无权则见脘腹作胀，间有腹泻。脾肾俱虚，蒸化失司，故面浮足肿。形寒气短，舌淡苔薄，脉细弱无力，均属气虚阳微之征。本证以水饮不下，泛吐大量粘痰白沫，形瘦神败，形寒气短，脉细弱无力为辨证要点。

治法 补益脾肾，益气回阳。

代表方 补气运脾汤。

黄芪 20g　白术 12g　党参 15g　砂仁 9g　茯苓 15g　陈皮 9g　半夏 10g　生姜 6g　甘草 6g　大枣 5 枚　水煎服。

本方功能补气健脾运中，用于噎膈脾胃衰败，运纳无权者。方中黄芪、党参、白术补益脾气。半夏、陈皮、茯苓、生姜降逆和胃化痰。大枣、甘草和胃调中。

加减 本方宜加附子 10g，肉桂 10g，菟丝子 10g，山萸肉 12g 温补肾阳。若胃虚气逆，呕吐不止者，加旋覆花 10g，代赭石 24g 重镇降逆，以增强止吐之力。泛吐白沫者，加吴萸 10g，干姜 10g 温中止吐。

本证可加服右归丸以补肾阳而滋精血。若中气不足，清阳下陷，症见噎食有下，肢体倦怠，动则气喘，脉大无力者，可用补中益气汤益气健脾，升清举陷。

本病初起，多由于痰气交阻于食道，故吞咽之时梗噎不顺。继则瘀血内结，痰、气、瘀三者交互搏结，胃之通降阻塞，上下不通，因此吞咽格拒，饮食不下。久则气郁化火，或痰瘀生热，火热伤津，津亏液耗，复因饮食难进，气血生化乏源，阴血耗竭，以致阴津枯槁，病情由实转虚，由轻转重。终则阴损及阳，而致气虚阳微，噎膈至此生机已殆。

本病的预后，若病情始终停留在噎证的阶段。不向膈证发展，一般预后尚好。由噎转膈者其病有发展快慢的不同，发展快而治疗效果差者，可在较短时间危及生命。如果病情发展慢而治疗见效者，可延缓生命，少数患者，可达到临床治愈。此外，若见到以下体征，亦可判断其预后。凡脉紧、涩、短、小，属气血已亏；脉沉、细、涩、数，属精血已涸，难治。大便秘结如羊屎，属大肠血枯；口吐白沫，为脾肺虚极；吐痰如蟹沫，为脾气已败，皆难治。腹中嘈杂，胸痛如刀割，属营虚至极，及年岁已高，气血亏虚，多难治。

四、单方验方

1．硼砂 60g，沉香 10g，火硝 30g，礞石 15g，冰片 10g。共研细末，每次含化 1g。本方功能化痰散结。用于噎膈之格拒不通，甚至滴水难下者。

2．壁虎一条合米适量炒至焦黄，研成细末，分 2～3 次加少量黄酒调服。服后，若症情缓解，可继服 10～20 条。待恢复吞咽后，再以饮食调理。

3．硇砂 1.5g，硼砂 6g，冰片 1g。共研末为丸，如绿豆大，每次含化 1 丸。本方有开道作用。

4．鹅血或白鸭血，热饮一盏，每日 1 次或每 2 日 1 次。

5．蝼蛄、蜣螂各七个，广木香 10g，当归 15g。共为细末，用黑牛涎半碗和药，黄酒送服。适用于噎膈之瘀血内结证。

6．韭汁、牛乳各等份，调匀，频频呷服，适用于噎膈阴津枯槁证。

7．龙葵 30g，蛇莓 15g，蜀羊泉 30g，石打穿 15g，半枝莲 15g，威灵仙 15g，枸橘叶 15g 水煎服。每日 1 剂。适用噎膈梗阻严重，吞咽困难，或呕吐者。

【预防护理】

本病的预防，应养成良好的饮食习惯，如勿食过烫及粗糙发霉之食物，少饮烈酒。避免经常性的情志刺激，如忧思郁怒，以防气血的郁滞和痰浊的滋生。大力进行普查，争取早期诊断，早期治疗。

精神护理在噎膈发病过程中甚为重要，要耐心说服患者，减轻精神压力，消除紧张情绪和绝望感。令其情志怡悦，心境安定，静心自养。"惟内观自养者，可治"（《鸡峰普济方·噎膈》）。宜食营养丰富易于消化之物，忌食油腻、腥味、生冷、粗硬等食物。此外，患者应做到绝嗜欲，远房帏。

小　　结

　　噎膈一病，以中年以上男性患者居多，发病早期往往易于疏忽，所以凡有吞咽困难，梗塞阻滞，食欲不振者，必须尽快查明原因，做到早期诊断，早期治疗。本病发生，主要责之于情志内伤、饮食不节等因素，以致痰、气、瘀、火阻于食道，使食道狭窄，故饮食难下，吞咽困难。继则阴津枯槁，终成气虚阳微，病情危笃。

　　本病总属本虚标实之证，故辨证时当分清标本虚实。初期以标实为主，久则多转为本虚而兼邪实。此外，病情只停留在噎证阶段，其病轻浅，预后尚好。若由噎致膈，其病深重，预后不良。在治疗方面，除根据具体病情立法遣方外，还必须时时顾护津液和胃气。若误伤津液，会致病情更趋恶化；若过用滋腻，碍其中土，胃气重伤，则诸药罔效。

　　本病患者，必须注意精神调摄，如保持乐观，避免不良刺激，少思静养及绝嗜欲，远房帏等，甚为重要。

第六节　泄　　泻

　　泄泻又称腹泻，是指大便次数增多，粪质稀薄，甚则泻出如水的病证。本病一年四季均可发生，但以夏秋两季为多见。

　　本病历来名称较多，如称大便溏薄而势缓者为泄；大便清稀如水而直下者为泻；泻下完谷不化谓之"飧泄"；溏垢污浊者谓之"溏泄"；澄沏清冷谓之"鹜泄"；泄下水多者谓之"濡泄"；久泻不禁谓之"滑泻"。此外又有以发病脏腑命名者，如"胃泄"、"脾泄"、"肾泄"、"大肠泄"等，又有以发病病因称"暑泄"、"食泄"、"酒泄"、"气泄"、"疫泄"等等。近代根据发病特点分为暴泄（实证）、久泻（虚证）两大类。

　　本证可见于西医学中凡因消化器官发生功能性或器质性病变而导致的腹泻，如急慢性肠炎、肠结核、肠功能紊乱、结肠过敏等，若以腹泻为主要临床表现时，均可参照本节辨证论治。

【病因病机】

　　泄泻的病因有感受外邪、饮食所伤、情志失调、体虚久病等。

　　外感六淫之邪，均可发生泄泻，而以湿邪致病为主。其中又有湿热和寒湿之不同，如夏秋感受暑湿致泻，属湿热一类；坐卧湿地或过食生冷致泻者，则属寒湿一类。他如外伤风邪挟湿而乱于肠胃者，也可发生泄泻。

　　饮食不当常为形成泄泻的病因。如饮食不节，恣食生冷瓜果或海膻之物，过食酒酪肥厚之品等，致运化失健，因而水反为湿，谷反为滞而成泻。或因饮食不洁，食物为秽浊所污，或误食馊腐饭菜等，亦致清浊不分而泻。

郁怒伤肝，木横乘土，忧思气结，脾运涩滞，均致水谷不归正化，下趋肠道而为泻。明张介宾《景岳全书·泄泻篇》云："凡遇怒气而作泻者，……肝木克土，脾气受伤使然。"

体虚久病，也可成为慢性泄泻的原因。如久病伤脾，脾虚运化失司，不能散精，水湿内生，因而致泻；亦有久病伤及下焦肾阳，或年老肾阳衰微，釜底无薪，下焦无火以温运中焦，因而脾肾虚寒，发生泄泻者。

一般而论，饮食所伤或外感湿邪，常为急性腹泻或慢性腹泻急性发作的原因；情志不调和脏气虚弱，常发为慢性腹泻，但也可多种因素夹杂为患。例如饮食不节夹外感，体虚而兼情志内伤，或饮食过饱而又郁怒不解等，从而形成各种不同证候。

泄泻之病的主脏在脾，并涉及到胃、大小肠、肝、肾，病机关键是湿盛与脾病。因湿盛而致脾病者，多为急性腹泄（暴泻）；因脾虚而后湿邪壅滞者，多为慢性腹泻（久泻）。

病理性质有虚实之分。暴泻多属实证，由外邪阻滞胃肠，困遏脾气，或为宿食壅滞中焦，脾不能运化水谷，清浊不分而致；久泻多偏于虚，由脾虚生湿，健运无权，或他脏之病及脾，如木横乘土，或火不暖土，水谷不能腐熟而致。湿盛与脾病，往往还互为因果，湿盛可以困遏脾运，脾虚又可生湿。其虚实之间又可以相互兼夹转化，如暴泻迁延日久，每可由实转虚而成久泻；久泻复受湿、食所伤亦可急性发作，表现为虚中夹实的病候。

泄泻病因病机示意图：

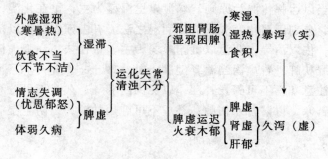

【辨证论治】

一、辨证要点

泄泻是临床上最常见的病证，辨证时应注重以下两个方面：

1. 辨虚、实、寒、热：一般来说，大便清稀；或完谷不化者，多属于寒证；大便色黄褐而臭，泻下急迫，肛门灼热者，多属热证；泻下腹痛，痛势急迫拒按，泻后痛减者，多属实证；病程较长，腹痛不著，喜温喜按者，多属虚证，临床还应结合病史和兼症，予以分析。

2. 辨证候特点：泄泻的证型繁多，然在临床上各有其特点。如外感泄泻多夹表证，当进一步辨别其属于寒湿与湿热。寒湿苔白腻而脉濡缓，泻多鹜溏；湿热苔黄腻而脉濡数，泻多如酱黄色。若属食滞胃肠之泻，以腹痛肠鸣，粪便臭如败卵为特点。久泻肝郁乘脾者，胸胁胀闷，嗳气，纳少，每因情志郁怒而增剧。脾胃虚弱之泄泻，大便时溏时泻，夹见水谷不化，稍进油腻之物，则大便次数增多，面黄肢倦。肾阳虚衰之泄泻，多发于黎明之前，腹痛肠鸣，泻后则安，形寒肢冷，腰背酸痛。

二、鉴别诊断

泄泻与痢疾、霍乱均有大便次数增多，粪质清稀的临床表现，应加以鉴别。

（一）痢疾

痢疾以泻下赤白脓血粘冻，伴腹痛，里急后重，或发热，恶心呕吐为主要临床表现；而泄泻之粪便无脓血，仅见粪便清稀或如水样，泄泻亦有腹痛，但泻后痛减，而痢疾之腹痛与里急后重并见，泻后痛不减，若能结合粪便检查，更有助鉴别。

（二）霍乱

霍乱是一种发病急骤，病情凶险，以卒然吐泻交作为特点的急性烈性传染病。发病先突然腹痛、腹泻，泻物如米泔水，继则连续剧烈呕吐，且呈喷射性呕吐，或伴恶寒发热等症。因频繁而剧烈的吐泻，可迅速出现津竭阳亡危候，故与一般泄泻截然不同。

三、分型论治

泄泻的治疗，当以运脾化湿为原则。暴泄以里湿盛为主，重在化湿，参以淡渗，再根据寒湿、湿热之不同，分别用温化寒湿或清热利湿之法。有表证者，佐以疏解；挟暑邪者，佐以清暑，兼伤食者，佐以消导，久泄以脏腑虚弱为主，重在扶正。脾虚泻当健运脾气，佐以化湿；肝脾泻当抑肝扶脾；肾虚泻当温肾健脾，补火暖土；久泄中气下陷者，宜益气升提。在治疗过程中，当注意暴泻不可骤投补涩，以免固闭邪气；久泄不可分利太过，以免劫伤阴液；清热不可过于苦寒，以防苦寒伤脾；补虚不可纯用甘温，以防生湿满中。

（一）暴泻

1．寒湿困遏

证候 泄泻大便稀溏如水，腹痛肠鸣，脘闷纳少，舌苔白腻，脉濡缓。若兼外感风寒者，则兼发热恶寒，头痛，肢体痠楚，舌淡苔白，脉濡缓。

证候分析 本证以寒湿困脾，运化无权，清浊不分为基本病机。外感寒湿或风寒之邪，侵袭肠胃，或过食生冷瓜果，困遏脾阳，健运失司，水谷不化，清浊混杂而下，故大便稀薄如水。寒湿内停，胃肠气机阻滞，故腹痛肠鸣。寒湿困脾，故脘闷食少。舌淡苔白腻，脉濡缓，均为寒湿内停之象。恶寒发热，头痛，肢体酸痛，苔白脉浮，则属外感风寒之表证。本证以泻下稀薄多水，腹痛肠鸣为辨证要点。

治法 芳香化湿。

代表方 藿香正气散。

藿香 12g 半夏 10g 白术 10g 茯苓 10g 陈皮 10g 厚朴 10g 大腹皮 10g 桔梗 5g 紫苏 10g 白芷 5g 炙甘草 2g 水煎服。

藿香正气散为解表化湿，理气和中之剂。方中藿香辛温散寒，芳香化湿；白术、茯苓健脾利湿；陈皮、厚朴、大腹皮理气消满；白芷、紫苏解表散寒；半夏醒脾燥湿。本方既能疏风解表散寒，又能健脾化湿，使湿浊内化，风寒外解，脾胃功能得到恢复，则泄泻自止。

加减 若兼风寒表证，可再加荆芥 10g、防风 10g 以加强疏风散寒之力。如寒湿困遏见腹胀肠鸣，可加砂仁 3g（后下）、炮姜 3g、木香 5g 以温中散寒消胀。

若表证不明显，里湿偏重者，可用胃苓汤治疗。

2．湿热中阻

证候 泄泻腹痛，泻下急迫，或泻而不爽，粪色黄褐而臭，肛门灼热，口渴欲饮，小便黄赤短少，舌苔黄腻，脉濡数或滑数。

证候分析 本证以湿热中阻，传化失司为基本病机。湿热内蕴，或感受夏令暑湿之邪，伤及肠胃，传化失司而发为泄泻。肠中热邪下迫，故泻下急迫，即所谓"暴注下迫，皆属于热"。湿热互结，腑气不畅，故泻下不爽；湿郁热蒸，故肛门灼热，粪色黄褐而臭。小便短赤，烦渴欲饮，舌苔黄腻，脉濡数或滑数，均为湿热内盛之象。本证以泻下急迫，粪色黄褐而臭，肛门灼热为辨证要点。

治法 清肠化湿。

代表方 葛根芩连汤。

黄连 10g 黄芩 10g 葛根 10g 炙甘草 3g 水煎服。

葛根芩连汤是治疗湿热泄泻的常用方剂。方中黄连、黄芩苦寒清热燥湿；葛根解肌清热，升清止泻；甘草甘缓和中。

加减 若兼风热表证者，可加银花 10g、连翘 10g 以清热疏表。若湿邪较重，脘腹满闷者，可加茯苓 10g、厚朴 5g、苍术 5g、车前子 10g（包煎）以增强利湿之力。若腹痛较甚，可加木香 3g 以行气止痛。若值盛夏，暑热夹湿，症见泄下如水，身热面垢，自汗，烦渴而尿赤者，可加香薷 6g、扁豆衣 10g、荷叶 6g 以清暑化湿。

夏令暑湿泄泻者，亦可选用新加香薷饮，以解暑清热，利湿止泻。

3．食滞内停

证候 腹痛肠鸣，泻后痛减，粪便臭如败卵，混杂有不消化食物，脘腹痞满，嗳腐吞酸，舌苔垢浊或厚腻，脉滑。

证候分析 本证以食滞内停，脾失健运为基本病机。因饮食不节，宿食内停，传化失司，故腹痛肠鸣，脘腹痞满。宿食不化，浊气上逆，故嗳腐吞酸而恶食。宿食腐败，浊气下泄肠道，故泻下粪便臭如败卵。泻后腐浊得以下行，故腹痛减轻。舌苔垢浊或厚腻，脉滑，均为宿食内停之象。本证以腹痛肠鸣，泻下粪便臭如败卵，嗳腐，恶食为辨证要点。

治法 消食导滞。

代表方 保和丸。

山楂 10g 神曲 10g 莱菔子 10g 半夏 10g 茯苓 10g 陈皮 10g 连翘 10g 水煎服。

本方为治疗食积的通用方。方中山楂、神曲、莱菔子消食导滞，宽中除满；陈皮、法夏和胃降逆；茯苓健脾利湿；连翘消食积中之郁热。全方可消食导滞，和胃除湿。

加减 若见舌苔黄腻者，为食积化热，可加黄连 3g 以清热邪。若腹痛胀甚，便行不爽，可加大黄 10g（后下）、槟榔 10g、枳实 10g 以通腑导滞。

（二）久泄

1. 脾虚失运

证候 泄泻日久不愈，反复发作，大便时溏时泻，多食油腻食物，则大便次数增多，饮食减少，纳后脘腹胀闷不舒，面色萎黄无华，倦怠乏力，舌淡苔白，脉细弱。

证候分析 本证以脾虚运化无权，水谷不归正化为基本病机。由于脾胃虚弱，清气不升，运化失常，水谷不归正化，下趋肠腑，故大便时溏时泻。脾虚运化无权，故纳食减少，纳后脘腹胀闷不舒，多食油腻即大便次数增多。久泄不止，脾胃虚弱，气血生化不足，不能上荣，故面色萎黄无华。气血不能充养，故肢倦乏力。舌淡苔白，脉细弱，为脾胃虚弱之象。本证以大便时溏时泻，反复发作，饮食减少，倦怠乏力为辨证要点。

治法 补益脾气。

代表方 参苓白术散。

莲子肉 12g　苡米 10g　砂仁 3g（后下）桔梗 5g　白扁豆 10g　茯苓 10g　党参 10g　白术 10g　山药 10g　炙甘草 3g　水煎服。

参苓白术散是治疗脾虚泄泻的代表方剂。方中党参、茯苓、白术、白扁豆、山药、莲子肉、甘草培脾益气；砂仁、陈皮、桔梗行气健脾，升清止泻，标本兼顾。

加减 若兼有食滞，食少便溏，苔腻者，可加山楂 10g、神曲 10g、麦芽 10g 以助消化水谷。

若久泻不止，中气下陷，而见脱肛者，可用补中益气汤。

2. 肾阳亏虚

证候 病程日久，泄泻多在黎明前，脐下少腹作痛，肠鸣即泻，完谷不化，形寒肢冷，腰膝酸软，舌淡苔白，脉沉细。

证候分析 本证以肾阳虚衰，不能温煦，脾运失司为基本病机。因肾阳不足，命门火衰，釜底无薪，不能温煦脾土，腐熟水谷，致使脾运失司，水谷下趋大肠而为泄泻。黎明五更前后，为阴气较盛，阳气未复之时，因肾阳衰微，阳气当至而不至，阴气内盛而下泄，故脐腹作痛，肠鸣即泄，完谷不化，故又称"五更泄"。形寒肢冷，腰膝酸软，舌淡苔白，脉沉细，均为脾肾阳衰之候。本证以黎明前腹痛，肠鸣即泻，完谷不化为辨证要点。

治法 温肾健脾，固涩止泻。

代表方 四神丸。

补骨脂 10g　肉豆蔻 10g　五味子 6g　吴茱萸 3g　水煎服。

四神丸为治疗五更泻的代表方。方中补骨脂温补肾阳；吴茱萸温中散寒；五味子、肉豆蔻温补脾肾，涩肠止泻。四药相合，治肾泻功效如神，故名四神丸。

加减 若年老体衰，久泄而致中气下陷者，可加党参 10g、黄芪 10g、赤石脂 10g、诃子 10g 以补气升阳，固涩止泻。亦可加附子 6g、炮姜 6g 以增强温肾暖脾之力。

若久泻不止，滑脱不禁，属肾阳衰微，关门不固者，宜温肾固脱，涩肠止泻，可用真人养脏汤或桃花汤服之。

3. 肝气犯脾

证候 泄泻发作常和情绪波动有关，常在抑郁、恼怒或精神紧张之时，即发生肠鸣攻痛，腹痛即泻，泻后痛缓，矢气频作等。平时可见胸胁胀闷，嗳气食少，舌淡红，脉弦。

证候分析 本证以肝郁犯脾，运化失司为基本病机。忧思恼怒或情绪紧张，致肝气不舒，失于条达，横逆犯脾，则中气郁滞而腹痛。脾运无权，水谷下趋则腹泻。肝失疏泄故见胸胁胀满，嗳气纳少。舌淡红为脾虚不能上荣；脉弦为木郁不达之象，均属肝旺脾虚之象。本证以肠鸣攻痛，腹痛即泻，泻后痛缓为辨证要点。

治法 抑肝扶脾，调中止泻。

代表方 痛泻要方。

白术 30g 白芍 20g 陈皮 15g 防风 20g 水煎服。

痛泻要方为治疗肝郁脾虚泄泻的代表方。方中白术健脾补虚，白芍柔肝止痛，陈皮理气醒脾，防风升清止泻。四药合用，补脾土而泻肝木，调气机以止痛泻。

加减 若久泻不止，可加酸涩之品，如乌梅 10g、石榴皮 10g、诃子肉 10g 以涩肠止泄。若脾虚食少，可加党参 10g、山药 10g、扁豆 10g、神曲 10g、芡实 10g 以健脾益气。若便秘与腹泻交替出现，可加砂仁 3g、木香 5g 以调和脾胃。

本证亦可用四君子汤合四逆散治疗，以培脾疏肝。

本证预后一般良好。暴泄治疗正确及时，均可治愈。若暴泻无度，伤阴耗气，可有亡阴亡阳之变。少数暴泻病人，因失治、误治、迁延日久，可由实证转为虚证，变为久泻。久泄治疗得当，一般亦多能治愈。少数病人，病情缠绵不愈，反复泄泻，日久脾病及肾，可致脾肾两虚。脾肾两虚病人，泄泻日久，气虚下陷，可致滑脱不禁，而出现脱肛。久泻出现脾肾衰败，预后不良。

四、单方验方

1. 石榴皮 1 个，红糖 30g，水煎温服，每日 1 次。治疗脾虚久泄。

2. 五味子 60g，吴茱萸 15g，将吴茱萸用水泡 7 天，晒干后同五味子炒研细末，每次服 6g，日服 3 次，温开水冲服。治五更泄。

3. 车前子 15g（布包煎），藿香 10g，生姜 10g。水煎温服，每日 1 剂。治寒湿泄。

4. 补脾益肠丸 黄芪、党参、白芍、木香等。治慢性结肠炎。每次服 6g，日服 3 次，温开水送服。

【预防护理】

泄泻的预防，首先要做到饮食有节，起居有常，注意饮食卫生，勿食馊腐变质及不洁之物，养成饭前便后洗手的良好卫生习惯。勿过食生冷、肥甘厚味，禁酗酒，以防损伤脾胃功能。平时应加强体育锻炼，增强体质，以提高抗病能力。

泄泻期间，饮食宜新鲜清淡，易消化，富有营养，忌生冷、油腻及不易消化之物。若暴泄无度，有耗气伤阴之势者，当适当饮用淡盐糖水、米汤等，以养胃气，严重者配合静脉补液。

小　结

泄泻是以大便次数增多,粪质清稀为主的病证。临床根据病情的轻重缓急,分暴泄和久泄两大类。暴泄属实证,多由感受外邪、饮食所伤而致,其中有寒湿泄、伤食泄、湿热泄之分;久泄多虚证,或虚实夹杂,多由久病体虚,或忧思郁怒,或脏腑虚弱而引起,其中有脾虚泄、肾虚泄、肝脾泄之别。本病病理关键是湿盛与脾虚。暴泄以湿盛为主,因湿困而脾病;久泄以脾虚为主,因脾虚而致湿停。二者间又相互影响,互为因果。

泄泻的治法以运脾化湿为原则。实证以祛邪化湿为主,结合运脾,再分别情况予以温化寒湿、清热化湿、消食导滞等;久泄以扶正健脾为主,再根据所病脏腑,分别予以健脾益气、温肾固涩、抑肝扶脾等。若虚实相兼者,当扶正祛邪并施,若寒热错杂者,当温清并用。但暴泄切忌骤用补涩,久泄不宜多予分利,清热不可过赖苦寒,补虚不可纯投甘温。在治疗的同时,还当注意精神饮食之调摄,才能提高疗效,促进病体康复。

第七节　便　秘

便秘是指因大肠传导功能失常,而致大便秘结不通,排便时间延长,粪质干燥坚硬,或大便虽软,但排便艰涩不畅的一种病证。一般三五日或七八日排便一次,甚者可半月排便一次,但较少见。如有人习惯在2~3天内排便一次,虽大便较干,但无排便艰涩等苦楚,则为习惯所致,不应属病态。

便秘的病名,在《伤寒论》中即有"阳结"、"阴结"、"脾约"之称。张景岳认为,气实,阳有余者为阳结;气虚,阳不足者为阴结。近代多以虚实分类,包括热秘、气秘、冷秘、虚秘等四类。

西医学的习惯性便秘,肠神经官能症、肠道炎症恢复期因肠蠕动减弱引起的便秘,全身衰弱、排便无力引起的便秘,以及药物引起的便秘等均可参考本节进行辨证论治。

【病因病机】

饮食入胃,经胃的腐熟,脾的运化,吸取其精微之后,所剩糟粕由大肠传送而出、成为大便。形成大便的全过程约需24~48小时。若因各种因素导致脾胃功能及大肠传导功能失常,使粪便在肠内停留过久,水分被吸收,致使大便干燥,不能按时排出,即为便秘。常见病因有以下几方面:

过食辛辣厚味,致肠胃积热,热灼津伤,肠道失润,大便干结,难于排出,形成热秘;或情志失调而致气机郁滞,通降失常,传导失职,糟粕内停,以致大便秘结,形成气秘;或劳倦内伤,或病后、产后及老年体弱之人,气血双亏,气虚则大肠传导无力,血虚则肠道失润,故排便干涩困难,形成虚秘;或久病及肾,真阴亏损,肠道失润,或真阳亏虚,不能蒸化津液,温润肠道,亦形成虚秘;或素体阳虚,或恣食生冷,或过用苦寒药物,损伤脾阳,或高年体衰，真阳不足，脾肾阳虚，温煦无权，而致阴寒内生，阳气不通，津液不行，糟粕停留，大肠失于传导，则形成冷秘。

综上可以看出，便秘的病因主要是饮食不节、情志失调或病后虚弱等，其病机为热结、气滞、寒凝、气血阴阳亏虚，以致大肠传导功能失常。便秘的病位，主要在大肠，但与肺、脾、肝、肾功能失调亦有关。

便秘病因病机示意图：

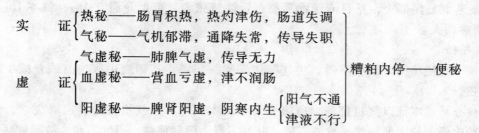

【辨证论治】

一、辨证要点

临床辨证首辨虚实。实证有热秘、气秘之分；虚证有气虚、血虚、阳虚之别。热秘以大便干结，面赤身热，口臭唇疮，尿赤，舌苔黄燥为特点；气秘以欲便不得，胸胁痞满，嗳气腹胀，脉弦为特点；气虚便秘以神疲气怯，面色㿠白，临厕努挣乏力，大便并不干硬为特点；血虚便秘以便干如栗，面色无华，头眩心悸为特点；阳虚便秘（冷秘），以大便艰涩，腹中冷痛，面色㿠白，喜热恶凉，四肢清冷为特点。

二、分证论治

便秘的治疗以通下为原则，但不能单纯用泻下药，还须结合病情，审证求因，辨证论治。实证当用清热润肠、顺气导滞法；虚证当用益气养血、温通开秘法。

（一）实证

1．热秘

证候　大便干结，腹胀按之疼痛，小便短赤，面红唇疮，或兼身热，口干口臭，口渴心烦、舌红苔黄或黄燥，脉滑数。

证候分析　本证以肠胃积热，热灼津伤，肠道失润为基本病机。热秘即古称之阳结，因素体阳盛，或恣食酒浆、辛辣厚味等而致肠胃积热，灼伤津液。肠道失调，燥屎内停，腑气不通，故大便干结，腹胀按之疼痛。热移膀胱，则小便短赤。积热上蒸，故口干口臭。热盛伤津，故口渴。热盛于内，故身热面赤心烦。舌苔黄燥，为热已伤津化燥。脉滑数为里实热证。本证以大便干结，小便短赤，面红身热为辨证要点。

治法　清热润肠。

代表方　麻子仁丸。

麻仁 20g　芍药 10g　枳实 10g　大黄 12g　厚朴 10g　杏仁 10g　水煎服。

麻子仁丸重在泄热润肠，且通便而不伤正。方中大黄、麻仁泄热润肠通便为主药；辅以杏仁降气润肠，芍药养阴和里，枳实、厚朴行气除满，合而达泄热润肠通便之力。

加减　若大便多日不通，可加元明粉 10g（冲服）以软坚散结，泄热通便。若热盛伤津，可加生地 15g、元参 10g、麦冬 10g 以养阴生津。若兼痔疮便血，可加槐花 10g、地榆 10g，以清肠止血。若痰热蕴肺，而致大肠热结便秘者，可加瓜蒌仁 20g、黄芩 10g 以清肺泄热润肠。若兼肝经郁火，见目赤烦躁易怒，舌红脉弦者，可加龙胆草 10g、黄芩 10g、山栀 10g 以清热泻火。

2．气秘

证候　大便秘结，欲便不得，嗳气频作，胸胁痞满，甚则腹中胀痛，纳食减少，苔薄腻，脉弦。

证候分析　本证以气机郁滞，通降失常为基本病机。因气机郁滞，通降失常，传导失司，糟粕内停，故大便秘结，欲便不得。肝气不舒，脾气郁结，胃气不和，故嗳气频作，胸胁痞满，腹中胀痛。肝郁脾虚，脾气不运，故食少。苔薄腻，脉弦为肝脾不和，内有湿滞之象。本证以便秘，欲便不得，嗳气频作，胸胁痞满为辨证要点。

治法　顺气导滞。

代表方　六磨汤。

木香 5g　乌药 10g　沉香 3g　大黄 10（后下）　槟榔 10g　枳实 10g　水煎服。

六磨汤方重在调理肝脾，行气通便。方中木香、乌药、沉香顺气解郁；槟榔、大黄、枳实破气导滞。

加减　若气郁日久化火，症见口苦咽干者，可加黄芩 10g、山栀 10g 以清热泻火，大便得通后，可减大黄、槟榔，加柴胡 3g、香附 5g 以疏肝理气。若兼恶心呕吐者，可去槟榔，加半夏 10g、陈皮 5g、代赭石 20g 以降逆和胃止呕。

若因肺气不降而致大肠传导失司，症见便秘兼咳嗽喘满，胸胁胀闷，脉沉弦者，治宜肃降肺气，可用苏子降气汤。

（二）虚证

1．气虚便秘

证候　大便并不干硬或初硬后溏，腹无胀痛，虽有便意，但临厕努挣乏力，难以排出，汗出气短，面色㿠白，神疲气怯，舌质淡嫩，苔薄白脉虚。

证候分析　本证以肺脾气虚，传导无力，糟粕内停为基本病机。肺脾气虚，肺与大肠相表里，脾主运化，气虚则大肠传导无力，故虽有便意，但临厕努挣乏力，大便难以排出。肠道无燥热积滞，故大便并不干结，或初硬后溏，腹无胀痛。肺脾气虚，肺卫不固，腠理疏松，故努挣则汗出短气。脾虚运化无权，化源不足，故面色㿠白，神疲气怯。舌淡嫩，苔薄，脉虚均为气虚之候。本证以大便并不干硬，或初硬后溏，虽有便意，临厕努挣乏力，汗出气短为辨证要点。

治法　补气健脾。

代表方　黄芪汤。

黄芪 30g　麻仁 12g　陈皮 12g　白蜜适量，水煎服。

黄芪汤重在补气健脾而润下。方中黄芪为补益肺脾之主要药物，麻仁、白蜜润肠通便，陈皮理气。

加减　若气虚甚，可加党参 10g、白术 10g 以增强补气之作用。若气虚下陷，肛门坠胀，屡欲登厕而虚坐努责者，可加升麻 5g、桔梗 5g、枳壳 5g 以升清泄浊。

若脾虚气陷者，亦可用补中益气汤以益气升提举陷。

2．血虚便秘

证候　大便干结如栗，面色萎黄无华，头晕目眩，心悸，舌质淡，苔少，脉细涩。

证候分析　本证以营血亏虚，津不润肠，糟粕内停为基本病机。病后、产后或年老体弱之人，气血亏虚，血虚津少，不能下润大肠，故大便干结如栗。血虚不能上荣，故面色萎黄无华，头晕目眩。血虚心失所养，故心悸。舌质淡，苔少，脉细涩，均为阴血不足之象。本证以面色无华，大便干结如栗，心悸头眩为辨证要点。

治法　养血润燥。

代表方　《尊生》润肠丸。

生地 30g　当归 20g　麻仁 10g　桃仁 10g　枳壳 5g　水煎服。

《尊生》润肠丸为补血润肠，理气通便之剂。方中生地、当归滋阴养血，与桃仁、麻仁同用，兼能润燥通便；枳壳行气，以导气下行。

加减　若兼血虚有热，症见口干心烦，手足心热，苔剥，脉细数者，可加首乌 20g、知母 10g、元参 10g、玉竹 10g 以清热生津，滋阴润燥。

若为妇人产后失血过多之便秘，可用八珍汤加首乌、桃仁、白蜜适量，以益气补血，润肠通便。

3．阳虚便秘（冷秘）

证候　大便艰涩，排出困难，大便干或不干，腹中或有冷痛，小便清长，面色㿠白，四肢欠温，喜热怕冷，或腰脊冷重，舌淡苔白，脉沉迟。

证候分析　本证以脾肾阳衰，阴寒内生，阳气不通，津液不行为基本病机。老年或病久脾肾阳衰，温煦无权，寒自内生，阳气不通，津液不行，使肠道传送无力，而大便艰难。阴寒内盛，寒凝气滞，故腹中或有冷痛。肾阳不足，温煦无权，故四肢欠温，腰脊冷重，小便清长。寒为阴邪，得热则舒，故喜热怕冷。面色㿠白，舌淡，苔白，脉沉迟，均为阳虚内寒之象。本证以大便艰涩，小便清长，四肢欠温，腰脊冷重为辨证要点。

治法　温阳通便。

代表方　济川煎。

当归 10g　牛膝 10g　肉苁蓉 12g　泽泻 5g　升麻 3g　枳壳 5g　水煎服。

济川煎为温肾益精，润肠通便之剂。方中肉苁蓉温补肾阳，兼能润肠通便，为主药；当归养血，又能润肠；牛膝补肾强腰，又善下行；泽泻性降而润，配合牛膝引药下行；枳壳下气，宽肠而助通便；少佐升麻轻宣升阳，与当归、肉苁蓉、枳壳、泽泻相配，加强通便之力。

加减　若腹冷痛甚者，可加良姜 5g、肉桂 3g、木香 3g 以温阳理气止痛。若兼气虚者，可加黄芪 10g 以补气。

本证若偏于脾阳虚,亦可用《千金要方》温脾汤,以温阳通便。若老年人偏于肾阳虚者,亦可用半硫丸,以温补肾阳,通阳开秘。

便秘一般预后良好。便秘日久,肠道气机阻滞,可有腹胀痛,脘闷嗳气,甚则恶心呕吐等症。经常大便干燥易引起肛裂,诱发痔疮;排便过度用力努挣,则可诱发疝气。

三、单方验方

1. 外导法 《伤寒论》中的蜜煎导法、猪胆汁导法,适用于各种类型之便秘。现在用开塞露纳入肛门,使大便易于排出,方法简便易行。

2. 食饵疗法 黑芝麻、胡桃肉、松子仁等份,研细,少加白蜜冲服,对阴血不足之便秘,颇有功效。

3. 当归15g,火麻仁15g,水煎服。适用于老年津亏血虚便秘。

4. 莱菔子6g,皂角末1.5g,共研细末,开水冲服。日服1次。适用于气滞痰浊之便秘。

【预防护理】

本病的预防,在于注意生活、饮食的调摄,饮食宜清淡,多食粗粮及蔬菜水果,多饮水,避免久坐少动,并养成定时登厕的大便习惯。避免情志刺激,保持情绪稳定。便秘不可滥用泻药,使用不当,耗伤津液,损伤正气,反可使便秘加重。对于大便干硬者,可用甘油栓入肛门中,使大便易于排出。对于热病后,或其他疾病,由于进食少而无大便者,不必急于通便,只须扶养正气,待饮食渐增,大便自能正常。对于虚秘患者,特别是老年、产后气血双亏或虚羸已极之患者,排便时以用坐式便器为宜,以防临厕久蹲,用力努挣而致虚脱。

小 结

便秘是指排便时间延长,大便干结,或大便不干而排便困难的病证。多由饮食不节、情志失调、素体阳盛,或病后体虚等因素而致热结、气滞、气血阴阳亏虚,大肠传导功能失常所致。本病还与肺、脾、肝、肾功能失调有关。临床辨证以虚实为纲,实秘包括热秘与气秘。虚秘包括气虚便秘、血虚便秘、阳虚便秘等。

便秘的治疗,以通下为原则,并应根据寒热虚实情况,分别处理,以达通便之目的。生活起居,饮食、精神之调摄,对本病的防治十分重要,应加注意。

第四章 心系病证

心居胸中，与小肠相为表里，心的生理功能是主神明与主血脉，心在志为喜，在液为汗，其华在面，舌为心之苗。

心系为病，主要表现为神志思维活动的异常，及其血脉运行障碍等。病理变化有虚实两端，虚者为气血阴阳的不足，实者多由痰、火、瘀及水饮等邪气的犯扰，但虚实之间常相互转化和相互兼夹。

心系病证颇为复杂。概而言之，有心主不安，心神失宁，表现为心中悸动，惊惕不安，甚则不能自主，且伴短气乏力，神疲懒言的心悸病证；有胸阳不振，阴乘阳位，表现为胸闷痛，甚则胸痛彻背，短气，喘息不得平卧的胸痹病证；有阳盛阴虚，阴阳失交，心神不安以致经常不能获得正常睡眠，伴见头晕，头痛，心悸，健忘等症的失眠病证；有内伤七情，导致痰、气、火、瘀互结，蒙蔽或犯扰心神，表现为精神错乱，神志异常，并以躁狂、抑郁、幻觉、妄想为临床特征的癫狂病证；有因惊恐等引起脏腑失和，酿痰生风，风痰闭阻心窍，神明失用，形成反复出现短暂的发作性神志丧失与肢体抽搐为特征的癫痫病等心系病。

心系病证以补虚泻实，养心安神为基本治疗原则。补虚当以益气、补血、滋阴、补阳，或补益心脾，或气血双补，或滋补心肾，或补益脾肾等为主，冀其气血得充，心有所养，阴阳和调，心脉通畅；泻实即为祛邪，分别施以散寒开痹、豁痰宣窍、理气解郁，或活血化瘀，或清化痰火，或泻火逐痰，或化痰去瘀等法则，使邪去正安，心窍得宣，心神得宁，血脉通畅。但无论补虚或泻实，均须针对心神不宁这一病机特点，运用养心安神之法以提高疗效。

本章主要讨论心悸、胸痹、失眠、癫狂、癫痫等病证的病因病机及证治规律。其中尤以心悸、胸痹为重点。

第一节 心 悸

心悸是由于体质虚弱或邪气扰心所致心主不安，心神不宁之病证。临床以病人自觉心中悸动，惊惕不安，甚则不能自主为特征。

本病有数日一发，或一日数发，发时心悸甚剧，发后无明显不适的阵发者；也有终日惕惕，心悸不安，难以自持的持续发作者。临床表现虽以心悸为主，但常兼短气乏力，神疲懒言等症状，且常与失眠、健忘、眩晕、耳鸣等同时并见。心主血脉，故心悸之时多伴有脉象的异常变化。随病因病机的不同，可出现促脉、结脉、代脉、数脉、疾脉、迟脉、细脉、涩脉等。部分病情较重患者，尚有虚里跳动显著，其动应衣之象。

心悸包括惊悸和怔忡。早在汉代就正式以惊悸病名立篇，如《金匮要略·惊悸吐衄下血胸满瘀血病脉证治》篇说："动即为惊，弱则为悸。"宋代严用和首创怔忡之名，即谓"夫怔忡者，此心血不足也"（《济生方·惊悸怔忡健忘》）。后世对两者论述详尽，相继发挥，至今仍有一定的临床实用价值。

西医学中各种器质性和功能性心脏病，如心肌炎、冠状动脉硬化性心脏病、高血压性心脏病、心肌病、循环衰竭，以及神经官能症等引起的心律失常（窦性心动过速、期前收缩、心房颤动、心动过缓、房室传导阻滞等），表现以心悸为主症者，均可参照本节辨证论治。

【病因病机】

心悸发病的常见原因有体质虚弱、情志刺激、痰饮内停、瘀血阻络等。其中尤以体质虚弱易发心悸。

体质虚弱而发心悸者，多为先天禀赋不足，后天又失于调摄以致素体亏虚；或多种慢性疾病，经久不愈，耗伤心之气阴，且损及心阳；或各种出血，包括急性大量出血及长期慢性少量出血，造成心血亏虚；或劳欲伤肾，肾精不足，阴虚火旺等因素，导致气血阴阳亏耗，无以奉养心神，或心脉失于温养，而形成心悸。

情志因素而致心悸者，常由长期忧愁思虑，损伤心脾，暗耗阴血，且影响脾胃生化，渐致气血两虚，心失所养；或突受惊恐，尤以平素心胆虚怯之人，耳闻巨声，目睹异物，遇险临危，则心惊神摇，不能自主，惊悸不已，渐次加重，复稍遇惊恐，即作心悸；或大怒伤肝，大恐伤肾，怒则气逆，恐则精却，阴虚于下，火逆于上，撼动心神，以致心主不安，心神不宁，发为心悸。

痰饮内停形成心悸者，其因有二，一为脾肾阳虚，不能蒸化水液，聚而为饮，饮邪上犯，心阳被抑。一为火热内郁，炼液为痰，痰火互结，"痰因火动"（《丹溪心法·惊悸怔忡》），上扰心神，而作心悸。

若感受风寒湿邪，邪气搏于血脉，内犯于心；或气机郁滞，血行不畅，瘀阻心脉；或心阳不振，无力鼓动心血运行，令其瘀血阻络，而作心悸。其中尤以感受风寒湿邪为多见，故《素问·痹论》说："脉痹不已，复感于邪，内舍于心"。

综上所述，心悸的病位在心，但与脾、肾关系密切。病机重点为心主不安，心神不宁。病理性质有虚实之异。虚者乃气血阴阳之亏虚，心失所养；实者多属痰火上扰，瘀血阻络等，以致心神不宁。至于饮邪上犯，为本虚标实之证。若正虚日久，心悸严重者，可进一步形成阳虚水泛，或心阳欲脱之重证、危证。

病因病机示意图：

```
体质虚弱 ──→ 气血阴阳亏虚 ──→ 心失所养 ⎫
瘀血阻络 ──→ 心脉瘀滞 ──→ 血脉不利   ⎬ 心悸
情志刺激 ──→ 生痰化火 ──→ 上扰心神   ⎭
痰饮内停 ──→ 饮邪上犯 ──→ 心阳被抑
```

【辨证论治】

一、辨证要点

心悸一病，首当区别惊悸与怔忡，两者虽属同类病证，但病情程度有轻重不同，一般说来，惊悸发作与外界刺激及情绪波动有关，特别是惊恐、恼怒易于诱发，发时心悸明显，时作时止，病来虽速，但全身情况较好，病势轻浅而短暂；怔忡则无诱因亦自然发作，自觉心中惕惕不安，稍劳即发，病来虽渐，但呈持续性，全身情况较差，病情较为深重，惊悸日久，可发展成怔忡，而怔忡患者，易于受外惊所扰，从而加重悸动。

心悸虽有虚证与实证之异，然其病变特点多为虚实相兼。如气虚、阳虚往往与痰饮、瘀血并见；阴虚则易于同火邪夹杂。因此，应分清虚实程度，辨别主次关系。正虚者，以一脏虚弱为轻，多脏虚弱则重；邪实者，以单一病邪为轻，多种病邪并见为重。此外，心悸时的脉象异常变化，在辨证中亦有重要参考价值。凡脉缓而虚大无力者，为元气不足；脉沉迟为阳虚内寒；结脉为虚甚或瘀血阻滞；代脉为脏气衰微；脉数而弦滑为痰火内盛；脉细数为阴虚火旺；脉细弱而缓为气血俱虚；涩脉为血瘀；散脉病多危重。若久病体虚而脉象弦滑搏指者为逆。病情重笃而脉象散乱模糊者危。

二、分证论治

心悸应本着病位在心，证候有虚有实，分别予以补虚泻实为基本施治原则。虚证以补气、养血、滋阴、温阳为主；实证则分别采用清火、化痰、祛瘀等法治之，以期脏腑调和，气血通畅，心主自安。然无论惊悸、怔忡，属虚属实，均应据其心神不宁之特征，酌加宁心安神之品，提高疗效。

（一）心虚胆怯

证候　心悸，善惊易恐，坐卧不安，少寐多梦，舌苔薄或如常，脉象动数或虚弦。

证候分析　本证以心胆虚怯，心神不宁为基本病机。心虚则神明失主，胆虚则决断无权，故遇惊恐之变则心悸，善惊易恐。心神失藏，魂不守舍，则少寐多梦，坐卧不安。脉象动数或虚弦，为心神不安，气血逆乱之象。本证病情较轻者时发时止；重者怔忡不宁，心慌神乱，不能自安。但均以心悸，善惊易怒，坐卧不安为辨证要点。

治法　镇惊定志，养心安神。

代表方　安神定志丸。

茯苓 15g　茯神 15g　炙远志 10g　党参 15g　石菖蒲 5g　龙齿 30g　朱砂（冲服）1.5g 水煎服。

方中党参补益心气，安神增智；龙齿镇心安神，止惊宁胆；茯苓、茯神健脾养心安神；菖蒲化痰宣窍，醒神健脑；远志交通心肾；朱砂镇惊宁神，定惊止悸。

加减　本方宜加磁石 30g、琥珀 4g 以增强镇心安神之力。心阴不足加麦冬 10g、五味子 10g、酸枣仁 15g 养心阴而敛心气。心血不足加当归 12g、丹参 15g、熟地 12g 以补养心血。若见心悸而烦，善惊痰多，食少泛恶，舌苔黄腻者加黄连 9g、半夏 10g、竹茹 10g、天竺黄

15g 以清热化痰。

本证亦可用平补镇心丹镇惊安神。

（二）心血不足

证候　心悸不安，活动后易发，休息减轻，气短，自汗，神倦，头晕，失眠，健忘，面色㿠白无华，舌质淡红，脉细弱。

证候分析　本证以心脾两虚，气血不足，心神失养为基本病机。气血亏虚，不能奉养心神，心神不宁，故心悸不安，失眠健忘；劳则气耗，故见活动后易发，休息时轻；心脾气虚，腠理不密，则气短自汗。气虚血少，不能上荣，故见神倦，头晕，面色㿠白无华；舌质淡红，脉象细弱，为气血不足，血脉不充之象。本证以心悸不安，气短，失眠，面色㿠白为辨证要点。

治法　补益气血，养心安神。

代表方　归脾汤。

党参 15g　黄芪 15g　白术 10g　茯神 15g　酸枣仁 15g　龙眼肉 12g　炙甘草 5g　当归 12g　木香 6g　炙远志 10g　生姜 6g　大枣 5 枚　水煎服。

方以黄芪、党参为主，补气健脾；辅以当归、龙眼肉养血和营，合主药以益气养血；白术、木香健脾理气，使补而不滞；茯神、远志、酸枣仁养心安神；炙甘草、生姜、大枣和胃健脾，以资生化，则气旺而血充。

加减　偏血虚者，加熟地 12g 以增强补血之功。心阴不足，心烦，口干，舌质红者，加麦冬 12g、玉竹 12g、北沙参 15g、五味子 10g 养阴益气。心胆虚怯，善惊易恐者，加龙齿 20g、磁石 20g 镇惊安神。兼血瘀而见舌质淡暗，或见瘀斑、瘀点者，加丹参 20g、桃仁 10g、鸡血藤 20g 活血通脉。

若精血亏虚，可服河车大造丸补养精血。如见心动悸而脉结代者，乃气虚血少，血不养心之故，宜用炙甘草汤益气养血，滋阴复脉。

（三）阴虚火旺

证候　心悸不宁，思虑劳心尤甚，心烦少寐，头晕目眩，手足心热，耳鸣腰痠，面赤，舌质红，少苔或无苔，脉象细数。

证候分析　本证以心肾阴虚，虚火妄动，心神不宁为基本病机。心阴亏虚，心火内动，扰及心神，故见心悸不宁，心烦少寐；思虑劳心则耗阴动火，故而心悸尤甚；心肾阴虚，虚火上扰，则见头晕目眩，耳鸣，面赤；肾精不足，腰府失养，故见腰痠；手足心热，舌红，少苔，脉细数，均为阴虚火旺之征。本证以心悸不宁，心烦少寐，耳鸣，腰痠，脉细数为辨证要点。

治法　滋阴降火，宁心安神。

代表方　天王补心丹。

生地 20g　天冬 12g　麦冬 12g　当归 10g　柏子仁 10g　酸枣仁 10g　五味子 9g　玄参 12g　党参 10g　丹参 12g　远志 10g　茯苓 10g　桔梗 6g　朱砂 1.5g　水煎服。

本方功能滋阴清热，养心安神。方中生地重用，滋阴清热，使心神不为虚火所扰；天冬、麦冬、玄参助生地以增强滋阴降火之力；当归、丹参补血养心，使心血足而心神安；党参、茯苓益心气；柏子仁、酸枣仁、远志、朱砂养心安神；五味子收敛心气；桔梗载诸药上行。

加减　心火内盛者，去党参、茯苓，加黄连6g、栀子10g以清降心火。惊悸不宁者去远志，加龙齿20g镇惊安神。失眠明显者，加夜交藤20g以增强养心安神之力。肝阴不足，虚风内动，见虚烦，头晕，筋惕肉瞤者，去党参、茯苓、桔梗、远志、天冬，加白芍12g、枸杞子15g、首乌12g、珍珠母20g、生牡蛎20g养肝熄风潜阳。

若虚烦咽燥，口干口苦不寐者，可用朱砂安神丸滋阴降火，清心安神。若五心烦热，梦遗，腰瘀软者，亦可用知柏地黄丸滋肾泻火。

（四）心阳虚弱

证候　心悸不安，动则更甚，或怔忡不已，胸闷，气短，甚则喘促难卧，动则为甚，汗出不止，形寒肢冷，面色苍白，舌淡苔白，脉沉细无力或迟，或微细欲绝。

证候分析　本证以阳气内虚，不能温养心神为基本病机。久病体虚，损伤心阳，心失温养，故见心悸不宁，甚或怔忡不已；动则阳气耗散，故心悸加重；心阳虚弱，胸阳不振，则胸闷，气短；心阳不足，累及肺肾，肺虚不能主气，肾虚不能纳气，故见喘促难卧，动则为甚；阳虚则外寒，故形寒肢冷；心阳衰弱，血行迟缓，不能上荣，则见面色苍白；阳虚则腠理失固，故汗出不止；舌质淡苔白，脉沉细无力或迟，为心阳不足，鼓动无力之象。若心阳衰竭而欲脱者，则可出现汗出肢厥，脉微细欲绝等危候。本证以心悸不安，动则更甚，形寒肢冷，面色苍白为辨证要点。

治法　温阳益气，宁心安神。

代表方　参附汤合桂枝甘草龙骨牡蛎汤。

人参9g　附子12g　桂枝10g　甘草5g　龙骨24g　牡蛎24g　水煎服。

参附汤有回阳，益气，救脱之功；桂枝甘草龙骨牡蛎汤能镇惊安神，通阳止汗。方中人参补益心气；附子温壮真阳；龙骨、牡蛎安神定悸而止汗；桂枝、甘草补益心阳。

加减　汗多加黄芪20g益气固表止汗。阳虚瘀血痹阻，症见唇舌爪甲青紫，右胁下痞块胀痛者，加桃仁10g、丹参20g、红花10g、泽兰10g以活血化瘀。阳虚水泛，下肢浮肿者，去龙骨，加茯苓15g、泽泻15g、猪苓15g、车前子15g以渗利水湿。若兼阴伤，舌红苔少者，加麦冬12g、玉竹12g、五味子10g以阴阳并补。

若肾不纳气，心阳欲脱，喘剧汗多者，加服参蛤散或黑锡丹回阳固脱，摄纳肾气。

（五）痰火扰心

证候　时发心悸，受惊易作，胸闷烦躁，痰多粘稠，头昏失眠，恶梦纷纭，口干苦，大便秘结，小便黄赤，舌苔黄腻，脉象滑数。

证候分析　本证以痰火上扰，心神不宁为基本病机。惊则气乱，痰火易动，故时发心悸，受惊易作；痰热壅阻胸膈，阻遏气机，故烦躁胸闷；痰火上逆，扰及心神，则见头昏，失眠，恶梦纷纭；痰火灼伤津液，则大便秘结，小便黄赤；痰多粘稠，舌苔黄腻，脉象滑数，均为痰火之象。本证以时发心悸，受惊易作，胸闷烦躁，痰多粘稠，舌苔黄腻为辨证要点。

治法　清热化痰，镇心安神。

代表方　黄连温胆汤。

黄连 5g　法半夏 10g　陈皮 9g　茯苓 15g　枳实 10g　竹茹 10g　甘草 6g　大枣 3 枚　水煎服。

方中黄连清心降火；法夏、陈皮、枳实、竹茹、茯苓清化痰热而行气；甘草、大枣和胃安中。

加减　火盛者，加山栀 10g 以助黄连清心降火。失眠多梦者，加远志 10g、合欢皮 15g、酸枣仁 15g 以宁心安神。痰多者加胆南星 10g、贝母 10g 增强清热化痰之力。惊悸不安者，加龙齿 20g、珍珠母 20g 镇惊安神。大便秘结者，加大黄 10g、瓜蒌仁 15g 清泻痰火。火邪伤阴，舌红少津者，加麦冬 12g、生地 12g、玉竹 12g 养阴生津。

若痰浊阻滞心气，心悸气短，心胸痞闷胀满，痰多，苔白腻，选用导痰汤理气化痰，宁心安神。因气虚挟痰所致心悸者，选用定志丸加半夏、橘红益气豁痰，养心安神。

（六）水饮凌心

证候　心悸眩晕，胸脘痞满，形寒肢冷，小便短少，或下肢浮肿，渴不欲饮，恶心吐涎，舌苔白滑，脉象弦滑。

证候分析　本证以水饮凌心，心阳被抑为基本病机。水饮为阴邪，赖阳气所化，如阳虚不能化水，水饮内停，上凌于心，故见心悸；阳气不能达于四肢，肌肤失于温煦，则形寒肢冷；水饮中阻，清阳不升，故眩晕；气机不利，则胸脘痞满；胃气上逆，故恶心吐涎；若气化不利，水液内停，则见渴不欲饮，小便减少或下肢浮肿；舌苔白滑，脉象弦滑亦为水饮内停之象。本证以心悸眩晕，恶心吐涎，舌苔白滑为辨证要点。

治法　振奋心阳，化气行水。

代表方　苓桂术甘汤。

茯苓 18g　桂枝 10g　白术 12g　甘草 5g　水煎服。

方中茯苓健脾利湿；桂枝、甘草振奋心阳；白术苦温健脾燥湿。

加减　本方宜加半夏 10g、陈皮 9g、生姜 6g 降逆化饮，暖胃和中。若脘腹痞满，恶心厌食者，加砂仁 9g、川椒 10g 温中和胃。水饮犯肺，悸动喘咳，痰多稀白者，加白芥子 10g、苏子 10g、葶苈子 10g 以泻肺祛饮降逆。

若肾阳虚衰，不能制水，水气凌心，而见心悸喘咳，不能平卧，小便不利，浮肿较甚者，可用真武汤温阳行水。

（七）心血瘀阻

证候　心悸不安，胸闷不舒，心痛时作，或见唇甲青紫，舌质紫暗或有瘀斑，脉涩或结代。

证候分析　本证以气血瘀滞，心脉痹阻为基本病机。心主血脉，血脉瘀阻，血行不畅，心失所养，故心悸不安；血行障碍，气机不利，则胸闷不舒；瘀血内停，心络挛急，故时作心痛；唇甲青紫，舌质紫暗或有瘀斑，脉涩或结代，皆为瘀血内阻，血脉运行不畅之征。本证以心悸不安，心痛时作，舌质紫暗为辨证要点。

治法 活血通瘀，行气和络。

代表方 血府逐瘀汤。

当归 12g 生地 10g 桃仁 10g 红花 10g 枳壳 10g 赤芍 10g 柴胡 9g 甘草 5g 桔梗 6g 川芎 10g 牛膝 10g 水煎服。

本方能理气活血，和络止痛，用于心胸胁背疼痛，亦可治疗瘀血引起的心悸。如《医林改错·血府逐瘀汤所治症目》说："心跳心忙，用归脾安神等方不效，用此方百发百中。"方中桃仁、红花、川芎、赤芍、牛膝活血祛瘀；当归、生地养血活血，使瘀去而不伤正；柴胡、枳壳、桔梗疏肝理气开郁，使气行血亦行；甘草调和诸药。

加减 兼气虚者，可去柴胡、枳壳、桔梗，加党参 15g、黄芪 18g、黄精 10g 以补气祛瘀。兼血虚者，加熟地 15g、枸杞子 15g、制首乌 15g 以补血。兼阴虚者，去柴胡、桔梗、枳壳、川芎，加玉竹 12g、麦冬 12g、女贞子 15g、旱莲草 15g 养阴生津。兼阳虚者，去柴胡、桔梗，加附子 10g、肉桂 10g、仙灵脾 10g、巴戟天 10g 温经助阳。

若兼有痰浊，症见胸满闷痛，舌苔浊腻者，可加用瓜蒌薤白半夏汤。

本病的预后转归，关键取决于正气亏损的程度。发病初期，脏腑亏损以心、胆为主，如能避免外界不良刺激，早期恰当治疗，症状即可消失。倘若病情发展，引起相关脏腑功能失调，病势加重。如同时发生痰饮内停，或血脉瘀阻，虚中夹实，病势又重一层，更非短期所能收敛。若持续出现脉象不齐或结代，提示病情严重。若表现为心阳欲脱或水气凌心，脉微欲绝者，则为病情危重，预后不良。

三、单方验方

1. 苦参制剂 苦参 20g、益母草 20g、炙甘草 15g，水煎服。适用于心悸而脉数或促患者。

2. 朱砂 0.3g，琥珀 0.6g，一日二次吞服，治疗各种心悸而脉数者。

3. 珍合灵片 每服 3～4 片，一日三次，温开水送服。适用于气血不足，血不养心之心悸。

4. 定心丸 每服 6g，一日二次，温开水送服。适于气血不足，肾阴亏虚之心悸。

5. 定心汤 龙眼肉 30g，酸枣仁 15g，山萸肉 15g，炒柏子仁 12g，生龙骨 12g，生牡蛎 12g，生乳香 3g，没药 3g，水煎服。

【预防护理】

心悸每因情志内伤，惊恐刺激而诱发。故应保持心情舒畅，避免精神刺激，劝导患者消除思想顾虑，树立战胜疾病的信心。注意寒暑变化，避免外邪侵袭，特别要防止风寒湿邪诱发心悸，加重病情。平素饮食不宜过饱，生活要有规律，保证休息和睡眠时间，避免剧烈活动和强力劳动。重症患者，平时心悸气短较甚，伴面浮肢肿，脉结代，应卧床休息，治疗过程中应注意服药护理，症状缓解后，亦应遵照医嘱服药以巩固疗效。

小　　结

心悸包括惊悸、怔忡，是患者自觉心中跳动不安，不能自主的一种病证。引起心悸的原因以体质虚弱、情志刺激、痰饮内停、瘀血阻络等为主。其病位在心，而与脾、肾密切相关。病机重点在于心主不安，心神不宁。病理性质有虚实两方面，虚者为气血阴精亏虚，心失所养，若进而损及心阳者为重证；实者为邪火、痰饮、瘀血扰及心神。心悸之证，首当辨别惊悸与怔忡，并须注意病变的虚实夹杂及脏腑虚损的程度。治疗上应根据虚实的不同，分别施治。虚证以补气、养血、滋阴、温阳为大法；实证则以清火、化痰、祛瘀为要则。虚实兼夹者，当予补虚泻实兼顾。俟脏腑调和，阴平阳秘，气血调畅，心主自安。整个治疗过程中，应注意对症选用宁心安神之品。

重视精神调摄，避免情绪激动及其不良刺激，保持心情舒畅等，对病情转愈有良好作用。

第二节　胸　痹

胸痹是指当胸闷痛，甚则胸痛彻背，短气，喘息不得平卧的一种疾病。轻者仅感胸闷如窒，呼吸欠畅；重者则胸部满闷而痛；严重者心（胸）痛彻背，背痛彻心（胸）。

胸痹病名首见于《金匮要略》。该书列《胸痹心痛短气病脉证并治》专篇详加论述，将其病机归结为"阳微阴弦"，即上焦阳气不足，下焦阴寒气盛。在治疗上，根据不同证候，制定了栝蒌薤白白酒汤等九首方剂，以温通散寒，宣痹止痛。此后，各代医家对本病的病因病机作了不断探索，积累了丰富的治疗经验。尤以清代王清任的《医林改错》创血府逐瘀汤治疗胸痹，为活血化瘀法治疗本病奠定了基础。

胸痹既是一个独立的疾病，又可能是痰饮、胃脘痛、心悸、真心痛等病证过程中所表现的证候。本病主要见于西医学冠状动脉粥样硬化性心脏病，但慢性胃炎、食道炎、慢性支气管炎、肺气肿、心肌病以及某些神经官能症具有胸痹表现者，均可参照本节辨证论治。

【病因病机】

胸痹的发生多与寒邪内侵、饮食不当、情志失调、年老体虚等因素有关。如素体阳虚，胸阳不足，阴寒之邪乘虚侵袭，寒凝气滞，痹阻胸阳，而成胸痹。正如《医门法律·中寒门》所说："胸痹心痛，然总因阳虚，故阴得乘之。"至于饮食不当而致胸痹者，主要责之于恣食肥甘生冷，或嗜酒成癖，以致脾胃损伤，运化失健，聚湿生痰，痰阻脉络，胸阳不展。若郁怒伤肝，肝郁气滞，甚则气郁化火，灼津为痰；或忧思伤脾，脾虚气结，运化失司，津液不得输布，变生痰浊。气滞或痰阻均可使血行不畅，气血瘀滞，或痰瘀交阻，痹阻心脉，发为胸痹。本病常见于中老年人，因年过半百，肾气渐衰，若肾阳虚衰，则不能鼓舞五脏之阳，可致心气不足或心阳不振，肾阴亏虚，则不能滋养五脏之阴，可引起心阴内耗。其心阴亏虚、心阳不振，又可使气血运行失畅。凡此均可在本虚的基础上形成标实，导致气滞、血瘀，而使胸阳失运，心脉阻滞，以成胸痹。

总之，胸痹发病的病理基础为胸阳不振。胸在上焦，内藏心肺。心主血脉，肺主治节，两者相互协调，气血得以正常进行。若胸阳不振，阴寒痰浊内聚，痹阻脉络，血瘀气滞，则每易遭受各种诱因而致阳虚阴乘，邪痹心胸，胸阳不畅，促使胸痹发作或加重。病理因素乃阴寒、痰浊、血瘀、气滞交互为患。病理性质为本虚标实，本虚指心脾肝肾的亏虚，功能失调，而寒、痰、瘀及气滞阻遏胸阳，即为标实，临床所见，本病多偏于标实。若病情反复发作，日久不愈，正气愈衰，邪气益盛，可致痰瘀阴寒闭塞心脉，阳气虚衰欲脱，形成真心痛危候。若心阳阻遏，心气不足，鼓动无力，可见心动悸，脉结代。若心肾阳虚，水气凌心射肺，可出现咳喘、肢肿等症。

病因病机示意图：

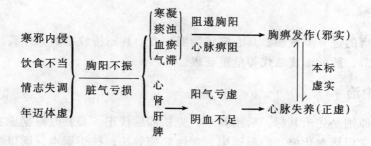

【辨证论治】

一、辨证要点

胸痹的主要临床特点是膻中及左胸膺部疼痛，每卒然发作，有的痛引肩背、手臂等部位，常兼见胸闷、短气、心悸等症，本证发作有时，且与情志波动、气候变化、饮食劳倦等因素有关。但若胸膺闷痛，伴有咳嗽，气喘，咯痰粘腻者，应考虑为肺系病证；若胸脘部闷胀疼痛，伴有嗳气，泛吐清水者，多属胃部疾病。

本病若以疼痛为主者，当辨别疼痛的性质，以明确寒热虚实。一般说来，闷痛最为常见，若闷重痛轻，痛无定处，多属气滞；闷痛痰多，阴天易作，苔腻者为痰浊；心胸隐痛而闷，由动引发，短气心慌者，为心气不足。刺痛者，为血脉瘀涩，其痛固定不移，或伴舌质紫暗，有瘀斑；疼痛如绞，遇寒则发，伴畏寒肢冷，为寒凝心脉，若兼见阳虚证，乃阴寒内盛，乘于阳位；灼热疼痛，由火热所致，伴有烦躁，气粗，舌苔黄腻为痰火，伴有心悸，眩晕，烦热，舌红少津者，为阴虚内热；此外，根据病情的发作情况，区别轻重顺逆。其疼痛发作频繁者重，偶而发作者轻；发作时间短者轻，持续时间长者重；疼痛部位固定，病情较重，不固定者较轻。若发展成真心痛者，当防止厥脱之变。

二、鉴别诊断

胸痹应与心悸、悬饮、真心痛相鉴别。

（一）心悸

心悸与胸痹的病因病位有相同之处，临床皆见气短等症。但心悸是以患者自觉心中悸动，惊惕不安，甚则不能自主为特征；胸痹则以当胸闷痛，甚则胸痛彻背为主症。心悸有时亦可出现胸痹心痛，但毕竟以心悸为主要症状。然心悸之心血瘀阻型，其心悸与胸痹心痛同时存在，临证时当分清孰轻孰重，也可两者互参。

（二）悬饮

悬饮的胸痛与胸痹相似，但胸痹为当胸闷痛，并可引及左侧肩背，或右臂内侧，常于劳累、饱餐、受寒、情志波动后突然发作；悬饮则为胸胁胀痛，持续不解，且多伴有咳唾、转侧，呼吸时疼痛加重，并有咳嗽，咯痰等肺系证候。

（三）真心痛

真心痛为胸痹的进一步发展，其心痛较胸痹剧烈，甚则持续不解，伴有汗出肢冷，面白唇紫，手足青至节，脉微细或结代等危重证候。

三、分证论治

胸痹的治疗原则是先治其标，后治其本，先祛邪后扶正，必要时根据虚实主次，标本同治。祛邪治标，常用活血化瘀、辛温通阳、泄浊豁痰等法；扶正固本，则以温阳补气、益气养阴、滋阴益肾为主。

（一）瘀血痹阻

证候 心胸疼痛如刺，固定不移，或呈绞痛，痛引肩背，多呈发作性，胸闷气短，心悸，舌质紫暗，或有紫点瘀斑，脉涩或结代。

证候分析 本证以瘀血停着，心脉不通为基本病机。瘀血阻心，络道不通，故见心胸疼痛如刺，固定不移，痛引肩背。血随气行，血瘀必兼气滞，气机时阻时通，故疼痛时发时止。瘀血阻于心胸，气机升降不利，则见胸闷气短。心脉瘀阻，心神不宁，故心悸。舌质紫黯，或有紫点瘀斑，脉涩或结代，均为瘀血痹阻之征。本证以心胸疼痛如刺，痛有定处，舌质紫黯为辨证要点。

治法 活血化瘀，通脉止痛。

代表方 血府逐瘀汤。

当归 12g　赤芍 12g　川芎 12g　桃仁 10g　红花 10g　柴胡 10g　桔梗 9g　枳壳 12g　牛膝 12g　生地 10g　甘草 6g　水煎服。

方中当归、赤芍、川芎、桃仁、红花活血化瘀；牛膝引血下行；柴胡、枳壳、桔梗升降气机，宽胸散结；生地养血；甘草调诸药而和中，使攻邪而不伤正。

加减 心胸痛甚者，去生地、牛膝加降香 9g、玄胡 10g、郁金 10g、丹参 15g 以活血理气止痛。气滞血瘀并重，胸闷较著者，加沉香 6g、檀香 6g、荜茇 10g 以理气止痛。

若心痛较剧者，可与失笑散合用。如发展为真心痛，症见心痛剧烈，汗出肢冷，面色苍白，脉微细者，为心阳欲脱之象，急用参附龙牡汤以回阳固脱。

（二）气滞心胸

证候 心胸满闷，胀痛时作，痛无定处，时欲叹息，遇情志不畅则心痛发作，或加重，或兼见脘腹胀满，得嗳气、矢气则舒，舌苔薄腻，脉弦。

证候分析 本证以气滞上焦，郁阻心脉为基本病机。情志抑郁，气滞心胸，胸阳不展，血脉不和，故见心胸满闷，胀痛时作，时欲叹息。气多游移，故痛无定处。肝气郁结，疏泄失司，乘脾犯胃，则脘腹胀满，得嗳气、矢气则舒。痛与情志不舒有关，舌苔薄腻，脉弦，均属气滞之征。本证以心胸满闷，胀痛时作，痛无定处为辨证要点。

治法 疏调气机，理脾和血。

代表方 柴胡疏肝饮。

柴胡 10g　枳壳 10g　白芍 12g　炙甘草 6g　川芎 10g　香附 10g　青皮 10g　陈皮 0g　水煎服。

方中柴胡、枳壳一升一降，调理气机；白芍、甘草缓急止痛；香附、青皮、陈皮疏肝理气；川芎活血而理气。

加减 本方宜加当归 12g 与川芎相伍以活血；加白术、茯苓以健脾祛湿。若胸闷心痛明显者，为气滞血瘀之象，宜加五灵脂 10g、蒲黄 10g、丹参 15g、鸡血藤 20g 以活血祛瘀而通脉。若痰浊阻滞气机，胸闷较剧，舌苔腻者，加法半夏 10g、苡仁 20g 以化痰祛湿。

若肝脾气滞，症见胸痛引及胁痛、腹满不适，选用逍遥散疏肝理脾。若气郁化火者，选用丹栀逍遥散以疏理气机而清郁热。若郁火较甚，苔黄口苦，大便秘结者，选用当归龙荟丸以泻郁火。至于芳香理气及破气之品，只可根据病情的需要，权宜而用，不宜重用久用，避免耗伤正气，或助火伤阴。

（三）痰浊壅塞

证候 胸痛窒闷，或痛引肩背，气短喘促，肢体沉重，形体肥胖，痰多，痰浊腻，脉滑。

证候分析 本证以痰浊壅塞，胸阳痹阻为基本病机。痰浊盘踞，胸阳失展，故胸痛窒闷。阻滞脉络，故痛引肩背。气机痹阻不畅，故见气短喘促。脾主四肢，痰浊困脾，脾气不运，故见肢体沉重。形体肥胖，痰多，苔浊腻，脉滑，均为痰浊壅阻之征。本证以胸痛窒闷，痰多，苔浊腻为辨证要点。

治法 通阳泄浊，豁痰开结。

代表方 栝楼薤白半夏汤。

瓜蒌 15g　薤白 10g　法半夏 10g　白酒（黄酒）10g　水煎服。

方中瓜蒌开痰散结；薤白辛温通阳；半夏化痰降逆；白酒加强运行药力之功。

加减 本方宜加菖蒲 10g 以化浊开窍，加枳实 10g、厚朴 10g 以宽中下气。若胸闷气塞明显者，加苏梗 10g、香附 10g、郁金 10g 以行气解郁。咳喘痰多者，加杏仁 10g、苏子 10g 以化痰平喘。若舌苔黄腻，痰黄，脉滑数，乃痰浊化热之象，可加竹茹 10g、黄芩 10g、天竺黄 15g 以清化痰热。若胸闷心悸，头目眩晕，咳唾痰涎而清稀者，为痰饮内停，阻遏胸阳，可加桂枝 10g，细辛 4g，茯苓 15g 以温阳化饮。

若痰浊痹阻胸阳，气逆不下者，亦可用枳实薤白桂枝汤以通阳散结，化痰下气。此外，痰浊与血瘀往往同时并见，因此，通阳豁痰和活血化瘀法亦经常并用，但必须根据两者的偏盛而有所侧重。

（四）阴寒内结

证候　胸痛彻背，感寒痛甚，胸闷气短，心悸，重则喘息，不得平卧，面色苍白，四肢厥冷，舌苔白，脉沉细。

证候分析　本证以阴寒内结，痹阻气机为基本病机。诸阳受气于胸中而转行于背，寒邪内侵致使阳气不运，气机阻滞，故见胸痛彻背，感寒痛甚。胸阳不振，气机不畅，故见胸闷气短，心悸，甚则喘息不得平卧。阳气不足，故面色苍白，四肢厥冷。舌苔白，脉沉细，均为阴寒凝滞，阳气不运之候。本证以胸痛彻背，感寒痛甚，四肢厥冷为辨证要点。

治法　辛温通阳，开痹散寒。

代表方　栝楼薤白白酒汤合当归四逆汤。

瓜蒌 10g　薤白 10g　桂枝 10g　细辛 3g　白酒（黄酒）10g　当归 12g　白芍 10g　炙甘草 9g　通草 6g　大枣 5枚　水煎服。

方中瓜蒌、薤白、桂枝、细辛通阳开痹，散寒止痛；当归养血活血；白芍、炙甘草缓急止痛；通草入经通脉；大枣养脾和营；白酒助药上行，畅通气血。

加减　本方宜加枳实 10g，檀香 6g 以理气温中止痛。寒甚肢厥者，加附子 10g，蜀椒 10g 以温阳祛寒。喘息咳唾痰涎者，加杏仁 10g，半夏 10g，苏子 10g 以化痰平喘。

若阴寒极盛，胸痛彻背，背痛彻胸，畏寒肢厥，喘息不得平卧，脉沉紧或沉微者，可用乌头赤石脂丸温阳逐寒止痛。

（五）气阴两虚

证候　胸闷或间有隐痛，气短，心悸，失眠，头昏，神疲乏力，面色少华，舌质偏红或有齿印，或有紫斑，脉细数或细弱。

证候分析　本证以气阴不足，心脉痹阻为基本病机。气虚而滞，故见胸闷气短，或间有隐痛。气阴虚弱，心失所养，则心悸，失眠。气虚不能充养，故头昏，神疲乏力，面色少华。舌质偏红，或有齿印，或见紫斑，脉细数或沉弱，均为气阴两虚，心脉瘀阻之征。本证以胸闷气短而隐痛，神疲，舌偏红，脉细数为辨证要点。

治法　益气养阴，活血通络。

代表方　生脉散。

党参 15g　麦冬 10g　五味子 10g　水煎服。

方中党参补气，麦冬养阴，五味子收敛耗散之气。三药合用益气养阴复脉。

加减　本方宜加黄芪 15g、炙甘草 9g 增其补气之力；加生地 15g、玉竹 12g 养阴；加酸枣仁 15g、远志 10g 养心安神；加丹参 15g、鸡血藤 20g 活血通络。若气虚较著，症见自汗，纳呆，便溏者，加白术 12g、山药 12g、茯苓 15g 以健脾益气。若胸闷胸痛明显，舌暗者，加赤芍 15g、郁金 10g、红花 10g、三七粉 4g 以活血祛瘀。

若见脉结代，为气虚血少，血不养心所致，可用炙甘草汤以益气养血，滋阴复脉。

（六）心肾阴虚

证候 胸闷且痛，心悸盗汗，心烦失眠，腰痠膝软，耳鸣，头晕，舌红或有紫斑，脉细数或细涩。

证候分析 本证以心肾阴虚，心脉不畅为基本病机。由于病延日久，长期气血运行失畅，瘀滞痹阻，故见胸闷且痛。营血不能充润五脏，以致心肾阴虚。心阴虚，故见心悸盗汗，心烦失眠。肾阴虚，则腰痠膝软，耳鸣。水不涵木，肝阳偏亢，故见头晕。舌红或有紫斑，脉细数或细涩，均为阴血亏虚，心脉痹阻之征。本证以胸闷且痛，心悸盗汗，腰痠膝软为辨证要点。

治法 滋阴益肾，养心安神。

代表方 左归饮。

熟地15g 山萸肉15g 枸杞12g 山药12g 茯苓10g 炙甘草9g 水煎服。

方中熟地、山萸肉、枸杞滋补肝肾之阴；山药、茯苓、炙甘草健脾以助生化之源。

加减 若心阴亏虚，心悸，盗汗，心烦失眠者，加麦冬15g，五味子10g，柏子仁10g，酸枣仁15g以养心安神。若胸闷且痛，舌质有紫斑者，加当归12g，丹参15g，鸡血藤24g，郁金10g以活血通络。若阴虚阳亢而见头晕目眩，舌麻肢麻，面部烘热者，可加制首乌12g，女贞子15g，钩藤12g，生石决明24g，生牡蛎24g，鳖甲12g以滋阴潜阳。若肝火上炎，面红，目赤，鼻衄，脉弦者，加夏枯草15g，黄芩10g，黑山栀10g，丹皮10g以清肝泻火。

（七）阳气虚衰

证候 胸闷气短，甚则胸痛彻背，心悸，汗出，畏寒，肢冷，腰痠，乏力，面色苍白，唇甲淡白或青紫，舌淡白或紫暗，脉沉细或沉微欲绝。

证候分析 本证以心肾阳虚，心脉不利为基本病机。阳气虚衰，胸阳不运，气机痹阻，血行瘀滞，故见胸闷气短，甚则胸痛彻背。心阳虚弱，故见心悸，汗出。肾阳虚衰，故见畏寒肢冷，腰痠，乏力。面色苍白，唇甲淡白或青紫，舌淡白或紫暗，脉沉细或沉微欲绝，均为阳气虚衰，心脉不利之征。本证以胸闷且痛，心悸，畏寒，肢冷，腰痠为辨证要点。

治法 益气温阳，活血通络。

代表方 参附汤合右归饮。

党参15g 附子10g 熟地12g 山萸肉12g 炙甘草6g 肉桂6g 山药12g 杜仲12g 枸杞12g 水煎服。

方中党参益气；附子、肉桂温壮真阳；熟地、山萸肉、枸杞、杜仲补益肾精；山药、炙甘草健脾补中。

加减 阳虚寒凝，心胸疼痛较著者，加鹿角片10g，蜀椒10g，吴茱萸10g，细辛5g以散寒止痛。若阳气虚衰，鼓动无力，气血瘀滞者，加沉香粉6g，香附10g，玄胡10g，丹参15g，桃仁10g，鸡血藤20g，理气活血通络。若见面色唇甲青紫，大汗出，四肢厥冷，脉沉微欲绝者，乃心阳欲脱，可加红参10g，龙骨30g，牡蛎30g以回阳救逆固脱。

若肾阳虚衰，不能制水，水气凌心，症见心悸，喘促，不能平卧，小便短少，肢体浮肿者，可用真武汤加味以温阳行水。

胸痹总属本虚标实之证，但本虚与标实可以相互转化，以致病情虚实夹杂，错综变换。只有辨证论治准确、及时，患者善自调养，病情才能得到控制和缓解。

若心胸疼痛剧烈，持续不解，伴见气短喘息，四肢不温或逆冷青紫，烦躁，神识不清，尿少水肿，脉细微，此为危重证候，须急当防厥防脱，以免贻误生命。

四、单方验方

1．冠心苏合丸　痛时服一粒，或每日 2 ~ 3 次。

2．冠心片　每片 0.5g，每服 6 ~ 8 片，一日三次，一年为一疗程。本方功能活血宁血，散瘀止痛。

3．舒胸片　每服 5 片，每日 3 次。本方有祛瘀止痛之功，适用于血瘀气滞引起的胸痹心痛。

4．复方丹参片　每服 3 片，每日 3 次。本方功能活血化瘀，理气止痛。适用于胸中憋闷，心胸疼痛如绞。

5．复方丹参注射液　每次 2 毫升，每日 1 ~ 2 次，肌肉注射。亦可作静脉注射，即用 2 毫升加入 20％葡萄糖 20 毫升静脉推注。

6．地奥心血康　每服 100 ~ 200 毫克，每日 3 次，或遵医嘱。若首次服用本品的患者，服用初期（15 ~ 30 天左右），按 1 次 2 粒，每日 3 次服用，待病情好转后，再按 1 次 1 粒，每日 3 次连续服用，同时逐步停用任何其他同类药。本药有防治冠心病心绞痛等多种疾病的功能。

【预防护理】

注意精神调摄，避免喜怒忧思过度，保持情志怡悦。平时应注意生活起居，做到寒暖适宜，尽量避免风寒暑湿等诱发因素。调节饮食，纠正过食肥甘和喜食咸物的习惯，忌烟酒。做到劳逸结合，防止过劳和过逸，适当锻炼。

胸痹的护理。要使病人心情舒畅，消除思想顾虑，减轻精神负担，以利于气血畅达，脏腑功能谐调。逐步引导病人循序渐进地做适当活动，根据不同的病情采取打太极拳、散步、快走等方式，逐渐锻炼身体的适应能力，以达到"气血流畅"，利于康复。心痛发作时，告诉病人保持平静，绝对卧床休息，立即给予速效止痛药物。疼痛缓解后，亦不能过饱过劳，以免病情反复。

小　结

胸痹是临床常见病，多发病。胸阳不振为其病理基础。阴寒、痰浊、气滞、血瘀是胸痹发生的主要病理因素。病理性质总属本虚标实，但以标实多见。发病原因不外寒邪内侵、饮食不当、情志失调以及年迈体虚。临床辨证当注病情的轻重顺逆和疼痛的性质。常见证候有瘀血痹阻、气滞心胸、痰浊壅塞、阴寒内闭、气阴两虚、心肾阴虚、阳气虚衰等七种。临床所见，以上证候，常相兼出现，相互转化，复杂多端。故须详察细辨。特别是发展到危重证时，尤当注意证情的细微变化，以防厥脱。本病的治疗当先治其标，后顾其本，先从祛邪入手，然后再予扶正，或标本兼固。若属危重之证，应积极抢救。

情志怡悦，劳逸适度，并注意饮食起居，是预防胸痹的重要环节。患病之后，应减轻病人的精神负担，消除紧张情绪，生活起居更应注意调护。并引导患者循序渐进地适当活动，锻炼身体的适应能力，使气血流畅，以利于康复。

第三节 失 眠

失眠又称不寐，是由于阳盛阴虚，阴阳失交引起的以经常不能获得正常睡眠为特征的一种病证。

本病以入睡困难，或寐而不酣，或时寐时醒，或醒后不能再寐，或彻夜不眠为主要临床表现，并常伴有头晕、头痛、心悸、健忘等症。因此，当同其他见症联系互参。

古代书籍中称失眠为"不得眠"、"目不瞑"，亦有称为"不得卧"者。《难经》最早提出"不寐"病名，《金匮要略》开创了失眠病辨证论治的先例，明代张景岳的《景岳全书》在前人经验基础上，作了较全面的总结，从理论到实践都起到了承先启后的重要作用。

本节讨论以失眠为主症的疾病，因其他病证而影响睡眠者，不属本节的范围。西医学的神经官能症、高血压病、脑动脉硬化、更年期综合征、贫血等，凡以失眠为主者，均可参照本节辨证论治。

【病因病机】

引起失眠的原因甚多，但以情志所伤、劳逸失调、素体虚弱或病后体虚以及饮食不节为常见。

若由情志所伤而致失眠者，或因郁怒伤肝，气郁化火，郁火上扰，心神不宁；或郁火伤阴，阴虚阳亢，心神被扰；或心火素盛，稍有怫郁，心火动扰，心神不安。正如《景岳全书·不寐》所说的"神不安则不寐"。如果思虑太过，伤及心脾。心伤则阴血暗耗，神不守舍；脾伤则生化不足，营血亏虚，心神失养，皆可形成失眠。若因惊恐而得者，系由突然受到大惊大恐，情绪紧张，终日惕惕不安，渐致心虚胆怯，夜不能眠。或心气素虚者，过事善惊易恐，心神不安；或胆气素虚者，决断失司，不能果断处事，忧虑重重，影响心神不宁。如《沈氏尊生书·不寐》说："心胆俱怯，触事易惊，梦多不详，虚烦不寐。"

若劳倦太过，有伤脾气，或过逸少动，气机不畅，脾运不健，不能转输精微，影响气血生化，心神失养，以成失眠。若嗜食辛辣、肥甘、生冷之物，损伤脾胃，运化失职，宿食停滞，壅遏于中，胃气不和，"胃不和则卧不安"（《素问·逆调论》）；或酿痰化热，痰热上扰，以致心神不宁而失眠。

倘为先天不足，后天失调，以致素体虚弱，或病后体虚，年老体衰等多种因素，导致心、脾、肾亏虚，气血衰少，不能奉养心神；或阴虚火旺，虚火上扰，心神不宁，均可引起失眠。此外，肝藏血，若血虚肝旺，肝不藏血，魂不守舍，神魂不安，亦可形成失眠。

综上所述，失眠的病理变化，总属阳盛阴虚，阴阳失交。因正常人的入睡，为阳与阴交，阴阳互相协调，处于相对静的状态，如果营血不足，阴虚不能受纳阳气，或因邪气扰乱，阳盛不得入阴，俱可导致阴阳失交，而为失眠。但睡眠由心神所主，正如《景岳全书·不寐》所说："寐本乎阴，神其所主也。神安则寐，神不安则不寐。"故其病机关键在于神失所主，心神不安。病变脏腑主要在心肾，而涉及肝脾。缘血为水谷精微所化，心神赖以奉养，血受藏于肝，统摄于脾，藏精于肾。肾精上承于心，心气下交于肾，水火既济，神志安宁，所以失眠发病总是与心肾肝脾及阴血不足有关。病理性质有虚实两个方面，虚者为心神失养，实者乃邪扰心神。若情志、劳倦、病后体虚等伤及诸脏，精血内耗，互相影响，每多形成顽固性失眠。

病因病机示意图：

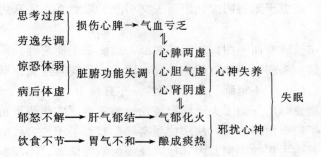

【辨证论治】

一、辨证要点

失眠的不同临床表现，与其病因、病情轻重、久暂有关。轻者少眠或不眠，重者彻夜不眠，轻者数日即安，重者数月不解，甚至终日不眠，最常见者为入睡困难。如患者虽能入睡，但睡间易醒，醒后不易再睡者，多为心脾两虚；心烦失眠，不易入睡，伴有心悸，口舌溃烂，夜半口干者，多系阴虚火旺；入睡后易于惊醒，平时善惊，易怒，常叹息者，多为心虚胆怯或血虚肝旺；若烦躁失眠，胸闷痰多，口苦目眩者，多为痰热内扰等。

本病受累的脏腑较多，表现的兼证也互有差异，故当辨别脏腑病变的特点。如患者除失眠外，尚有不思饮食，或食欲减退，口淡无味，饭后觉胃脘胀闷，腹胀，便溏，面色萎黄，四肢困乏，或嗳腐吞酸等一系列症状者，多属脾胃病变；若兼有多梦，头痛，头昏，健忘等症状者，则其病在心；若兼心烦易怒，口苦咽干，便秘尿黄赤，脉弦数有力者，多为肝郁化火等。

二、分证论治

失眠以补虚泻实，调整阴阳为治疗原则，在此基础上均宜加入安神定志之品。属实证者，宜泻其有余，予以疏肝解郁、降火涤痰、消导和中；虚者补其不足，治宜益气养血，健脾益肾补肝。若实证日久，耗伤气血，由实转虚，虚实夹杂者，宜攻补兼施。

（一）心脾两虚

证候 梦多易醒，心悸健忘，头晕目眩，肢倦神疲，饮食无味，面色少华，舌质淡，苔薄白，脉象细弱。

证候分析 本证以心脾两虚，心神失养为基本病机。心主血，脾为生化之源，心脾亏虚，血不养心，神不守舍，故见多梦易醒，健忘心悸。气血亏虚，不能上奉于脑，清阳不升，则头晕目眩。血虚不能上荣于面，故面色少华。脾气虚健运失司，故见肢倦神疲，饮食无味。舌质淡，脉细弱，均为气血亏虚之象。本证以多梦易醒，心悸健忘，神疲，饮食乏味为辨证要点。

治法 补益心脾，养血安神。

代表方 归脾汤。

党参15g 黄芪15g 白术10g 炙甘草6g 当归12g 炙远志10g 酸枣仁15g 茯神15g 龙眼肉15g 大枣5枚 木香6g 生姜6g 水煎服。

本方益气补血，健脾以资化源，养血以益心神，适用于思虑太过或久病气血虚弱之失眠。方中党参、黄芪、炙甘草、大枣补心脾之气。当归、龙眼肉养心脾之血。茯神、炙远志、酸枣仁养心安神。白术、木香、生姜健脾和胃而理气，使补而不滞。

加减 心血不足者，加熟地15g、白芍10g、阿胶10g以补益心血。失眠较重者，加五味子10g、柏子仁10g以增其养心宁神之功。多梦易惊醒者，加合欢花15g、夜交藤20g、龙骨20g、牡蛎20g以镇静安神。如兼见脘闷纳呆，舌苔滑腻者，加法半夏10g、茯苓15g、陈皮9克、厚朴10g以健脾理气化痰。若心胆虚怯，多梦易惊，胆怯心悸者，可合用安神定志丸以宁心安神。

（二）阴虚火旺

证候 稍寐即醒，或虚烦不眠，心悸，五心烦热，汗出，口干咽燥，头晕耳鸣，健忘腰痠或有梦遗，舌质红，脉细数。

证候分析 本证以肾阴不足，心肝火旺，扰动心神为基本病机。肾阴亏虚，心火偏亢，心神失宁，故见稍寐即醒，或虚烦不眠，心悸，五心烦热。虚热内炽，阴液外泄，故汗出，口干咽燥。肾虚则髓海不充，故见头晕耳鸣，健忘。肾精不足，腰府失养，则腰痠。相火妄动，故梦遗。舌质红，脉细数，为阴虚火旺之征。本证以虚烦不眠，五心烦热，口干咽燥为辨证要点。

治法 滋阴降火，清心安神。

代表方 黄连阿胶汤。

黄连6g 阿胶10g 黄芩10g 鸡子黄2枚 白芍10g 水煎服。

方中黄连、黄芩清心降火。鸡子黄、白芍、阿胶滋补阴血。

加减 本方宜加生地15g，玄参12g，麦冬10g滋阴以清虚热，加柏子仁10g以养心安神。相火偏旺，遗精频作者，加知母10g，黄柏10g清泻相火。阴虚阳亢，心烦不安，头昏，耳鸣者，加龙骨20g，珍珠母20g潜阳。若心肾不交，虚阳上越，头面烘热，舌尖红，足冷者，加肉桂3g以引火归原。本证还可选用朱砂安神丸以镇心安神，滋阴降火。

（三）肝郁血虚

证候 难以入睡，即使入睡，也多梦易惊，或胸胁胀满，善太息，平时性情急躁易怒，舌质红，苔白或黄，脉弦数。

证候分析 本证以肝郁血虚，郁热内扰为基本病机。由于郁怒伤肝，肝气郁结，郁而化热，或肝失藏血，魂不守舍，故见难以入睡，或通宵不眠，即使入睡，也多梦易惊醒。肝失疏泄，则胸胁胀满，急躁易怒，善太息。舌质红，苔黄，脉弦数为肝郁化火之象。本证以难以入睡，多梦易惊醒，急躁易怒，脉弦数为辨证要点。

治法 疏肝清热，养血安神。

代表方 酸枣仁汤。

酸枣仁 15g 甘草 6g 知母 10g 茯神 15g 川芎 9g 水煎服。

方中酸枣仁补肝血，养心神，为治失眠的常用药。川芎调畅气血，疏达肝气。知母清热除烦。茯神、甘草宁心安神。

加减 偏血虚者加当归 12g，白芍 12g 以养血柔肝。肝火内盛，见烦躁易怒，面红目赤，脉弦数而刚劲有力者，加龙胆草 10g，黄芩 10g 以清泻肝火。

若肝郁化火，郁火偏盛者，选用丹栀逍遥散加夜交藤、柏子仁以清热解郁，宁心安神。若郁火伤阴，阴伤兼郁者，选用滋水清肝饮加酸枣仁以滋阴解郁，养心安神。

（四）心虚胆怯

证候 失眠多梦，易于惊醒，胆怯心悸，遇事易惊，或终日惕惕，心悸自汗，气短倦怠，小便清长，舌淡，脉弦细。

证候分析 本证以心胆虚怯，心神不宁为基本病机。心虚则心神不宁，胆虚则易惊善恐，故见失眠多梦，易于惊醒，心悸善惊，或终日惕惕不安。自汗气短，神疲倦怠，小便清长，均为气虚之象。舌淡，脉弦细，则为气血不足的表现。本证以失眠多梦，易于惊醒，胆怯心悸为辨证要点。

治法 益气镇惊，安神定志。

代表方 平补镇心丹。

党参 15g 五味子 10g 山药 15g 生地 12g 熟地 12g 天冬 10g 远志 10g 茯神 15g 茯苓 10g 车前子 10g 酸枣仁 15g 龙齿 30g 朱砂 1.5g 水煎服。其中龙齿先煎，朱砂冲服。

方中党参、五味子、山药益气健脾而敛心气。生地、天冬、熟地滋阴补血。肉桂配合上述诸药，有鼓舞气血生长之效。远志、茯神、酸枣仁养心安神。茯苓、车前子健脾祛湿，使补而不滋腻。龙齿、朱砂镇惊安神。全方功能益气养心，镇惊安神。

加减 神去舍空，痰浊乘袭者，加菖蒲 10g 以化痰开窍。若惊悸、虚烦不眠者，加知母 10g 以泻热除烦。惊醒时作，失眠较重者，加龙骨 24g，牡蛎 24g 以增强镇惊安神之功。

（五）痰热内扰

证候 睡眠不实，心烦不宁，或时醒时寐，或恶梦纷纭，胸脘痞闷，痰多，头晕目眩，口苦，舌苔黄腻，脉滑数。

证候分析 本证以痰热内阻，上扰心神为基本病机。痰热内扰，心神不宁，故见睡眠不实，心烦不宁，或时寐时醒，恶梦纷纭。痰热内阻，胃气失和，则胸脘痞闷，痰多。痰热阻遏，清阳不升，故头晕目眩。口苦，舌苔黄腻，脉滑数，均为痰热内扰之征。本证以心烦，睡眠不实，痰多，苔黄腻为辨证要点。

治法 化痰清热，养心安神。

代表方 黄连温胆汤。

黄连 10g 法半夏 10g 陈皮 9g 枳实 10g 茯苓 15g 竹茹 12g 甘草 6g 大枣 3 枚 水煎服。

方中黄连清心降火。竹茹清化痰热。法半夏、茯苓、陈皮、枳实理气化痰。甘草、大枣和中益脾。

加减 可加远志 10g，茯神 10g 宁心安神。若惊悸不眠者，加龙齿 20g，珍珠母 20g 镇惊安神。痰热伤阴，烦恼难眠者，加麦冬 10g，山栀 10g，沙参 15g，柏子仁 10g 养阴清热，除烦安神。

若痰浊偏盛，热象不著者，可用温胆汤化痰和胃，安神兼以清热。

（六）胃气不和

证候 失眠，脘腹胀满，胸闷嗳气，嗳腐吞酸，或见恶心呕吐，大便不爽，舌苔腻，脉滑。

证候分析 本证以胃气不和，气机不畅，心神被扰为基本病机。饮食不节，宿食停滞，胃气不和，气机升降失常，心神不安，故见失眠，脘腹胀满，恶心呕吐，嗳气等症。气机郁滞，则胸闷，大便不爽。苔腻，脉滑属食滞内阻之征。本证以失眠，脘腹胀满，嗳腐吞酸为辨证要点。

治法 和胃化滞。

代表方 保和丸。

山楂 12g 神曲 10g 半夏 10g 茯苓 15g 陈皮 9g 连翘 10g 莱菔子 12g 水煎服。

方中山楂、神曲助消化，消食滞；半夏、陈皮、茯苓降逆和胃；莱菔子消食导滞；连翘散食滞所致的郁热。

加减 脘腹胀满较甚者，加槟榔 10g 以增强导滞之功。嗳气频作者，加砂仁 6g 以增其和胃之力。若食滞渐消而失眠不见好转者，加远志 10g，柏子仁 10g，夜交藤 20g 以宁心安神。

若食积化热，见大便秘结，舌苔黄或黄燥，脉弦滑或滑数者，选用调胃承气汤通腑和胃，但应注意中病即止，不宜久用。

失眠一般病程较长，其转归不外虚实之间的变化和某一脏腑病变而转致多脏腑病变两个方面。如肝郁气滞，既可因郁久化火，耗伤阴血，形成肝郁血虚之证；并可进一步上灼于心，下汲肾水，以致阴虚火旺；还可横逆乘脾犯胃，影响脾胃的受纳运化，导致化源不足，气血亏虚，引起心脾两虚；或肝郁乘脾，脾失健运，酿痰化热，痰热内扰等。因此，本病虽分为心脾两虚等六种证型，但临床所见，往往相兼为患，虚实夹杂。

本病的预后，当视具体病情而定。若病程较短，病因比较单纯，只要辨证准确，治疗恰当，迅速消除病因，则每获良效。如果病程长，症见虚实兼夹，尤其是正虚难以骤复，邪实又不易遽去者，则病情往往反复不定，治疗效果不佳，甚或成为顽疾。

三、单方验方

1．酸枣树根（连皮）30g，丹参 12g，水煎 1 至 2 小时，午休及晚临睡前各服一次，每日一剂。

2．朱砂 0.6g，琥珀 1.5g，研末，睡前吞服，适用于心神不宁之失眠。

3．夜交藤 30g，生地 15g，麦冬 12g，水煎服。适用于阴虚火旺之失眠。

【预防护理】

失眠与情志变化关系密切，所以在药物治疗的基础上，还应针对患者的心理状态，进行耐心的解释，消除烦恼顾虑和恐惧，避免情志刺激，注意精神与生活调摄，保持心情舒畅。应加强体育锻炼，参加适当的体力劳动。临睡前不宜过于兴奋，不宜喝浓茶、咖啡、抽烟，少谈话，少思考，以免影响入睡。

失眠病人，服药护理很重要，为了使中药起到安神镇静的作用，一般早晨或上午不服药，只在午后或午休及晚上临睡前各服一次。对严重失眠或同时具有精神失常的患者，要注意安全，以防发生意外。

小　结

失眠是指经常不能获得正常睡眠的病证。系由情志所伤、劳逸失调、素体虚弱或病后体虚及饮食不节等因素，导致阴虚阳盛，阴阳失交而成。病在心肾，涉及肝脾。病变有虚实之别。虚者乃气血虚弱，阴精不足，心神失养；实者为邪气所扰，或胃气不和，心神不安。临床所见多为虚实夹杂。

本病的治疗当审其邪正虚实，补虚泻实，调整阴阳。实者宜泻其有余，祛邪以安心神；虚者宜补其不足，扶正以养心神。虚实夹杂者，当予兼顾。但无论何种治法，均须加入宁心安神之品，以提高疗效。除药物治疗外，还当重视精神调摄，解除患者烦恼，消除顾虑，避免情绪激动和精神刺激，睡前不抽烟，不喝浓茶、咖啡等。此外，适当参加一些体力劳动，加强体质锻炼，养成良好的生活习惯，对失眠的防治亦有重要作用。

第四节　癫　狂

癫与狂都是精神错乱，神志失常的疾病。癫证以沉默痴呆，语无伦次，静而多喜为特征；狂证以喧扰不宁，躁狂打骂，动而多怒为特征。因二者在症状上不能截然分开，又能相互转化，故癫狂并称。其发病虽多见于青年，但其他年龄亦可发生。

本病主要表现为灵机、情志、行为三方面的失常，同时存在着精神刺激史，及患者本身的性格暴躁、忧郁、孤僻、胆怯多疑，或头颅外伤、中毒等病史。临床见症虽复杂多端，但可归结为躁狂、抑郁、幻觉、妄想四个特点。狂证以躁狂为主，癫证以抑郁为要，所以有"武痴"和"文痴"之称。至于幻觉、妄想两症，既可见于狂证，亦可见于癫证。

西医学的精神分裂症、反应性精神病、躁狂、抑郁性精神病，凡脉证与本节相似者，均可参照本节辨证论治。

【病因病机】

癫狂发病，主要责之于内伤七情。如大怒伤肝，肝失疏泄，气机郁滞，气郁日久，由气及血，形成气滞血瘀；或长期忧思郁怒，气机不畅，津液失布，酿生痰浊；或所欲不遂，思虑不解，损伤心脾；或因恼怒惊恐，喜怒无常，暗耗心阴，损及肝肾，木失濡润，肝火暴张；或五志过极，心火暴盛；或肝郁乘脾，脾运不健，以致脾气亏虚，痰浊内结。以上诸因导致心脾肝肾等脏功能失常，引起气滞、痰结、火郁、血瘀交互为患，蒙闭心窍，犯扰神明，故见精神错乱，神志失常而为癫为狂。

此外，癫狂发病还与先天禀赋及体质因素有关，若禀赋充足，体质强壮，阴平阳秘，虽受精神刺激，也只是短暂的情志失畅；反之，若禀赋不足，体质虚弱，或肾气亏虚，复因惊骇悲恐，意志不遂等七情内伤，则每可引起阴阳失调而罹病。禀赋不足而病癫狂者，往往具有家族遗传性，其家族中可有类似的病史。

综上所述，癫狂发病的主要病理因素为痰、气、火、瘀。若痰气郁结，蒙闭心窍，邪入于阴者为癫；痰火郁结，犯扰神明，邪入于阳者为狂。若为瘀血所致，系因气血凝滞脑气，使脏腑生化的气血不能充养元神之府，或瘀血阻滞脉络，气血不能上荣于脑髓，造成灵机混乱，神志失常而为癫狂，但以狂证多见。病变脏器在心、脾、肝，且与肾有关。心主神明，脾主运化，肝主疏泄，心脾气结，肝气不舒，可生痰、化火、致瘀，病久及肾。病理性质乃初病属实，若癫证日久，可使心脾耗损，气血不足；狂证日久，则火盛阴伤，皆可由实转虚而为虚实夹杂证候。

病因病机示意图：

```
                 ┌ 气郁化火→炼液成痰 ┐
恼怒伤肝 ──→ 肝气郁结│ 气病及血→气血凝滞 │ 心窍被蒙
                 └ 气郁痰阻→痰气郁结 ┘
                                    痰迷心窍
长期忧思 ──────→ 脾虚 ──────→ 气虚痰结 ┘
惊恐郁怒 ──→ 肝胆气逆 ──→ 化火生痰 ──→ 痰火扰心    癫
        ┌肝肾亏虚┐          ┌相火亢盛          狂
禀赋不足│心阴不足│阴阳失调│心火暴盛 → 心神被扰
        └心脾两虚┘──────→ 生化不足 ──→ 心神失养
```

【辨证论治】

一、辨证要点

癫狂的病理因素不离乎痰，但有痰气与痰火之异，癫证多为痰气郁结，故表现为静而多郁；狂证以痰火内盛为主，所以症见动而多变。临床辨证首当将两者加以区别。

癫证以表情淡漠，寡言呆滞为一般症状，初发病时常兼喜怒无常，喃喃自语，或语无伦次，舌苔白腻，此为痰结不深，病情尚轻。若病程迁延日久，则见呆若木鸡，目瞪如愚，灵机混乱，舌苔白腻而厚，此乃痰结日深，病情转重。久则正气日耗，脉由弦滑变为弦缓，终致沉细无力。倘若病情演变为气血两虚，而症见神思恍惚，思维贫乏，意志减退者，则为病深难复。故对癫证的辨证尤当注意观察抑郁、呆滞二症的轻重。

狂证初起以狂暴无知，情感高涨为主，由痰火邪实扰乱神明所致。病久则火盛伤阴，渐变为阴虚火旺之证，可见情绪焦躁，多言不眠，形瘦面赤舌红等症。病至如此，分辨其痰火、阴虚的主次先后，对于确定治法处方甚为重要。一般说来，亢奋症状突出，舌苔黄腻，脉弦数者，以痰火为主，而焦虑，烦躁，脉细数者，则以阴虚为主。至于痰火、阴虚证候出现的先后，则需对上述症状、舌苔、脉象的变化作动态的观察。

二、鉴别诊断

癫狂应与脏躁相鉴别。脏躁属郁证范畴，亦为内伤七情所致。但脏躁好发于妇人，其表现为悲伤欲哭，数伸欠，证情变幻莫测，一般不会自伤或伤害他人，有自制能力；癫狂则表现为沉默寡言，闷闷不乐，精神痴呆，喃喃自语，或语无伦次，或躁狂打骂，不避亲疏，或登高而歌，弃衣而走等一派精神错乱、理智丧失、全无自制能力之症。

三、分证论治

本病多由内伤七情所致，故应针对情志因素，配合精神治疗。在药物治疗方面，当分癫、狂分证施治。癫证以疏肝理气，化痰开窍为主，或益气健脾，或养心安神；狂证治当清肝泻火，镇心涤痰，或滋阴降火。至于活血化瘀之法，癫、狂皆及。

（一）癫证

1. 痰气郁结

证候　精神抑郁，表情淡漠，神志痴呆，语无伦次，或喃喃自语，喜怒无常，不思饮食，舌苔腻，脉弦滑。

证候分析　本证以气郁痰结，迷阻心窍为基本病机。思虑太过，所求不得，肝气被郁，脾气不运，痰气郁结，蒙闭神明，故出现精神抑郁，表情淡漠，神志痴呆，语无伦次，或喃喃自语等精神异常症状。痰扰心神，故喜怒无常。痰浊中阻，则不思饮食。舌苔腻，脉弦滑，为痰气郁结之征。本证以精神抑郁，表情淡漠，神志痴呆，语无伦次为辨证要点。

治法　理气解郁，化痰开窍。

代表方　顺气导痰汤。

法半夏 10g　陈皮 9g　茯苓 15g　甘草 6g　胆南星 10g　枳实 10g　香附 10g　木香 10g　生姜 6g　水煎服。

方中半夏、胆南星、陈皮苦温燥湿，化痰理气。茯苓、甘草健脾利湿和中。枳实、香附、木香理气解郁而宽中。生姜合半夏降逆和胃。

加减　本方宜加菖蒲 10g，远志 10g 以化痰宣窍。睡眠不实或不眠者，加合欢皮 20g，夜交藤 20g，茯神 15g 以养心安神。大便秘结者，加大黄 10g 以通腑降浊。若烦躁易惊，舌尖红，苔微黄者，加黄连 6g，龙齿 20g，磁石 20g 以泻心火而镇惊安神。

若痰浊壅盛，可先用控涎丹除胸膈之痰，俟痰浊减少再投顺气导痰汤。

2．气虚痰结

证候　情感淡漠，不动不语，甚则呆若木鸡，目瞪如愚，傻笑自语，生活被动，灵机混乱，甚至目妄见，耳妄闻，自责自罪，面色萎黄，便溏溲清，舌质淡，舌体胖，苔白腻，脉滑或弱。

证候分析　本证以气虚痰盛，痰蒙心窍为基本病机。癫证日久，正气亏虚，脾运力薄，痰结日深，心窍被蒙，故见情感淡漠，不动不语，呆若木鸡，傻笑自语，甚则灵机混乱，出现妄闻妄见，自责自罪等症状。脾气虚弱，故面色萎黄，便溏溲清。舌淡胖，苔白腻，脉滑或弱，为气虚痰结之象。本证以情感淡漠，不动不语，面色萎黄，舌淡胖为辨证要点。

治法　益气健脾，涤痰开窍。

代表方　四君子汤合涤痰汤。

党参 15g　白术 10g　茯苓 15g　甘草 6g　半夏 10g　胆南星 10g　陈皮 9克　枳实 10g　菖蒲 10g　竹茹 10g　生姜 9g　大枣五枚　水煎服。

四君子汤以健脾益气见长，涤痰汤以涤痰开窍为主，两方合用正合本证的基本病机。方中党参、白术、茯苓、甘草、大枣健脾益气。半夏、胆南星、陈皮、竹茹、枳实、生姜涤除痰浊以降逆和胃。菖蒲宣开心窍。

加减　本方宜加远志 10g，郁金 10g，以助菖蒲宣窍而解郁。若饮食不思，嗜睡不醒，四肢不温者，加肉桂 10g，附子 10g，黄芪 15g 以温阳益气。

若神思迷惘，呆若木鸡，病情较重者，可用苏合香丸以增强开窍之功。

3．心脾两虚

证候　癫证经久，神思恍惚，魂梦颠倒，心悸易惊，善悲欲哭，肢体困乏，饮食减少，面色少华，舌质淡，脉细无力。

证候分析　本证以气血亏耗，心神失养为基本病机。癫证经久，中气渐衰，气血生化乏源，心血内亏，心神失养，故见神思恍惚，魂梦颠倒，心悸易惊，善悲欲哭等症。血少气虚，脾失健运，故肢体困乏，饮食减少。气血不足，不能上荣，则面色少华。舌质淡，脉细无力为心脾两亏，气血俱虚之象。本证以神思恍惚，魂梦颠倒，善悲欲哭，食少体倦为辨证要点。

治法　健脾养心，益气安神。

代表方　养心汤。

黄芪 18g　党参 15g　当归 12g　茯苓 15g　炙甘草 9g　半夏 10g　柏子仁 10g　远志 10g　五味子 10g　川芎 9g　酸枣仁 15g　肉桂 5g　水煎服。

本方功能益气补血，养心安神。方中黄芪、党参、炙甘草补脾气。当归、川芎养心血。远志、柏子仁、五味子、酸枣仁宁心安神。半夏、茯苓健脾化痰。佐以肉桂引药入心，以助养心安神之力。

加减　神思恍惚，心悸易惊明显者，加龙齿 20g，磁石 20g 以镇惊安神。情感淡漠，不言不语者，加菖蒲 10g，郁金 10g 以宣窍开郁。饮食减少者，加白术 10g，鸡内金 10g 以助脾运胃纳，冀其生化得复，气血得充，心有所养。若兼见畏寒蜷缩，卧之如弓，小便清长，下利清谷者，为肾阳不足，宜加补骨脂10g，仙灵脾10g，巴戟天10g温补肾阳。

（二）狂证

1．痰火上扰

证候 病起急骤，常先有性情急躁，头痛失眠，两目怒视，面红目赤，突然狂乱无知，逾垣上屋，骂詈叫号，不避亲疏，或毁物伤人，气力逾常，不食不眠。舌质红绛，苔多黄腻，脉象弦大滑数。

证候分析 本证以火炽痰盛，犯扰心神，神志逆乱为基本病机。暴怒伤肝，肝火暴张，鼓动阳明痰热，上扰神明，故性情急躁，失眠头痛。神志逆乱，则狂乱无知，骂詈叫号，不避亲疏。四肢为诸阳之本，阳盛则四肢实，实则能登高而气力逾常。肝火暴盛，上扰清窍，故面红，目赤。舌质红绛，苔黄，脉弦大滑数，均为痰火壅盛，阳气独亢之象。火属阳，阳主动，故起病急骤，狂暴不休。本证以狂乱无知，面红目赤，骂詈不避亲疏，气力逾常为辨证要点。

治法 镇心涤痰，清肝泻火。

代表方 生铁落饮。

生铁落40g 贝母15g 胆南星10g 橘红9g 远志10g 菖蒲10g 茯神15g 连翘10g 茯苓15g 玄参15g 麦冬10g 天冬12g 钩藤15g 丹参15g 朱砂1.5g 水煎服。

方中生铁落重镇降逆且有坠痰下气开结之功。贝母、胆南星，茯苓、橘红清热涤痰。连翘、玄参、麦冬、天冬清热以防火盛伤阴。钩藤平肝熄风。菖蒲、远志、茯神、丹参、朱砂宣窍活血安神。

加减 本方宜加黄连10g，山栀10g以清心降火，加龙胆草10g以清泻肝火。痰火甚者，去菖蒲、橘红，加竹茹12g，天竺黄15g，礞石15g以清火逐痰。烦热渴饮者，加生石膏30g，知母10g，天花粉15g以清热生津。

本证还可加服礞石滚痰丸泻火逐痰。若痰浊壅于胸膈，体壮脉实者，亦可用三圣散涌吐痰涎。若大便秘结，舌苔黄燥，脉实大者，选用大承气汤荡涤秽浊，泻下痰火。

2．火盛阴伤

证候 狂证日久，其势渐减，且有疲惫之象，多言善惊，时而烦躁，形瘦面红，舌质红脉细数。

证候分析 本证以火热伤阴，心神不宁为基本病机。狂久不已，耗气伤阴，气不足则狂势渐减，精神疲惫。阴不足则水不能制火，虚火上扰，故见烦躁，形瘦，面红，舌红。心神失养而又被虚火所扰，故多言善惊。脉细数为阴虚有热之象。本证以狂势渐减，多言善惊，烦躁，舌红，脉细数为辨证要点。

治法 滋阴降火，安神定志。

代表方 二阴煎。

生地20g 黄连6g 麦冬15g 玄参15g 酸枣仁15g 茯神15g 竹叶10g 木通10g 甘草6g 灯心5g 水煎服。

本方功能滋阴清火，养心安神。适用于久狂伤阴，虚火上扰之证。方中生地、麦冬、玄参养阴清热。黄连、木通、竹叶、灯心清降心火。茯神、酸枣仁养心安神。甘草调和诸药。

加减 若阴虚兼有痰热未清者，加瓜蒌15g，胆南星10g，天竺黄15g清化痰热。舌质偏暗者，加丹皮10g，赤芍10g，丹参15g以凉血活血。若肾阴耗伤，烦躁，健忘，腰膝痠软者，加龟板12g，枸杞子12g，阿胶10g以滋养胃阴。

若气虚精神疲惫者，可加服《千金》定志丸以健脾益气，养心安神。

3. 气血凝滞

证候 情绪躁扰不安，恼怒多言，甚则登高而歌，弃衣而走，或目妄见，耳妄闻，或呆滞少语，妄思离奇多端，常见面色暗滞，胸胁满闷，头痛心悸，或妇人经期腹痛，经血紫暗有块，舌质紫暗有瘀斑，舌苔薄白或薄黄，脉弦细，或弦数，或沉弦而迟。

证候分析 本证以气血凝滞，上阻清窍，内扰神明为基本病机。若瘀兼实热，犯扰神明，则出现情绪躁扰不安，恼怒多言，登高而歌，弃衣而走等狂证之征。若瘀兼痰浊，蒙闭神明，则表现为呆滞少语，妄思离奇，心悸等癫证之象。清窍被扰，故见目妄见，耳妄闻。气血凝滞，故胸胁满闷，面色暗滞，痛经或经血紫暗有块，舌质紫暗有瘀斑。如属狂证，则苔黄，脉弦数。若为癫证，则苔白，脉沉弦而迟。无论属狂属癫，均以面色暗滞，舌质紫暗有瘀斑为本证的辨证要点。

治法 活血化瘀，理气解郁。

代表方 癫狂梦醒汤。

桃仁10g 赤芍12g 柴胡10g 香附10g 清半夏10g 青皮10g 陈皮9g 苏子10g 桑白皮10g 大腹皮10g 木通10g 甘草6g 水煎服。

方中桃仁、赤芍活血祛瘀。青皮、陈皮、苏子、大腹皮、桑白皮行气降逆。柴胡、香附理气解郁。半夏、甘草化痰和中。木通导热下行。

加减 本方宜加川芎10g，红花10g，丹参15g以增其活血化瘀之力，加菖蒲10g以宣窍。若有蕴热者，去半夏、香附，加黄连10g，山栀10g清热降火。若寒象明显者，去桑白皮、木通，加干姜10g，附子10g以助阳温经。

本证可加服大黄蟅虫丸以祛瘀活血。若瘀血征象明显者，选用血府逐瘀汤。

癫与狂在一定的条件下，可相互转化或交替出现。如癫证日久，气郁化火，痰火扰及神明，则成狂证表现；狂证经泻药火物治疗后，火去痰留，痰阻气机，以致气滞痰结，迷阻心窍，即可转为癫证。

癫证属痰气郁结而病程较短者，用理气解郁，化痰开窍之法每易获愈。若日久延误治疗，或愈后又多次复发，可转为气虚痰结或心脾两虚证。病程越长，病情越重，则治疗越难，灵机混乱而难以恢复。

狂证骤起先见痰火扰心之证，急投泻火逐痰之法，病情多可迅速缓解；若治不得法或治不及时，致使真阴耗伤，则心神昏乱日重，其证转为火盛阴伤。若病久迁延不愈，可形成气血阴阳俱衰，灵性丧失，预后多为不良。

四、单方验方

1. 黄芫花 取花蕾及叶，晒干研粉，成人每日服1.5~6g，饭前一次服下，10~20天为一疗程。孕妇、体虚者及胃肠病患者忌用。

2．巴豆霜 1~3g，分两次间隔半小时服完，10 次为一疗程，一般服用两个疗程，第一疗程隔日 1 次，第二疗程隔两日 1 次。

3．生铁落 30g，灯心 10g，竹沥水 30g，先煎生铁落，饮入灯心，煎成后加入竹沥水，一次服完，一日 3 次。

以上三方适用于痰火扰心之狂证。

4．生地 30g，竹茹 30g，煎后送服紫雪丹 2 支，每日 2 次。适用于痰热瘀血互结之狂证。

5．白金丸加味 白矾 3g，郁金 15g，白芍 12g，柴胡 6g，菖蒲 10g，丹参 15g，水煎服。亦可按比例加倍，制散剂、丸剂，每服 9g，一日 2 次，适用于癫证。

【预防护理】

本病为内伤七情所致，因此，对有精神刺激和心理创伤者，应积极加以开导劝慰，令其心情舒畅。患病后极当避免精神因素和社会因素的刺激。劝说患者不宜结婚，即使结婚亦应不育。做到早期发现早期治疗，力争将病情控制在萌芽阶段，防止其发展。

在护理方面，首先应正确对待病人的各种表现，切忌讥笑、讽刺，应同情和关心病人。对于尚有一些适应环境能力的轻病人，应注意调节情志活动，如以喜胜忧，以忧胜怒等。对其不合理的要求应耐心解释，对合理的要求应尽量满足。对重证病人的打人、骂人、自伤、毁物等症状，要采取防护措施，注意安全，防止意外。对于拒食病人应找出原因，根据其原因进行劝导、督促、喂食或鼻饲，以保证营养。对有自杀、杀人企图或行为的病人，必须严加防范，将危险物品如刀、剪、绳、药品等皆予以收藏。注意投河、跳楼、触电等意外行为。

小　　结

癫狂为精神错乱，神志失常的疾病。病因以内伤七情为主。病机乃阴阳失调，痰、火、气、瘀蒙蔽神明或扰及心神以致神志逆乱。病位在心、肝、脾且与肾有关。癫证属阴，多见抑郁症状；狂证属阳，多见躁狂症状。临床所见，癫证常分为痰气郁结、气虚痰结，或心脾两虚等证型。治当理气解郁，化痰开窍或益气健脾，久则补养心脾。狂证一般分为痰火扰心，火盛阴伤或气血凝滞等证型。治宜镇心涤痰，清肝泻火，或滋阴降火，安神定志。至于气血凝滞者，当以行气化瘀为主。在病情发展过程中，癫与狂可相互转化。

此外，在药物治疗的同时，还当重视精神治疗和护理。对病人耐心地开导、解释、劝慰，避免精神刺激，勿使五志过极，加强看护，注意必要的安全防护，以免发生意外。

第五节　癫　痫

癫痫是一种发作性神志异常的疾病。又名"痫证"，俗称"羊痫风"。其特征为发作性精神恍惚，甚则突然仆倒，昏不知人，口吐涎沫，两目上视，四肢抽搐，或口中作如猪羊般的叫声，移时苏醒如常人。

　　本病的临床表现虽然复杂，但一般以神志丧失与肢体抽搐为特定症状。其发作具有突然、短暂、反复三个特点。突然，指起病急，除部分病例于发作前几小时或几天，或临近发作时有先兆症状，如精神紧张，易急躁，眩晕头痛，肢体麻木或筋惕肉瞤等外，大部分患者乃突然昏仆，抽搐发作。短暂，指发作时间短，一般发作至神志转清约 10～15 分钟，有的只是神志丧失几秒钟，亦有神昏抽搐持续半小时至数小时以上而不能自止者。反复，即反复发作，重者可一日发作十数次以上，也有数日一发者，比较轻的病人有逾月或半年至数年一发者。间歇期以脾虚痰盛、肝肾阴虚、气虚血瘀等脉证多见。部分病例亦可毫无自觉症状。

　　西医学的原发性癫痫或继发性癫痫，均可参照本节辨证论治。

【病因病机】

　　本病主要由先天与后天两方面因素形成。若病起于幼年者，与先天因素密切相关。如妊娠期间，母体多病，服药过多，损及胎儿；或母体突受惊恐，气机逆乱，"恐则精却"，精伤肾亏，以致影响胎儿的发育；或父母素患痫疾，病气传于胎儿，均可导致出生后易发癫痫。

　　后天因素多为七情失调、饮食不节、脑部外伤及病后继发。如突然受到大惊大恐，或强烈的精神刺激，造成气机逆乱，脏腑损伤。肝肾受损，则易致阴不敛阳而生热生风；脾胃受损，健运失司，则酿生痰浊。经久失调，若遇诱因触发，痰浊上逆，蒙闭清窍，内阻神明，而发为癫痫。或过食肥甘厚味，生冷不节，有碍脾运，水谷精微失运，凝聚为痰，蕴伏于内，若遇劳累过度，或生活起居失于调摄等诱因，亦可罹病。至于病后继发者，多因脑寄生虫病，颅内病变，以致脏腑受损，积痰内伏，元神之府阻滞；或因脑部跌仆撞击及其出生时难产，颅脑受损，瘀血内停，血行不畅，脑脉失养，导致神明失用，癫痫乃作。若血瘀气滞，气滞则津液流通受阻而生痰浊，痰瘀互结，可使癫痫反复发作，难以根治。

　　综上所述，癫痫的病理因素以痰为主，常兼气、火、风诸因。病位在心肝，而与脾肾关系密切。病理变化为心肝脾肾功能失调，影响津液正常运行，聚而成痰，痰浊内伏，壅塞气机，久之化热，痰因火动，火动风生，以致痰火、痰气、瘀浊、风痰闭阻神明，流窜经隧，而发为本病。若癫痫久发不愈，必致脏腑愈虚，痰结愈深，或痰瘀互结，乃成痼疾。

　　病因病机示意图：

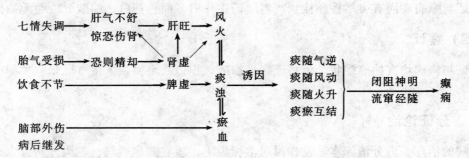

【辨证论治】

一、辨证要点

本病的发生与先天因素有关，故需询问父母体质情况，了解亲属中有无癫痫患者，以及本人出生时的情况，有无跌仆伤脑病史等，均有助于明确诊断。癫痫虽然有比较典型的证候，因正气为本，痰浊为标，故辨证时需辨别标本虚实。一般而言，发作持续时间的长短，间歇期的久暂，发作程度的轻重，往往与正气的盛衰，痰浊内伏的程度有关。发作时为实，间歇期多虚；初病多实，久病多虚或虚实夹杂。正气尚盛，痰结不深，则发作时间较短，间歇时间较长；若痰结较深，正气损伤，则发作时间持续较长，间歇期短。此外，本病与气、风、火密切相关，故辨证还当注意痰与气、风、火的关系及其偏盛。气郁生痰者，症见胸闷不畅，情志抑郁，每因情志刺激诱发，发前可有头晕、气逆等先兆；火盛生痰者，则见头痛目赤，面红、烦躁，舌苔黄腻等；风动痰升者，常有眩晕，筋惕肉瞤，发时抽搐倍甚，四肢强直，口眼牵引等。若久发正虚，痰浊内蕴，则见精神萎靡，神识痴呆，智力减退等症状。

二、鉴别诊断

癫痫应与癫狂、中风、厥证、痉证相鉴别。

（一）癫狂

癫狂是指精神错乱，神志失常的疾病。临床以沉默痴呆，语无伦次，静而多郁，或喧扰不宁，躁狂打骂，动而多怒为特征。癫痫乃发作性神志异常，发时神志丧失，肢体抽搐，可自行苏醒，醒后如常人。故两者的临床特征迥然有别。

（二）中风

中风与癫痫均有突然昏仆，不省人事的症状。但中风昏仆无声，昏迷持续时间长，苏醒后有失语，半身不遂等后遗症；癫痫昏仆后口吐涎沫，且有吼叫声，可自行苏醒，有反复发作的特点。

（三）厥证

厥证与癫痫亦同有突然昏仆症状。但厥证昏仆后多面色苍白，四肢厥冷而无抽搐之症。

（四）痉证

痉证与癫痫均有抽搐症状。但痉证多见抽搐频作，甚至项强，角弓反张，大都伴有发热症状。

三、分证论治

本病的治疗，需分清标本。发作时以治标为主，重在豁痰顺气，熄风开窍以定痫。发作急骤，应采取急救措施，包括迅速解开衣扣、束带，让患者平卧，头偏向一侧，使呼吸通畅，在上下颌之间垫以纱布，以免咬伤舌、唇。针刺人中、内关、神门等穴。平时（间歇期）则以治本为要，宜健脾化痰、补益肝肾、养心安神。除药物治疗外，应调摄精神，注意饮食，避免劳逸无度。

（一）风痰闭阻

证候　发作前常有眩晕，胸闷，乏力等症（亦可无明显先兆症）。发则突然跌倒，神志不清，抽搐吐涎，或伴尖叫与二便失禁。也有短暂神志不清，或精神恍惚而无抽搐者，舌苔白腻，脉多弦滑。

证候分析　本证以风痰上逆，闭阻心窍为基本病机。其眩晕、胸闷、乏力等均为风痰上逆之先兆症状。肝风挟痰，上闭心窍，神明失用，故见突然跌倒，神志不清而抽搐。风痰上涌，故吐涎沫。若肝风不甚，痰伏尚浅，则仅见短暂神志不清或精神恍惚而无抽搐之症。舌苔白腻，脉弦滑为肝风挟痰之象。本证以突然跌倒，抽搐吐痰，苔白腻，脉弦滑为辨证要点。

治法　涤痰熄风，开窍定痫。

代表方　定痫丸。

天麻10g　贝母10g　胆南星10g　姜半夏10g　茯苓15g　陈皮9g　茯神15g　丹参15g　石菖蒲10g　远志10g　麦冬10g　全蝎6g　僵蚕10g　琥珀4g　朱砂1.5g　甘草6g　水煎服。

方中南星、贝母、半夏、陈皮、菖蒲豁痰开窍。天麻、全蝎、僵蚕平肝熄风镇痉。朱砂、琥珀、远志、茯神镇心安神。茯苓、甘草健脾和中。丹参活血，除心窍之瘀滞而定志。佐麦冬以防其温燥。

加减　痰粘不利者，加瓜蒌15g以滑痰。痰涎清稀者，去麦冬、贝母，加干姜10g、细辛4g温化寒痰。若目赤，口苦，便秘，脉弦数有力者，去半夏，加黄连10g、龙胆草10g、大黄10g清肝泻火。抽搐不止者，加生石决明30g、钩藤15g以增强平肝镇痉之力。

若痰浊内盛者，宜用温胆汤合白金丸祛痰化浊。若痰滞胸膈，胸中督闷，体质壮实者，可用瓜蒂散涌吐痰涎，但应适可而止，以防损伤胃气。

（二）肝火痰热

证候　发作时昏扑抽搐吐涎，或有吼叫，平日情绪急躁，心烦失眠，口苦而干，咯痰不爽，便秘，舌红，苔黄腻，脉弦滑而数。

证候分析　本证以肝火挟痰，上闭心窍为基本病机。肝火素盛，火扰心神，故见平日情绪急躁，心烦失眠。火热伤津，则口苦而干，痰粘稠，咯吐不爽，大便秘结。火炎痰逆，阻于心窍，故见发时昏扑，抽搐，吐涎或见吼叫。舌红苔黄腻，脉弦滑数均为肝火痰热之象。本证以昏扑，抽搐，痰粘稠，口苦，苔黄腻为辨证要点。

治法　清肝泻火，化痰开窍。

代表方　龙胆泻肝汤合涤痰汤加减。

龙胆草10g　黄芩10g　山栀10g　木通10g　半夏10g　胆南星10g　竹茹10g　菖蒲10g　茯苓15g　橘红9g　水煎服。

方中龙胆草、黄芩、山栀、木通清肝泻火，导热下行。半夏、胆南星、竹茹、橘红、菖蒲化痰开窍。茯苓健脾利湿。

加减 阳亢风动者，加钩藤 15g，生石决明 30g 以潜阳熄风定痫。大便秘结者，加大黄 10g，青礞石 15g 以通腑逐痰。

若痰火壅实，大便秘结，亦可用竹沥达痰丸以祛痰泻火通腑。

（三）气虚血瘀

证候 发时昏仆无知，抽搐，平日头昏气短，精神恍惚，心中烦急，头部或胸胁刺痛，唇舌紫暗，或舌有瘀斑，脉弦涩无力。

证候分析 本证以气虚血行不畅，瘀血内阻为基本病机。心窍瘀阻，心神不藏，或脑部外伤，元神之府瘀滞，神明失用，故昏仆无知。瘀血内阻，血不畅行，筋脉失养，则抽搐。气虚则头昏气短。血瘀心窍，心神不宁，则精神恍惚，心中烦急。血脉瘀阻，不通则痛，故头部或胸胁刺痛。唇舌青紫，舌有瘀斑为血瘀之征，脉弦涩无力为气虚血瘀之象。本证以昏仆抽搐，唇舌紫暗，气短，头部胸胁刺痛为辨证要点。

治法 补气化瘀，定风止痫。

代表方 黄芪赤风汤送服龙马自来丹。

黄芪 30g　赤芍 15g　防风 10g　水煎服。龙马自来丹：马钱子与地龙量之比为 2:1，制成散剂或丸剂，每服 1g，临睡前用汤药送服。

两方为清代名医王清任创立，二者合用能补气活血，化瘀散结，故可治气虚血瘀之癫痫。方中黄芪为补气药之长，补气可以推运血行。赤芍活血消瘀。防风搜肝泻肺，散头目滞气。马钱子苦寒有大毒入肝脾二经，通经络止痛散结消肿而治瘀血癫闲。地龙咸寒可通络熄风而定痫。其中马钱子有剧毒，炮制必须如法，用量亦应严格控制。若服药后出现肢体颤动，牙关紧闭，甚至麻痹拘挛，不省人事等，为马钱子中毒的临床表现，可用肉桂 6g，急煎灌服。

加减 若兼大便秘结者，可加酒大黄 10g；气虚之象不明显者，酌加蜈蚣 3 条、全蝎 5g、僵蚕 10g 以增强熄风通络作用；若兼见颈项强直者，加葛根 15g；若头部刺痛难以缓解者，加麝香 0.06g、葱白七根以通络止痛。

（四）肝肾阴虚

证候 癫痫发作日久，健忘不寐，腰膝痠软，头晕目眩，五心烦热，或大便干结，舌质红少苔，脉细数。

证候分析 本证以痫病日久，耗伤肝肾，精血亏虚为基本病机。癫痫反复发作，风阳动扰，耗伤肝肾之阴，肝肾阴虚，则肝阳上亢，故头晕目眩。阴亏于下，虚火上扰，心神不安，故失眠。肾精亏虚，脑失所养，则健忘。腰为肾之府，肾虚则腰府失养，故见腰膝痠软。阴亏津少，大肠失润，则大便干结。五心烦热，舌红苔少，脉细数为肝肾阴虚之征。本证以癫痫日久，五心烦热，眩晕，腰膝痠软为辨证要点。

治法 滋补肝肾，潜阳安神。

代表方 左归丸。

熟地 24g 山药 12g 山萸肉 24g 菟丝子 12g 枸杞 15g 淮牛膝 10g 鹿胶 10g 龟胶 10g 水煎服。

方中熟地、山药、山萸肉、菟丝子、枸杞子补益肝肾之阴。鹿胶、龟胶为血肉有情之品，滋补精血。淮牛膝补肾强腰。

加减 本方宜加牡蛎 24g，鳖甲 15g，柏子仁 10g 以滋阴潜阳，宁心安神。若兼有痰热之象者，加贝母 10g，天竺黄 15g，竹茹 12g 清化痰热。若见心中烦热，加焦山栀 10g，莲子心 3g 清心降火。大便干结加玄参 15g，麦冬 10g，火麻仁 10g 润肠通便。

若神疲面白，病久而不复者，为阴精气血俱虚，宜大补精血，可常服河车大造丸。

（五）脾胃虚弱

证候 癫痫发作日久，神疲乏力，饮食不佳，眩晕时作，面色不华，大便溏薄，或有恶心呕吐，舌质淡，脉濡弱。

证候分析 本证以脾胃气虚，健运失司，生化不足为基本病机。脾胃虚弱，不能运化水谷精微而生气血，故见面色不华，神疲乏力。脾不健运，痰湿内生，阻遏清阳，故眩晕，大便溏薄。胃气虚弱，失于和降，则见饮食不佳，恶心呕吐。舌质淡，脉濡弱为脾胃虚弱之象。本证以癫痫日久，神疲乏力，纳差，便溏为辨证要点。

治法 健脾益气，和胃化浊。

代表方 六君子汤。

党参 15g 半夏 10g 炙甘草 9g 茯苓 15g 白术 10g 陈皮 9g 水煎服。

方中党参、白术、茯苓、炙甘草健脾益气。半夏、陈皮和胃降逆而化痰。

加减 本方宜加菖蒲 10g，远志 10g 宣窍宁心。痰多者，加制南星 10g，瓜蒌 15g 以增强化痰之功。恶心呕吐者，加竹茹 10g，旋覆花 10g 以增其和胃降逆之力。气短明显者，加黄芪 15g，柴胡 6g，升麻 5g 益气以升清阳。

若脾虚痰盛，痰郁化热，舌苔黄腻者，改用温胆汤。俟痰热已除，再投六君子汤治之。

本病的预后与转归，若属风痰闭阻和肝火痰热者，为正邪俱盛，如能及时治疗，控制发作，病情多可好转。久病失治，正虚邪实，常可迁延不愈。因此，癫痫属实者，其病程在半年以内，如能坚持不间断的服药，并配合精神、饮食等方面的调摄，避免由实转虚，预后较好。反之，正气虚弱，痰结日深，发作频繁，往往转为痼疾，其预后不佳。

此外，个别癫痫病例，发作时突然痰涌喉间，阻塞气道而窒息，如不及时抢救，往往危及生命。

四、单方验方

1. 宁痫散 朱砂 470g，明矾 470g，炙香附 1000g，广木香 1000g，郁金 1000g。研细末混合，每服 1.2g，一日 3 次。

2. 蝉衣、全蝎、蜈蚣等份，共研细末和匀。每服 3g，一日 2 次，半月为一疗程。

3. 加味磁朱丸 琥珀 25g，磁石、朱砂各 250g，代赭石 50g，三七 30g，炼蜜为丸，每服 5g，一日 2 次。本方有活血安神镇痉作用。适用于脑外伤引起的癫痫。

4. 白金丸 每服 0.3g，一日 1 次。本方功能开郁化痰，安神镇惊，适用于痰疾惊痫。

5．五痫再生丸　每服 6g，一日 3 次。本方功能泻火逐痰，止痉定风，专治实热老痰为病，适用于痰火癫痫。

【预防护理】

做好孕妇保健工作，避免惊吓、劳累，防止胎气受损；既病之后，要保持心情舒畅，勿过劳，不要独自外出，不宜登山、骑自行车或驾驶车辆，不宜高空或水上作业。

发作时宜有人看护，保持呼吸道通畅，以免窒息；注意除去义齿，保护唇舌；发作时应使患者侧卧，使痰涎易于排出；禁止饮酒，少食辛辣等刺激性强的食物及慎食寒凉。

小　　结

癫痫是一种发作性神志异常疾病。多由先天因素、七情失调、饮食不节、脑部外伤，或患他病之后，导致心脾肝肾功能失调，产生痰浊及风、火、瘀等病理因素，蒙蔽清窍，内闭神明而发病。其中痰邪作祟最为重要。临床以风痰闭阻、肝火痰热、气虚血瘀、肝肾阴虚、脾胃虚弱等证型为常见。

本病的治疗当分清标本缓急。发作时以治标为要，根据病情，采用豁痰顺气、平肝熄风、通络镇惊、安神定惊、清泻肝火等法。间歇期以治本为主，视其病机，予以养心、健脾、补肾，或佐以治标诸法，以标本兼治。间歇期长者，可用丸剂缓图。

生活与精神的调摄在癫痫防治上亦有重要作用。患者当节制饮食，劳逸适度，怡情开怀，避免精神刺激，消除发病诱因。在日常生活与工作中，要谨防病情发作而致意外伤害。发作期间应做好看护工作，保持呼吸通畅，防止唇舌咬伤。

第六节　痴　呆

痴呆又称神呆，是以言行呆傻为主要表现的一种神志疾病。轻者神情淡漠，寡言少语，善忘，计算力低下，定向力差，反应迟钝；重者终日不语，或闭户独处，或言语颠倒，或忽笑忽哭，或饮食、二便难以自理。本类患者难以或根本不能处理日常生活，不能抵御各种伤害。以中风或老年精气不足者，发病率较高，成为危害中老年人健康的一类疾病，是当前国内外医学界研究的重大课题。从幼年起病者，多成白痴之证，难以治愈；以精神因素、外伤、中毒引起者，因伤势或中毒轻重不同，预后亦有区别。

中风后痴呆、老年性痴呆、脑外伤性痴呆、中毒性痴呆可参照本篇辨证论治。先天性痴呆病及白痴不在本篇讨论范围。

有关痴呆的论述，最早见于先秦时期，如《左传》说："不慧，盖世所谓白痴"。《灵枢·海论》说："髓海不足，则脑转耳鸣，胫酸眩冒，目无所见，懈怠安卧"。张景岳《景岳全书·杂证谟》指出："痴呆证，凡平素无痰，而或以郁结，或以不遂，或以思虑，或以疑惑，或以惊恐而渐成痴呆，言辞颠倒，举动不经，或多汗，或善愁，其证千奇百怪，无所不至。"

陈士铎《辨证录》专设呆病门，对呆病的描述生动具体，指出"呆病如痴，而默默不言也，如饥而悠悠如失，意欲癫而不能，心欲狂而不敢，有时睡数日不醒，有时坐数日不眠，有时将己身衣服密密缝完，有时将他人物件深深掩藏，与人言则无语而神游，背人言则低声而泣诉，与之食则厌而不吞，不予食则吞炭而若快"，认为本病是"痰气聚于胸腹之中"，提出"治呆无奇法，治痰即治呆"的治法。王清任指出："年高无记性者，脑髓渐空"。近十余年来，诸多医家对痴呆的含义、病因病机、分类辨证、治疗做了系统深入的研究，补充和发展了本病的基本理论和辨证论治内容。

【病因病机】

痴呆是一种全身性疾病，病位在脑。本病的发生不外乎痰、瘀、虚、郁几个方面，病理特点为本虚标实。病机责之于心肝脾肾等脏腑功能失调，气血不足，肾精亏虚，脑髓失养，气血痰瘀互结，蒙闭脑窍。

一、痰浊蒙窍　成年人的痴呆起于癫狂或痫证之后者，多为痰浊蒙闭脑窍，病久气血亏耗，积痰内盛，常外出后难辨家门，反应迟钝，记忆力低下；癫久因肝气郁结，克伐脾土，痰随气升，闭塞脑窍，则成痴呆；中风病后，久卧于床，气滞血瘀，津液运行不畅，致水湿内停，痰气上冲于脑；或素体形盛气衰，痰湿重浊，则清窍易蒙，浊气聚于脑窍，清浊不分，而见神思迟钝、遇事善忘、言语謇塞等。

在病理上，痰与瘀是相互累及的。瘀可酿生痰浊，离经之血留滞日久，阻塞络道，络中之津不能移出脉外，络外之津不能还于脉中，津液积聚而成痰浊。反过来，痰浊之邪有碍血液运行，影响瘀血消散，并可导致产生新的瘀血，加重其瘀血病情。

二、心肝火旺　素体阴虚，或中风病后，或癫证、痫证病后，伤及肝肾之阴。水不涵木，木火独亢；或水不济火，心阳独旺，心肾不交，热扰心神，神志不宁，思维无序，喜怒无常，多言而谬误迭出。

三、气虚血瘀　脑赖髓养，髓依血濡，气摄血行血，气机调畅，血行无阻，则气血津液上输于脑，清阳有助，神机能运，灵机记性有序。中风、外伤后瘀血不去，或年高血行迟缓，气虚无力推动血行，使瘀血产生，阻滞经脉，使"血之注于脑者过少，无以养其脑髓神经，其脑髓神经亦恒至失其所司"（《医学衷中参西录》）。更有甚者，脑络瘀阻可直接损伤脑髓，使脑髓空疏，脑窍随虚，灵机记忆渐失，终成呆证。

四、肾精不足　"脑为元神之府"，"灵机记性在脑不在心。"脑为髓之海，诸髓者，皆属于脑。脑居颅内，赖髓充养，髓海充足，则脑有思虑记忆的基础。肾为先天之本，藏精生髓，精足则髓足，髓足则脑充。反之，肾虚精亏，则髓海不足，可发为痴呆。

老年肾气亏虚，脑髓无以充养；或中风、脑部创伤，精气散乱，虽经调治，元气已伤，肾之阴阳亏虚，精气不能上荣于脑，脑髓空疏，元神无依，神明失聪，渐成痴呆。

痴呆病因病机示意图

中风
癫证
痫证　}→痰浊停滞→痰瘀→阻塞
　　　瘀血阻络　互结　脑窍
　　　　↓化热

脑外伤
精神刺激　}→阴虚→热邪→脑神
　　　　火旺　上扰　不灵　}痴呆
　　　　↓伤阴

先天不足
老年肾虚　}→肾精→髓海→元神
　　　　不足　亏虚　失养

【诊断与病证鉴别】

一、诊断要点

1. 主症

(1) 记忆力　包括近事记忆、远事记忆能力渐进性减弱。

(2) 判断力　判定认知人物、物品、时间、地点的能力减弱。

(3) 计算力　计算简单数学问题、倒数数字的能力减弱。

(4) 定向力　识别空间位置和结构能力减退。

(5) 理解力　抽象思维能力下降，如难以解释词语，不能区别词语的相同点和不同点，不能给事物下定义等。

(6) 语言能力　口语能力，包括理解别人语言和有条理的回答问题能力障碍，且无有文化与无文化的差别，文化程度高者尚有阅读书写能力障碍。

(7) 个性　由随和变为性情孤僻，表情淡漠，语言重复。自私狭隘，固执，或无理的欣快。易于激动或暴怒，或拾破烂视为珍品，或行为有突发性改变，事后知错，又难以控制自己。

(8) 人格　性格特征改变，道德伦理缺乏，不知羞耻。

(9) 年龄　因外伤、中毒、癫病所致者，无年龄特点差异，因中风、颤证、年高所致者，年龄多在 50 岁以上。

(10) 病程　起病随病因而定，由外伤、中毒引起者，病程短，其余病因引起者，起病隐匿，需时较久，发展缓慢，病程长。有记忆、判断、计等能力下降，伴其余 1~2 项者，可诊为痴呆证。

2. 神经心理学检查、颅脑 CT、MRI 检查等，有助于诊断。

【辨证论治】

一、辨证要点

根据患者记忆力、计算力、判断力、个性和人格的临床表现，可以辨明痴呆的有无和轻重程度；根据病史和年龄特点，有助于辨明证候属性。如因外伤、中风后痴呆，多属痰阻血瘀，随着病程的延长，正气受损，常表现为气虚血瘀证候；癫证、痫证引起多兼有肝风痰浊，或肝气郁结，日久肝脾肾俱虚；年老而发痴呆者，多是肾精亏虚，气血虚弱，兼痰浊、血瘀，证属本虚标实。

二、病证鉴别

1. 痫证　癫病是一种发作性的神志异常疾病，其发作特征为突然仆倒，昏不知人，口吐涎沫，两目上视，四肢抽搐，移时苏醒，醒后如常。

2. 狂证　狂证多狂乱无知，其性刚暴，越垣上屋，骂詈不避亲疏，或毁物伤人，气力过于平常。

3．郁证　郁证系所愿不遂，或心有隐曲，忧郁寡欢，沉默少语，胸胁胀闷，善太息，或时悲时喜。

上述疾病或属神志的改变，或意识一过性的不清，或性情抑郁，与痴呆的记忆力、计算力、判断力等的下降有别。

三、分证论治

痴呆的病因复杂，临床表现多种多样，甚至千奇百怪。但万变不离其宗，究其基本病机，乃不外痰、瘀、火、郁、虚影响元神所致。

1．痰浊闭窍

证候　头重头晕，腹胀脘痞，倦怠思卧，神思迟钝，遇事善忘，语言謇涩，回答难以切题，舌淡红，苔厚腻，脉濡滑。

证候分析　本证以脾肾阳虚，水湿不运，聚为痰浊，上蒙清窍为基本病机。痰浊随气上升于头，故头重头晕，神思迟钝，遇事善忘；痰浊阻滞舌根则语言謇涩；湿阻中焦，气机不调，则腹胀脘痞；痰湿重浊，则倦怠思卧。本证以头重头晕，腹胀脘痞，舌淡苔腻为辨证要点。

治法　益气健脾，化痰开窍。

方药　洗心汤。

人参10g　茯神10g　甘草3g　半夏10g　陈皮10g　菖蒲10g　附子10g　酸枣仁15g　神曲10g

方中用人参、甘草补中益气；半夏、陈皮化痰理气；菖蒲芳香开窍化浊，附子助人参、甘草温阳化湿通经；茯神、酸枣仁宁心安神；神曲消导和中为辅药。

加减　若头晕重者，加白术10g、泽泻10g健脾渗湿。痰浊重而苔腻者，可加南星10g化痰开窍。日久化热者，去附子，加郁金10g清热开窍。

2．心肝火旺

证候　眩晕头痛，心烦不寐，多言善怒，颠三倒四，言不切题，咽干口燥，尿赤便干，舌红苔黄，脉弦数。

证候分析　本证以心肝心旺，火热上冲于脑，扰乱元神为基本病机。素体阳盛，水不涵木，心肾不交，或过用燥湿化痰之品，日久伤阴，火气上攻，心火亢盛，则头晕，心烦不寐，多言善怒，咽干口燥，尿赤便干；火灼心阴，神不守舍，则多言而颠三倒四，言不切题；舌红苔黄，脉弦数，是肝火亢旺之征。心烦不寐，多言善怒，咽干口燥，尿赤便干，舌红苔黄，脉弦数为本证的辨证要点。

治法　清心泻火，滋阴补肾。

方药　大黄黄连泻心汤合六味地黄汤加减。

大黄5g　黄连5g　黄芩10g　生地10g　山茱萸10g　淮山药10g　泽泻10g　茯苓10g　牡丹皮5g　麦门冬10g

方中用大黄、黄连、黄芩清上焦之火，苦寒直折，使火归原位，但应顾护胃气，不宜过剂。生地黄、麦门冬滋阴生津，配牡丹皮兼治血分之热；山药健脾，山茱萸补肾，麦门冬滋心阴，毋使克伐太过；泽泻、茯苓健脾兼清胃中伏热。全方以寒凉为主，平抑心肝之热后，应以六味地黄汤为主，合用天门冬、麦门冬、柏子仁、太子参滋补心之气阴。

加减　大便秘结重者加芦荟 5g 以加强通腑泻热。喉间痰多者，加天南星 10g、远志 10g 化痰开窍。

3．气滞血瘀

证候　神情呆滞，智力减退，语言颠倒，善忘，口干不欲饮，久病反复加重或肢体麻木，或步履艰难，或肢体废用不遂，舌质紫暗有瘀斑（点），舌苔薄白，脉弦细或涩。

证候分析　本证以病久入络，气滞血瘀，阻塞脑窍为基本病机。年高之人，或中风，或颤病后期，气血周流不畅，血脉瘀滞，闭塞清窍，神机失聪，故见神情呆滞，智力减退，语言颠倒，善忘；津血同源，血脉瘀滞，津液不能上承于口，则口干不欲饮；血不养筋，则肢体麻木，或步履艰难，甚者废用不遂；舌质暗紫有瘀斑（点），脉涩为瘀血之征。病程较长，麻木不遂，舌质紫暗有瘀斑（点），脉弦细或涩为辨证要点。

治法　行气导滞，化瘀通络。

方药　通窍活血汤加减。

桃仁 10g　红花 5g　赤芍 10g　川芎 10g　葱白 3 根　生姜 5g　麝香 0.5g（冲服）　郁金 10g　菖蒲 10g

方中用桃仁、红花、赤芍、川芎活血化瘀兼以行气；麝香、郁金、菖蒲芳香开窍；葱白、生姜引经通窍，共奏通窍活血行气之效。如日久气虚血瘀，则应以补气活血化瘀为主，选用补阳还五汤加减。

4．肝肾阴虚

证候　颧红盗汗，眩晕耳鸣，肤色不华，筋惕肉瞤，舌红少苔，脉弦细数。

证候分析　本证以肝肾阴虚，精血不足，髓海失养为基本病机。素体阴虚或过用辛燥克伐之品，伤及肝肾之阴，阴虚无以制阳，虚火上炎，则颧红耳鸣；虚火逼津外出，则见盗汗；水不涵木，肝风内动，则头目眩晕，筋惕肉瞤。颧红盗汗，筋惕肉瞤，舌红少苔为本证的辨证要点。

治法　填精补髓，滋阴降火。

方药　大补阴丸合大定风珠加减。

熟地黄 10g　白芍 10g　麦门冬 10g　牡蛎 15g　阿胶 10g　五味子 10g　生龟板 10g　生鳖甲 10g　知母 10g　黄柏 10g　甘草 5g

方中用熟地黄、白芍、麦门冬、阿胶滋阴养血柔肝，生龟板、生鳖甲、牡蛎滋阴潜阳；知母、黄柏清热泻火；五味子配白芍酸敛兼以养肝柔肝。在应用过程中，胃纳欠佳者，宜加麦芽。高年之人虽有阴虚风动之征，但毕竟阳气偏衰，滋阴泻火之品如熟地黄、知母、黄柏不宜用之过久，避免损伤阳气，故宜酌减。另加胡桃肉、肉苁蓉等滋而不腻之品以补肾健脑。

5．脾肾两虚

证候　倦怠思卧，头晕耳鸣，毛焦骨酸，四肢欠温，纳呆乏力，腹胀便溏，舌淡体胖，苔白滑，脉沉弱无力。

证候分析　本证以年高体弱，脾肾两虚为基本病机。肾为先天之本，脾为后天之本。高年肾气亏虚，肾精不足，阳气不振，脑为髓海，肾精亏虚，则头晕耳鸣，毛发不荣，骨酸无力；火不暖土，脾阳不运，则纳呆乏力，腹胀便溏；阳气不达四末则四肢不温，舌淡体胖，苔白滑是阳虚表现。头晕耳鸣，毛焦骨酸，纳呆乏力，腹胀便溏，舌淡体胖，脉沉弱无力是本证的辨证要点。

治法　温阳补肾，健脾益气。

方药　还少丹合附子理中汤加减。

枸杞子 10g　山萸肉 10g　肉苁蓉 10g　远志 10g　巴戟天 10g　小茴香 5g　杜仲 10g　茯苓 10g　山药 10g　白术 10g　五味子 10g　石菖蒲 5g　附片 10g

方中用附片、巴戟天、肉苁蓉、杜仲温补肾阳；茯苓、山药、白术健脾补中；枸杞、山萸、五味子固肾补精；远志、石菖蒲合五味子交通心肾而安神；小茴香助附子温肾阳兼以调畅下焦气机。肾亏甚者，同时配用龟鹿补肾丸（成药）或参茸地黄丸。

上述是对痴呆常见证候的辨证论治，若合并其他严重的急、慢性疾病，则应分清标本缓急，采用符合患者实际情况的治疗措施。

四、单方验方

1. 友和脑灵素脑囊　由黄精、鹿茸、酸枣仁、人参等组成。滋养肝肾，补气养血，健脑安神，适用于肝肾亏损，气血不足的痴呆。每次 3 粒，日服 3 次，10 天为 1 疗程，连续服用 3 个疗程。

2. 清开灵注射液　清热解毒开窍。可用 30ml，加入 5% 葡萄糖液 250～500ml 静滴，每日 1 次，3 周 1 疗程，连续用药 2～3 疗程。对心肝火旺之痴呆适用。

3. 食疗

①胡桃肉 30g，用大枣 5 枚，桑椹 15g 煮水 300ml，送服胡桃肉，每日 1 次。适用于轻中度患者。

②猪脑、羊脑、狗脑适量，加生姜、大葱、盐少许，蒸熟后食用，作为中、重度痴呆患者的辅助治疗措施。

【预防护理】

加强卫生知识教育。避免脑外伤、中毒因素、分娩时的产伤等，预防和及时治疗少年时期的各种疾病，不要近亲结婚。中老年人要积极参加适合个人实际情况的体育和文娱活动，克服个性孤僻，注意锻炼其语言、思维、社交能力，并注意顾护肾气，可适当服一些健脾、补肾、益气、活血、醒脑的健身延年药物，增强体质，延缓衰老，激发生命活力，对预防痴呆有重要作用。

在护理方面，由于痴呆患者的生活自理能力差，部分患者情绪不稳定，应注意其冷暖、饥饱，注意语言开导劝慰，以免加重病情。对定向力、记忆力很差的患者，外出必须有人护理，以防迷路，或遭受意外伤害。对于生活不能自理、长期卧床的患者，要防止饮水呛咳或窒息，防止形成褥疮及肺部感染。

关于本病的转归与预后，若年龄小、病情轻、或因脑血管病引起者，经及时、合理治疗，可以逆转病势，或阻止其发展加重。因年老、外伤、拳击、药物中毒等因素引起痴呆者，一般常迁延难愈，但可阶段性改变其临床症状。部分老年性痴呆，尤其是阿尔采默氏病的中、晚期患者，病情多呈进行性、阶梯样加重发展，预后不良。

小 结

痴呆又称神呆，是以言行呆傻为主要表现的一种神志疾病。痴呆病位在脑，发病的基本病机不外乎痰、瘀、虚、郁几个方面，病理特点为本虚标实。病机责之于心肝脾肾等脏腑功能失调，气血不足，肾精亏虚，脑髓失养，气血痰瘀互结，蒙闭脑窍。

根据患者记忆力、计算力、判断力、个性和人格的临床表现，可以辨明痴呆的有无和轻重程度。根据痰浊蒙窍、心肝火旺、气滞血瘀、肝肾阴虚、脾肾两虚等临床特点，常用化痰开窍、清热泻火、行气导滞，化瘀通络、温阳补肾、健脾益气、填精补髓等方法治疗。

第五章 肝胆病证

　　肝位右胁下，胆附于肝之左叶间。肝胆有经脉络属而相为表里。肝的生理功能是主疏泄，主藏血，开窍于目，生筋华爪，在志为怒，在液为泪。

　　若肝气郁结、气滞血瘀、或血不养肝，可使肝脉阻滞而见胁痛；肝胆失疏，胆液外溢，则发为黄疸；肝郁日久，气滞血瘀，血瘀水停，致气血水瘀积腹内，可形成鼓胀；肝为风木之脏，体阴而用阳，主升主动，如肝肾阴亏，肝阳上亢，扰及清空，可发为眩晕；若肝肾阴亏日甚，骤见肝阳暴张，血随气逆，挟痰挟火，横窜经隧，上蒙清窍，则发为中风，如肝肾阴亏，虚风内动，或风火挟痰，窜犯络道，可发为颤证。

　　肝胆病证的治疗原则，肝病实证，治宜疏肝理气、清肝泻火、平肝熄风，虚证治宜滋阴潜阳、养血柔肝、养血祛风等；胆病虚证，宜补益胆气，实证每需清肝利胆。凡肝胆病证呈虚实相兼者，当分别主次，兼顾治疗。

　　肝胆的常见病证有胁痛、黄疸、鼓胀、眩晕、中风、颤证等。

第一节　胁　痛

　　胁痛是以胁肋部一侧或两侧疼痛为主要表现的病证，一般由肝胆病变引起。胁痛可分为左胁痛、右胁痛、两胁痛。其疼痛性质则有胀痛、刺痛、隐痛之不同。

　　西医学中的肋间神经痛、胆道感染、胆石症、急性肝炎、慢性肝炎，凡表现以胁痛为主者，均可按本节加以辨证论治；如属黄疸型肝炎、肝硬化及伴见腹水等，虽有时也伴见胁痛，但病情往往复杂深重，尚应参阅黄疸、积聚、鼓胀等篇进行辨治；渗出性胸膜炎、肺炎、肺化脓症，胁痛非其主症，应参阅悬饮、风温、肺痈等篇进行辨证施治。

【病因病机】

　　胁痛的发病与情志不畅、饮食不节、外感湿热和久病体虚、劳欲过度等因素有关。肝居右胁下，其经脉则布于两胁；胆附于肝，其脉亦循于胁，故胁痛为病，主要责之肝胆。

　　情志不畅，则肝气郁结，络脉阻滞，胁痛乃作；若肝气犯胃，则可致胃气上逆；如气郁日久，还可郁而化热。

　　饮食不节，嗜食炙煿甘肥，湿热内蕴；或外感湿热之邪，蕴结少阳，致枢机失和，肝胆经气失于疏泄，亦致胁痛。

　　凡久病体虚，或劳欲过度，精血亏损，致肝肾阴虚，肝络失养，胁痛亦隐隐而作。

　　胁痛因湿热而致者，每因胆汁内郁，泛溢肌肤而伴见黄疸。久痛入络，由气滞而致血瘀，则可伴见胁下癥积。

综上所述，胁痛病变主要在肝胆，但和脾胃、肾亦有关。病证有虚有实，以实证多见。实证中以气滞、湿热、血瘀为主，虚证则多属阴血亏损，血不养肝。

病因病机示意图：

```
情志失调 ──→ 肝气郁结 ┐
饮食不节 ──→ 脾运失健 ├ 气滞络阻 ──→ 肝胆失疏(实) ┐
外感湿热 ──→ 邪结少阳 ┘ 湿热内蕴                    ├ 胁痛
体虚久病 ┐                                          │
劳欲过度 ┘ 精血亏损,肝阴不足 ──→ 络脉失养(虚) ┘
```

【辨证论治】

一、辨证要点

胁痛的辨证，首先应辨虚实。胁痛初期，病多在气分，常由肝失疏泄，气机不畅而致，多属实证；若气郁不解，血因气滞，可致瘀血停著；若久病不已，正气耗伤，多表现为虚证。

根据胁痛的不同表现，可明确其性质。如胁肋胀痛，走窜不定，时轻时重，常因情志不畅而诱发或加重者，多属气郁；胁下刺痛，持续不已，阵发加剧，部位固定，为时较久者，多属血瘀；疼痛如灼如燎，应考虑为热痛；隐痛时发，烦劳则甚，每属阴血不足。

二、鉴别诊断

本病需与风温、肺痈、外伤性胁痛相鉴别。风温、肺痈也常伴见胁痛，但病程短，发病急，有剧烈咳嗽及明显高热。如咳痰呈铁锈色，多属风温之痰热蕴肺证；若咳出大量脓血痰，腥臭难闻，则已属肺痈成脓之候。外伤所致的胁痛，应有跌仆闪挫的过程，压痛部位局限，且多位于体表部位。

三、分证论治

胁痛的治疗，气机郁结为主者，治当疏肝理气为主；属瘀血停著者，拟祛瘀通络；肝胆湿热者，当清利湿热；肝阴不足者，应滋阴养血，辅以柔肝和络。虚实错杂，虚中有实，或实中有虚，又当分辨而攻补兼施。

（一）肝气郁结

证候　胁肋胀痛，走窜不定，疼痛每因情志变动而增减，胸闷嗳气，饮食减少，苔薄白，脉弦或弦细。

证候分析　本证以肝失疏泄，气滞郁结为基本病机。胁为肝之分野，肝气失于条达，故见胁肋胀痛；气属无形，时聚时散，故其痛走窜不定；肝为刚脏，易郁易怒，故疼痛每因情志变动而增减；肝气郁滞，则见胸闷嗳气；肝郁犯及脾胃，运化失健，饮食随之减少；舌苔薄白为无火象，脉弦或弦细是肝郁之象。本证以胁肋胀痛，走窜不定，胸闷嗳气为辨证要点。

治法 疏肝理气。

代表方 柴胡疏肝散。

柴胡 5g 香附 5g 枳壳 5g 川芎 5g 芍药 10g 陈皮 5g 甘草 3g 水煎服。

柴胡疏肝散为疏肝行气，和血止痛之方。方中柴胡疏肝，配香附、枳壳以理气，川芎活血，芍药、甘草缓急止痛。

加减 若气郁较甚，胁痛较重，可酌加青皮 5g、玄胡 10g、郁金 5g 以增加理气止痛的作用。若气郁化火，胁痛如灼，口干而苦，心烦易怒，舌红苔黄，脉弦数，可去川芎，加丹皮 5g、山栀 10g、川楝子 5g 以清肝解郁。若肝气横逆，脾气受伐，见胁痛而肠鸣腹泻，可加白术 10g、茯苓 10g 健脾止泻。若肝气犯胃，胃失和降，伴见恶心呕吐者，可加半夏 10g、生姜 3 片以降逆止呕。

本证兼血虚者，亦可选用逍遥散。

（二）瘀血停着

证候 胁痛经久不已，其痛如刺，固定不移，入夜更甚，或胁下可扪及癥积，舌质有紫气，脉细涩。

证候分析 本证以气滞血瘀，瘀阻肝络为基本病机。肝郁日久，气病及血，故胁痛如刺，固定不移，或胁下可扪及癥积。卧则血归于肝，故入夜更甚。舌质有紫气，脉细涩，皆气滞血瘀之象。本证以胁痛如刺，固定不移为辨证要点。

治法 祛瘀通络。

代表方 血府逐瘀汤。

桃仁 12g 红花 9g 当归 9g 生地黄 9g 川芎 5g 赤芍 6g 牛膝 9g 桔梗 5g 柴胡 3g 枳壳 6g 甘草 3g 水煎服。

血府逐瘀汤功能活血祛瘀，行气止痛。方中桃仁破血行滞而润燥；红花活血祛瘀以止痛；赤芍、川芎增强行瘀之力；牛膝通脉，导瘀下行；生地、当归养血；枳壳、桔梗，一降一升，可散结行气；柴胡疏肝解郁；甘草调和诸药。

加减 若瘀热内结，见口干，大便燥结，可加大黄 10g 行瘀散结。如见胁下癥块而正气未衰，可加三棱 5g、莪术 5g、地鳖虫 10g 破血消坚。兼有外伤者，加服参三七粉 1g，分 2 次吞服。

瘀血内积，胁痛引腰，亦可用复元活血汤。

（三）肝胆湿热

证候 胁痛口苦，胸闷纳呆，恶心呕吐，目赤或目黄，身黄，小便黄赤，舌苔黄腻，脉弦滑数。

证候分析 本证以湿热蕴结肝胆为基本病机。湿热蕴结于肝胆，肝络失和，胆气失疏，故胁痛口苦。湿热中阻，升降失常，故胸闷纳呆，恶心呕吐。肝开窍于目，火上炎则目赤。湿热内蕴，胆汁遇阻而外溢，则可出现目黄，身黄，小便黄赤。舌苔黄腻，脉弦滑数，均为湿热征象。本证以胁痛口苦，目赤为辨证要点。

治法　清热利湿。

代表方　龙胆泻肝汤。

龙胆草 5g　山栀 10g　黄芩 10g　生地黄 10g　柴胡 3g　车前子 10g（包）　泽泻 10g　木通 3g　当归 10g　甘草 3g　水煎服。

龙胆泻肝汤为清肝经实火，泻肝经湿热之剂。方中龙胆草泻肝胆湿热；栀子、黄芩清热泻火；泽泻、木通、车前子清利湿热；生地黄、当归滋养肝血，使祛邪而不伤正；柴胡疏泄肝胆，并能引药入肝；甘草调和诸药。方中龙胆草、栀子、当归、生地黄，均应用酒炒，可使寒而不遏，清中寓疏。

加减　湿热郁蒸发黄，加茵陈 10g、黄柏 10g 以清热利湿除黄。若湿热内结，便秘腹胀，可加大黄 10g、芒硝 10g（冲）以泄热通便。如属胆道结石为患，可加金钱草 15～30g、海金沙 10g、广郁金 5g 以利胆排石。

如湿热内盛，少阳与阳明合病，用大柴胡汤。

（四）肝阴不足

证候　胁肋隐痛，绵绵不休，口干咽燥，心中烦热，舌红少苔，脉细弦而数。

证候分析　本证以肝阴不足，肝络失养为基本病机。阴血亏损，不能柔养肝络，故见胁痛隐隐，绵绵不休。阴虚则内热自生，心神被扰，故见口干咽燥，心中烦热。舌红少苔，脉细弦而数，亦属阴虚内热之象。本证以胁肋隐痛，口干咽燥，心中烦热为辨证要点。

治法　养阴柔肝。

代表方　一贯煎。

北沙参 10g　麦冬 10g　当归身 10g　生地黄 18～30g　枸杞 9～18g　川楝子 5g　水煎服。

一贯煎治肝肾阴虚而肝络阻滞之证。方中重用生地滋阴养血，补益肝肾；北沙参、枸杞子、麦冬、当归益阴而柔肝；加入少量川楝子疏肝行气。诸药合用，可使肝体得养，肝气条畅，胁痛消除。

加减　虚热扰心，见心中烦热，可加炒栀子 10g、酸枣仁 10g 以清热安神。阴虚肝旺，头晕目眩，可加黄精 10g、女贞子 10g、菊花 10g 以益肾清肝。

血虚肝郁，可用黑逍遥散，即逍遥散加生地黄或熟地黄。

胁痛一证如治疗将养得法，预后一般良好。部分病人迁延不愈，调治失当，可演变为积聚、鼓胀等证，则预后不佳。

三、单方验方

1．瓜蒌 1 个，没药（或红花）3g，甘草 6g，水煎服。治肋间神经痛。

2．金钱草 60～120g，水煎服，每日 1 剂。治胆囊炎、胆结石所致胁痛。

3．鸡骨草丸（猪胆汁、牛黄、鸡骨草等）　每日 3 次，每次 4 粒。治急、慢性肝炎胁痛。

4．云芝肝泰（真菌云芝之提取物）　每日 2～3 次，每次 1 包。治急、慢性肝炎胁痛。

【预防护理】

情志与胁痛关系密切，因此精神愉快，避免情绪波动，以及适当进行体育锻炼，增强体质，有一定的预防作用。

患者应注意休息，忌食肥腻、辛辣食品，多吃蔬菜、瘦肉、豆制品等清淡富有营养的食物，并及时进行必要的检查治疗。

小　　结

胁痛是以胁肋一侧或两侧疼痛为主的病证。形成胁痛的原因较多，辨证应结合其兼症。分清气血虚实。因气滞、血瘀、湿热而致者，多为实证，肝阴不足而致者属虚证。临床各证，可以转变兼夹，如气滞日久，可导致血瘀；血瘀或湿热，可兼有气滞；湿热可以伤阴；阴虚可兼气郁等。因此辨证时应全面分析，明确主次。治疗应以疏通为主，实证多采用理气、化瘀、清热、利湿等法，虚证当滋阴柔肝。

胁痛治疗及时、得当，预后大多良好。

第二节　黄　疸

黄疸是以面、目、肌肤发黄，小便黄赤为特征的病证。

黄疸又称"黄瘅"、"胆黄"，古代分类繁复，较为切用的是将其分为阳黄、阴黄、急黄三类。阳黄临床最为多见，属实热证；阴黄较为少见，属寒湿为患，急黄来势急暴，为感受湿热疫毒而致，常可危及生命，因其有传染性，故又称"瘟黄"。

本病的发生，以青壮年居多。目黄、身黄、小便黄赤是其诊断依据，尤以白睛发黄最具诊断价值，因为此征在整个病程中最早出现而最晚消失。一般在患病初期并不出现黄疸，多表现为畏寒发热，食欲不振，四肢无力等类似感冒的症状，三五天后才出现黄疸。

西医学中的肝细胞性黄疸、阻塞性黄疸、溶血性黄疸，如临床常见的急慢性肝炎、肝硬化、胆囊炎、胆石症等，凡出现黄疸者，均可参照本节辨证施治。

【病因病机】

黄疸的病因有外感和内伤两个方面，外感多属湿热疫毒所致，内伤常与饮食、劳倦、积聚演变等有关。

湿热之邪外受，由表入里，内蕴中焦，蒸迫胆液，外泄流溢，发为黄疸。如湿热挟时邪疫毒伤人，病势尤为急暴，具有传染性，每表现为热毒炽盛，内犯营血的危重证候，称为急黄。

饮食不当，饥饱失常或嗜酒过度，脾胃损伤，运化失职，湿浊内生，郁而热化，湿热熏蒸胆液，外泄浸淫而为黄疸；或脾阳素虚，湿从寒化，寒湿内阻，胆液排泄失畅，浸淫外溢，亦发为黄疸。

劳倦太过或病后脾阳受伤，每导致脾虚而寒湿内生，困遏中焦，胆液郁阻，外溢浸淫而为黄疸。如病积聚日久，肝脾不调，瘀血阻遏胆液，外泄失畅，流溢浸淫，亦为黄疸。

综上所述，黄疸之发生，主要是湿邪为患。湿邪既可从外感受，亦可自内而生。如外感湿热疫毒，为湿从外受，饮食劳倦或病后脾运失职所产生之湿，则由内生。因于湿阻中焦，脾胃升降功能失常，木土关系失调，影响肝胆疏泄，致胆液不循常道，外溢浸淫肌肤而发生黄疸。属湿热熏蒸而致者，发为阳黄；湿热兼疫毒而致者，发为急黄；寒湿内阻，脾阳不振，胆液郁阻而外溢浸淫者，发为阴黄。阳黄和阴黄的不同点在于：阳黄患者，素体多阳盛热重，故湿每从热化而致湿热为患；阴黄患者，素体多阴盛寒重，故湿易从寒化而致寒湿为患。但阳黄日久，或过用寒凉之药，损伤脾阳，使湿从寒化，亦可转为阴黄。阴黄复感外邪，湿邪化热，又可呈现阳黄征象而使病情更为复杂。

病因病机示意图：

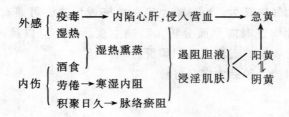

【辨证论治】

一、辨证要点

黄疸的辨证，应以阴阳为纲，阳黄以湿热为主，阴黄以寒湿为主。阳黄属于热证、实证，黄色鲜明如橘，发病较急，病程较短，常伴有身热，口干苦，舌苔黄腻，脉濡数等。如病势急剧，色黄如金，兼见神昏、发斑、出血等危象，则属急黄。阴黄属寒证或虚证，黄色晦暗如烟熏，病程较长，病势缓慢，常伴形寒神疲，腹胀，便溏，舌苔白腻，舌质淡，脉沉而迟等。

二、鉴别诊断

黄疸应与黄胖病、萎黄病、湿病等相鉴别。黄胖病（钩虫病）：全身皮肤色黄带白，由钩虫寄生肠道所致，患者多有嗜食生米、茶叶等现象。萎黄病：多因大失血或大病之后，气血亏耗，致使身面皮肤呈萎黄之色，这与黄疸眼目全身皆黄，小便黄可以鉴别。湿病：属湿邪郁蒸所致面色及肌肤呈烟熏黄色，伴一身尽痛而双目不黄。

三、分证论治

黄疸的治疗大法为化湿邪、利小便。化湿可以退黄，如属湿热，当清热化湿，必要时还需配以通腑泄热；如属寒湿，则应予温中化湿。利小便，主要是通过淡渗利湿，以达到退黄的目的。如属急黄热毒炽盛，邪入营血，则又当以清热解毒，凉营开窍为要务。

（一）阳黄

1．热重于湿

证候 身目俱黄，黄色鲜明，发热口渴，心烦懊憹，脘闷腹胀，口干而苦，小便短赤，大便秘结，苔黄腻或黄糙，舌质红，脉弦数或滑数。

证候分析 本证以湿热熏蒸，热重于湿，蒸迫胆液为基本病机。湿热熏蒸，胆汁泛溢浸淫周身，故目黄、肤黄、小便发黄。热为阳邪，故黄色鲜明。热盛灼津，故发热而口干渴。湿热内扰，故心烦懊憹。湿热中阻，脾胃失和，腑气失畅，故脘闷腹胀，大便秘结。口苦，舌苔黄腻，脉弦数，均为湿热困遏脾胃，壅滞少阳之象。舌红，苔黄糙，脉弦数，则属热盛伤津所致。本证以身目俱黄，黄色鲜明，大便秘结，舌苔黄腻为辨证要点。

治法 清热通腑，利湿退黄。

代表方 茵陈蒿汤。

茵陈 30g　栀子 15g　大黄 9g　水煎服。

茵陈蒿汤治湿热黄疸。方中茵陈清热利湿，为退黄疸之良药；栀子清泄三焦湿热，使之从小便而去；大黄通利大便，泄降瘀热，三药合用，则湿热之邪自二便分消，湿去热清，黄疸可退。

加减 胁痛较甚，可加柴胡 5g、郁金 5g、川楝子 5g 以疏肝行气。如见恶心欲吐，则加橘皮 5g、竹茹 10g 和胃降逆。

湿热兼表，见畏寒发热，头重身楚者，可用麻黄连翘赤小豆汤合甘露消毒丹。

2．湿重于热

证候 身目色黄而不光亮，身热不扬，头重身困，胸脘痞满，食欲减退，恶心呕吐，腹胀，便稀不爽，口渴不多饮，小便黄，苔黄厚腻或黄白相兼，脉濡缓或弦滑。

证候分析 本证以湿热熏蒸，湿重于热，壅滞胆液为基本病机。湿遏热伏，壅滞中焦，胆液不循常道，溢于肌肤而发黄。湿为阴邪，湿重于热，热被湿遏，故黄色不鲜，身热不扬，口渴不多饮。湿邪中阻，困遏脾运，清阳之气不得发越，故见头重身困，胸脘痞满，食欲减退，腹胀便稀不爽。胃失和降，故见恶心呕吐。尿黄，脉弦滑，属湿热之象，苔黄厚腻或黄白相兼，脉濡缓，则为湿重于热之征。本证以黄疸面色不光亮，头重身困，脘痞腹胀，便稀不爽为辨证要点。

治法 运脾利湿，清热退黄。

代表方 茵陈四苓汤。

茵陈 12g　苍术 6g　猪苓 10g　茯苓 10g　泽泻 10g　水煎服。

茵陈四苓汤由五苓散去桂枝加茵陈并化散为汤剂而成。方中茵陈清热利湿退黄，猪苓、茯苓、泽泻淡渗利湿，通利小便。原方白术一般改为苍术，以增强燥湿运脾之力。

加减 湿浊内蕴，恶心呕吐明显，加藿香 10g、蔻仁 3g 以芳化和中。湿阻气滞，脘痞腹胀便溏，加川朴 5g、陈皮 5g 化湿行气。

少阳胆热偏重，痰浊中阻，寒热未清，干呕呃逆者，可用蒿芩清胆汤。

（二）阴黄

1．寒湿阻遏

证候 肤色黄而晦暗，脘闷腹胀，纳少便溏，神疲畏寒，口淡不渴，舌质淡，苔白腻，脉濡缓或沉迟。

证候分析 本证以中阳不振，寒湿阻遏为基本病机。中阳不振，脾胃虚弱，寒湿阻遏中焦，胆液郁滞而外溢，故肤色发黄，因寒、湿均为阴邪，故其色晦暗。脾虚湿困，运化失常，故见脘闷腹胀，纳少便溏。寒湿伤阳，气阳亏虚，故畏寒神疲。口淡不渴，舌质淡，苔白腻，脉濡缓或沉迟，皆为阳虚而兼寒湿之象。本证以肤色黄而晦暗，神疲畏寒，腹胀便溏为辨证要点。

治法 温中化湿，运脾退黄。

代表方 茵陈术附汤。

茵陈 10g　白术 10g　附子 5g　干姜 5g　甘草 3g　肉桂 1g　水煎服。

茵陈术附汤为《医学心悟·伤寒兼证》所举用之例方，治阴黄而小便自利者。方中茵陈除湿利胆退黄，附子、干姜、肉桂温化寒湿，白术、甘草燥湿培脾。尚可酌加茯苓、泽泻淡渗利湿。

加减 脘腹胀满，胸闷呕恶，可去白术之壅补，加苍术、厚朴、陈皮各 5g，半夏 10g 以健脾燥湿，行气和胃。若胁肋隐痛作胀，为肝脾同病，可加柴胡 3g、香附 5g 以疏肝行气。

阴黄神疲食少，肢体逆冷，脉沉细无力，可用茵陈四逆汤。

2．脾虚血亏

证候 面目及肌肤发黄，色萎不泽，肢软乏力，心悸气短，纳呆便溏，舌淡苔薄白，脉濡细。

证候分析 本证以脾气虚乏，气血不足为基本病机。黄疸日久，脾气虚乏，气血生化乏源，气血不足，湿邪留恋，故黄疸色萎不泽。脾气不足，则肢软乏力而气短。心血衰少，故心悸。脾虚失运，故纳呆便溏。舌淡苔薄白，脉濡细，亦为气虚血少之象。本证以黄疸色萎不泽，肢软乏力，纳呆便溏为辨证要点。

治法 温中补虚，调养气血。

代表方 黄芪建中汤。

黄芪 10g　白芍 12g　桂枝 5g　生姜 5g　甘草 3g　饴糖 10g　大枣 12 枚　水煎服。

加减 尿色黄者，加茵陈 10g 利湿退黄。如气虚乏力明显，加党参 10g，黄芪重用至 30g，以加强益气之力。如阳虚而见怕冷，舌淡，可加附子 5g 温阳。血虚较显，见心悸，夜寐不熟，加熟地、首乌、酸枣仁各 10g 以养血安神。

心脾不足，气血两虚，可选归脾汤。

（三）急黄

1．热毒炽盛

证候 黄疸急起，迅即加深，高热烦渴，呕吐频作，脘腹胀满或疼痛拒按，大便秘结，小便短赤，烦躁不安，苔黄糙，舌质红，脉弦数或洪大。

证候分析 本证以热毒炽盛，疫毒内侵为基本病机。疫毒内侵，故病发急剧。湿热蒸迫，胆汁外溢，即见黄疸且迅速加深，小便黄赤。湿热壅结阳明，因见高热烦渴，脘腹胀满或疼痛拒按，大便秘结。胃失和降，则呕吐频作。邪热内扰心神，故见烦躁不安。热盛灼津，故见苔黄糙，舌质红，脉弦数或洪大等。本证以黄疸急起，迅速加深，高热烦躁为辨证要点。

治法 清热解毒，泻火退黄。

代表方 茵陈蒿汤合黄连解毒汤。

茵陈 30g 山栀 10g 大黄 10g 黄连 10g 黄芩 10g 黄柏 10g 水煎服。

急黄发病急剧，热毒炽盛，仍用茵陈蒿汤清热退黄，剂量则可增加。黄连解毒汤为治热毒炽盛之常用方，功能泻火解毒。其中黄连泻心火，兼泄中焦之火；黄芩泻中焦之火，黄柏泻下焦之火，苦寒直折，使火邪去而热毒解。

加减 热结阳明，便秘腹满痛，可加芒硝 10~20g 泻下燥结。热炽津伤，高热烦渴，可加金银花 15g，生石膏 30g，竹叶 10g 以清热生津。

热毒深重，气血两燔，见大热烦躁，皮肤发斑，齿龈出血，可用清瘟败毒饮。

2．热毒内陷

证候 黄疸骤起，身黄如金，高热尿闭，衄血便血，肌肤发斑，烦躁不安，甚则狂乱、抽搐，或神志恍惚、神昏谵语，舌质红绛，苔秽浊黄腻，脉弦细而数疾。

证候分析 本证以热毒内陷，迫血动风为基本病机。感受疫毒，来势凶猛，故黄疸骤起。热毒蒸迫，胆汁外溢，则身黄如金。热毒伤津竭液，故高热而尿闭。邪毒入营，迫血妄行，故见发斑、衄血、便血。热毒内陷心包，引动肝风，故见烦躁不安，甚则狂乱抽搐、神志恍惚或神昏谵语。舌质红绛为热入营血之征，苔秽浊黄腻为疫毒内侵之象，脉弦细而数，为热盛伤阴之表现。本证以病起急骤，身黄如金，高热神昏，肌肤发斑，衄血便血为辨证要点。

治法 清热解毒，凉血救阴。

代表方 犀角散。

犀角粉 0.6g（分 2~4 次吞服） 升麻 10g 黄连 10g 山栀 10 茵陈 15~30g 水煎服。

犀角散为《千金方》所载，治急黄。方中犀角清热凉血解毒，为主药，但属禁用药，近年临床代以水牛角片，可用 15~30g 入煎。黄连、山栀、升麻，有清热解毒之功，茵陈则用于清热利湿退黄。

加减 热毒炽盛，迫血妄行，肌肤发斑，吐衄便血，加生地 15g，丹皮 10g，茜草炭 10g，玄参 10g 以凉血止血。神昏属痰热互结者，加服紫雪丹、安宫牛黄丸之类；痰湿蕴滞者，加服至宝丹、猴枣散等。

热毒动血，吐衄发斑者，可用犀角地黄汤。

黄疸为常见病，治疗得当，调护适宜，预后良好。但一般应在 10 天左右退黄，如不退而反见增剧，多提示病情复杂而严重。急黄病死率高，预后多不良。

阳黄、阴黄虽性质不同，但也可相互转化。阳黄迁延日久，伤及脾阳，可转为阴黄；阴黄复感时邪，兼夹湿热，可呈现阳黄见症。急黄经救治幸免于难，热毒渐退，可出现正虚邪恋之候。

三、单方验方

1．茵陈 30～60g 煎服，适用于各种原因引起的黄疸。

2．青黛 1.5g，明矾 3g。共研细末，装入胶囊，作一日量，分 3 次服，有清热消炎，排石退黄功效，可用于黄疸经久不退者。

3．清胆行气汤（柴胡、黄芩、半夏、木香、枳壳、香附、大黄、郁金）；清胆利湿汤（柴胡、黄芩、半夏、木香、茵陈、猪苓、泽泻、郁金、大黄）；清胆泻火汤（柴胡、黄芩、半夏、木香、郁金、板蓝根、龙胆草、大黄、芒硝）。有报道选用此三方之一，适当配合输液、针刺足三里、中脘、阳陵泉等治疗胆囊炎、胆石症所致黄疸，治愈率为 84.5%。

【预防护理】

黄疸因外邪所致者，多具传染性，应进行隔离，自发病之日起，至少 40 天。病人餐具应煮沸消毒。大小便等排泄物也应进行药物消毒处理后方可弃去。常人预防，可于流行期用茵陈 30g，生甘草 10g，水煎，连服 3～7 日。

阳黄急性发病时，应卧床休息，情绪安定，进食富有营养的饮食或半流质饮食，禁辛热、酒及油腻之品。阴黄应注意休息，可适当参加休育锻炼，以增强体质，进食有营养而易消化饮食，禁食生冷、油腻、辛辣之品，以及油炸、坚硬食物。急黄应绝对卧床休息，进流质饮食。呕吐频繁，应暂禁食，可予补液，忌辛辣油腻食品。中药可浓煎，小量多次频服。应注意密切观察脉证变化，如见脉微欲绝或散乱，烦躁神昏，黄疸加深，皮肤斑疹，吐血衄血便血，是病情严重恶化的表现，应及时加以抢救。

小　　结

黄疸以目黄、身黄、小便黄为主要症状，尤以目睛黄染为重要临床特征。病因有外感湿热疫毒、内伤饮食劳倦或他病继发等。病机关键在"湿"。因湿邪或由外侵、或自内生，壅遏中焦，脾运失健，胆液外泄而发为黄疸。

本病辨证，以阴阳为纲，治疗以化湿邪，利小便为大法。阳黄当清化，并分清热重或湿重，而配以通腑或除湿之法，阴黄当温化，当辨明寒湿或血虚，而行运脾化湿或温补气血；急黄当清热解毒，凉血滋阴，并配以清心、化痰、开窍诸法。

黄疸消退之后，一般仍需酌情进行清化湿热、健脾疏肝或理气活血以作善后调理，以防余邪留恋，肝脾气血难于得到全面调整，出现病情反复或转为"积聚"、"鼓胀"等证。

第三节　鼓　　胀

鼓胀，是根据腹部膨胀如鼓而命名。以腹部胀大，绷急如鼓，肤色苍黄，血筋怒张为特征。在古代文献中，本病尚有水蛊、蛊胀、膨脝、蜘蛛蛊、单腹胀等名称。

　　腹部胀大是鼓胀的主要特征，亦是临床重要的诊断依据。本病初起以气胀为主，腹胀而按之柔软，叩之中空如鼓，以后腹水渐见增多，腹部胀大绷急加甚，按之坚满，并可出现脐心突出，腹壁之血筋怒张等。患者面多憔悴萎黄，或兼见黄疸，面部或颈胸部可出现血痣、红丝、赤缕等。

　　根据本病的临床表现，多属西医学所指肝硬化腹水，其中包括血吸虫病，肝炎后肝硬化、胆汁性、营养不良及酒精中毒性肝硬化之腹水形成期。其他如结核性腹膜炎、丝虫病乳糜性腹水，腹腔内肿瘤等，如出现鼓胀证候者，亦可参考本节辨证论治。

【病因病机】

　　鼓胀的病因主要有酒食不节，情志失畅，劳欲过度，感染血吸虫，以及黄疸、积聚等病证迁延失治等。病机总属本虚标实，由肝、脾、肾三脏受损，功能失调，导致气、血、水互结，停聚腹中引起。

　　酒食不节，是指嗜酒过度，或恣食甘肥厚腻，以致酿湿生热，损伤脾胃，壅滞气机，水谷精微失于输布，浊气不降，遂成鼓胀。

　　情志失畅，由忧思郁怒所致，从而伤及肝脾。肝失疏泄，气机滞涩，日久则可由气及血，致脉络瘀阻；肝气横逆，更可克伐脾胃，脾运失健，则水湿难化，遂致气、血、水结聚而成本病。

　　血吸虫感染，由接触疫水引起。病初每有寒热等表现，治之失当，日久内伤肝脾，阻遏经隧，渐成癥积，晚期则清浊相混，气滞血瘀，水湿停聚，发生鼓胀。

　　黄疸、积聚迁延失治，均可因肝失疏泄，脾失健运之日益加剧而续发为鼓胀。如黄疸日久，湿热或寒湿稽留，肝脾受损，气滞血瘀；或癥积难愈，气滞血结，脉络壅塞，脾气受戕，水湿内停而成鼓胀。

　　本病的病机关键在于肝、脾、肾三脏之功能障碍，其病机特点为本虚标实，虚实夹杂。临床因病程之不同，可以出现不同证候。病初以肝脾失调为主，发为气滞湿阻证；其后既可化热为湿热蕴结证，又可寒化而为寒湿困脾证；如因气滞血瘀，隧道壅塞，又可出现肝脾血瘀证；病延日久，累及于肾，亦有阴阳之分，若肾阳虚而脾失温养，则为脾肾阳虚证，肾阴虚而肝失滋荣，则为肝肾阴虚证。

　　鼓胀病情恶化，可见神昏谵语，呕血便血，风痉，厥脱等严重征象。如脾肾阳衰，湿浊内蒙，致神志昏迷，阴虚内热，灼伤血络，呕血便血；炼津生痰，内蒙心窍，引动肝风，则神昏谵语，振颤抽搐，如正气衰败，阴竭阳亡，则可由闭转脱，危亡立至。

　　病因病机示意图：

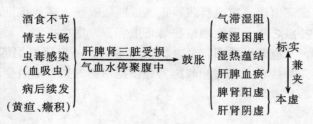

【辨证论治】

一、辨证要点

鼓胀的辨证，应根据其本虚标实的病机特点、注意区别虚实标本之主次及气滞、血瘀、水停的不同。起病的缓急和病程的长短是辨别虚实的重要依据。本病初起，病发较急，多属标实之证；发病缓慢，日久迁延，多以本虚为主。鼓胀以气滞为主者，症见腹部胀满，随按随起，叩之如鼓；以血瘀为主者，症见胸腹胀满，内有癥积可扪，其痛如刺，腹壁血筋怒张，面颈有红丝赤缕；以水停为主者，症见腹部膨大，状如蛙腹，按之如囊裹水，叩之有移动性浊音，或伴下肢浮肿。

二、鉴别诊断

鼓胀需与水肿、肠覃进行鉴别。

（一）水肿

水肿是指体内水液潴留，泛溢肌肤而引起头面、眼睑、四肢甚至全身浮肿的病证，主要病机为肺、肾、脾功能失调，水湿泛溢肌肤。鼓胀则以腹胀大为主，四肢肿不甚明显，晚期方可见肢体浮肿，每伴有面色青晦，面颈部有血痣赤缕，胁下可扪及癥积坚硬，腹壁下血筋怒张等，主要病机为肝脾肾受损，气血水停聚腹中。两者之鉴别要点为：鼓胀以单腹胀大为主，或兼下肢水肿，上肢及头面一般不肿，腹壁有血筋怒张；水肿则头面四肢皆肿，严重者可有腹水而见腹部胀大，但不会出现腹皮血筋怒张之体征。

（二）肠覃

肠覃属妇女所患疾病，多因气血瘀结而成。始生于下腹部，逐渐向上增大，最后可如足月怀胎之状。两者之鉴别要点为：鼓胀初起，腹部当软，叩之如鼓，至晚期则全腹坚大，血筋怒张；肠覃则生于腹内，其质坚硬而推之可移。肠覃见于妇人，月事依时而下；鼓胀则不拘性别，但妇人得病，每至月事紊乱，或见闭止不行。

三、分证论治

鼓胀的治疗，属实证者，可根据病情，选用行气、消瘀、利水等法，必要时亦可暂用攻逐。因本病特点是本虚标实，发病之初便实中有虚，而上述治法，往往会耗伤正气，故遣方用药应谨慎从事，如有虚证出现，应适当兼顾正气。鼓胀晚期，多属虚证，可根据病情选用温补脾肾或滋补肝肾等补虚之法，但晚期往往是正虚邪留，虚中夹实，而补虚之法，又能助邪增胀，故于补虚之中，又应兼以祛邪，总之，治疗本病，一定要根据邪正情况全面考虑，审时度势，先攻后补或先补后攻，或攻补兼施，并根据用药效果、病情变化，随时修正治疗方案，以求取得较好的治疗效果。

（一）实胀

1．气滞湿阻

证候　腹大胀满而不坚，两胁痞胀或疼痛，饮食减少，食后胀甚，嗳气则舒，小便短小，大便不爽，舌苔白腻，脉弦。

证候分析　本证以肝气郁滞，脾运不健，湿浊中阻为基本病机。肝郁气滞，脾运失健，清气不升，浊气失降，中焦痞塞，故腹大胀满而不坚。肝失条达，络气阻滞，则两胁痞胀或疼痛。气滞于中，脾胃运化失职，故饮食减少，食后胀甚。得嗳则气机略舒，大便不爽，亦属气滞失畅之象。小便短少，乃气壅湿阻，气不化水而致。舌苔白腻，脉弦，为湿阻而肝郁之征。本证以腹大胀满而不坚，两胁痞胀或疼痛，食后胀甚为辨证要点。

治法　疏肝行气，消胀除湿。

代表方　廓清饮。

枳壳10g　厚朴10g　大腹皮10g　白芥子6g　莱菔子10g　茯苓9g　泽泻9g　陈皮10g　水煎服。

廓清饮出自《景岳全书》，主治三焦壅滞，胸膈胀满，身体肿胀，小便不利等。方中枳壳、厚朴、陈皮行气宽中，大腹皮、莱菔子导滞消胀，茯苓、泽泻利湿，白芥子温化痰湿兼能行气。

加减　肝气郁滞，胁胀且痛，加柴胡6g、香附10g疏肝解郁。湿阻气滞，腹胀甚者，加木香5g、砂仁3g行气消胀。寒湿中阻，胃失和降，泛吐清水，宜加半夏10g、干姜3g温中降逆止呕。

鼓胀初起，肝郁气滞，胃气失和，可用柴胡疏肝散。

2．寒湿困脾

证候　腹大胀满，按之如囊裹水，甚则颜面微浮，下肢浮肿，脘腹痞胀，精神困倦，怯寒便溏，小便短少，苔白腻，脉缓。

证候分析　本证以寒湿内停，困遏脾阳为基本病机。水聚腹中，故脾大胀满，按之如囊裹水。水湿泛溢，故面浮肢肿，小便短少。寒湿伤阳，脾阳不健，故脘腹痞胀，精神困倦，怯寒便溏。舌苔白腻，脉缓，均为寒湿内阻之象。本证以腹大胀满，如囊裹水，下肢浮肿，怯寒便溏为辨证要点。

治法　温中健脾，行气利水。

代表方　实脾饮。

茯苓10g　白术10g　大腹子10g　木瓜10g　草果仁10g　熟附子10g　川朴10g　干姜5g　木香5g　甘草3g　生姜2片　大枣1枚　水煎服。

本方散寒行水，利湿消肿，亦为水肿而设。方中附子、干姜温阳散寒；白术、茯苓健脾燥湿，淡渗利水；厚朴、木香、槟榔（大腹子）、草果仁行气导滞，化湿运脾；木瓜化湿和中；甘草调和诸药。

加减　水湿偏盛，尿少，可加肉桂3g、猪苓10g、车前子10g以温阳化气，利水消肿。兼痰饮而胸闷咳嗽，可加苏子10g、半夏10g化痰降气。

脾肾阳虚，水湿内聚，可选真武汤。

3．湿热蕴结

证候 腹大坚满，腹皮绷急，烦热口苦，小便赤涩，大便秘结或溏垢，舌边尖红，苔黄腻或兼灰黑，脉弦数。

证候分析 本证以湿热壅盛，气滞水停为基本病机。湿热蕴结，浊水停聚，故腹大坚满，腹皮绷急。热蕴于内则烦热口苦，小便赤涩，大便秘结。湿重于热则见大便溏垢。舌边尖红，舌苔黄腻或灰黑，脉弦数，均为湿热之征。本证以腹大坚满，腹皮绷急，烦热口苦为辨证要点。

治法 清热利湿，攻下逐水。

代表方 中满分消丸。

党参 10g 白术 10g 姜黄 5g 猪苓 10g 甘草 2g 砂仁 3g 干姜 3g 泽泻 10g 陈皮 5g 知母 5g 茯苓 10g 枳实 5g 半夏 10g 黄连 3g 黄芩 10g 川朴 5g 水煎服。

中满分消丸为《兰室秘藏》方，治中满热胀，二便不利。原为丸剂，使用时可改为汤剂。方中黄连、黄芩、知母清泄热邪，猪苓、茯苓、泽泻分利水湿，枳实、厚朴、陈皮、砂仁行气宽中，党参、白术、干姜培脾化湿，半夏燥湿，姜黄行气和血，甘草调和诸药。

加减 如湿热蕴结，腹部胀急殊甚，便结，可配服舟车丸，每次 1.5～3g，待泻下即止，不可过用。湿热熏蒸，面目肌肤发黄，加茵陈 10g、山栀 10g、大黄 10g 以清热利湿退黄。

本证邪势急迫，易生变端。如热迫血溢，见骤然大量吐血、下血，则病情危重，可用犀角地黄汤。气随血脱，见汗出肢冷，脉微欲绝，当急予独参汤扶气救脱。如湿热蕴蒸，痰热内生，蒙闭心窍，见神识昏迷，烦燥不安，应投安宫牛黄丸或至宝丹清心开窍。如痰浊偏重，心窍被蒙，见静卧嗜睡，神志昏糊，应用苏合香丸芳香开窍。

4．肝脾血瘀

证候 腹大坚满，腹壁血筋怒张，胁下癥积刺痛，面色暗黑，面颊、颈胸可见红丝、赤缕或血痣，唇色青褐，大便色黑，舌紫暗或有瘀点，脉细涩。

证候分析 本证以肝脾气血瘀阻，经隧络脉壅塞为基本病机。水湿内停，血脉瘀滞，隧道不通，故腹大坚满，血筋怒张。络脉瘀滞，故胁下癥积刺痛，面颊、颈及胸部可见红丝、赤缕或血痣。大便色黑，系络脉损伤，血溢于外而致。病势日深，久则及肾，故面色暗黑，唇色紫褐。舌质紫暗或有瘀点，脉细涩，皆属瘀血停滞之征。本证以腹大坚满，血筋怒张，面色暗黑，面颊、颈胸可见红丝、赤缕或血痣为辨证要点。

治法 活血化瘀，利水消胀。

代表方 化瘀汤。

丹参 10g 当归 10g 红花 5～10g 桃仁 10g 丹皮 5g 赤芍 5g 穿山甲 5g 牡蛎 30g 白术 10g 青皮 5g 泽泻 10g 水煎服。

加减 胁下癥积刺痛明显，可加地鳖虫 10g、鳖甲 12g，或配服鳖甲煎丸。如大便色黑，加参三七粉 0.6g（分 2 次吞）、茜草炭 10g、侧柏炭 10g。

本证如胀满过甚，而体质尚好，可暂用十枣汤，攻逐邪水。但须时时注意脾胃之气，不可攻伐伤正太过。未尽之邪，宜缓缓图治。如病势恶化，见大量吐血、下血，或神志昏迷等，宜立即进行抢救。

（二）虚胀

1．脾肾阳虚

证候　腹大胀满，面色苍黄，畏寒肢冷，尿少浮肿，神疲食少，胸闷气短，舌质淡胖，苔薄白，脉沉细无力。

证候分析　本证以脾肾阳虚，水湿内停为基本病机。脾肾阳虚，水湿不化，停聚中焦，故腹大胀满。阳气不能温养敷布，故面色苍黄，畏寒肢冷。脾气亏虚则神疲食少，胸闷气短。肾阳不化则尿水浮肿。舌质淡胖，苔薄白，脉沉细无力，均为阳虚有寒之象。本证以腹大胀满，畏寒肢冷，尿少浮肿为辨证要点。

治法　温补脾肾，化气行水。

代表方　附子理苓汤。

附子 10g　党参 10g　炮姜 3g　白术 10g　桂枝 5g　茯苓 10g　猪苓 10g　泽泻 10g　甘草 3g　水煎服。

附子理苓汤由附子理中汤与五苓散相合而成。方中附子、炮姜、桂枝温阳化气，党参、白术、甘草培脾益气，猪苓、茯苓、泽泻通利水湿。诸药合用，共奏温肾健脾，化气利水之效。

加减　脾气虚较显而见神疲乏力，纳少便溏者，可加山药 10g、苡仁 10g、扁豆 10g 以益气健脾。肾阳虚较显而见怯寒肢冷，腰膝无力者，可加鹿角片 10g、五加皮 10g、葫芦巴 10g 温肾助阳。水湿重，尿少腹胀，可加陈葫芦 10～30g、车前子 10g 消胀利水。

肾阳虚衰，下肢浮肿，小便量少，可用济生肾气丸。

2．肝肾阴虚

证候　腹大坚满，甚则血筋显露，形体消瘦，面色黧黑，唇色紫暗，口干，心烦，齿鼻衄血，小便短赤，舌质红绛少津，苔少或光剥，脉弦细数。

证候分析　本证以肝肾阴伤，化源告竭为基本病机。肝肾阴虚，化源告竭，水津失布，留聚腹中，故腹大，虚热内迫，则坚而且满。阴血亏耗，络脉枯涩，留瘀渐生，且兼肾气外泛，故面色黧黑，唇舌紫暗。精血消烁，则形体消瘦。阴虚内热，则口干心烦，小便短赤。虚热损络则血溢于外，故齿鼻衄血时见。舌质红绛少津，苔少或光剥，脉弦细数，皆阴液耗伤，虚热内蕴之象。本证以腹大坚满，形体消瘦，口干心烦，齿鼻衄血为辨证要点。

治法　滋养肝肾。

代表方　麦味地黄丸。

熟地 10g　山药 10g　泽泻 10g　丹皮 5g　茯苓 10g　山茱萸 10g　麦冬门 10g　五味子 5g　水煎服。

麦味地黄丸又名八仙长寿丸，载于董西园所撰《医级》，功能滋阴敛肺。方中六味地黄丸滋养肝肾，加麦冬、五味子生津敛肺。此处化丸为汤。因本证尚有水停腹中，故需伍入淡渗利水之品，如用猪苓 10g，车前子 10g 等。

加减　兼有留瘀，见血筋怒张，唇舌紫暗，加丹参 10g，益母草 10g，马鞭草 15g 以化瘀利水。津伤口干，酌加石斛 10g，芦根 20g。湿热留恋，溲赤涩少，加知母 5g，黄柏 5g 以清利之。

本证多属鼓胀晚期表现，治疗颇为棘手。滋阴则可助长水湿，利水却更能伤阴。故如何掌握好养阴与利水的关系，实属本证治疗之关键。

肝阴虚为主者，可选一贯煎。肾阴虚为主者，可选六味地黄丸，但同样应加用利水方药，如猪苓汤。

鼓胀预后较差，但如调摄有方，治疗得法，病情有可能趋向稳定而使患者带病延年。

本病的转归一般有两个方面。一方面是虚胀、实胀及其诸证间的转化及兼夹。鼓胀病因病机复杂，虽有上述之种种分证，但实际上往往以夹杂互见为多，分证列述，目的是便于掌握其要领。由于虚实夹杂，故实胀攻伐太过，可以转虚，虚胀一味呆补，可呈标实之状；因于寒温迭见，故湿热蕴结之证，如投苦寒过当，可以转见寒湿，而寒湿困脾之证，如用温化失度，可以反见湿热。转归之另一方面，是本病可出现各种并发症，如齿衄、鼻衄、呕血、便血，以及无尿、神昏、抽搐、厥逆等，均提示预后严重或恶劣。

四、单方验方

1．马鞭草、半边莲、石打穿、陈葫芦瓢，任选一二味，每味 30g，煎汤服。宜于鼓胀诸证。

2．鲤鱼赤豆汤　鲤鱼 1 斤（去鳞及内脏），赤小豆 30g，煎汤服。宜于鼓胀虚证。

3．邹氏兰豆枫楮汤　泽兰 12g　黑料豆 15g　路路通（枫实）12g　楮实子 15g　水煎服。宜于阴虚型肝硬化腹水。

五、逐水剂的运用

1．适应证　攻逐法一般适用于实胀。凡病程较短，正气尚未过度消耗，腹胀殊甚，尿少便秘，脉实有力，可暂用此法，以缓其苦急。

2．常用逐水方药

（1）舟车丸　每服 3g，日 1 次，清晨空腹温开水送下。

（2）禹功散　牵牛子 120g，小茴香 30g　共研细末，每次吞服 1.5～3g，清晨空腹温开水送下。

（3）邢氏鼓胀丸　生甘遂 180g，黄芩、砂仁、广木香各 30g，水泛为丸。每服 7～9g，排便可达 6～14 次，泻水量 5000ml 左右。

3．注意事项

（1）中病即止　逐水剂之使用，一般以 2～3 天为一疗程，必要时停 3～5 天后再用。剂量不可过大，中病即止，以免引起昏迷、出血等变化。

（2）鼓胀日久，正虚体弱；或见发热，深度黄疸；或曾有吐血、便血等情况，均禁忌使用。

（3）药后反应严重，呕吐、泄泻过剧，应停止继续服用，并给予补液等支持疗法。

（4）使用逐水剂期间，应进无盐饮食，并忌鸡、猪头肉等食品。如腹水基本消退，可以调补气血药物善后。

【预防护理】

鼓胀素有"绝证"之称，故预防十分重要。以下几方面将有利于预防本病的发生。

1. 避免饮酒过度及长期饮用烈性酒；患过黄疸、积聚的病人应忌酒。
2. 在血吸虫病流行区，应注意避免与疫水接触。
3. 避免情志刺激和劳欲过度。
4. 患黄疸、积聚的病人，应及时休息治疗，使病情尽早得到控制，力求彻底地治愈。
5. 注意饮食卫生，避免感染肠道传染病。

鼓胀病人应从以下几方面加强护理。

1. 怡情适怀，安心休养。病重者应卧床休息，如腹水较多，应取半卧位。
2. 饮食宜进清淡、富有营养且易于消化之食品。生冷油腻易生湿，辛辣易动热，粗硬食物可损络动血，均应禁忌。
3. 如需服用逐水药物，以清晨空腹时为宜。
4. 病情稳定者，可适当进行轻微体育锻炼，如做操，练气功，打太极拳之类。
5. 病人如腹水消退，应继续服药调理，以巩固疗效，避免病情反复。

小　　结

鼓胀是以腹部胀大、绷急如鼓，肤色苍黄，血筋怒张为特征的疾病。本病由酒食不节、情志失畅、劳欲过度、感染虫毒，以及黄疸、积聚等迁延失治而成。病机关键在肝、脾、肾三脏受损，气、血、水停聚腹中，其特点为本虚标实，虚实错杂。

鼓胀的辨证，应注意区别虚实标本之主次，气滞、血瘀、水停的不同。其治疗，属实证者，可选用行气、消瘀、利水或攻逐等法；属虚证者，应予温补脾肾或滋养肝肾等法；虚实错杂并见者，应予攻补兼施。

本病预后较差。如调摄有方，治疗得当，患者尚可带病延年；晚期出现出血、昏迷、抽搐、虚脱等变化者，则预后不良。

第四节　眩　晕

眩晕是以头昏目花，甚则眼前发黑，感到自身或外物旋转，站立困难，时时欲倒为主要临床表现的病证。其发病轻者，仅感头昏，视物两目发花，行走时头重足轻或倾斜，闭目片刻每可缓解；重者则如坐舟车，视物晃动或旋转不止，恶心呕吐，甚则不能坐立，必须闭目静卧。

眩晕可见于西医学中多种疾病。凡耳源性眩晕，如美尼尔氏病、迷路炎、内耳药物中毒、晕动病；脑性眩晕，如脑动脉硬化、高血压脑病、椎－基底动脉供血不足等颅内血管性疾病；某些颅内占位性疾病；其他原因之眩晕，如高血压、低血压、贫血、中毒性眩晕、眼源性眩晕、头部外伤后眩晕、神经官能症等，如以眩晕为主要表现者，均可参考本节辨证论治。

【病因病机】

本病多因情志失调、饮食偏嗜、劳欲过度、久病体虚而致肝、脾、肾功能失调，风阳、痰火上扰清空或痰湿中阻，清阳被蒙，或气血阴阳不足，脑失所养而发病。

情志失调，忧郁恼怒，肝失条达，气郁化火；阳亢风动，上扰清空；或肝郁化火，灼津炼液为痰，肝阳挟痰上扰而发为眩晕。若平素肝肾阴虚，一旦遇有情志刺激，则更易导致肝阳上亢而发病。

饮食偏嗜，恣食肥甘，伤及脾胃，健运失司，聚湿失痰；或素体肥胖，痰湿偏盛，阻遏中焦，清阳不升，浊阴不降，引起眩晕。

劳欲过度，劳倦则伤脾，房欲则伤肾。脾不能运化水谷而生血气，肾不能藏精而髓海空虚，均可发生眩晕。

久病体虚，或伤及气血，或暗耗阴精，或致真阳亏损，均可使脑府失养而发生眩晕。

眩晕属本虚标实，病机可以风、火、痰、虚加以归纳。风为风阳，火属肝火，痰有痰饮、痰湿、痰浊、痰热，虚分阴虚、阴虚。本病虽有虚有实，有热有寒，临床却以虚实兼夹为多见，而虚实之间又可转化。如风阳每兼痰火，火盛易致阴伤，阴虚可以及阳，阳虚易生痰湿等等。

病因病机示意图：

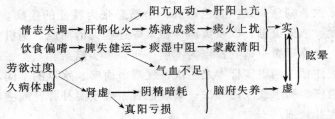

【辨证论治】

一、辨证要点

眩晕辨证，应重在辨证候虚实和标本主次。凡病程短，病势急，呈发作性，易因情志郁怒而诱发，发时每见视物旋转，伴恶心、呕吐痰涎，外观形体壮实者，属于实证；如病程较长，病势缓而反复发作或持续不解，遇劳即发或加重，伴有全身虚弱见症者，多属虚证。本病多属本虚标实之证，本虚以气血两虚、肾精不足为主，标实有风阳、痰火、痰浊、痰湿、痰饮之分。临证则以肝阳上亢、气血亏虚、痰湿中阻为多见。舌象、脉象在本病辨证中具有较重要的作用，如气血亏虚者，多见舌质淡嫩，脉细弱；肾阴虚者，舌嫩红少苔，脉弦细数；肾阳虚者，舌胖淡，脉沉细弱；痰湿者，舌苔厚腻或白滑，脉濡滑；肝阳上亢者，舌质红，舌苔黄而脉弦数有力等。

二、鉴别诊断

眩晕应与痫病相鉴别。痫病以突然仆倒，昏不知人，口吐涎沫，两目上视，四肢抽搐，或口中作猪羊叫声，移时而苏醒如常为特征，且发作前常有眩晕、乏力、胸闷等先兆；眩晕则重症方可见仆倒，但无吐涎、吼叫、抽搐、昏不知人等见症。

三、分证论治

眩晕的治疗，实证以平肝熄风、化湿祛痰、泄浊和胃为主；虚证以补益气血、滋养肝肾或温补脾肾为要；虚实夹杂者，应区别标本主次，兼顾治疗。

（一）肝阳上亢

证候　眩晕，头胀耳鸣，面红目赤，急躁易怒，失眠多梦，口干苦，便秘，尿黄，舌红苔黄，脉弦数。

证候分析　本证以肝阳亢旺，上扰头目为基本病机。肝阳升动，上犯巅顶，故眩晕，头胀耳鸣。阳动火升，则面红目赤，急躁易怒。阳热内扰，心神不安，故失眠多梦。热蕴肝胆，则口干且苦。便秘，尿黄，舌质红，苔黄，皆属热甚之象，脉弦而数，则属肝旺有热之征。本证以眩晕头胀，面红目赤，急躁易怒，口干苦为辨证要点。

治法　清热平肝，熄风潜阳。

代表方　天麻钩藤饮。

天麻 9g　钩藤 12g　石决明 18g　栀子 9g　黄芩 9g　川牛膝 12g　杜仲 9g　益母草 9g　桑寄生 9g　夜交藤 9g　硃茯神 9g　水煎服。

天麻钩藤饮主治肝阳偏亢，肝风上扰诸证，如头痛、眩晕、中风等。方中天麻、钩藤平肝熄风，石决明平肝潜阳，栀子、黄芩清热泻火，益母草、川牛膝引血下行，杜仲、桑寄生补益肝肾，夜交藤、硃茯神安神定志。

加减　若肝火偏盛，见面部烘热，头胀痛，加龙胆草 5g、夏枯草 10g 以清肝泻火。兼腑热便秘，可加大黄 10g、芒硝 10g 以通腑泄热。若肝阳亢极化风，眩晕欲仆，肢麻震颤，筋肉跳动，宜加羚羊粉 0.6g（吞）、牡蛎 30g、代赭石 30g 以镇肝熄风。若见肝肾阴虚，腰膝痠软，健忘遗精，舌红少苔，可加龟板 15g、鳖甲 15g、熟地 10g、首乌 10g 以滋养肝肾。

肝阳上亢，热极动风，可用羚角钩藤汤。

（二）痰湿中阻

证候　眩晕，头重如蒙，胸闷泛恶，痰多色白，嗜睡倦怠，食少，舌苔白腻，脉濡滑。

证候分析　本证以痰湿内阻，清阳被蒙为基本病机。痰湿内蕴，清阳不升，浊阴失降，故眩晕而头重如蒙。湿阻气滞，胃失和降，故胸闷泛恶。痰湿伤阳，脾阳不振，故嗜睡倦怠，饮食减少。痰多色白，舌苔白腻，脉濡滑，皆痰湿内阻之象。本证以眩晕，头重如蒙，胸闷泛恶，舌苔白腻为辨证要点。

治法　健脾燥湿，化痰和胃。

代表方　半夏白术天麻汤。

半夏 10g　天麻 10g　茯苓 10g　陈皮 6g　白术 10g　甘草 3g　生姜 2 片　大枣 3 枚　水煎服。

半夏白术天麻汤属治风化痰剂，宜于脾为湿困，肝气不调，肝风兼痰湿上扰所致之眩晕。方中半夏燥湿化痰，和胃降逆；天麻熄风化痰；陈皮理气化痰；白术、茯苓健脾祛湿；甘草调和诸药。

加减　若清窍被蒙，加石菖蒲 3g 化痰开窍。风痰上扰，眩晕甚者，加僵蚕 10g，钩藤 10g，胆星 5g 以化痰熄风。风痰阻络，有头痛伴见者，宜加蔓荆子 10g，白疾藜 10g 以祛风止痛。

痰饮内停，上逆致眩者，可用五苓散。

（三）气血亏虚

证候　眩晕，遇劳即发或加甚，神疲乏力，少气懒言，面少华色，或萎黄，心悸失眠，饮食减少，舌质淡红，苔薄白，脉细数。

证候分析　本证以气血不足，不能充养为基本病机。气血不足，不能上荣，故头晕目眩，面少华色。脾气已虚，劳则更见耗伤，故遇劳即发或加甚。脾虚失运，则饮食减少。脾气不足，则少气懒言。心悸失眠，为血不养心而致。血虚则面色萎黄而舌质淡红，脉细；气虚则苔薄白而脉软。本证以眩晕遇劳即发或加重，神疲乏力，心悸失眠，面色少华或萎黄为辨证要点。

治法　益气养血。

代表方　八珍汤。

党参 10g　白术 10g　茯苓 10g　熟地 12g　当归 10g　白芍 10g　川芎 5g　甘草 3g　生姜 3 片　大枣 3 枚　水煎服。

八珍汤为气血双补之剂。方中人参、熟地甘温益气补血；白术、茯苓健脾化湿，当归、白芍、生姜、大枣养血和营；川芎活血行气；甘草益气调中。

加减　若脾虚失运，大便溏薄，宜去当归，加山药 10g，苡仁 10g，木香 3g。阳虚有寒，见形寒肢冷，更加肉桂 3g，干姜 3g 以健脾益气，温中助阳。心血不足，血不养心，心悸失眠甚者，加酸枣仁 10g，远志 5g 以养心安神。

心脾不足，见心悸、失眠、健忘者，用归脾汤。

（四）肾精不足

证候　眩晕日久，精神萎靡，耳鸣健忘，腰膝酸软，发落齿摇，或五心烦热，舌质红，脉细数，或形寒肢冷，阳痿早泄，舌质淡，脉沉细等。

证候分析　本证以肾亏精伤，阴阳两虚为基本病机。病久及肾，肾主骨作强，开窍于耳，肾精不足，则见精神萎靡，耳时鸣响；腰为肾之府，腰膝酸软，亦肾虚之咎；肾主生髓，其华在发，齿为骨之余，肾虚则发落齿摇；健忘为髓海不足而致。偏阴虚者，则见内热，故五心烦热，舌质红，脉细数；偏阳虚者，则生外寒，故形寒肢冷，舌质淡、脉沉细。阳痿早泄，为肾阳虚衰，精关不固之象。本证以眩晕日久，精神萎靡，耳鸣腰酸为辨证要点。

治法　补肾益精，充养脑髓。

代表方　河车大造丸。

紫河车 10g　党参 10g　熟地 10g　杜仲 10g　天冬 10g　龟板 12g　黄柏 5g　麦冬 10g　茯苓 10g　牛膝 10g　水煎服。

河车大造丸原为虚损劳瘵而设。方中党参、茯苓、熟地、天冬、麦冬补益气血，滋肾养阴；杜仲、牛膝补肾益精；紫河车、龟板填精补髓；黄柏清泄相火。此处用以治肾精不足之眩晕，有补肾益精，充养脑髓的功效。

加减　若阴虚内热较显，见消瘦，两目干涩，五心烦热，舌质红，脉细数，可去党参、杜仲之温，而加生地 10g、女贞子 10g、旱莲草 10g、知母 5g 以滋阴清热。如阳虚明显，见畏寒怕冷，舌质淡，脉沉细，宜去黄柏、天冬、麦冬之寒凉，加菟丝子 10g、附子 5g、肉桂 3g、鹿角片 12g 以温补肾阳。精关不固，遗精频繁，可选加龙骨 12g，牡蛎 15～30g，芡实 10g 或莲须 10g 以固肾涩精。

肾阴亏虚者，可用左归丸化裁；肾阳不足者，可选右归丸或金匮肾气丸。

眩晕预后一般良好；但如发作频繁，证候重笃，则根治较难；其中属肝阳上亢者，日久不愈，可发为中风，则每致预后不良。

本病病程较长，发作多呈本虚标实之证，而虚实之间又可相互转化与兼夹。如痰湿中阻之证，既可寒化而为痰饮，又可热化而为痰浊、痰热或痰火。肝阳上亢，每炼液成痰，致使挟痰浊或痰火而上扰。气血亏虚，日久则不能化生肾精，可转为肾精不足之证；肾精不足则气血随之衰乏，每易兼见气血亏虚。眩晕久发，如见肝肾精血亏衰日甚，亦有发为耳聋或失明病证者。

四、单方验方

1．车前草、豨莶草、小蓟各 30g，水煎服，日服 1 剂。适用于肝阳上亢之眩晕。

2．桑椹子、黑大豆各 15g，水煎服。适用于肾精不足之眩晕。

3．肉桂、枝枝、甘草各 10g，酌加麦冬、五味子、红参、附片等，代茶。适用于低血压性眩晕。

【预防护理】

预防眩晕，平素应注重修身养性，保持心情舒畅，避免恼怒惊恐；注意劳逸适度，节制房事；饮食宜清淡，忌进辛辣、肥腻食物，多食新鲜蔬菜、瘦肉、豆类、海带等，尽可能戒除烟酒。平时宜适当参加体育活动，如打太极拳，练八段锦、气功等。

眩晕发作时，应休息治疗。严重者应卧床休息或住院治疗。外出需有人陪伴，以免发生意外。发病时更应注意精神、生活及饮食上的调理，以促使患者早日康复。

小　结

眩晕是以头昏目花，甚则眼前发黑，感到自身或外物旋转为主要临床表现的病证。病因有情志失调、饮食偏嗜、劳欲过度，久病体虚等，病机可以风、火、痰、虚加以概括。本病应与厥证、痫证、中风相鉴别。辨证重在辨证候之虚实和标本主次。治疗宜泻实补虚，实证予平肝熄风、化湿祛痰、泄浊和胃等法；虚证当补益气血、滋养肝肾或温补脾肾；虚实夹杂者，应兼顾治疗。

本病预后一般良好，但易缠绵反复。中年以上时发眩晕，且常感指端发麻者，为肝阳化风，当注意防其转为中风。患者平时应戒恼怒，忌辛辣，节肥腻、房事，适当进行体育锻炼，以利预防和治疗本病。

第五节 中 风

中风以突然昏仆，口眼㖞斜，半身不遂为临床特征，发病轻者，亦可无昏仆而仅见口眼㖞斜，半身不遂，或兼言语不利。因其病起急骤，变化迅速，与自然界风之"善行而数变"相类似，故名中风，亦称卒中。

本病多发生于中年以上患者，再结合其主要临床特征，诊断并不困难。部分患者，平时还可有眩晕或一侧肢体麻木等发病先兆。

中风急性发病期，以有无神志改变而分为中经络、中脏腑两大类。中经络，病变仅限于血脉经络，一般无神志改变而病轻；中脏腑，病变常深入有关脏腑，神志不清而病重。中脏腑又有闭证和脱证之分。患者于急性期经治脱险，多留有后遗症，如半身不遂、口眼㖞斜、言语不利等。

西医学中的脑溢血、脑血栓形成、脑栓塞、蛛网膜下腔出血，以及周围性面神经麻痹等，有与本病相同的临床表现，故可参照本节进行辨证论治。

【病因病机】

中风发生的主要因素，是患者平素将息失宜，如长期情志失调、饮食不节或劳欲过度，导致精气亏虚，脏腑阴阳失调，再加以烦恼骤增，饮酒饱食，劳力房室等而突然诱发。

情志失调，是指忧郁恼怒，日久不解，而致心肝气郁化火，灼津炼液为痰，一旦火盛风动，风火相煽，挟痰窜犯经络，闭阻神窍，则发为卒中。

饮食不节，为平素嗜食甘肥、烟酒辛辣之品，损伤脾胃，聚生痰湿。若素体肝旺，多食辛辣，则内生痰热，若素体脾气亏虚，则痰湿内聚；若脾虚而气血生化乏源，可导致气血亏虚。痰热可化火生风；脾虚则肝气偏胜，可以化风兼痰而为风痰；气血亏虚则可招致风邪乘虚内侵。凡此皆可发为中风，轻者入经络，重者犯脏腑。

劳欲过度，有两个方面。劳指劳倦。劳倦太过，则脾气耗伤，运化失职，聚湿生痰，亦可致气血亏虚。如脾虚痰阻而兼肝风，则风痰内生，气血亏虚而风邪内侵，亦可发为㖞僻不遂；如湿痰壅盛，内蒙神窍，则可有昏仆之变。欲，多指房室。人过中年，阴气自半，房室不节，则阴伤更甚，阴虚阳亢，灼精炼液为痰，风阳挟痰蒙闭心神，横窜经络，则发为中风。

中风属本虚标实之证。其中肝肾阴虚为本，风、火、痰为标。主要病机为阴阳失调，气血逆乱。病发轻者，在经在络，多因风痰窜犯经络，或气血亏虚，外风乘虚入络而致；病发重者，入脏入腑。邪入脏腑，又有闭、脱之分。闭证属实，当再分阴阳，因于风阳痰火为患者，为阳闭，因于痰浊壅塞者，为阴闭。脱证属虚，精气已竭，元神欲脱，危重至极。中脏腑之证，经治脱险，神志可逐渐转清，但因风、火、痰继续留阻，络脉瘀滞，气血运行不畅，仍会留有口眼㖞斜、言语不利、半身不遂等后遗症。

病因病机示意图：

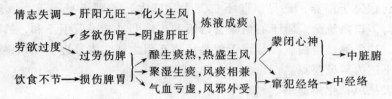

【辨证论治】

一、辨证要点

中风辨证，首先要辨别病位之浅深，标本虚实之主次，从而区别是中经络还是中脏腑。中经络者，病位较浅，病情较轻；中脏腑者，病位较深，病情较重。根据临床表现，凡半身不遂，口眼㖞斜，舌强语謇而神志清楚者，为中经络；有神志昏糊者，为中脏腑。中脏腑者，又当分辨属闭证还是属脱证。闭证属实，可见突然昏仆，不省人事，牙关紧闭，双目上视或斜视，呼吸气粗，半身不遂，常有身热，二便闭，脉弦滑有力等；脱证属虚，可见目合口张，面色苍白，肢冷汗出，气息低微或鼻有鼾声，手撒遗尿，脉细微欲绝等。闭证病发突然，脱证则每由闭证恶化转变而成。

二、鉴别诊断

中风应与眩晕、癫痫相鉴别。中风发病突然，见昏仆不省人事，伴有口眼㖞斜，偏瘫，失语，或不经昏仆而仅见㖞僻不遂等；眩晕则无昏迷不省人事，更无㖞僻不遂等情况。癫痫是反复发作性的疾病，发时口中作猪、羊等叫吼声，口吐白沫，四肢抽搐，昏迷时间不长，一般可自行苏醒，醒后无口眼㖞斜、半身不遂等后遗症。

《伤寒论》中，亦有中风，见症为"发热，恶风，汗出，脉浮缓"，与本病异类同名，不应混淆。

三、分证论治

中风的治疗，中经络者，治以平肝熄风，化痰通络为主，有痰瘀交阻者，佐以活血化瘀；中脏腑之闭证，治以熄风清火，豁痰开窍，脱证急宜救阴回阳固脱。中风后遗症，宜用标本同治之法，一方面予以平肝、熄风、清热、化痰、祛瘀，一方面配以滋养肝肾或补益气血等。

（一）中经络

1．脉络空虚，风痰入中

证候　肌肤不仁，手足麻木，突然口眼㖞斜，语言不利，口角流涎，甚则半身不遂，或兼见恶寒，发热，肢体酸楚、拘急等，舌苔白腻，脉浮滑。

证候分析　本证以正气不足，络脉空虚，风邪挟痰窜犯经络为基本病机。风痰痹阻，气血运行失畅，筋脉失于濡养，则见肌肤不仁，手足麻木，甚则半身不遂。风痰阻于阳明之络，则口眼㖞斜，口角流涎，阻于心络则言语不利。风邪外袭，营卫不和，故可兼见恶寒发热，肢体酸楚、拘急等。苔白腻，脉浮滑，为风痰互阻之征。本证以突然口眼㖞斜，言语不利，甚则半身不遂为辨证要点。

治法　疏表祛风，化痰通络。

代表方　大秦艽汤。

秦艽 10g　生石膏 15g（先煎）当归 10g　白芍 10g　生地 10g　熟地 10g　川芎 5g　白术 10g　茯苓 10g　黄芩 10g　防风 10g　羌活 5g　独活 10g　白芷 5g　细辛 3g　甘草 3g　水煎服。

大秦艽汤疏表祛风，养血通络。方中秦艽、羌活、独活、防风、白芷、细辛疏风解表，生地、熟地、当归、川芎、白芍养血活血，白术、茯苓、甘草健脾益气。生石膏、黄芩原为有蕴热者而设，无热象则可去之。

加减　若痰湿偏重，胸闷痰多，舌苔白腻，宜去生地、熟地、当归之腻，加半夏 10g，南星 5g 以化痰湿。若风痰明显，口眼㖞斜，流涎不止，可加白附子 3g，全蝎 3g，白僵蚕 10g 以祛风化痰通络。

风痰入络而无表证，可选用导痰汤合牵正散。

2．肝肾阴虚，风痰上扰

证候　头痛眩晕，腰酸耳鸣，突发口眼㖞斜，语言謇涩，半身不遂，舌质红，苔薄黄腻，脉弦细数或弦滑。

证候分析　本证以肾阴亏虚，风阳上亢，风阳挟痰横窜经络为基本病机。肾虚则腰酸耳鸣，肾阴亏虚，肝阳上亢，则头痛眩晕。风阳挟痰窜犯经络，阻滞心脉，故突见口眼㖞斜，语言謇涩，半身不遂。舌质红，苔薄黄腻，脉弦细数或弦滑，皆是阴虚内热、肝旺兼痰之象。本证以素有头痛眩晕，腰酸耳鸣而突发口眼㖞斜，半身不遂为辨证要点。

治法　滋阴潜阳，熄风通络。

代表方　镇肝熄风汤。

代赭石 30g　牡蛎 30g　龙骨 15g　龟板 15g　怀牛膝 15g　白芍 15g　玄参 15g　天冬 15g　川楝子 9g　茵陈 9g　生麦芽 9g　甘草 6g　水煎服。

镇肝熄风汤功能育阴潜阳，平肝熄风。方中代赭石、龙骨、牡蛎镇肝潜阳，白芍、玄参、天冬、龟板滋阴柔肝，怀牛膝引血下行，茵陈、川楝子清肝解郁，生麦芽、甘草和中。

加减　若肝阳亢旺，头痛眩晕较显，面红目赤，可加钩藤 10g，菊花 10g，石决明 30g，珍珠母 30g，夏枯草 10g 以清肝熄风潜阳。痰热较重，舌苔黄腻，加胆星 5g，竹茹 10g，川贝母 10g 以清热化痰。

风阳上亢，肝火偏盛，亦可选用天麻钩藤饮。

（二）中脏腑

1. 闭证

（1）阳闭

证候 突然昏仆，不省人事，牙关紧闭，半身不遂，或对侧肢体拘急、抽搐，面红气粗，躁动不安，舌质红，苔黄，脉弦滑有力。

证候分析 本证以风阳痰火蒙闭心窍为基本病机。肝阳暴张，阳亢风动，气血上逆，痰火壅盛，清窍闭塞，神明不用，故突然昏仆，不省人事。肝风内动，则牙关紧闭，肢体拘急或抽搐，肝风痰火窜犯经络，则半身不遂。肝火上炎则面红，迫肺则气粗，扰及心神则躁动不安。舌红，苔黄，脉弦滑有力，皆肝阳痰火内盛之征。本证以突然昏仆，牙关紧闭，面红气粗为辨证要点。

治法 辛凉开窍，清肝熄风。

代表方 羚角钩藤汤。

羚羊角5g（另煎冲服） 桑叶10g 川贝母12g 鲜生地15g 钩藤10g 菊花10g 茯神10g 白芍10g 鲜竹茹15g 甘草3g 水煎服。

羚角钩藤汤功能平肝熄风，清热化痰止痉。方中羚羊角为清肝熄风主药，桑叶疏风清热，钩藤、菊花平肝熄风，生地清热凉血，白芍柔肝养血，川贝母、竹茹清热化痰，茯神养心安神，甘草调和诸药。

加减 若痰热内盛，喉间有痰声，可加服竹沥水20~30ml，或猴枣散0.3~0.6g以豁痰镇痉。肝火旺盛，面红目赤，脉弦劲有力，可加龙胆草10g，山栀10g以清肝泻火。腑实热结，腹胀便秘，苔黄厚，宜加生大黄10g，枳实10g，玄明粉10g以通腑导滞。火盛伤津，舌质干红，苔黄燥，宜加沙参10g，麦冬5g，石斛10g以养阴生津。痰火内闭，昏不知人，宜先灌服局方至宝丹或安宫牛黄丸1粒以辛凉透窍。

阴虚火旺，阳亢风动者，可选用羚羊角汤。

（2）阴闭

证候 突然昏仆，不省人事，口噤不开，半身不遂，静而不烦，面白唇暗，四肢欠温，苔白滑腻，脉沉滑。

证候分析 本证以痰浊壅盛，心窍被蒙为基本病机。痰浊上壅清窍，内蒙心神，神机闭塞，故见昏仆，不省人事。痰阻经络，则半身不遂。痰浊郁闭阳气，则面白唇淡，静而不烦，四肢欠温。苔白滑腻，脉沉滑，皆痰湿内蕴之象。本证以突然昏仆，口噤不开，静而不烦为辨证要点。

治法 辛温开窍，除痰熄风。

代表方 涤痰汤。

制南星5g 制半夏10g 石菖蒲5g 茯苓10g 炒枳实5g 陈皮5g 人参3g 竹茹5g 甘草2g 生姜3片 水煎服。

涤痰汤功能涤痰开窍，主治中风痰迷心窍，舌强不能语，方中半夏、茯苓、陈皮、竹茹化痰，枳实降气下痰，南星、菖蒲豁痰开窍，人参益气扶正，甘草、生姜和中。

加减　风痰壅盛，口角流涎，可加天麻 10g，全蝎 3g，僵蚕 10g 以熄风化痰。痰浊蒙闭心窍，神志呆滞不清，宜先灌服苏合香丸 1 粒。

痰浊化热，内蒙心神，亦可选用黄连温胆汤。

2．脱证

证候　突然昏仆，不省人事，肢体瘫软，目合口张，面色苍白，气息低微或有鼾声，肢冷汗出，手撒遗尿，舌萎缩，脉细弱或细微欲绝。

证候分析　本证以正不胜邪，精气耗竭，元神欲脱为基本病机。正气衰脱，心神颓败，则突然昏仆，不省人事。口张，肢体软瘫，手撒，为脾绝之兆；目合，则属肝绝；鼻鼾为肺绝；舌萎缩为心绝；遗尿为肾绝，均为五脏败绝之危象。面色苍白，气息低微，肢冷汗出，脉细弱或细微欲绝，皆属气阳衰脱之征。本证以突然昏仆，目合口张，手撒遗尿为辨证要点。

治法　益气回阳，救阴固脱。

代表方　参附汤合生脉散。

人参 10g　制附子 10g　麦冬 10g　五味子 10g　水煎服。

参附汤是益气回阳之方，人参大补元气，附子回阳救逆。生脉散则为益气养阴之方，亦用人参益气，而以麦冬、五味子敛阴。两方合用，功能益气回阳，救阴固脱。

加减　若阴不敛阳，津液不能内守，汗泄过多，可加龙骨 10g、牡蛎 30g、山萸肉 10g 以固涩阴液。阴精亏耗，舌干红，可加石斛 10g、玉竹 10g 以救阴护津。

肾阴大亏，虚阳浮越，足冷面赤，宜选地黄饮子滋阴补阳，引火归元。

（三）后遗症

1．风痰瘀阻

证候　口眼歪斜，舌强语謇或失语，半身不遂，肢体麻木，舌暗紫，苔白滑腻，脉弦滑。

证候分析　本证以风痰留阻，络道不畅为基本病机。风痰入络留着不去，气血瘀滞，故仍见口眼㖞斜，半身不遂，肢体麻木。苔白滑腻，舌暗紫，脉弦滑，皆为风、痰、瘀留阻之象。本证以口眼㖞斜，舌强语謇或失语为辨证要点。

治法　搜风化痰，行瘀通络。

代表方　解语丹。

制白附子 3g　石菖蒲 3g　远志 5g　天麻 10g　全蝎 3g　羌活 5g　胆星 5g　木香 3g　薄荷 3g　水煎服。

解语丹功能祛风化痰，宣窍通络。方中天麻、白附子、全蝎、羌活祛风搜络，远志、胆星化痰，木香行气通络，菖蒲、薄荷宣窍利咽。

加减　若痰阻络脉，半身不遂日久难复，可加丹参 10g、红花 10g、豨莶草 10g、鸡血藤 15g 以祛风活血通络。兼有风阳，头痛头晕，舌红苔黄，脉弦劲，宜去白附子、羌活、木香等温燥之品，加钩藤 10g、夏枯草 10g、石决明 30g 以平肝熄风潜阳。

风痰留阻而以口眼㖞斜为主要表现者，可选用牵正散。

2．气虚络瘀

证候 半身不遂，痿软无力，面色无华，舌质淡紫或有瘀斑，苔薄白，脉细弱或细涩。

证候分析 本证以气虚而无力推动血液运行为基本病机。气为血帅，气虚则血滞络阻，故半身不遂，痿软无力难以消除。气虚失荣，故面色无华。舌质淡，苔薄白，脉细弱为气虚之象；舌紫或有瘀斑，脉细涩为血瘀之征。本证以半身不遂，痿软无力为辨证要点。

治法 益气行血，化瘀通络。

代表方 补阳还五汤。

生黄芪60～120g 当归尾6g 赤芍5g 川芎5g 桃仁5g 红花5g 地龙5g 水煎服。

补阳还五汤补气化瘀，通络振颓，适用于中风后遗症之气虚血滞而见半身不遂者。方中重用黄芪补气，归尾、川芎、桃仁、赤芍、红花活血化瘀，地龙搜风通络。

加减 若气虚及阳，怯寒肢冷，可加桂枝5g温经通络。肾虚而腰膝酸软，可加川断10g，桑寄生10g，杜仲10g以壮筋骨，强腰膝。

阳气不足，络脉瘀阻者，可选用黄芪桂枝五物汤。

3．肝肾亏虚

证候 半身不遂，偏侧肢体僵硬拘挛变形或软瘫而肌肉日渐萎缩，言语不利，舌红或淡红，脉细数或沉细。

证候分析 本证以肝肾亏虚，筋脉失养为基本病机。肾精亏虚，肝血不足，筋脉枯槁，则半身肢体不遂，僵硬拘挛变形或软瘫而肌肉日渐萎缩。肾虚而精气不能上承，故语言不利依然。舌红，脉细数为肾阴耗伤而致，舌淡，脉沉细则属阴伤及阳之象。本证以半身不遂，偏侧肢体僵硬拘急变形或软瘫而肌肉日渐萎缩为辨证要点。

治法 滋阴补阳。

代表方 地黄饮子。

熟地10g 巴戟天10g 山茱萸10g 石斛10g 肉苁蓉10g 制附子5g 五味子3g 官桂5g 茯苓10g 麦冬5g 菖蒲3g 远志5g 生姜3片 薄荷2g 大枣3枚 水煎服。

地黄饮子功能滋阴补阳，化痰开窍。方中熟地、石斛、麦冬、五味子、山茱萸滋阴补肾，巴戟天、肉苁蓉、附子、官桂益精助阳，茯苓、远志化痰，菖蒲、薄荷开窍利咽，生姜、大枣和中。

加减 若阴虚内热，舌红，脉细数，宜去巴戟天、肉苁蓉、附子、官桂等温阳之品，可加丹皮5g、生地10g清热养阴。

肾阴亏虚者，亦可选左归丸。阴损及阳亦可选右归丸。

中风的病死率与病残率均高，其预后转归与邪中浅深、发病轻重关系甚大。中经络无神志障碍，而以半身不遂为主，病情轻者，3～5日即可稳定并进入恢复期，半月左右可望痊愈；病情重者，如调治得当，约于1～2周后进入恢复期，预后均较好。但有少数中经络重证，可在3～7天内逐渐恶化，不仅偏瘫加重，甚至出现神志不清而成中脏腑之证。中脏腑有神志昏迷，一般预后不佳。中脏腑之闭证，经抢救治疗而神志转清，预后较好。如由闭证转为脱证，是病情恶化之象，尤其在出现呃逆、抽搐、戴阳、四肢厥逆、呕血、便血等变证时，预后更为恶劣。反之，如脱证经急救而转为闭证，则是病情有所好转的表现。

中风后遗症，多属本虚标实，往往恢复较慢且难于完全恢复。若偏瘫肢体由松弛转为拘挛，伴舌强语謇，或时时抽搐，甚或神志失常，多属正气虚乏，邪气日盛，病势转重。若时有头痛头晕，肢体麻木，则更有复中之危险，应注意预防。

三、单方验方

1．海蜇头 30g，荸荠 7 只，煎水代茶，治中风痰火偏盛者。

2．竹沥水适量，少量频服，治中风痰热闭阻，辘辘有声。

3．王旭高治中风方　羚羊角 5g，天麻 10g，橘红 5g，制半夏 10g，钩藤 10g，茯神 10g，天竹黄 10g，竹沥 20ml，姜汁 10ml。痰浊者，送下苏合香丸；痰热者，化下至宝丹。(《医学刍言》)。

【预防护理】

中风的预防，在于慎起居、节饮食、远房帏、调情志。慎起居，是生活要有规律，注意劳逸适度，重视进行合宜的体育锻炼。节饮食是指避免过食肥甘厚味，烟酒及辛辣刺激食品。远房帏是指节制性生活。调情志是指经常保持心情舒畅，稳定情绪，避免七情伤害。对于有中风先兆的患者，如平素经常出现眩晕，肢麻等症状者，要加强治疗，已经发生过中风的病人，更要谨防复中，因复中时病情往往更为险重。

中风病人应加强护理。遇有中脏腑昏迷时，须密切观察病情变化，注意面色、呼吸、汗出等情况改变，以了解闭、脱的转化。加强口腔护理，及时清除痰涎。喂服或鼻饲中药应少量多次频服。恢复期应加强偏瘫肢体的被动活动，进行各种功能锻炼。偏瘫严重者，应防止患肢受压而发生变形。语言不利者，宜加强语言训练。长期卧床者，应保护局部皮肤，防止发生褥疮。

小　结

中风是以突然昏仆，口眼㖞斜，半身不遂为临床特征的病证，发病轻者，亦可无昏仆而仅见口眼㖞斜，半身不遂，或兼言语不利。本病多见于中年以上患者，因平素将息失宜，导致精气亏虚，脏腑阴阳失调，再加以烦恼骤增、饮酒饱食、劳力房室等而突然诱发，主要病机为阴阳失调，气血逆乱。发病轻者，成中经络之证，发病重者，成中脏腑之证。中脏腑证经治脱险，因风、火、痰继续留阻经络，多留有口眼㖞斜，言语不利，半身不遂等后遗症。

中风的辨证，首先要分辨是中经络还是中脏腑。中经络，病位浅而病情轻，中脏腑，病位深而病情重。中脏腑又当分属闭证还是属脱证。中风的治疗，中经络者，治以平肝熄风，化痰通络为主；中脏腑之闭证，治以熄风清火，豁痰开窍，脱证急宜救阴回阳固脱。中风后遗症，宜用标本同治之法，在平肝、熄风、清热、化痰、祛瘀的同时，配以滋养肝肾或补益气血等。

中风之中经络者，预后较好，中脏腑者，预后严重，中脏腑之脱证，预后多数恶劣。中风后遗症，往往恢复较慢且难于完全恢复，如见头痛头晕，肢体麻木，应当防止复中之变。

本病是一种致死率、致残率均较高的疾病，应积极加强预防。如注意早期发现中风先兆症状；重视精神、饮食、生活起居诸方面调摄；适当参加体育锻炼，以增强体质，提高防病效果等。

第六节 颤 证

颤证是以头部或四肢摇动、颤抖为主要临床表现的病证。轻者可仅有头摇或手足微颤，重者头部震摇大动，或痉挛扭转，两手及上下肢颤动不止。本病尚有颤振、振掉、震颤等名称。

颤证起病缓慢，呈逐渐进展，多见于中、老年患者，以头及四肢颤动、振摇为临床特征，故诊断较易明确。

西医学所称的某些锥体外系疾病所致的不随意运动，如震颤麻痹（帕金森氏综合征）、舞蹈病、手足徐动症等，可参照本篇进行辨证论治。

【病因病机】

颤证形成的基础是年高精血亏虚，可由情志失调，饮食不节，劳倦、房室过度，导致肝肾阴亏，气血不足而筋脉失养，虚风内动；或风阳痰火窜犯络道而致。

病因病机示意图：

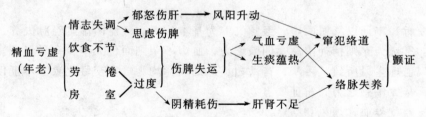

【辨证论治】

颤证之辨证，重在分辨标本、虚实。凡肝肾不足、气血虚弱者，为虚为本，风火兼痰者，为实为标。本病以本虚标实之证为多见。

二、鉴别诊断

颤证与中风抽动应相鉴别。颤证以头部或四肢摇动、快速颤抖为主，无半身不遂及肢体萎缩；中风抽动多伴有神志改变及半身不遂，且动作迟缓重着。

三、分证论治

颤证的治疗原则为滋补肝肾、益气养血、清化痰热、熄风和络。

（一）肝肾不足

证候 颤振日久，头目眩晕，耳鸣，失眠多梦，腰痠腿软，肢体麻木，或兼见呆傻健忘，筋脉拘急，动作笨拙等。舌体瘦，舌质红，苔薄少，脉细弦。

证候分析　本证以肝肾不足，精血亏虚，筋脉失养为基本病机。肝肾精血不足，筋脉失养，则见颤振，肢体麻木，筋脉拘急。肾虚肝旺，风阳上扰，则见眩晕耳鸣。腰为肾府，肾又主作强，肾虚则腰痠腿软。肾阴不足，心火浮越，神不安舍，则见失眠。呆傻健忘，动作笨拙，乃肾虚脑髓失充所致。舌体瘦，舌质红，苔薄少，脉细弦，为阴虚内热之象。本证以颤振日久，头眩耳鸣，腰痠腿软，呆傻健忘为辨证要点。

治法　滋补肝肾，熄风和络。

代表方　大定风珠。

牡蛎30g　龟板30g　鳖甲30g　五味子8g　生地20g　麦冬10g　白芍10g　麻仁10g　阿胶12g（烊化、冲）　鸡子黄2枚（冲入药汁）　水煎服。

大定风珠滋阴熄风，和络止痉，原为温病阴伤欲竭，虚风内动而设，此处用以治肝肾不足之颤证，属异病同治。方中牡蛎、龟板、鳖甲、阿胶、鸡子黄滋补肝肾而潜阳熄风；麻仁滋阴润燥；五味子、白芍敛阴；生地、麦冬养阴生津。

加减　若肝风风动，肢体麻木、筋脉拘急较甚，可加钩藤10g，白蒺藜10g以平肝熄风。肝肾阴虚，风阳偏亢，可选杞菊地黄丸化裁。

（二）气血两虚

证候　颤振日久不愈，面色无华，精神倦怠，四肢乏力，头晕目花，舌淡，苔薄白，脉细弱。

证候分析　本证以气血两虚，经脉失养为基本病机。气血两虚则经脉失养，颤振乃作且日久不愈。气虚失充则精神倦怠，四肢乏力，血虚不荣则面色无华，头晕目花。颤振，头晕目花更亦属血虚生风所致。舌淡，苔薄白，脉细弱，均为气血交亏之象。本证以颤振日久不愈，面色无华，倦怠乏力为辨证要点。

治法　益气养血，熄风和络。

代表方　人参养荣汤。

党参10g　白术10g　黄芪10g　当归10g　白芍10g　熟地10g　茯苓10g　远志5g　五味子3g　陈皮5g　肉桂3g　炙甘草3g　生姜3片　大枣2枚　水煎服。

人参养荣汤功能补气养血，和营卫，通脉络。方中党参、白术、黄芪益气；茯苓、陈皮健脾；当归、熟地养血；远志安神养心；五味子敛阴；肉桂、白芍、炙甘草、生姜、大枣和营卫，通血脉。

加减　若气血两虚而兼夹瘀血，舌质暗，或有瘀点，可加丹参10g，川芎5g，川牛膝10g以活血通络。血虚生风，头晕肢麻，宜加钩藤10g，天麻10g以熄风和络。

气血两虚而兼阳虚有寒，可选十全大补汤。

（三）痰热动风

证候　颤振时轻时重，胸脘痞闷，头晕，口干且苦，痰多色黄，舌苔黄腻，脉弦滑数。

证候分析　本证以痰热内蕴，引动肝风为基本病机。内有痰热则痰多色黄；气机阻滞，故胸脘痞闷。口干苦，头晕，振颤时轻时重，为痰热而兼肝风之象。舌苔黄腻，脉弦滑数，皆为痰热内蕴之征。本证以颤振时轻时重，头晕胸闷，痰多色黄为辨证要点。

治法　清化痰热，熄风和络。

代表方　黄连温胆汤。

黄连 3g　制半夏 10g　枳实 5g　陈皮 5g　竹茹 10g　茯苓 10g　甘草 2g　水煎服。

黄连温胆汤功能清热化痰，除烦安神。方中半夏、茯苓、陈皮、甘草合为二陈汤，专以化痰；黄连、竹茹用以清热化痰和中；枳实下气除痰。方中宜加钩藤 10g，菊花 10g 以熄风和络。

加减　若颤振加重，眩晕肢麻，为风阳发动，宜加天麻 10g，石决明 30g，珍珠母 30g 以熄风潜阳。

本证多发生于中老年患者，治疗收效缓慢且不易根治。日久如转成痴呆、失语或并发中风者，预后不良。

四、单方验方

1．定振丸（《临证备要》）　天麻、秦艽、细辛、全蝎各 30g，熟地黄、生地黄、当归、川芎、白芍各 60g，防风、荆芥各 20g，白术、黄芪各 45g，威灵仙 15g。共研细末，酒煮米糊和丸，如梧桐子大，每服 70～80 丸，热汤或温酒送下。治老人血虚风动，身体颤振。

2．复方白芷注射液　白芷、藁本、四两麻，等量制成肌肉注射液，每支 2ml（含上述生药各 1g），肌肉注射，每日 1～2 次，每次 2ml。治疗震颤麻痹。

【预防护理】

颤证的预防，应从注意精神、饮食、生活起居等调摄入手。平时保持心情愉快，饮食清淡，节制房事，避免头颅外伤等均属重要。此外，适当参加体育活动，如练气功、打太极拳等，可以增强体质，对预防颤证的发生亦有积极意义。颤证病人，往往生活部分以至全部不能自理，应加强护理措施，在精神上加以安慰，生活起居予以照顾，尤其要注意防止意外伤害的发生。

小　结

颤证是以头部或四肢摇动、颤抖为主要临床表现的病证。本病的形成基础为年高精血亏虚。可由情志失调，饮食不节，劳倦、房室过度，导致肝肾阴亏，气血不足而经脉失养，虚风内动；或因风阳痰火窜犯络道而致。颤证的辨证重在分辨标本虚实，治疗原则为滋补肝肾、益气养血、清化痰热、熄风和络。

颤证的预防，可以从注意精神、饮食、生活起居诸方面的调摄入手。患者多数生活难于自理，故应加强护理措施以配合治疗并防止意外伤害的发生。

第六章 肾系病证

肾位于腰部，脊柱两侧，左右各一，内藏元阴元阳，为水火之脏，与膀胱互为表里。肾主藏精，为人体生长、发育、生殖之源，为生命活动之根，故称为先天之本。肾主五液以维持体内水液的平衡。肾主骨，生髓，荣发，充脑，上开窍于耳，下开窍于二阴，在志为恐。

若禀赋薄弱，劳倦过度，房事不节，久病失养，"五脏之伤，穷必及肾"，均可导致肾系病证的发生。如下元亏损，命门火衰，发为阳痿、五更泄；肾气亏耗，封藏失司，可致遗精、早泄、小便失禁；劳伤日久，真阴亏虚，可致眩晕、耳鸣、耳聋；肾阳衰惫，气化不及州都，可致水肿、癃闭；肾虚、膀胱湿热，气化失司，水道不利可致淋证；肾虚、湿热下注，可致尿浊；肾虚精亏或邪阻腰络，经脉不利，可致腰痛。

肾病多虚证，其辨证应辨别阴虚抑或阳虚。阳虚有肾气不固、肾不纳气、肾阳不振、肾虚水泛之别；阴虚有肾阴亏虚和阴虚火旺之殊。

肾无实证，故当用补法而无泻法。补肾有补肾阳与滋肾阴之不同。精脱者固之，肾寒者温之，肾热者补水制火。若膀胱有邪，气化不利，水道阻塞，则宜泻之。膀胱湿热蕴结者宜清利，寒湿内聚者宜温通。

肾系常见病证有淋证、癃闭、腰痛、小便不禁、遗精、阳痿、尿浊、耳鸣耳聋，亦可涉及消渴（下消）、水肿、眩晕、泄泻（肾泄）等。

第一节 淋 证

淋证是以小便频数短涩，滴沥刺痛，欲出难尽，小腹拘急，或痛引腰腹为特征的病证。

淋证亦名淋沥、五淋、诸淋，简称淋。方书皆谓淋证有五，但内容不一。近代分类亦不一致。根据临床情况，本节分为热淋、血淋、气淋、石淋、膏淋、劳淋六种。

西医学中的泌尿系感染，如膀胱炎、肾盂肾炎、肾结核，以及泌尿系结石、膀胱肿瘤、前列腺炎、前列腺肥大、乳糜尿等多种疾病，凡表现有淋证特点者，均可参照本节辨证论治。

【病因病机】

淋证多因外感湿热、饮食不节、情志郁怒、年老久病等导致。

外感湿热多由下阴不洁，秽污之邪从下入侵，热蕴膀胱，由腑及脏而致病。

饮食不节为饮酒过度或偏嗜肥甘厚味辛辣之品，致脾失健运，酿湿生热，湿热下注。

情志郁怒则为肝失疏泄，气滞膀胱，或气郁化火，气火互结，膀胱不利而为淋。

老年脏气亏虚或纵欲无制，肾气虚衰，或淋久不愈，反复发作，耗伤正气，脾肾两虚，而致膀胱气化不利。

综上所述，湿热或肝气阻滞，膀胱不利或肾虚受邪，均可导致淋证的发作，但其中尤以湿热与肾虚为主。湿热久蕴，必然伤肾，肾虚之体亦易感染发病，两者可互为因果。

本证如治疗不彻底，可呈慢性经过，常因复感外邪、劳累过度或情志不畅而诱发。由于各种淋证的病机不同，其诱发因素不一。如膏淋与饮食、劳累有关，劳淋与疲劳有关，气淋与情绪有关，热淋则与感受湿热有关。

病因病机示意图：

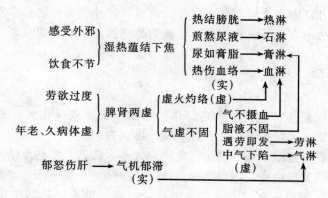

【辨证论治】

一、辨证要点

首先应辨明淋证的类型。热淋见小便频数短涩，灼热刺痛，小腹拘急，或痛引腰腹。血淋为小便热涩刺痛，尿色深红或尿中夹血块，疼痛满急加剧。气淋则以小便涩滞，淋沥不畅，少腹坠胀为主。石淋以尿中有细小砂石，小便艰涩，排尿突然中断，尿道窘迫疼痛为主。膏淋小便混浊如米泔或如膏脂，置之见絮状物，尿道热涩疼痛。劳淋则以小便不甚赤涩，但淋沥不尽，时作时止，腰膝酸软，遇劳即发为主。

在区别不同淋证的基础上还需审察证候的虚实。一般说，初起或急性发作阶段属实证，以膀胱湿热、砂石结聚、气滞不利为主；久病多虚证，以脾虚、肾虚为主。

淋证可由实转虚，或因虚致实，或虚实错杂互见，故辨证时尚需辨明标本缓急。

二、鉴别诊断

淋证应与癃闭、尿浊、精浊、尿血相鉴别。

1．癃闭　癃闭以排尿困难，小便量少，甚至点滴全无为特征。其小便量少，排尿困难与淋证相似，但淋证尿频而痛，每日排尿总量多正常，而癃闭则无尿痛，每日排尿总量低于正常，严重时小便闭塞，可无尿排出。一般说，癃闭较淋证为重，预后较差。

2．尿浊、精浊　尿浊小便混浊不清，白如米泔，但尿出自如，无疼痛滞涩感，而淋证则有疼痛感。精浊，溺时可有痛涩不利及尿次增多，但精浊尿道口经常有混浊之精液样物，粘腻如膏，与淋证不同。

3.尿血　血淋和尿血都以小便出血，尿色红赤，甚至纯血为共有特征。其不同点是：有尿痛者为血淋，无尿痛者为尿血。

三、分证论治

淋证的治疗，属实证者宜清利湿热；虚证则宜培补脾胃；虚实夹杂者，应依标本主次缓急，并结合各淋证的特点，参用凉血止血、行气化滞、清除砂石、分清泌浊等法以兼顾之。

淋证古有忌补、忌汗之说。忌补是指实热之证而言，若为脾虚中气下陷，肾虚下元不固，仍可用健脾益气，补肾固涩之法。至于忌汗，是指并非外邪袭表之恶寒发热，实为湿热熏蒸，邪正相搏所致，故不宜发汗解表。如淋证确为外感诱发，表证明显者，还应暂投解表之剂，不必有所禁忌。

（一）热淋

证候　小便频急短涩量少，色黄赤灼痛，小腹坠胀不舒，或伴腰痛，恶寒发热，口干苦，恶心呕吐，大便正常或秘结，舌质红，苔黄腻，脉濡数。

证候分析　本证以湿热蕴结下焦，膀胱气化不利为基本病机。湿热蕴结下焦，膀胱气化不利，而见尿频急，短涩黄赤灼痛。热郁气滞，则尿不少畅，小腹坠胀。湿热伤肾，则腰痛拒按。若湿热郁蒸，少阳枢机不利，可见恶寒发热，口苦，呕恶。热结于里则大便干结或闭。苔脉所示均为湿热之征。本证以小便灼热、刺痛为辨证要点。

治法　清热利湿通淋。

代表方　八正散。

瞿麦10g　萹蓄10g　滑石10g（包）　木通3g　车前子10g（包）　山栀10g　大黄10g　甘草梢3g　灯心草3g　水煎服。

八正散是治疗热淋常用方剂。方中萹蓄、瞿麦、木通、车前子、滑石利湿通淋；山栀、甘草梢清热泻火；大黄通腑泻热。使膀胱、小肠湿热从大小便分利而出。

加减　若湿重热轻，腹满便溏者，去大黄。若小腹坠胀者，加乌药5g、川楝子5g以疏肝理气。若湿热伤阴者，去大黄、木通，加生地15g、知母10g、白茅根30g以养阴清热。

素体阴虚，下蕴湿热之热淋，症见舌红少苔，脉细数者，可选用猪苓汤。

（二）血淋

1.实证

证候　小便热涩刺痛，尿色红赤，或夹紫血块，甚则少腹满急疼痛，舌红，苔薄黄，脉滑数。

证候分析　本证以热伤血络，渗入膀胱为基本病机。湿热下注膀胱，热盛伤络，迫血妄行，故小便热涩刺痛，尿色红赤，或夹紫血块。血块阻塞尿路，故少腹满急疼痛。舌红，苔薄黄，脉滑数为热盛之象。本证以小便热涩刺痛，尿色红赤或夹紫血块为辨证要点。

治法　清热通淋，凉血止血。

代表方　小蓟饮子。

小蓟 10g　生地黄 10g　滑石 10g（包）　　通草 3g　蒲黄 10g　淡竹叶 10g　藕节 10g　当归 10g　山栀 10g　甘草梢 3g　水煎服。

小蓟饮子是血淋常用方剂，有清热通淋，凉血止血之功。方中小蓟、生地黄、山栀清热凉血以止血；蒲黄、藕节止血消瘀；淡竹叶、滑石、通草清心火，利小便；当归引血归经；甘草梢泻火而达茎中以止痛。

加减　病势较重者，加黄芩 10g、白茅根 30g。便秘者加大黄 10g。有瘀血者加三七粉 3g（冲）、川牛膝 10g 以化瘀止血。尿道剧痛者加海金沙 10g（包）、琥珀粉 3g（吞）。

2．虚证

证候　尿色淡红，尿涩滞疼痛不著，腰膝痠软，五心烦热，舌红少苔，脉细数。

证候分析　本证以阴虚火旺，络伤血溢为基本病机。肾阴不足，虚火亢盛，损伤阴络，络伤血溢，下渗膀胱，故尿色淡红。尿涩滞疼痛不著，腰膝痠软，为属虚属肾之征。舌红少苔，脉细数，五心烦热则为阴虚内热之象。本证以尿色淡红，尿涩滞疼痛不著，腰膝痠软为辨证要点。

治法　滋补肾阴，清热止血。

代表方　知柏地黄丸。

知母 5g　黄柏 5g　生地黄 10g　山药 10g　丹皮 5g　泽泻 10g　山茱萸 10g　茯苓 10g 水煎服。

生地黄、山药、山茱萸滋补肝肾；丹皮、泽泻、茯苓健脾渗湿，清肝火；知母、黄柏清相火，凉血止血。上药共奏滋补肾阴，清热止血之功。

加减　本证可加龟板 15g 滋阴潜阳，旱莲草 10g 滋阴益肾。兼有血虚者，加当归 10g、白芍 10g、阿胶 12g（烊化）。若虚火上扰，心烦不得眠者，加枣仁 10g、莲子芯 3g。

阴虚湿热未尽，尿血尿痛较明显者，可用阿胶散育阴止血，清利湿热。

（三）气淋

1．实证

证候　小便滞涩，淋沥不畅，少腹胀满而痛，苔薄白，脉沉弦。

证候分析　本证以肝失条达，气机郁滞，膀胱气化不利为基本病机。肝主疏泄，其脉循少腹，络阴器，肝郁气滞化火，或兼湿热蕴阻，壅遏不通，故少腹满闷胀痛，小便滞涩，淋沥不畅。本证以小便滞涩，淋沥不畅，少腹胀满而痛为辨证要点。

治法　疏肝行气，利尿通淋。

代表方　沉香散。

沉香 3g　石韦 15g　滑石 15g　当归 9g　陈皮 9g　白芍 12g　冬葵子 12g　甘草 3g　王不留行 12g　水煎服。

沉香散乃疏理气血，利尿通淋之剂。方中沉香理气以助膀胱气化；石韦、冬葵子、滑石、甘草清利湿热；陈皮、王不留行理气活血；当归、白芍养血柔肝，标本兼顾。

加减　胸胁闷胀者，加青皮 5g、乌药 5g、小茴香 5g 以疏肝行气。尿道刺痛甚，有瘀血征象者，加牛膝 10g、红花 10g、赤芍 5g 以行瘀活血。

2．虚证

证候 小便滞涩不甚，尿频溲清，少腹坠胀，面色㿠白，少气懒言，舌质淡，脉细无力。

证候分析 本证以脾虚气陷，膀胱气化无权为基本病机。因久病不愈，或过用苦寒、疏利之剂，耗伤中气，脾虚气陷，故少腹坠胀。气虚失固，故溲频尿清，气化无权，故小便滞涩不利。面色㿠白，少气懒言，舌质淡，脉细无力，皆气虚生寒之象。本证以小便滞涩不甚，尿频溲清，少腹坠胀为辨证要点。

治法 健脾补中，益气升陷。

代表方 补中益气汤。

党参 10g 黄芪 10g 白术 10g 炙甘草 3g 当归 10g 陈皮 5g 升麻 3g 柴胡 3g 水煎服。

补中益气汤乃补益中气，升阳举陷之剂。方中黄芪、党参、白术、炙甘草健脾益气；陈皮理气；当归补血；升麻、柴胡升举清阳。

加减 少腹坠胀明显者，加青皮 5g、乌药 5g 以理气消胀。若食少便溏甚者，去当归之润，加山药 10g、苡仁 10g 以健脾利湿。若兼血虚者，加熟地黄 10g、阿胶 12g（烊化）、川芎 5g 以养血。若肾虚腰痛者，加杜仲 10g、牛膝 10g 以补肾壮腰。

（四）石淋

证候 小便艰涩，尿中时夹砂石，少腹胀痛，或排尿中断，或突然腰腹剧痛，牵引少腹，尿中带血，舌红，苔薄白或黄，脉弦或兼数。

证候分析 本证以湿热煎熬，砂石内积，膀胱气化不利为基本病机。因湿热下注，化火灼阴，煎熬尿液，结为砂石，故尿中时夹砂石，砂石内积则膀胱气化不利，故小便艰涩。砂石闭阻气机，则可突发腰腹剧痛，牵引少腹；砂石阻塞水道，则可致排尿中断；砂石伤络则尿中带血；舌红，苔薄白或黄，脉弦或兼数，乃湿热蕴结之象。本证以小便艰涩，尿中时夹砂石，少腹胀痛或排尿中断，或突发腰腹剧痛，尿中带血为辨证要点。

治法 涤除砂石，利尿通淋。

代表方 石韦散。

石韦 10g 冬葵子 10g 瞿麦 10g 滑石 10g 车前子 10g 水煎服。

石韦散具有清热利湿，排石通淋之功效。方中石韦、冬葵子、瞿麦、滑石、车前子均有利水、通淋的作用。

加减 本证可加金钱草 15g、海金沙 10g（包）、鸡内金 10g 以加强排石消坚的作用。若腰腹绞痛者，加芍药 10g、甘草 3g 以缓急止痛。若尿中带血，加小蓟 10g、生地 10g、藕节 10g、白茅根 30g 以凉血止血。若兼有发热者，加蒲公英 15g、黄柏 12g、大黄 6g 以清热泻火。若久病伤及气血，面色少华，少腹空痛，少气乏力，舌淡脉细弱者，宜加黄芪 10g、当归 10g、熟地黄 10g、茯苓 10g 以补养气血，攻补兼施。若久病伤阴，腰腹隐痛，手足心热，舌红少苔，脉细数者，加生地黄 10g、熟地黄 10g、山药 10g、山茱萸 10g、丹皮 5g 以滋阴补肾。

石淋若以腰痠痛为主，伴有血尿者，或结石盘踞日久不动，而无明显症状，舌有瘀象，脉弦紧或缓涩者，治宜消石通淋，行气化瘀，可用尿路排石Ⅰ号方，以推动结石下降排出。

（五）膏淋

1. 实证

证候　小便混浊如米泔，上有浮油如脂，或夹凝块，或混血块，尿道热涩疼痛，舌质红，苔黄腻，脉濡数。

证候分析　本证以湿热蕴结下焦，膀胱气化不利，脂液失其常道为基本病机。下焦湿热，膀胱气化不利，脂液失其常道，故见小便混浊如米泔，上有浮油如脂，或夹凝块，尿道热涩疼痛；湿热伤络血溢，故或混血块；舌质红，苔黄腻，脉濡数为湿热蕴结之象。本证以小便混浊如米泔，尿道热涩疼痛为辨证要点。

治法　清热除湿，分清泌浊。

代表方　程氏萆薢分清饮。

萆薢 10g　石菖蒲 3g　黄柏 5g　白术 10g　茯苓 10g　莲子心 3g　丹参 10g，水煎服。

程氏萆薢分清饮有清热利湿，分清泌浊之功效。其中萆薢、黄柏、车前子清利湿热；石菖蒲通溺窍；白术、茯苓健脾除湿；莲子心、丹参清心活血通络。全方可使清浊分，湿热去，脉络通，脂液重归其道。

加减　小便黄热而痛甚者，加龙胆草 5g、木通 3g、栀子 10g 以清热通淋。腹胀尿涩不畅者，加乌药 5g、青皮 5g。小便有血者，加小蓟 10g、藕节 10g、白茅根 30g 以凉血止血。

2. 虚证

证候　膏淋日久，反复发作，尿出如脂，涩痛不著，形体消瘦，头昏无力，腰痠膝软，舌质淡，苔白腻，脉细弱无力。

证候分析　本证以湿热蕴结下焦日久，损伤肾气，下元不固，膀胱气化无权，脂液失其常道为基本病机。因膏淋日久，肾气受损，下元不固，不能制约脂液，故尿出如脂，伴见形体消瘦，头昏无力，腰膝痠软。舌质淡，苔白腻，脉细弱无力，均为肾虚之象。本证以尿出如脂，涩痛不著，形体消瘦，腰痠膝软为辨证要点。

治法　补肾固涩。

代表方　金锁固精丸。

芡实 15g　莲须 5g　沙苑蒺藜 10g　龙骨 30g　牡蛎 30g　莲子肉 15g　水煎服。

金锁固精丸乃补肾涩精之方，用于肾虚精关不固之证。方中沙苑蒺藜补肾涩精；莲子肉、芡实健脾补肾涩精；莲须、煅龙骨、煅牡蛎性涩收敛，专以摄纳脂液。诸药共奏补肾固涩之功。

加减　若肾虚甚，腰痠膝软重者，加山药 10g、山茱萸 10g、熟地黄 10g，杜仲 10g 以补肾壮腰膝。若腰膝冷痛，四肢不温者，加巴戟天 10g、炮附子 5g、肉桂 3g、熟地黄 10g、山药 10g 以温补肾阳。

膏淋虚证亦可用膏淋汤，本方有健脾补肾固涩之作用。

（六）劳淋

证候　小便淋漓不畅，但涩痛不甚，时轻时重，每遇劳累即甚，且伴腰膝痠软，神疲乏力，舌淡苔薄，脉细弱。

证候分析　本证以脾肾两虚，膀胱气化无权为基本病机。淋证日久，病情反复，正气渐伤，或过用苦寒清利，戕伐脾肾，脾肾两虚，故腰膝痠软，神疲乏力，时轻时重，每遇劳累即甚；肾虚而湿热之邪留恋，故小便淋漓，涩痛不甚；久病体虚，故舌淡苔薄，脉细弱。本证以淋证日久，时轻时重，遇劳即发，腰痠膝软为辨证要点。

治法　健脾益肾。

代表方　无比山药丸。

山药 10g　肉苁蓉 10g　熟地黄 10g　山茱萸 10g　茯苓 10g　菟丝子 10g　五味子 3g　赤石脂 10g　巴戟天 10g　泽泻 10g　杜仲 10g　牛膝 10g　水煎服。

无比山药丸乃滋阴健脾，益肾固涩之剂，方中山药、茯苓、泽泻健脾利湿；熟地黄、山茱萸、巴戟天、赤石脂、菟丝子、杜仲、牛膝、五味子、肉苁蓉益肾固涩。

加减　若面色潮红，五心烦热，舌红苔少，脉细数者，去巴戟天、赤石脂、杜仲、熟地黄，加生地黄 10g、知母 5g、黄柏 5g 以滋阴清热。若腰膝痠软，小便清长，面色㿠白，面浮肢冷，四肢不温，舌淡脉沉细者，去肉苁蓉、熟地黄、山茱萸，加肉桂 3g、炮附子 5g 以温肾阳。若腰痛甚者，加续断 10g、狗脊 10g、桑寄生 10g 以壮腰膝。若因思虑劳心，致心悸失眠多梦者，加枣仁 10g、莲子心 3g 以养心安神。若因劳倦伤脾，见少气懒言，精神不振，小腹坠胀，便意不尽者，去牛膝、肉苁蓉、熟地黄加党参 10g、黄芪 10g、白术 10g、陈皮 5g、升麻 5g 以健脾益气升陷。若湿热未尽，溲黄热痛者，去赤石脂、巴戟天、肉苁蓉，加车前子 10g（包）、木通 3g 以清热利尿通淋。

劳淋亦可用补中益气汤。若偏肾阴虚者，可配合知柏地黄丸以滋阴降火，若偏肾阳虚者，可配合右归丸或金匮肾气丸以温补肾阳。

淋证的预后，往往与淋证的种类和病情轻重有关。热淋、血淋可因热毒入血，邪热弥漫三焦，出现高热昏谵等重笃营血证候。各种淋证日久不愈，均可转化为劳淋，如导致脾肾衰败，肾亏肝旺，可有内风窜动等危象出现。石淋因结石过大，阻塞水道，使浊阴内聚，水邪泛滥，可致全身水肿；如浊阴上逆，凌心犯肺，会出现喘息、神志昏迷等恶候。膏淋一般预后良好，但久延也延可致形体消瘦，面色憔悴，或见少腹有肿块扪及，乃气滞血瘀，进而导致癥积形成，若为肿瘤，则预后不良。

各种淋证之间存在一定的关系，虚实之间可相互转化。当实证向虚证转化时，则表现为虚实夹杂的证候。认识这种淋证之间的转化和虚实兼夹，对于临床灵活运用辨证论治有实际指导意义。

四、单方验方

1. 导赤丸　清热泻火，利尿通便，用于热淋实证患者。每日 3 次，每次 5g。

2. 复方石淋通片　利水清热，通淋排石，用于胆、肾、膀胱结石症，每次 6 片，日 3 次，温开水送服。

3. 三金片　清热解毒，利湿通淋，补虚益肾。用于急、慢性肾盂肾炎，急性膀胱炎及尿路感染，每次 5 片，日 3～4 次，温开水送服。

4. 地锦草、金钱草、鸭跖草、蒲公英、红藤、紫花地丁、白花蛇舌草、车前草、虎杖、萹蓄等，任选 1～2 种，每种 30～60g，水煎服，每日一剂，适用于热淋。

5．菟丝子 30g，水煎分三次服，日一剂，适用于劳淋。

【预防护理】

增强人体正气，防止情志内伤，消除各种外邪入侵和湿热内生的有关因素，如忍尿、过食肥甘辛辣、纵欲过度、外阴不洁等。积极治疗消渴、痨瘵等疾患，避免不必要的导尿及泌尿道的器械检查，也可减少本病的发生。

淋证患者应多喝水或茶水。饮食应清淡，忌肥腻、香燥、辛辣之品。禁忌房事，注意适当卧床休息，保持心情舒畅。这些对早日治愈本病，恢复健康，有重要作用。

小 结

淋证是指小便频数短涩，滴沥刺痛，欲出难尽，少腹拘急，或痛引腰腹的病证。

淋证的病理因素以湿热为主，病位在膀胱与肾，病机主要是湿热蕴结下焦，膀胱气化不利。病初起多属邪实之证，久病由实转虚，亦可呈现虚实夹杂的证候。其临床症状有两类，一类是由膀胱气化失常，水道不利所引起，另一类是各种淋证的特殊症状。前者是诊断淋证的依据，后者是区别不同淋证的指征。

淋证可分为热淋、血淋、气淋、石淋、膏淋、劳淋六种。在辨证时，要辨明淋证的种类，审查证候虚实。淋证治疗原则是：实证清利湿热，虚证培补脾肾，再视其属何种淋证而灵活运用清热、凉血、排石、理气、补肾、固涩之法。

淋证虚实之间可互相转化与兼夹。认识这种转化、兼夹关系，对指导临床辨证论治有重要意义。

第二节 癃 闭

癃闭是以小便量少，点滴而出，甚则小便闭塞不通为主要症状的病证。其中小便不利，点滴而短少，病势较缓者称为"癃"，小便闭塞，点滴不通，病势较急者称为"闭"。癃与闭虽有区别，但都是指排尿困难，只有程度上的不同，故合称为癃闭。

癃闭有两种情况，一是膀胱内少尿或无尿；二是膀胱内有尿，但难以排出或排出量少。不论膀胱内有无尿液，凡见排尿少于正常，甚则小便不通的证候，均属本节范围。

西医学中各种原因引起的尿潴留及无尿症，如神经性尿闭，膀胱括约肌痉挛，膀胱结石，膀胱肿瘤，前列腺肥大以及尿毒症，尿道外伤或炎症所致之尿潴留等，均可参照本节辨证论治。

【病因病机】

本病可由饮食偏嗜、邪热伤肺、情志失调、浊瘀内停、体虚久病等原因导致。

饮食偏嗜，多指嗜食辛辣酒热、肥甘厚味，脾胃失运，湿热内生，流注下焦，积于膀胱，气化不利，发为癃闭。

邪热伤肺，指温热犯肺，肺失肃降，或肺燥津伤，肾失滋源，导致肺之通调失司而发生癃闭。

情志失调，系因惊恐、郁怒、紧张以致肝气郁滞，疏泄失常；或因腹腔病变、妇产科疾病、肛痔等手术后局部剧痛，造成气机闭滞而致小便困难或不通。

浊瘀内停，多由于精浊、瘀血、砂石等有形之物阻塞水道，使尿路不畅，从而引起排尿不利或尿闭不通。

体虚久病每见于中年以上，尤其是老年人，脾肾脏气渐衰，或因多种慢性疾病，如淋证日久伤肾，致肾元亏虚，命门火衰，膀胱气化无权，小便传送无力，而发为本病。另外亦有因热病伤肾，肾阴枯竭，而致小便闭绝者。

本病病位在肾和膀胱，病机总属膀胱气化不利。肾主水，与膀胱相表里，共司小便。若肾和膀胱发生病变皆可影响尿液的正常排泄。其病变脏器涉及肺、脾、肝。肺位上焦，为水之上源，若肺热气壅，气不布津则通调失职，或热伤肺津，肾失滋源；脾居中焦，为升降之枢纽，如湿热壅阻，下注膀胱或中气虚弱，则升运无力；肝主疏泄，能调节脏腑功能活动，若肝之疏泄失常，气机不利，均致三焦决渎失职，膀胱气化不行而发病。癃闭之病理性质属实者为膀胱气化不利，属虚者为膀胱气化无权。由于病因不同，故病理性质有虚实之分。因湿热下注，膀胱积热；肺热气壅，通调失职；肝郁气滞，疏泄不畅；浊瘀阻塞，水道不通致膀胱气化不利者为实证。因中气下陷，肾元亏虚，阳虚命门火衰；气不化水，肾气不足，气化不及州都，膀胱传送无力；肾阴亏耗，下元水涸，以及急性吐泻、汗多伤津，津液极度耗损，水液无以下注膀胱者为虚证。亦有表现为本虚标实者。本病如见尿闭不通，可因水毒上犯而出现喘急、肿胀，上逆犯胃则见呕恶，甚则水毒凌心，内陷厥少二阴，而见神识昏厥之变，预后较差。

病因病机示意图：

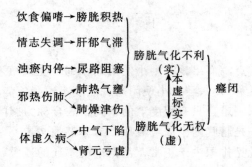

【辨证论治】

一、辨证要点

对本病的辨证，首当分清虚实。实证多发病急骤，小腹胀或疼痛，小便短赤灼热，苔黄腻或薄黄，脉弦涩或数。虚证多发病缓慢，面色不华或㿠白，小便排出无力，精神疲乏，气短，语音低弱，舌质淡，脉沉细弱。其次要辨别病情的轻重。初起病"癃"，后转成"闭"

者，为病势由轻转重。初起病"闭"，后转成"癃"者，为病势由重转轻。癃闭如见有小腹胀满疼痛、胸闷、气喘、呕吐等症，为病重；如见神昏烦躁，抽筋等，则病情危笃。

二、鉴别诊断

癃闭应与淋证、水肿、鼓胀相鉴别。

1. 淋证　淋证以小便频数短涩，滴沥刺痛，欲出难尽为特征，其小便量少，排尿困难与癃闭相似，不同点是淋证尿频而疼痛，且每天排尿总量正常，而癃闭则无排尿刺痛，但每天排尿总量低于正常，甚至无尿排出。

2. 水肿　见水肿篇。

3. 鼓胀　鼓胀是以腹胀大如鼓，皮色苍黄，血筋显露为特征的疾患，其每天小便量明显减少与癃闭相同。但鼓胀有腹部胀大，腹皮绷急，血筋暴露，面色青黄等见症，可与癃闭作鉴别。

三、分证论治

癃闭的治疗，应根据"腑以通为用"的原则，重在通利。但通利之法，又因证候虚实而异。以膀胱湿热为主者，治当清利湿热；属肺热壅盛者，宜清肺热，利水道；肝郁气滞者，应疏利气机，通利小便；因尿道阻塞者，应行瘀散结；属脾虚气陷者，应补脾益气，升清降浊；属肾阳衰惫者，宜温阳益气，补肾利尿；属肾阴亏耗者，宜滋补肾阴。临床上，虚实各证可以互相错杂，以致虚中有实，实中夹虚，更宜注意分辨虚实，攻补兼施。

（一）实证

1. 膀胱湿热

证候　小便量少，点滴而下，热赤不爽，或尿闭不通，小腹胀满，口干苦而不欲饮水，或大便不畅，舌质红，苔黄腻，脉数。

证候分析　本证以湿热蕴结，膀胱气化不利为基本病机。因湿热壅结膀胱，气化不利，故小便量少，点滴而下，热赤不爽，甚则尿闭不通；湿热阻滞气机，故小腹胀满，大便不畅；湿热上蒸，故口干苦；水液停聚下焦，则不欲饮水；舌质红，苔黄腻，脉数，均为湿热内蕴之象。本证以小便量少，热赤不爽或尿闭不通，口干苦不欲饮水为辨证要点。

治法　清热利水。

代表方　八正散。

木通 3g　车前子 10g（布包）　萹蓄 10g　瞿麦 10g　滑石 10（包）　栀子 10g　大黄 5g（后下）　灯心草 3g　甘草梢 3g　水煎服。

八正散具有清热泻火，通利小便的功能。方中木通、车前子、萹蓄、瞿麦通利小便；栀子清三焦湿热；滑石、甘草梢清利下焦湿热；大黄通便泻火。

加减　若心烦，口舌生疮，舌尖红痛者，加黄连 3g、竹叶 10g 以清心降火。舌苔黄腻，口粘苦者加黄柏 5g、苍术 5g 以清热化湿。

2. 肺热壅盛

证候　小便点滴不爽，或闭而不通，呼吸短促，烦渴欲饮，咽干呛咳，舌苔薄黄，脉数。

证候分析 本证以肺热壅盛，失于肃降，不能通调水道为基本病机。因肺热壅盛，通调失司，水津不能下输膀胱，故小便点滴不爽，或闭而不通；肺热上壅，气逆不降，故呼吸短促，咽干呛咳；气不布津，故烦渴欲饮；苔黄脉数，均为肺热内壅之象。本证以小便点滴不爽或闭而不通，呼吸短促，烦渴欲饮，咽干呛咳为辨证要点。

治法 清肺热，利水道。

代表方 清肺饮。

茯苓 10g　黄芩 10g　桑白皮 10g　麦冬 5g　车前子 10g（布包）　山栀 10g　木通 3g　水煎服。

清肺饮具有清肺泄热利水之功。方中黄芩、桑白皮、麦冬清肺泄热，滋养化源；山栀、木通、茯苓、车前子清热通利，使上清下通，则小便自调。

加减 若热甚伤阴者，加北沙参 10g、黄连 3g、芦根 30g 以清热养阴。若大便秘结者，可加大黄 5g 以清热通腑。兼表证，见鼻塞，头痛，脉浮者，可加薄荷 3g（后入）、桔梗 5g 以疏表宣肺。

本证若渴而小便不利，亦可用《兰室秘藏》之清肺饮子。

3. 肝郁气滞

证候 小便不通或通而不畅，情志抑郁，多烦喜怒，胁肋胀满，舌质红，苔薄黄，脉弦。

证候分析 本证以肝气郁滞，气机失调，膀胱气化不利为基本病机。因郁怒伤肝，肝气失于疏泄，气机郁滞，影响通调水道，故小便不通或通而不畅；肝气不畅则胸胁胀满；多烦喜怒，舌质红，苔薄黄，脉弦是肝郁化热之象。本证以小便不通或通而不畅，情志抑郁，多烦喜怒，胸胁胀满为辨证要点。

治法 疏肝理气，通利小便。

代表方 沉香散。

沉香 3g　石韦 10g　滑石 10g　当归 10g　橘皮 5g　白芍 10g　冬葵子 10g　王不留行 10g　甘草 3g　水煎服。

沉香散具有疏气机，通小便之功效。方中沉香、橘皮疏达肝气；当归、王不留行行气活血；石韦、冬葵子、滑石通利水道。

加减 若气郁化火，可加龙胆草 5g、山栀子 10g 以清其火。若胸胁胀满甚者，加柴胡 3g、香附 5g、川芎 5g 以疏肝理气。若少腹胀痛引阴器，加川楝子 5g、小茴香 3g 以疏调厥少之气。小便不通，少腹胀满难忍，可加麝香 0.15g 吞服，以通溺窍。

本证还可选用六磨饮子，或柴胡疏肝散。

4. 尿路阻塞

证候 小便滴沥不畅，或尿如细线，时时中断，甚则阻塞不通，小腹胀满疼痛，舌质紫暗，或有瘀斑，脉涩或细数。

证候分析 本证以瘀血败精或结石阻塞尿路为基本病机。因瘀血败精或结石阻塞于膀胱、尿道，故小便滴沥不畅，或尿如细线，时时中断，甚则阻塞不通；水蓄膀胱则小腹胀满疼痛；舌紫暗或有瘀斑，脉涩或细数为瘀阻蕴热之象。本证以小便滴沥不畅，尿如细线，时时中断为辨证要点。

治法　行瘀散结，通利水道。

代表方　代抵当丸。

大黄 10g　当尾 10g　生地黄 10g　山甲片 10g　芒硝 10g（冲）　桃仁 10g　肉桂 3g　水煎服。

代抵当丸有活血，通瘀，散结之功效，以消瘀为主。方中大黄、芒硝、归尾、山甲片、桃仁化瘀散结；生地黄凉血滋阴；肉桂助膀胱气化，以通尿闭，唯用量宜小，以免助热伤阴。

加减　若瘀血较重者，加红花 10g、牛膝 10g 以增强活血化瘀作用。若为尿道结石阻塞，小便不通者，加金钱草 30g、海金沙 10（包）、冬葵子 15g 以排石、利小便。若病久血虚，面色不华，加黄芪 10g、丹参 10g 益气行瘀。若小便一时不通，小腹胀痛难忍，可加用麝香 0.15g 吞服，以通溺窍。若兼见尿血，可加三七粉 3g（冲）、琥珀粉 1g（冲）以化瘀止血。

治疗膀胱蓄水、蓄血，小便不利，亦可选用《伤寒论》中的桃核承气汤。

（二）虚证

1. 脾虚气陷

证候　小便欲解不得，或量少而不畅，小腹坠胀，精神疲乏，食欲不振，气短而语声低微，舌质淡，苔薄白，脉细弱。

证候分析　本证以脾气虚弱，中气不足，升运无力，膀胱气化无权为基本病机。因脾虚气弱，升运无力，影响膀胱气化，故小便欲解不得，或量少不畅；脾气虚衰，故神疲气短，语声低微，食欲不振；中气下陷，升提无力，故小腹坠胀；舌质淡，苔薄白，脉细弱，均为脾气虚弱之象。本证以小便欲解不得，或量少而不畅，小腹坠胀，神疲气短，语声低微为辨证要点。

治法　补脾益气，升清降浊。

代表方　补中益气汤合春泽汤。

党参 10g　黄芪 10g　白术 10g　当归 10g　陈皮 5g　升麻 5g　柴胡 5g　桂枝 3g　猪苓 10g　泽泻 10g　茯苓 10g　甘草 2g　水煎服。

补中益气汤能补中气，升清气，脾气升运则浊阴自降。春泽汤中人参益气，白术健脾运湿，桂枝辛温通阳，助膀胱气化，猪苓、茯苓、泽泻利水渗湿，诸药共奏化气利水之功。

加减　若食欲不振，脘腹胀满者，加广木香 5g、枳壳 5g、焦三仙各 10g 以理气消食。若面色不华，唇甲淡白者，加熟地 10g、川芎 5g、阿胶 10g（烊化）以滋阴养血。若畏寒肢冷，腹胀便溏者，加炮附子 3g、山药 10g、干姜 3g、苡仁 10g 以健脾温中止泻。

2. 肾阳衰惫

证候　小便滴沥不畅，排出无力，或有尿闭，面色㿠白，神疲气怯，畏寒、腰膝冷而痠软无力，舌淡苔白，脉沉细而弱。

证候分析　本证以肾阳虚衰，膀胱气化无权为基本病机。肾阳亏虚，命门火衰，气化不及州都，故小便滴沥不畅，排出无力，或有尿闭；元阳衰惫故面色㿠白，神疲气怯，畏寒，腰膝冷而痠软无力；舌淡苔白，脉沉细而弱，均为肾阳不足，命门火衰之象。本证以小便滴沥不畅，排出无力，或有尿闭，畏寒，腰膝冷而痿软无力为辨证要点。

治法 温阳益气，补肾利尿。

代表方 济生肾气丸。

熟地黄 10g　附子 3g　山茱萸 10g　丹皮 5g　山药 10g　茯苓 10g　泽泻 10g　牛膝 10g　车前子 10g（布包）　水煎服。

济生肾气丸具有温阳补肾，化气行水之功效。方中肉桂、附子温肾壮阳；熟地黄、山茱萸、山药补肾养阴，以阴中求阳；茯苓、泽泻、牛膝、车前子淡渗利水。诸药合用，使阳气充足，气化水行，小便通利。

加减 若兼脾虚，纳呆腹胀者，加党参 10g、白术 10g、陈皮 5g 以健脾理气。若年老阳虚甚者，加仙茅 10g、淫羊藿 10g 以温补肾阳。

本证亦可选用金匮肾气丸、右归饮。若因肾阳衰惫，命火式微，致三焦气化无权，小便量少，甚至无尿、呕吐、烦躁、神昏者，治宜《千金》温脾汤合吴茱萸汤，以温补脾肾，和胃降逆。

3．肾阴亏耗

证候 小便滴沥不畅，或时欲小便而不得，咽干心烦，手足心热，舌质光红，脉细数。

证候分析 本证以肾阴亏虚，化源匮乏为基本病机。由于肾阴亏虚，无阴则阳无以化，故小便滴沥不畅，或时欲小便而不得；阴虚生内热，故咽干心烦，手足心热；舌质光红，脉细数，均为阴虚内热之象。本证以小便滴沥不畅或时欲小便而不得，咽干心烦，手足心热为辨证要点。

治法 滋补肾阴。

代表方 六味地黄丸合猪苓汤。

熟地黄 10g　山药 10g　山茱萸 10g　阿胶 12g（烊化）　　茯苓 10g　泽泻 10g　滑石 10g（包）　丹皮 5g　猪苓 10g　水煎服。

六味地黄丸合猪苓汤具有滋补肾阴而利小便之功。方中熟地黄、阿胶、山药、山茱萸滋补肾阴；猪苓、泽泻、滑石、丹皮寓泻于补，以促使小便通利。

加减 若下焦有热，可加知母 10g、黄柏 5g 以清热坚阴。若阴虚络损，小便色红，加生地黄 10g、白茅根 30g、小蓟 10g、云南白药 3g（冲）以滋阴凉血止血。

本证亦可选用滋肾而通利小便的化阴煎。

癃闭若能得到及时而有效的治疗，尿量逐渐增加，这是病情好转的标志，可望获得痊愈。如果失治或治疗不当，小便由量少转变为点滴全无，则是由"癃"转"闭"，此时病情危重。临床上若出现头晕、目糊、胸闷、喘促、恶心、呕吐、水肿、甚至昏迷、抽搐等症状，是由癃闭转为关格，不及时抢救，可导致死亡。

四、单方验方

1．滋肾通关丸　滋阴泻火，通关利尿。用于阴虚内热，小便癃闭不行，腹胀喘急，尿道涩痛。每次 9g，每日 2 次，饭前服用。

2．杏仁 10～15g，熬米服之，治肺气闭阻之癃闭。

3．秦艽 30g 去苗，加水一大碗，煎取七分，去渣，食前分二次服。治湿热而致小便艰难，小腹胀满。

4．蒲黄粉 30g，滑石粉 30g，捣细末，每于食前以温酒调服 6g。

5．倒换散　生大黄 12g，荆芥穗 12g，晒干后共研末，分两次，每隔四小时用温开水调服一次，一日二次。

【预防护理】

锻炼身体，增强体质，保持心情愉快，避免忧思恼怒，消除各种外邪入侵和湿热内生的有关因素，如忍尿、过食肥甘、纵欲过度，以及积极治疗淋证和水肿等疾患，对预防和减少癃闭的发生有重要意义。

小　结

癃闭是指以小便量少，点滴而出，甚至小便闭塞不通为主症的病证。癃闭应与淋证、水肿、鼓胀等病证进行鉴别。

癃闭的病位在膀胱，但和三焦、肺、脾、肾、肝均有密切关系。引起癃闭的病因病机有湿热蕴结、肺热气壅、肝郁气滞、尿道阻塞、脾虚气陷、肾阴或肾阳亏虚等。对癃闭的辨证首先要分清虚实，其次要辨病情的轻重缓急。治疗原则以通利为主，实证宜清利湿热、散瘀结、清肺热、利气机以通水道，虚证宜补脾肾、助气化，达到气化得行，小便自通的目的。根据"上窍开则下窍自通"的理论，可在用方时应用开提肺气之品，或用取嚏、探吐等法，以增强疗效。

第三节　腰　痛

腰痛是指腰部一侧或两侧疼痛的病证。因腰为肾之府，故腰痛与肾的关系最为密切。腰痛可呈急性起病，疼痛较重，累及一侧或两侧腰部，轻微活动即可引起剧烈疼痛，脊柱一侧或两侧有明显压痛。有些则起病缓慢，呈隐痛或痠痛，每因体位不当、劳累过度、天气变化等因素而加重。部分患者腰痛可发生在长时间不活动或休息时。临床腰痛常兼腿痛，或兼腹痛，若以腰痛为主者，均属本节范畴。腰痛可分为外感和内伤两类，外感腰痛有寒湿、湿热之分，内伤腰痛有肾虚、瘀血两方面。

西医学中，腰背痛可因脊椎疾病，脊椎旁软组织疾病，脊神经根受刺激，内脏疾病等造成，常见的如类风湿性的脊椎炎，增殖性脊椎炎，结核性脊椎炎，脊椎外伤和椎间盘脱出，腰肌劳损，肌纤维织炎，脊髓压迫症，急性脊髓炎，腰骶神经根炎，肾脏疾病，慢性前列腺炎，盆腔疾病等。以上疾病凡以腰痛为主要临床表现者，均可参照本节进行辨证论治。

【病因病机】

腰为肾之府，受肾精气之充养，又为任、督、冲、带之脉循行之处，故凡感受外邪，闪挫跌仆，劳欲过度，久病、年老、体虚，均可引发腰痛。

感受外界六淫之邪，均可引起腰痛，但其中以寒湿和湿热最为常见。由于坐卧冷湿之地，或涉水冒雨，劳汗当风，衣着湿冷，寒湿侵袭，以致经脉阻滞，气血运行不畅，发为腰痛。外感湿热，或寒湿郁久化热，湿热阻遏经脉，伤及腰府，亦发生腰痛。

劳伤久病或跌仆闪挫，致气滞血凝，瘀血凝阻，脉络不和亦致腰痛。

平素过劳，或久病体虚，或年老精血亏虚，或房室过度，以致肾精亏损，无以濡养经脉，从而发生腰痛。

综上所述，外感风寒湿热诸邪，均可致腰痛，但以湿性粘滞，最易闭阻腰府，所以外感多以湿邪为主，而内伤则不外乎肾虚。本病肾虚是发病关键，风寒湿热之邪，常因肾虚而客，否则虽感外邪，亦不易出现腰痛。

病因病机示意图：

【辨证论治】

一、辨证要点

腰痛辨证，当分寒热虚实。凡感受外邪者，起病急骤，腰痛剧烈，其证多属实证。属湿者腰部重痛，卧时不能转侧，行时重痛无力；属寒者腰部冷痛，得热则舒；属湿热者，腰部热痛。属肾精亏损者，起病较缓，常见慢性反复发作，以腰痠痛为主，伴有脏腑虚损证候。若客邪久羁，损伤肾气，则为实中夹虚证；肾气久亏，卫阳不足，感受外邪，则为虚中夹实之证。因劳伤久病或跌仆闪挫所致者，属瘀血腰痛，为实证，其痛如刺，日久可致虚实夹杂。

二、鉴别诊断

腰痛当与淋证中之热淋、石淋相鉴别。热淋可伴腰痛，但以尿频急灼痛为主要见症；石淋发作腰痛，多属腰一侧，其痛如绞，坐立不安，每伴尿黄赤或见血尿，可资鉴别。

三、分证论治

腰痛的治疗，属实证者，以祛邪为主，分别予以祛风、散寒、利湿、清热、祛瘀等，或兼而用之；属虚证者，以补肾为主，若为本虚标实，虚实夹杂者，当祛邪兼以补肾，或补肾兼以祛邪。

（一）外感腰痛

1．寒湿腰痛

证候 腰部冷痛重着，转侧不利，静卧痛不减，阴雨天加剧，得温则舒，苔白腻，脉沉迟或濡缓。

证候分析 本证以寒湿阻滞腰府，经络不利为基本病机。寒湿之邪，侵袭腰部，阻塞经络，气血不畅，加之寒性收引，湿性重着，故腰部冷痛重着，转侧不利；湿为阴邪，其性粘滞，静卧湿邪仍然停滞，故其痛不减；阴雨天气，湿邪更甚，内外相应，故疼痛加重，湿为阴邪，逢阳则化，故得温则舒；苔白腻，脉沉迟或濡缓，均为寒湿停聚之象。本证以腰部冷痛重着，静卧不减，阴雨天加剧为辨证要点。

治法 散寒除湿，温经通络。

代表方 甘姜苓术汤。

干姜 5g　茯苓 15g　白术 12g　甘草 3g　水煎服。

甘姜苓术汤即肾着汤，辛温甘淡，乃散寒健脾除湿之剂。方中干姜辛温散寒；白术苦温燥湿健脾；茯苓甘淡除湿，甘草培中健脾。

加减 若寒湿重者，加附子 5g、肉桂 3g 以温散寒湿而止痛。若湿邪偏重，脘闷，苔厚腻者，加苍术 5g、厚朴 5g 以燥湿和中。若兼有风邪者，加防风 10g、秦艽 10g 以祛风散寒。若兼肾虚者，加杜仲 10g、桑寄生 10g、续断 10g 以补肾壮腰膝。若寒湿之邪伤及肾阳，见腰痠膝软，脉沉无力者，加菟丝子 10g、破故纸 10g 以温肾散寒。若腰痛引腿足，加牛膝 10g、桂枝 5g。

本证如属寒重于湿，可用五积散，有温散和中燥湿之功。

2．湿热腰痛

证候 腰痛伴灼热感，暑热天或雨天疼痛加重，烦热口苦，小便短赤，舌苔黄腻，脉濡数或弦数。

证候分析 本证以湿热之邪阻滞腰府，经络不利为基本病机。湿热壅阻经脉，故腰痛而有灼热感；暑热天或雨天热增湿加，故腰转重；湿热内蕴，故烦热口苦；湿热下注膀胱，故小便短赤；苔黄腻，脉濡数或弦数，均为湿热内盛之象。本证以腰痛伴灼热感，烦热口苦，小便短赤为辨证要点。

治法 清热利湿，和络止痛。

代表方 加味二妙散。

黄柏 5g　苍术 5g　防己 10g　萆薢 10g　当归尾 10g　牛膝 10g　龟板 12g　水煎服。

加味二妙散乃清热利湿，舒筋活络止痛之剂。方中黄柏苦寒清热，苍术苦温燥湿，二药合用，具有清热燥湿之功；防己、萆薢利湿；当归尾、牛膝活血化瘀；龟板滋肾清热。

加减 若小便灼热明显者，加木通 3g、猪苓 10g、车前子 10g（布包）、栀子 10g 以清利下焦湿热。若关节红肿热痛，加乳香 5g、没药 5g、土茯苓 30g 以清利湿热，活血止痛。若湿热之邪伤及肾阴，致腰痠软，口干咽燥，手足心热，加女贞子 10g、旱莲草 10g 以滋补肾阴。

本证亦可用四妙丸加味，以清热利湿，和络止痛。

（二）内伤腰痛

1. 肾虚腰痛

（1）肾阳虚

证候 腰痛痠软重着，喜按喜揉，腿膝无力，遇劳更甚，卧则减轻，少腹拘急，面色㿠白，手足不温，舌质淡，脉沉细。

证候分析 本证以肾精亏虚，腰府筋脉失养为基本病机。腰为肾之府，肾精亏虚，故腰痠软无力，喜按喜揉；劳则气耗阳伤，故遇劳更甚而卧则减轻；阳虚不能温煦，故少腹拘急，手足不温，面色㿠白；舌质淡，脉沉细，皆阳虚有寒之象。本证以腰痛痠软重者，喜按喜揉，少腹拘急，面色㿠白，手足不温为辨证要点。

治法 温补肾阳。

代表方 右归丸。

熟地黄 10g　山药 10g　山萸肉 10g　枸杞 10g　杜仲 10g　菟丝子 10g　当归 10g　附子 5g　肉桂 3g　鹿角胶 12g（烊化）水煎服。

右归丸温补肾阳，壮腰膝。方中熟地黄、山药、山萸肉培补肾精；枸杞子、菟丝子、杜仲补肾壮腰膝；附子、肉桂温补肾阳；当归养血活血。

加减 若兼食少便溏，气短乏力者，加党参 10g、黄芪 10g、白术 10g、茯苓 10g 以健脾益气。

本证亦可选用金匮肾气丸以温补肾阳。

（2）肾阴虚

证候 腰部痠软疼痛，心烦失眠，口燥咽干，面色潮红，手足心热，舌红少苔，脉弦细数。

证候分析 本证以肾阴亏虚，腰府筋脉失养为基本病机。腰为肾之府，肾阴亏虚，经脉失养，故腰痠无力；阴虚则津液不足，虚火上炎，故心烦失眠，口燥咽干，手足心热；舌红少苔，脉弦细数，均为阴虚内热之象。本证以腰部痠软疼痛，心烦失眠，口燥咽干为辨证要点。

治法 滋补肾阴。

代表方 左归丸。

熟地黄 10g　山药 10g　山萸肉 10g　菟丝子 10g　鹿角胶 12　龟板胶 12g　川牛膝 10g　枸杞 10g　水煎服。

左归丸滋补肾阴，壮腰膝。方中熟地黄、山药、枸杞、山萸肉、龟板胶、牛膝填补肾阴；配菟丝子、鹿角胶以补精强腰。

加减 若兼烦热，口干苦者，加知母 10g、黄柏 5g 以滋肾清热。心烦失眠甚者，可加栀子 10g、酸枣仁 10g。口燥咽干，舌红苔少甚者，加生地 10g、玄参 10g、麦冬 5g 以滋阴生津。

本证亦可用六味地黄丸，若兼相火偏亢，可选用知柏地黄丸。

2. 瘀血腰痛

证候 腰痛如刺，痛有定处，痛处拒按，日轻夜重，轻者俯仰不便，重者不能转侧，舌质紫暗，或有瘀斑，脉细涩。

证候分析 本证以瘀血阻滞腰府，经络不利为基本病机。瘀血阻滞经脉，以致气血不能通畅，故腰痛如刺，痛有定处而拒按；瘀血凝阻，血行不畅，筋脉失和，故轻者俯仰不便，重者剧痛不能转侧；日间阳气盛，利于血脉运行，夜间阴气较甚，血运则易滞涩，故腰痛日轻夜重；舌质紫暗，或有瘀斑，脉细涩，均为瘀血停滞之象。本证以腰痛如刺，痛有定处，痛处拒按为辨证要点。

治法 活血化瘀，理气止痛。

代表方 活络效灵丹。

当归 15g 丹参 15g 乳香 15g 没药 15g 水煎服。

活络效灵丹具有活血祛瘀，通络止痛之效。方中当归养血活血，丹参助当归加强活血祛瘀之力；乳香、没药活血祛瘀，行气止痛。

加减 若为跌仆闪挫所致，可加大黄 6g（酒炒）、三七粉 3g（冲）以活血止痛。若兼风湿者，加独活 10g、狗脊 10g 以祛风胜湿。若兼肾虚者，加续断 10g、杜仲 10g、熟地黄 10g 以补肾壮腰。

本证亦可选用身痛逐瘀汤。

腰痛一般预后良好。某些腰痛如日久不愈，可转化为慢性，少数可转为痿证或引起瘫痪，则预后不良。

四、单方验方

1. 橘核、杜仲各 60g，炒研末，每服 6g，盐汤下。治肾气虚寒腰痛。
2. 鹿角屑 10g，炒黄研末，空心酒下（《肘后方》）。治肾阳虚腰痛。
3. 胡桃肉，每晚服 3 个，连服效佳。治老人肾虚腰痛。
4. 肉桂 30g、吴茱萸 90g、生姜 120g、葱头 30g、花椒 60g 共炒热，以绢帕包裹，熨痛处，冷则再炒热。治寒湿肾虚腰痛。

【预防护理】

注意摄生，节制房事，避免身心过劳。对从事久立、久坐、久行等工作的人员，应注意工间休息，坚持进行合宜的保健体操，以利恢复腰部疲劳。注意勿卧湿地，勿着湿衣，避免寒湿侵袭。饮食宜清淡，勿多食膏粱酒醴，免内生湿热。勿勉力举重物，以免损伤腰络。劳损所致的腰痛，应注意休息，局部可用热敷。闪挫、坠堕所致者可配合按摩、外治等法。

小 结

腰痛是指腰部一侧或两侧疼痛的病证。外感内伤均可产生。病理变化以肾虚为本，感受外邪、跌仆损伤、劳累为标。腰痛的治疗以补肾为主，若为外邪所致，应先祛邪，后补肾。属寒湿者宜散寒除湿，属湿热者宜清利湿热，属瘀血者宜活血化瘀。除针对病因治疗外，多配合补肾强腰之品。腰痛日久，虚实夹杂，用药应虚实兼顾。本病治疗，尚可配合针灸、推拿等其他疗法，效果较好。

第四节 小 便 失 禁

小便失禁是指在清醒状态下，不能自行控制排尿而泄出的病证。一般在咳嗽、喷嚏、登楼，或大哭大笑时出现，严重者在行动或起立时即可发生。临床上将小便失禁分为三度：咳嗽时偶然出现者，为轻度；屏气、使劲用力或直立时即可出现者，为中度；直立及平卧时均可出现者，为重度。本病多见于老人、中年经产妇。总由脏气虚衰，或湿热、瘀血内阻，导致膀胱失约而发生。

在西医学中，小便失禁是一种不随意的膀胱排尿或不能控制尿液的情况，可以分为真性和假性两类。真性多见于膀胱炎、膀胱结核、膀胱结石、脊柱裂，以及因分娩、手术或其他意外造成尿道括约肌或其神经分布损伤，也包括尿道畸形、瘘管等；假性多见于前列腺肥大、脊髓痨、横贯性脊髓炎等。凡此除必须由外、妇、伤科处理者外，均可参考本节内容辨证施治。

【病因病机】

小便失禁可由饮食不节、劳倦、房室过度、跌仆、产伤等引起。

饮食不节是指过食辛热、煎炸炙煿之物，酿生湿热，蕴阻下焦，导致膀胱气化功能失常，约束无权，尿液失禁；或平素饥饱失常，恣食生冷肥腻，日久伤及脾胃，中气亏损，脾气下陷，膀胱失约而致小便失禁。

劳倦太过，日久亦致脾气损伤。脾气虚则不能升举，气机陷下，膀胱失约，尿液因而泄漏不禁。

肾与膀胱相表里，职司封藏，功能开合。若房室过度，则肾气受戕。肾虚则封藏失职，膀胱固摄无权，导致小便失禁。

跌仆损伤，或妇女生育，产道创伤，导致瘀血内留，停蓄下焦，使膀胱失约而小便失禁。

小便失禁的主要病机为脏气虚衰，或湿热、瘀血内阻，导致膀胱失约。其病位在膀胱，与脾、肾关系密切。本病属实者少，多由湿热、瘀血为患；属虚者多，每以脾虚、肾虚为主。实证迁延，可由实转虚，而在转化过程中，更易呈现虚实夹杂之候。

病因病机示意图：

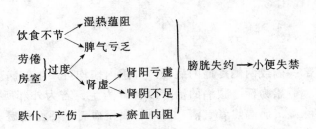

【辨证论治】

一、辨证要点

本证以虚证居多，应辨其轻重。若小便不禁见于咳嗽或谈笑者，病情为轻；无故而不禁者为重；年迈而形神衰惫者亦重。本证临床又以寒证居多，但也不可忽视属热之证。凡寒证当见畏寒肢冷，小便色清，舌淡苔白，脉细沉缓；热证则面红口干，小便色黄，舌红苔黄，脉数，如兼阴虚，更有手足心热，潮热，盗汗等。

二、鉴别诊断

小便不禁应与遗尿、膀胱咳相鉴别。

1．遗尿　凡三岁以上儿童或成年人，在睡眠中小便自遗，醒后方知，则为遗尿；而小便不禁多在日间清醒状态下发生，其小便不能自行控制而流出，多见于老人、经产妇女，或病后体虚者。

2．膀胱咳　属咳嗽的一种，以咳嗽为主，在剧烈咳嗽时小便失禁。咳嗽痊愈后，尿失禁即消失，故与小便失禁不难区别。

三、分证论治

本证病势较缓，且多虚寒之证，故其治疗以温补为大法，佐以固涩。若属实证而由湿热或瘀血所致者，则忌用补涩，应分别予以清热利湿或活血化瘀。

（一）肾阳亏虚

证候　小便失禁，尿频而清长，神疲畏寒，腰膝痠软，两足无力，舌淡苔薄，脉沉细无力。

证候分析　本证以肾阳亏虚，下焦虚寒为基本病机。肾主水，肾阳虚衰，下元虚寒，则不能温化制约水液，故小便失禁，尿频而清长；命门火衰，肾不作强，故神疲畏寒，腰膝痠软，两足无力；舌淡苔薄，脉沉细无力，均为肾阳虚衰之象。本证以小便清长而失禁，神疲畏寒，腰膝痠软为辨证要点。

治法　温补肾阳，固涩小便。

代表方《济生》菟丝子丸。

菟丝子 10g　肉苁蓉 10g　附子 5g　鹿茸 1g　牡蛎 30g　五味子 3g　桑螵蛸 10g　山药 10g　鸡内金 10g　益智仁 10g　乌药 5g　水煎服。

《济生》菟丝子丸有温补肾阳，固涩下元之功效。方中肉苁蓉、附子、鹿茸、菟丝子、乌药温补肾阳；牡蛎、五味子、桑螵蛸、益智仁、山药固涩缩尿。

加减　若下焦虚寒而兼食少便溏，加党参 10g、白术 10g、茯苓 10g 以健脾益气。

若属下焦虚寒之轻证，亦可用缩泉丸。重证可用桑螵蛸散。

（二）脾虚气陷

证候 尿意频急，时有失禁，面色㿠白，神疲气短，自汗，每遇咳嗽、谈笑时出现尿失禁，纳呆便溏，小腹坠胀，舌淡苔薄，脉沉细无力。

证候分析 本证以脾虚气陷，膀胱失约为基本病机。忧思劳伤太过，损伤脾气，气机下陷，膀胱不能约束水液，故小便失禁；脾虚则生化乏源，气血不足，故神疲面色㿠白；气虚失固，则气短，自汗；脾失健运，故纳呆便溏；脾虚气陷，故小腹坠胀；咳嗽、谈笑均可耗气，故尿失禁即显；舌淡苔薄，脉沉细无力均为气虚之象。本证以神疲气短，纳呆便溏，小腹坠胀为辨证要点。

治法 健脾益气，固摄小便。

代表方 补中益气汤。

黄芪 10g　党参 10g　当归 10g　升麻 5g　柴胡 5g　白术 10g　橘皮 5g　甘草 3g　水煎服。

补中益气汤有益气升提之功。方中重用黄芪、党参益气升提；白术、当归、陈皮、甘草健脾益气养血；升麻、柴胡引诸药上行，使气机得以升举，膀胱约束之力恢复。

加减 若神疲嗜睡，加石菖蒲 3g、远志 5g 以养心开窍，兼化痰湿。若便溏甚，加山药 10g、炮姜 3g 以温脾止泻。

本证亦可选用黄芪束气汤加山药、白术等进治。

（三）心肾阴虚

证候 尿频失禁，淋沥不断，神疲腰痠，形体消瘦，心烦失眠，苔薄，脉沉细数。

证候分析 本证以心肾阴虚，膀胱失约为基本病机。心阴不足则小肠分清泌浊之功能失调，膀胱失于约束，故小便失禁；阴虚则火盛，故见心烦失眠；肾阴不足，固摄无权，故尿频而淋沥。本证以尿频失禁，神疲腰痠，心烦失眠为辨证要点。

治法 滋补心肾。

代表方 桑螵蛸散。

桑螵蛸 10g　远志 5g　石菖蒲 3g　龙骨 30g　党参 10g　当归 10g　龟板 15g　茯神 10g　水煎服。

桑螵蛸散有益肾养心之功。方中党参、茯神、远志、石菖蒲益气养心开窍；龟板补益真阴；桑螵蛸、龙骨补肾固涩；当归养阴补血。

加减 心阴不足，心火偏亢者，加生地 10g、木通 3g、竹叶心 3g 以清心火。心肾不交，夜寐不安者，加黄连 3g、肉桂 1.5g 以交通心肾。

若属肾阴不足，相火偏亢，亦可选用滋水清肝饮。

（四）湿热下注

证候 小便失禁，尿短赤、滴沥不畅，尿道灼热，少腹重坠，口苦口干，舌偏红，苔薄腻，脉细滑而数。

证候分析 本证以湿热下注，膀胱气化不利为基本病机。湿热下注，膀胱失约，故小便失禁，尿短赤、滴沥不畅；湿热内蕴，上蒸下迫，故口苦口干，尿道灼热，少腹重坠；舌偏红，苔薄腻，脉细滑而数，均属湿热内蕴之象。本证以小便失禁，尿短赤灼热，少腹坠胀为辨证要点。

治法　清利湿热。

代表方　八正散加减。

瞿麦 10g　萹蓄 10g　木通 3g　车前子 10g（布包）　大黄 10g　山栀 10g　滑石 10g　甘草梢 3g　灯心 3g　水煎服。

八正散乃清热利湿通淋之剂。方中瞿麦、萹蓄、木通、滑石清利小便；山栀、大黄清热；车前子、甘草梢清利膀胱以通尿窍。

加减　尿不禁属湿热下注者多兼有肾虚，故在清利湿热时，可于本方适当加补肾之品，如用山药 10g、生地 10g、牛膝 10g 等。

（五）瘀血内阻

证候　小便滴沥不畅，时有失禁，小腹胀满隐痛，或可触及块状物，苔薄，舌暗或有紫斑，脉涩或细数。

证候分析　本证以瘀血阻于下焦，膀胱失约为基本病机。瘀血阻于下焦，致膀胱气化失司，不能约束尿液而失禁；瘀血为有形之物，故或可触及块状物；瘀血阻塞气机，故少腹胀满隐痛；舌暗有紫斑，脉涩均为瘀血留蓄之象。若脉兼数者，乃瘀血日久化热之象。本证以小便滴沥不畅，时有尿失禁，小腹胀满隐痛为辨证要点。

治法　活血化瘀。

代表方　代抵当丸。

大黄 10g　归尾 10g　生地 10g　穿山甲 12g　芒硝 10g（后入）　桃仁 10g　肉桂 3g　水煎服。

代抵当丸原属丸方，此处化为汤剂，功能行瘀活血。方中大黄、芒硝攻下逐瘀，且能凉血清热；桃仁、穿山甲活血通络去瘀；当归尾养血活血；生地滋阴养血；肉桂有助膀胱气化。

加减　若瘀血日久化热，呈现瘀热征象者，可去肉桂，加黄连 3g、山栀 10g 以清瘀热。本证亦选用用少腹逐瘀汤。

小便失禁可由其他病证治疗不当而致，如治疗淋证时，过服通淋利尿之剂，会导致本病发生。本病预后一般良好，但若迁延日久，耗伤阴液，见肌肉消减，甚至形神衰脱者，预后不佳。

四、单方验方

1．桑螵蛸散　用桑螵蛸 3g 炒焦研末，加白糖少许，每日下午以温开水调服，连续服用10日。

2．益智仁散　用益智仁 10g，醋炒研细末，分三次开水冲服。

3．狗肉汤　用狗肉 250g、烧黑豆 100g，煎煮肉汤顿服。

4．家韭子丸　用炒家韭子 180g、鹿茸粉 20g、酒浸肉苁蓉 60g、熟地黄 60g、当归 60g、菟丝子 120g、巴戟肉 45g、盐炒杜仲 120g、去苗石斛 30g、桂心 15g、干姜 15g，以上为末，酒糊丸，如梧桐大，每服 5g，每日 2~3 次，空腹服用，盐汤或温酒送下。

5．芡实羹　用芡实、莲子适量煮羹作点心服，适用于脾肺气虚，膀胱失约者。

【预防护理】

小便失禁多见于老年人或病后体虚患者，长期不愈，会影响身心健康，致使心情忧郁，故应予以精神鼓励，使患者消除疑虑，并安排适当体育锻炼，以积极配合治疗。对长期尿失禁患者，要及时更换内衣裤，保持清洁卫生，避免感染。

小　　结

小便不禁是指在清醒状态下，不能自行控制排尿而泄出的病证。临床多见于老人或病后虚弱患者。其病因病机主要为脏气虚衰，或湿热、瘀血内阻，导致膀胱失约。一般以下焦虚寒为多见。治疗上除下焦湿热与瘀血当分别予以清利湿热、活血化瘀外，总以温补、固涩为大法。若为病后阴血亏虚而致小便失禁者，多表现有虚热证候，宜滋阴清热佐以固涩。本病预后一般良好，如日久迁延，见形神衰脱者，则预后不佳。

第五节　遗　　精

遗精是指不因性生活而精液自行泄出的病证。有梦而遗者，名为"梦遗"；无梦而遗，甚至清醒时精自滑出者，称作"滑精"。

遗精为男性常见病证之一。成年未婚男子或婚后夫妻分居者，一月遗精一二次，多属于正常生理现象。如因缺乏生理知识，产生恐惧心理，亦可以伴随出现头晕、无力、心悸等症状。

凡遗精过频，每周二次以上，或一日几次，在睡眠中出现，或清醒时精自滑出，并有不同程度的头昏、耳鸣、心慌、失眠、精神萎靡，腰腿痠软等症状，即为本病。

西医学中的神经衰弱、前列腺炎、精囊炎、精阜炎等引起的遗精，均可参照本节内容进行辨证论治。

【病因病机】

本病总由肾气不能固摄而引起。而肾气不固的原因，多与情志失调、房劳过度、手淫斫丧、饮食失节、湿热下注等因素有关。

因早婚、手淫、房事过度等，恣情纵欲，招致肾精耗伤。肾阴虚则相火偏亢，封藏失职；或肾气不足，精关不固，均致精液遗泄。

烦劳过度，心阴暗耗，心火偏亢，心肾不交，水亏火旺，可扰动精室；或思欲不遂，意淫于外，神摇于内，君相之火不能潜藏，亦致君相火动而遗精。

醇酒厚味，损伤脾胃，运化失司，湿热内生并下注，扰动精室，遗精乃见。

思虑过度，致使心脾受伤，中气不足，脾虚气陷，气不摄精，亦可发生遗精。

综上所述，遗精主要与心肾二脏关系最为密切。肾藏精，心藏神，精虽藏于肾，但主宰则在于心。心神安定，则精液自藏，若心有妄想，则心火一动，相火亦随之而动，相火妄动，精舍不宁，则精随即外泄。正如朱丹溪所说："心火动则相火亦动，动则精自走"。

病因病机示意图：

```
饮食不节→内生湿热→湿热不注              ┐
          ┌心火偏亢，相火妄动→君相火动┐扰动精室 │
情志失调 ┤                           ┘         │
          └思虑伤脾→气虚下陷──────→气不摄精 ├遗精
房事太过  ┐         ┌阴虚火旺┐                 │
早婚、手淫 ┤肾精耗伤┤        ┤肾失封藏          ┘
          ┘         └肾气不固┘
```

【辨证论治】

一、辨证要点

遗精的辨证首当分辨虚实。若精神萎靡，面色㿠白或萎黄，舌淡或舌红少苔，脉沉细弱者，为虚证；若精神如常，面色红，舌红苔黄腻，脉濡或滑数者为实证或虚实夹杂之证。其次要辨热象的有无。凡有虚象而又有热象者，多为阴虚火旺。如无热象，纯属虚象者，多为肾虚不固。

二、鉴别诊断

遗精应与精满自溢、精浊、膏淋相鉴别。

1．精满自溢　成年未婚男子，或婚后夫妻分居者，一月泄精一二次，并无不适感或其他症状，属于生理性溢精。

2．精浊　为尿道口时时溢出米泔水样或糊状浊物，量少，滴沥不断，茎中作痛，痛甚则如刀割火灼。而遗精则多见于睡眠之中，排精量较多，且无疼痛感。

3．膏淋　是指小便混浊如米泔水样，且排尿时有热涩疼痛。而遗精溢出的是精液，并无涩痛感。

三、分证论治

遗精的治疗，实证以清泄为主，虚证以补肾固精为主。肾虚又当分肾阴虚还是肾阳虚。属肾阴虚者，应滋补肾阴；肾阳虚者，宜温补肾阳。阴虚有热者，宜滋阴清火。湿热下注者治以清热化湿。劳伤心脾者，当补益心脾。

（一）心肾不交

证候　少寐多梦，梦中遗精，头晕耳鸣，心中烦热，精神不振，体倦乏力，心悸健忘，口干，小便短赤，舌质红，脉细数。

证候分析 本证以君相火动，精室被扰为基本病机。因心火内动，神不守舍，故寐少梦多，心中烦热；君相之火扰动精室，故梦中遗精；肾精下夺，故精神不振，体倦乏力；精亏不能上奉，故头晕，耳鸣，健忘；心火内扰，故心悸；阴虚火旺，灼伤津液，故口干；心火下移小肠，故小便短赤；舌质红，脉细数，均为阴虚有热之象。本证以少寐多梦，梦中遗精，心中烦热，小便短赤为辨证要点。

治法 滋阴清热，交通心肾。

代表方 三才封髓丹。

熟地黄 15g　天冬 10g　黄柏 5g　太子参 10g　甘草 3g　砂仁 3g　水煎服。

方中天冬补肺，熟地黄滋肾，俾金水相生，以资化源；黄柏泻相火；太子参益气养阴；砂仁醒脾益肾。

加减 本证可去砂仁之温，加黄连 3g、灯心 3g 以清心安神；若心火旺盛而心烦不寐重者，再加枣仁 10g、栀子 10g。若肾阴虚甚者，加龟板 15g、玄参 10g、五味子 3g 以滋肾涩精。

本证亦可选用黄连清心饮。

（二）湿热下注

证候 遗精频作，或尿时有少量精液外流，口干苦而粘腻，心烦，小便热赤浑浊，或涩而不爽，或大便溏臭不爽，舌质红，苔黄腻，脉濡数。

证候分析 本证以湿热下注，扰动精室为基本病机。因湿热下注，扰动精室，故遗精频作，甚则尿时有少量精液外流；湿热上蒸，故口干苦而粘腻；热扰心神，故心烦；湿热下注，故小便热赤浑浊，或涩而不爽；湿热蕴阻肠道，传化失常，故大便溏臭不爽；舌质红，苔黄腻，脉濡数，均为湿热内蕴之象。本证以遗精频作，甚则尿时精液外流，口苦而粘腻为辨证要点。

治法 清热利湿。

代表方 程氏萆薢分清饮。

萆薢 10g　车前子 10g（布包）　茯苓 10g　莲子心 3g　石菖蒲 3g　黄柏 10g　丹参 10g
白术 10g　水煎服。

方中萆薢、黄柏、茯苓、车前子清利湿热；莲子心、丹参、石菖蒲清心安神；白术健脾利湿。诸药合用，能去湿热，固精关，湿去热清，遗精自止。

加减 若湿热中阻，脘闷纳呆者，加苍术 5g、厚朴 5g 以运脾化湿。若小便热赤而痛者，加栀子 10g、木通 3g 以清热通淋。若大便溏臭不爽甚者，加黄连 10g、黄芩 10g 以清热解毒。

本证亦可选用猪肚丸以清化湿热，健脾止遗。

（三）劳伤心脾

证候 劳心过度即有遗精，伴心悸怔忡，失眠健忘，面色萎黄，倦怠乏力，食少便溏，舌淡苔薄，脉细弱。

证候分析 本证以思虑伤脾，气虚下陷，气不摄精为基本病机。思虑过度，劳伤心脾，脾失健运，化源不足，气血两虚，故面色萎黄，食少便溏；脾气虚乏，故倦怠乏力；思虑过度，心神不安，故心悸怔忡，失眠健忘；气虚下陷，气不摄精，故遗精；舌淡苔薄，脉细弱，均为心脾气血不足之象。本证以劳心过度即有遗精，伴心悸怔忡，面色萎黄，食少便溏为辨证要点。

治法　补养心脾，益气固精。

代表方　归脾汤。

党参 10g　黄芪 10g　白术 10g　茯神 10g　远志 5g　广木香 3g　龙眼肉 10g　枣仁 10g　当归 10g　炙甘草 3g　生姜 3 片　大枣 5 枚　水煎服。

方中党参、黄芪、白术、甘草补脾益气；当归、茯神、远志、枣仁养心安神；木香理气醒脾。诸药合用，使脾气健，心神安而遗精自止。

加减　本方可加金樱子 10g、芡实 10g 以固肾涩精。若便溏甚者，加山药 10g、苡仁 10g 以健脾化湿。

本证亦可用《沈氏尊生书》妙香散，以调补心脾，益气摄精。

（四）肾虚不固

1. 肾阴亏虚

证候　梦遗频繁，甚至滑泄，腰膝酸软，头晕耳鸣，失眠健忘，咽干心烦，手足心热，形瘦盗汗，发落齿摇，舌质红少苔，脉细数。

证候分析　本证以肾精耗伤，阴虚火旺，肾失封藏为基本病机。肾阴虚则相火妄动，干扰精室，致使肾失封藏，故梦遗频繁，甚至滑泄；腰为肾之府，肾虚故腰膝酸软；肾阴不足，不能生髓上充脑海，故头晕耳鸣，健忘；阴虚且内热，故咽干，心烦，失眠，手足心热，形瘦；阴虚阳浮，逼液外泄，故见盗汗；肾主骨，其华在发，肾虚故发落齿摇；舌红少苔，脉细数，均为阴虚内热之象。本证以梦遗频繁，腰膝酸软，头晕耳鸣，失眠健忘，形瘦盗汗，手足心热为辨证要点。

治法　滋补肾阴，佐以固涩。

代表方　六味地黄丸。

熟地黄 10g　山药 10g　茯苓 10g　山茱萸 10g　泽泻 10g　丹皮 5g　水煎服。

六味地黄丸功能滋补肝肾，此处改为汤剂投用。方中山药、熟地黄、山茱萸滋补肾阴，丹皮清热，茯苓、泽泻健脾利湿。

加减　此方可加金樱子 10g、芡实 12g 以固精止遗。若心火偏盛，心烦少寐，口舌生疮者，加黄连 3g、枣仁 10g、灯心 3g 以清心安神。若精伤较甚，腰膝酸软，宜加菟丝子 10g、枸杞 10g、鹿角胶 10g（烊化）、龟板胶 10g（烊化）以补肾生精。

本证亦可选用左归丸合金锁固精丸，以滋补肾阴而摄精。

2. 肾阳虚衰

证候　久遗精滑，精神萎靡，形寒肢冷，阳痿早泄，精冷，夜尿多，或尿少浮肿，尿色清白或余沥不尽，面色㿠白无华，舌淡，苔白滑，脉沉细弱。

证候分析　本证以命门火衰，肾失封藏，精关不固为基本病机。下元虚惫，精关不固，故滑泄频作；命门火衰，失于充养，故精神萎靡，形寒肢冷，精冷，阳痿早泄；肾阳既衰，膀胱气化失司，故见尿少浮肿，或夜尿多而色清白，或余沥不尽；阳气虚衰，不能上荣于面，故面色㿠白无华；舌淡，苔白滑，脉沉细而弱，均为阳虚之象。本证以滑精频作，精神萎靡，形寒肢冷，阳痿早泄为辨证要点。

治法　温肾壮阳，固涩止遗。

代表方　右归丸。

熟地黄 10g　山药 10g　山茱萸 10g　枸杞子 10g　杜仲 10g　菟丝子 10g　附子 5g　肉桂 3g　当归 10g　鹿角胶 10g（烊化）　水煎服。

方中熟地黄、山药、山茱萸、枸杞子、当归补养精血；菟丝子、杜仲壮腰摄精；鹿角胶、肉桂、附子温补肾阳。

加减　若兼脾气虚，遇劳滑泄更甚，食少便溏，自汗，加党参 10g、黄芪 10g、白术 10g 以健脾止泻。

本证还可选用《济生》秘精丸或斑龙丸。

遗精的预后，一般都较好。若日久不愈，肾精亏耗过甚，可兼见早泄、阳痿、不育等证。肾受五脏之精而藏之，因此本病也可能发展为虚劳，则预后不良。

四、单方验方

1. 金樱芡实丸　滋阴固涩，用于肾虚阴亏，精关不固，遗精滑精，妇女白带过多。每次 9g，日 2 次，淡盐汤送服。

2. 封髓丸（党参、黄柏、熟地黄、肉苁蓉、天冬、砂仁、麦粉、甘草）　益肾固精，用于肾气虚弱所致梦遗滑精。每次 9g，日 2 次，温开水送服。

3. 刺猬皮一具，焙干研末，每次服 3~5g，日 2 次。无论虚证、实证皆可应用。

4. 复方金樱子糖浆　由金樱子、芡实、韭菜子组成糖浆剂，每服一匙，日服 2~3 次。

5. 韭菜子，每晚吞服 20~30 粒，淡盐汤送服，适宜于肾气虚滑泄。

6. 五倍子粉适量，卧床前以温开水少许调成糊状，置脐中，以膏药或胶布固定。

【预防护理】

避免过度的脑力劳动，丰富文体生活，适当参加体力劳动。注意节制房事，戒除手淫，少进醇酒厚味、辛辣刺激性食物，晚餐不过饱。睡前用温水洗脚，养成侧卧的习惯，被褥不宜过厚，衬裤不宜过紧。注意精神调摄，排除杂念，清心寡欲。以上是预防和护理本病的关键。

小　结

遗精是指不因性生活而精液自行泄出的病证。遗精多因情志失调、饮食不节、房劳过度等引起，主要病机为心肾不交、君相火旺、湿热下注、疏泄失度、劳伤心脾、气不摄精、肾虚不藏、精关不固等。本病与心肾关系密切。以心肾不交，君相火动，虚实掺杂者为多，治疗以清心安神，疏泄相火为主。滑精多由梦遗日久发展而成，以肾虚不藏，肾关不固居多，治以补肾固精为主。湿热下注或气虚不陷所致者，多与脾胃功能失调有关，为病有实有虚，须注意健脾、利湿或升清、益气等法的运用。本病除用药物医治外，尚需注意调摄心神，节制房事，戒除手淫，少食辛辣刺激食品，如烟、酒、咖啡等，以增强和巩固疗效。

【附】早 泄

早泄是指性生活时间极短即行排精，甚至性交前即泄精的病证。早泄常与遗精、阳痿等证并见，故治疗方法亦类同。

【病因病机】

早泄可由劳心过度、纵欲、情志刺激等引起。

劳心过度，心阴暗耗，心火偏亢，心肾不交，水亏火旺，精室受灼，固摄无权，或思欲不遂，意淫于外，神摇于内，君相之火不能潜藏，扰动精关，封藏失职，以致早泄。

郁怒伤肝，日久化热，湿热蕴结，肾窍疏泄失常，约束无能，而致早泄。

或思虑过度，致使心脾受伤，中气不足，气虚不能摄精，而致早泄。

【辨证论治】

一、阴虚火旺

证候 虚烦不寐，阳事易举而早泄，腰痠遗精，五心烦热，潮热盗汗，舌红少苔，脉细数。

证候分析 肾精过耗，阴虚火旺，虚火扰心，故虚烦不寐，阳事易兴；肾阴虚则腰失所养，故腰痠；虚火扰及精室，封藏失司，故早泄或伴遗精；五心烦热，潮热盗汗，舌红少苔，脉细数，均为阴虚内热之象。

治法 滋阴降火。

代表方 知柏地黄丸。

二、肾虚不固

证候 性欲减退，早泄，遗精或阳痿，腰膝痠软，小便清长，夜尿多，舌淡苔白，脉沉弱。

证候分析 肾气虚弱，命火不足，故性欲减退，腰膝痠软或阳痿；肾阳虚衰，开合失司，故小便清长，夜尿多；肾虚不固，封藏失职，故早泄或兼遗精；舌淡苔白，脉沉细弱，均为肾虚之象。

治法 益肾固精。

代表方 金匮肾气丸加金樱子、桑螵蛸。方中桂附用量宜小，意在生火而不在补火。

三、肝经湿热

证候 性欲亢进，泄精过早，头晕目眩，口苦咽干，心烦，小便黄赤，舌红，苔黄或腻，脉弦数。

证候分析 湿热鼓动，故性欲亢进；精关受灼，约束无能，故泄精过早；肝火上炎，故头晕目眩，口苦咽干；火扰心神，故心烦；湿热下注，故小便黄赤；舌红苔黄腻，脉弦数，均为肝经湿热之象。

治法 泻肝清热利湿。

代表方 龙胆泻肝汤。

四、心脾亏损

证候 早泄，心悸气短，肢体倦怠，面色不华，形体消瘦，健忘多梦，或自汗，纳呆便溏，舌质淡，脉细弱。

证候分析 心虚则神气浮弱，脾虚则中气下陷，神浮气陷，故交合则早泄；心脾气血不足，故面色不华，肢体倦怠；心气虚，则心悸气短，自汗；脾虚运化无力，故纳呆便溏，心脾俱虚，故健忘多梦；舌质淡，脉细弱，均为气血不足之象。

治法 补益心脾。

代表方 归脾汤加金樱子、潼蒺藜。

早泄严重者可以导致阳痿，阳痿又常伴见早泄、遗精。适当的体育锻炼，节制房事，戒除手淫，解除紧张情绪，清心寡欲等，对早泄的防治有重要的作用。

第六节 阳 痿

阳痿是指男子青壮年时期，由于虚损、惊恐或湿热等原因，造成宗筋失养而弛纵，阴茎痿软不举，或举而不坚，影响正常性生活的一种病证，为男性性功能障碍最常见的病证之一。如果是由于发热、过度劳累、情绪反常等因素造成的一时性阴茎勃起障碍，则不能视为病态。

西医学中的性神经衰弱和某些慢性疾病，表现以阳痿为主者，均可参照本节内容进行辨证论治。

【病因病机】

历代医家认为本证的发生多与肝、肾、阳明三经有关。因肾为生殖之本，肝主筋，阳明主宗筋，而前阴为宗筋之会。三者中尤以肾为重要。本病多因房室不节，或手淫，或先天不足，斫丧太过；或忧思惊恐，七情过极；或嗜酒肥甘，湿热下注，宗筋弛纵而致。临床上因湿热下注者，较少见，属命门火衰者则居多。

纵欲过度，或少年时频繁手淫，可致精气虚损，命门火衰，发为阳痿。

思虑忧郁，损伤心脾，生化乏源，气血不足，宗筋失养，亦发为阳痿。

恐惧伤肾，恐则气下，胆虚精却，肾不主作强，致阴器不用，则发为阳痿。

酒食不节，过食肥甘辛辣，积滞不化，聚湿生热，湿热下注，宗筋弛纵，发为阳痿。

综上所述，阳痿的病因不外房室太过、少年手淫、思虑惊恐、酒食不节等，其病机主要是宗筋弛纵，茎痿不举。

病因病机示意图:

```
                    房室不节 ┐
                    手淫恶习 ├→精气虚损——→命门火衰 ┐
                    禀赋不足 ┘                      │
        思虑忧郁——→劳伤心脾——→气血不足——→宗筋失养 ├→阳痿
        恐惧伤肾——→胆虚精却——→阴器不用           │
        酒食不节——→湿热下注——→宗筋弛纵 ┘
```

【辨证论治】

一、辨证要点

本病辨证首分虚实。因房室不节、劳伤心脾、惊恐伤肾引起者多属虚证,如脾肾亏虚,命火衰微等。因湿热下注,宗筋弛纵者属实证。本病临床虚证居多,实证较少。正如张景岳所说:"火衰者十居七八,火盛者仅有之耳"。

二、鉴别诊断

应与生理性阳痿鉴别,凡男子八八而精气衰,阳事不举,为正常的生理衰退现象。

三、分证论治

阳痿的治疗原则,属虚者宜补,属实证宜泻。命门火衰者,阳气既虚,真阴多损,应补肾温阳,佐以填精,忌纯用刚热燥涩之剂。正如《景岳全书》所说:"善补阳者,必于阴中求阳,则阳得阴助而生化无穷"。劳伤心脾者,应补养心脾。湿热下注者,应清热利湿。若阳痿而伴滑精者,当先涩精固脱,不可妄补肾阳,恐愈补而精滑更甚,阳痿难复。

(一) 命门火衰

证候 阳事不举,或举而不坚,精薄清冷,头晕耳鸣,面色㿠白,精神萎靡,腰膝痠软,畏寒肢冷,舌淡苔白,脉沉细。

证候分析 本证以精气虚损,命门火衰为基本病机。恣情纵欲,所伤太过,精气虚损,命门火衰,故见阳事不举,或举而不坚,精薄清冷;肾精亏耗,髓海空虚,故头晕耳鸣;五脏之精气不能上荣于面,故面色㿠白;腰为肾之府,精气亏乏,故腰膝痠软,精神萎靡;畏寒肢冷,舌淡苔白,脉沉细,均为命门火衰之象。本证以阳事不举,或举而不坚,精薄清冷,腰膝痠软,畏寒肢冷为辨证要点。

治法 温肾壮阳。

代表方 右归丸。

熟地黄 10g　山药 10g　山茱萸 10g　鹿角胶 12g(烊化)　枸杞子 10g　菟丝子 10g　当归 10g　杜仲 10g　附子 5g　肉桂 3g　水煎服。

右归丸有温补肾阳,填精补血之功效。方中用熟地黄,滋肾填精;山药健脾固肾益精;

山茱萸补肝肾，涩精气；肉桂补命火不足，益火消阴；附子益火之源，峻补元阳；枸杞子滋补肝肾，补虚益精；杜仲、菟丝子补肝肾，益精气，壮筋骨；鹿角胶为血肉有情之品，温肾填精；当归养血。诸药合用，旨在阴中求阳，温肾填精，培元壮阳。

加减　肾阳虚甚者，加仙灵脾 10g、阳起石 12g、补骨脂 10g 以增温阳之力。若兼遗精、滑精者，加金樱子 10g、桑螵蛸 10g、五味子 3g、龙骨 30g、牡蛎 30g 以固涩之。

本证亦可用赞育丹、五子衍宗丸。

（二）心脾亏虚

证候　阳事不举，心悸健忘，失眠多梦，食少纳呆，腹胀便溏，倦怠无力，面色萎黄，苔薄腻，舌质淡，脉细弱。

证候分析　本证以劳伤心脾，气血不足，宗筋失养为基本病机。思虑忧郁，劳伤心脾，生化乏源，气血不足，宗筋失养，故阳事不举；劳思太过，心血暗耗，心神失养，故心悸健忘、失眠多梦；脾虚运化不健，气机不畅，故食少纳呆，腹胀便溏；气血不足，故面色萎黄，倦怠乏力；舌淡脉细为气血亏虚之象。本证以阳事不举，心悸健忘，食少纳呆，腹胀便溏为辨证要点。

治法　补益心脾。

代表方　归脾汤。

党参 10g　黄芪 10g　白术 10g　茯神 10g　龙眼肉 10g　酸枣仁 10g　广木香 5g　当归 10g　远志 5g　炙甘草 3g　生姜 2 片　大枣 3 枚　水煎服。

归脾汤有补益心脾之功效。方中黄芪、党参、白术、茯神、炙甘草健脾益气；酸枣仁、远志、龙眼肉养心安神；当归补血；生姜、大枣调中养胃。诸药共奏益气健脾，补血养心之功。

加减　若兼肾阳虚衰者，加补骨脂 10g、巴戟天 10g、仙灵脾 10g、菟丝子 10g 以温补肾阳。若心悸失眠较重，可加柏子仁 10g、五味子 3g 以养心安神。

本证亦可选用七福饮。

（三）胆虚精却

证候　阳痿不举，或举而不坚，心悸易惊，胆怯多疑，夜寐不安，舌苔薄腻，脉弦细。

证候分析　本证以惊恐伤肾，胆虚精却，阴器不用为基本病机。恐则伤肾，恐则气下，肾气亏损阳事不举，或举而不坚；惊恐气乱，决断不能，故胆怯多疑；心气失宁，故夜寐不安；舌苔薄腻，脉弦细亦属胆虚精却所致。本证以阳痿不举，或举而不坚，心悸易惊，胆怯多疑为辨证要点。

治法　益肾壮胆。

代表方　宣志汤。

党参 10g　白术 10g　茯苓 10g　远志 5g　菖蒲 3g　生枣仁 10g　柴胡 3g　当归 10g　山药 10g　巴戟天 10g　甘草 3g

宣志汤功能益气养心，培肾壮胆。方中党参、白术、甘草健脾益气；远志、菖蒲通心气而壮胆；柴胡、当归养肝血；生枣仁益心气；山药、巴戟天补肾益精。诸药合用，胆气壮，肾气充，阳痿可愈。

加减　心虚胆怯，惊悸不寐，可加龙骨 15g，牡蛎 30g 以摄心神。肾虚精亏，腰膝痠软，可加杜仲 10g、怀牛膝 10g 补肾益精。肾虚不固，伴遗精早泄，可加金樱子 10g、五味子 3g 固涩之。

（四）湿热下注

证候　阴茎痿软，阴囊潮湿、臊臭，下肢痿软，小便黄赤，舌苔黄腻，脉濡数。

证候分析　本证以湿热下注，宗筋弛纵为基本病机。因湿热下注，宗筋弛纵，故见阴茎痿软；湿阻下焦，故阻囊潮湿，下肢痿软；热蕴于内，故小便黄赤，阴囊臊臭；苔黄腻，脉濡数，均为湿热内阻之象。本证以阴茎痿软，阴囊潮湿、臊臭为辨证要点。

治法　清热利湿。

代表方　龙胆泻肝汤。

龙胆草 6g　黄芩 10g　栀子 10g　泽泻 10g　木通 3g　车前子 10g（布包）　当归 10g　生地黄 10g　柴胡 3g　甘草 3g　水煎服。

方中龙胆草、黄芩、栀子清肝泻火；柴胡疏肝达郁；木通、车前子、泽泻清利湿热；当归、生地滋养肝血，与清热泻火药配伍，泻中有补，使泻水之药不致苦燥伤阴；甘草调和诸药，亦使苦寒之药不致伤胃。

加减　阴囊潮湿、瘙痒坠胀者，加升麻 5g、麻黄根 10g、羌活 5g、黄柏 5g 以祛风胜湿，清热止痒。

本证亦可用知柏地黄汤加车前子、牛膝以滋阴清热利湿。

阳痿大多数属功能性病变，经过适当的治疗，一般可以恢复，预后良好。

四、单方验方

1．五子衍宗丸　滋补肾水，添精益髓，用于肾虚腰痛，遗精早泄，阳痿精薄，尿后余沥。每日 2 次，每次 9g，淡盐汤送服。

2．龙胆泻肝丸　每日 2 次，每次 6g。

3．至宝三鞭丸　生精补血，健脑补肾，用于体虚肾亏，遗精阳痿，腰背痠痛，用脑过度，贫血头晕，惊悸健忘，失眠自汗等。每次 6g，每日 2 丸，早晚白开水送服。

4．参茸大补丸　补肾壮阳，益气养血。用于下焦虚寒，遗精阳痿，寒湿带下，体虚倦怠。每次 25 粒～45 粒，日 2 次，淡盐汤送汤。

5．苁蓉健肾丸　补肾壮阳，用于肾虚腰痛，阳痿遗精。每次 9g，日 2 次，淡盐汤送服。

6．九香虫 120g 用文火炒黄，研末，每日服 2 次，每次 5g，适用于脾肾亏损，或肾虚气滞之阳痿。

7．覆盆子丸　用覆盆子 100g，研粉，炼蜜为丸，每丸 9g，日 3 次，久服能令坚长。

【预防护理】

如果阳痿因恣情纵欲引起，则应清心寡欲，或戒除手淫；若与全身衰弱、营养不良，或身心过劳有关，则应适当增加营养或注意劳逸结合，以配合药物治疗。在治疗过程中，病员要树立战胜疾病的信心，消除顾虑，振奋精神，克服意识上的影响，适当进行体育锻炼。治疗期间夫妇应暂时分床，相互关怀体贴。这些都有助治疗的顺利进行。

小　结

阳痿是指宗筋弛纵，阴茎痿软不举，或举而不坚的病证。阳痿多由于恣情纵欲，频繁手淫，导致精气虚损，命门火衰，或由于思虑、惊恐损伤心脾肾而成。少数可因湿热下注，宗筋弛纵所致。其病变部位在肾，其辨证首当分虚实，虚证当补，实证当泻，有火宜清，无火宜温。命门火衰者，治宜温补下元；心脾亏虚者，治宜补益心脾；胆虚精却者，治宜益肾壮胆；湿热下注者，治宜清热利湿。临床以虚证为多，实证甚少。但补阳壮阳药不宜久服、单服，应注意阴阳平衡。除药物治疗外，消除顾虑，振奋精神，树立信心对治愈本病也很重要。

【附】阳　强

阳强是指阴茎异常勃起，经数小时、数日甚至逾月而久举不衰的病证。它常与遗精、早泄、消渴等并见。又称强中或强阳不倒。

【病因病机】

阳强的产生，古代文献记载是由于长期饵食金石丹药，火毒内盛。当今已无服食金石丹药以求长生之人，但临床也偶有所见。现将其病因病机归纳如下：

素体肝火旺盛，或肝郁日久化火，筋脉失润，而阴纵不收，发为阳强。

房事不节，淫欲过度，肾阴耗损，阴虚阳亢，或妄服壮阳之药，耗伤肾阴，相火亢盛，宗筋失润，故阴茎挺长不收。

贪欢恋欲，忍精不泄，以致败精瘀阻，茎络不通，故异常勃起。

外力撞击，或跌仆坠落，伤于会阴部位，血络受损，瘀血阻于茎络而不散，亦造成阴茎异常勃起。

【辨证论治】

阳强多为实证、热证。初起多为肝火旺盛之证，日久则多兼见阴精亏损之虚象。治疗时，初病以清肝泻火为主，久病则以养阴为主。临床上清热与滋阴每需兼顾。《本草统疏·续例上》说："阳强不倒属命门火实，孤阳无阴所致……忌补气、温热，宜苦寒、甘寒、咸寒"。故用药上切忌温补。

一、肝火旺盛

证候　阴茎无故坚硬勃起，久久不痿，阴茎紫暗而胀痛，面红目赤，心烦不眠，烦躁易怒，口干口苦，大便秘结，舌苔黄，脉弦数。

证候分析　肝脉抵少腹绕阴器，因素休阳盛，性欲亢进，肝火旺盛郁于茎络，以致阴茎坚硬勃起，久久不痿；久举则瘀血内阻，故阴茎紫暗而胀痛。肝火扰心，故心烦不眠；肝火上炎，故烦躁易怒，口干口苦；肝火灼津，故大便秘结；苔黄腻，脉弦数均为肝火旺盛之象。

治法　清肝泻火。

代表方　龙胆泻肝汤加黄柏、玄参。

二、阴虚阳亢

证候　阴茎易举，举而难倒，一经交媾，立即精泄而痿，咽干舌燥，五心烦热，腰痠膝软，盗汗遗精，舌质红，脉细数。

证候分析　阴精亏少，水不涵木，则相火亢盛，故阴茎易举，举而难倒；阴虚火旺，水不济火，故咽干舌燥，五心烦热，夜寐盗汗；腰失所养，阴精不充，故腰痠膝软；虚火内扰，精关不固，故遗精、早泄；舌质红，脉细数，均为阴虚之象。

治法　滋阴泻火。

代表方　知柏地黄丸合大补阴丸。

三、败精阻窍

证候　欲念时起，阳强不倒，茎中刺痒，少腹拘急，舌苔薄腻，脉弦细。

证候分析　房事过度，或忍精不泄，致败精阻于精道，茎窍不畅，故欲念时起，阳强不倒；精道不利，故茎中刺痒；茎窍受阻，气滞不行，故少腹拘急；脉弦细为阴精亏损之象。

治法　除败精，通茎窍。

代表方　虎杖散加减。

四、跌仆损伤

证候　坠落、跌仆或硬物撞击阴部，致阴茎异常勃起，肿胀疼痛，腰痠胀痛，苔薄白，脉弦。

证候分析　外力撞击阴部，血络受损，致瘀血阻滞茎络，故阴茎异常勃起，且肿胀疼痛；气滞血瘀，经脉不利，故腰痠胀痛，此不通则痛之故；苔薄白，脉弦，亦属骤遇伤痛所致。

治法　活血化瘀。

代表方　复元活血汤加减。

阳强的外治法：用皮硝置于手心，硝化则茎强可衰。

第七节　耳鸣、耳聋

耳鸣、耳聋都是听觉功能异常的病证。耳鸣是指患者自觉耳内鸣响，如闻蝉声，或闻潮声，或细或暴，妨碍听觉。耳聋是指不同程度的听觉减退，甚至听觉丧失，不闻外声，影响日常生活。耳鸣可伴有耳聋，耳聋亦可由耳鸣发展而来，二者表现虽有不同，但发病机理基本一致，故合并讨论。

本病在临床上有暴鸣、暴聋，久鸣、久聋的不同。若为突然发生的耳鸣、耳聋，伴有发热恶寒，头痛咽痛，或有项强，甚至角弓反张，多属外感引起；若耳鸣、耳聋呈蝉声作响，伴有面色痿黄，唇甲苍白，或颧红，头晕目眩而痛，或腰膝痠软，阳痿早泄，四肢无力等，多由肾虚、精血亏损、脾胃虚弱、肝火、痰浊、或药物毒素上蒙耳窍所致。

耳鸣、耳聋的诊断主要根据患者的主诉和病史。若兼有外感症状，病程短者，多属暴鸣、暴聋；若兼全身虚弱症状，病程长者，多属久鸣、久聋。

西医学中很多疾病，如五官方面的，有外耳病变（如外耳道炎），鼓膜病变（如鼓膜穿孔、破裂），中耳病变（如中耳炎、中耳硬化症）；内科方面的，有急性传染病（如流行性感冒、猩红热、脑膜炎），中枢性病变（如脑肿瘤、听神经瘤、颅内压增高等），药物中毒（如奎宁、水杨酸钠、链霉素、卡那霉素、庆大霉素、万古霉素等），烟酒中毒以及贫血、高血压、内耳性眩晕等，均可引起耳鸣、耳聋的临床表现。此外暴震、外伤等也可引起。以上凡表现以耳鸣、耳聋为主要症状者，均可参照本节进行辨证论治。

【病因病机】

本病的发生与多种原因引起的耳窍闭塞有关，除先天性耳窍失聪外，多因急性热病，反复感冒，以致邪热蒙窍，或因痰火、肝热上扰，以及体虚久病，气血不能上濡清窍，或因瘀血阻窍，或因药物毒素直中内耳所致。其病机多与肝、胆、脾、肾诸脏功能失调有关，尤其与肾的关系更为密切。

素体亏虚，劳欲过度，或久病之后，肾精耗损，不能上荣清窍。或肾阴亏虚，虚火上扰，清窍被蒙，均可发生耳鸣、耳聋。正如《灵枢·决气篇》说："精脱者耳聋"。

饮食不节，脾虚不运，气血生化之源不足，不能上奉于耳或脾虚清阳不升，亦致耳鸣、耳聋。

情志抑郁，肝失疏泄，气郁化火，或暴怒气逆，肝胆之火循经上扰，则清窍失利而见耳鸣、耳聋。

过食辛辣厚味，聚成痰热，郁久化火，痰火上壅，阻塞清窍，乃成耳鸣、耳聋。

外感风热，郁遏不泄，循经上扰，壅闭清窍，可致耳鸣、耳聋。或热病余热未消，清窍不通，或反复感冒，邪蒙耳窍，均能引起耳鸣、耳聋。

耳为宗脉之所聚，暴震、外伤，脉络损伤，瘀血内阻，经气不通，致使耳窍失养，产生耳鸣、耳聋。

药物损害，是指某些药物毒素直中内耳，发生耳鸣或耳聋。

综上所述，本病病因，外因有风热，内因有痰火，肝热，或肝肾亏虚，或脾胃气弱，或瘀阻耳窍，或药物毒素损害等。其病机则多与精气不足有关，病变可涉及肝、胆、脾、肾，而与肾关系更为密切。

病因病机示意图：

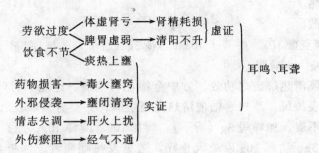

【辨证论治】

一、辨证要点

耳鸣、耳聋的辨证，须分新久虚实。耳聋有暴聋与久聋之分。暴聋是突然出现耳聋，多属外感热病或肝火、痰火、瘀血、药毒等所致。久聋是逐渐出现听觉减退，或由耳鸣转化而来，多属肾虚或脾虚。一般说，暴起者多实，渐起者多虚。凡风热所致，突然耳鸣或耳聋，必兼有表证。属肝火者，耳中轰鸣阵作，头痛面赤，口苦咽干，怒则加重。属痰者耳鸣眩晕，时重时轻，胸部烦闷。属药物损害者，早期多伴有肝胆火盛证候，后期多出现脾或肾虚的证候。属肾虚者，耳鸣声细，如蝉鸣而持续，腰痠形悴。属气虚者，耳鸣阵作，劳则重，卧则轻。古有"少壮多属痰火，中年必是肾虚"之说，对辨别虚实有一定指导意义。

二、鉴别诊断

耳聋应与聋哑相鉴别。

耳聋多发生于成年人，耳虽聋但口不哑；而聋哑多发生于幼儿，因热病后遗或先天所致。一般先耳聋后哑，口哑则必有耳聋。

三、分证论治

耳鸣、耳聋的治疗原则是，实证疏风清热，清肝泄火，或化痰降火，或通窍活血；虚证补肾益精，健脾益气。若虚实夹杂，则宜两者兼顾。

（一）实证

1．风热上扰

证候 突然耳鸣或耳聋，伴头痛、眩晕，耳内作痒，或兼寒热身痛，苔薄白或黄，脉浮数或弦数。

证候分析 本证以风热上扰，壅闭清窍为基本病机。外感风热之邪，上扰清窍，故见头痛、眩晕，耳鸣或耳聋；风热上扰，耳窍被遏，故耳中作痒；外邪袭表则见寒热身痛；苔薄白或黄，脉浮数，乃风热表证之象。本证以突然耳鸣、耳聋，耳内作痒，伴头痛，恶寒发热为辨证要点。

治法　疏风清热。

代表方　银翘散。

金银花 10g　淡豆豉 10g　牛蒡子 10g　薄荷 3g（后下）　桔梗 5g　竹叶 10g　芦根 15g　甘草 3g　荆芥穗 10g　水煎服。

银翘散具有疏风清热解表之功效。方中金银花、薄荷、连翘、竹叶、牛蒡子清热散邪，荆芥穗、淡豆豉解表疏风，芦根、桔梗清热化痰生津，共奏清热解表之功。

加减　若头目不爽，加蝉蜕 3g（后下）、菊花 10g、蒺藜 10g、僵蚕 10g 以祛风清热。若耳内作痒，加蝉蜕 3g、防风 10g 以疏风止痒。若见发热咽痛者，加板蓝根 15g、大青叶 10g 以清热利咽。若耳中疼痛、流脓或出血水者，可用蛇蜕烧灰存性，吹入耳内。若项背强急者，加葛根 10g 以解肌止痉。

若热病后期，或反复感冒后耳鸣、耳聋不愈者，多"因虚而致"，不可过用解表之剂，邪去则止。本证若为单纯风邪外袭者，亦可用清神散。若为风热上袭而大便秘结者，可用防风通圣散加减。

2．肝胆火盛

证候　突然耳鸣或耳聋，头痛面赤，口苦咽干，心烦易怒，怒则更甚，或夜寐不安，胸胁胀闷，大便秘结，小便短赤，舌质红，苔黄，脉弦数。

证候分析　本证以肝胆之火上扰，清窍被蒙为基本病机。暴怒伤肝，肝胆火逆，或药物损害，毒火上壅于耳，清窍失灵，故耳鸣、耳聋，头痛面赤，口苦咽干；肝胆火旺，扰动心神，故心烦易怒，夜寐不安；肝脉布胁肋，肝气郁滞则胸胁胀闷；怒则气逆，故遇怒则耳鸣、耳聋更甚；肝火内郁，肠中津液被灼，故大便秘结，小便短赤；舌红苔黄，脉弦数，均为肝胆火盛之象。本证以突然耳鸣、耳聋，口苦咽干，胸胁满闷，心烦易怒，怒则更甚为辨证要点。

治法　清肝泄火。

代表方　龙胆泻肝汤。

龙胆草 5g　山栀子 10g　黄芩 10g　木通 3g　车前子 10g（布包）　泽泻 10g　生地黄 10g　当归 10g　柴胡 3g　甘草 3g　水煎服。

龙胆泻肝汤乃清肝泻火利湿之剂。方中龙胆草、山栀子苦泄肝火；柴胡、黄芩清热疏肝；木通、车前子、泽泻导热下行；生地黄、当归滋阴养肝。

加减　若下焦湿热不甚者，可减去车前子、泽泻。若肾阴虚明显者，加丹皮 5g、女贞子 10g、旱莲草 10g 以滋肾阴。若肝气郁甚，加白芍 10g、夏枯草 10g、川楝子 5g 以清肝解郁。若大便秘结者，加大黄 10g 以泻火通便。

本证还可选用当归龙荟丸，对肝胆火盛甚者效佳。

3．痰火郁结

证候　两耳蝉鸣，时轻时重，有时闭塞如聋，胸闷痰多，口苦，或胁痛，喜太息，耳下胀痛，二便不畅，舌红，苔薄黄而腻，脉弦滑。

证候分析　本证以痰火上壅，阻塞清窍为基本病机。素有痰火郁结，壅阻清窍，故耳鸣如蝉，时轻时重，重时耳闭如聋，或耳下胀痛；痰火郁滞，故胸闷痰多，胁痛，喜太息，口苦，二便不畅；苔黄腻，脉弦滑，为痰火之征。本证以耳鸣如蝉，重则耳聋，胸闷痰多，胁痛口苦为辨证要点。

治法　化痰清火。

代表方　黄连温胆汤。

黄连 5g　陈皮 5g　半夏 10g　茯苓 10g　竹茹 10g　枳实 5g　甘草 3g　水煎服。

黄连温胆汤具有理气化痰，清热和胃之功效。用于肝胃不和，痰热内扰之证。方中半夏燥湿化痰，降逆和胃；黄连、竹茹清化热痰，除烦止呕；枳实行气消痰，陈皮理气燥湿；茯苓健脾渗湿，甘草和胃。

加减　若痰火甚而胸闷心烦者，加焦山栀 10g、黄芩 10g 以清热。痰多者加胆南星 5g、海浮石 15g 以化痰。若痰热郁结甚者，加浙贝母 10g、花粉 10g 以清化热痰。若失眠重者，加远志 5g、枣仁 10g 以宁心安神。

本证若痰火郁结甚，大便干结者，可用礞石滚痰丸，乃专治实热顽痰之方，对形气壮实者用之效佳，但气虚体弱之人，不可轻用。

4. 瘀阻宗脉

证候　耳鸣或耳聋如塞，面色黧黑，耳流陈血，或见耵聍与陈血胶结，脉涩，舌质紫暗，或有瘀斑，苔薄。

证候分析　本证以经脉瘀阻，耳窍失利为基本病机。十二经脉均上络于耳，耳为宗脉之所系，瘀血内阻，或与耵聍胶结，阻塞耳道，则耳聋如塞；面色黧黑，脉涩，舌紫暗，或有瘀斑，均属瘀血之象。本证以耳鸣或耳聋如塞，面色黧黑，耳流陈血为辨证要点。

治法　通窍活血。

代表方　通窍活血汤。

赤芍 10g　桃仁 0g　川芎 10g　红花 10g　老葱 3 根切碎　大枣 7 枚　鲜姜 3 片　麝香0.15g　黄酒适量　水煎服。

通窍活血汤有活血化瘀通窍之功效，对瘀血阻窍之耳聋有效。方中桃仁、红花、赤芍、川芎活血祛瘀；老葱、麝香通窍。临床上往往见痰瘀互结，故在活血的同时，可加用浙贝、海藻、昆布等化痰软坚之品。

本证若为外感耳鸣、耳聋误治失治，日久导致脉络瘀阻，耳窍闭塞者，可用通气散加减进治。

(二) 虚证

1. 清气不升

证候　耳鸣、耳聋时轻时重，休息则轻，烦劳加重，面黄神疲，四肢困倦，食少便溏，舌淡红有齿痕，苔薄白腻，脉细弱。

证候分析　本证以脾胃虚弱，中气不足，清阳不升为基本病机。素体脾胃虚弱，或药物损害日久，中气不足，清阳不升，故耳鸣、耳聋；脾虚运迟，胃弱纳呆，故食少便溏，面黄神疲，四肢困倦；劳则耗气，故耳鸣、耳聋加重；苔薄白腻，脉细弱均为脾气虚弱之象。本证以耳鸣、耳聋，四肢困倦，食少便溏，劳则加重为辨证要点。

治法　益气升清。

代表方　益气聪明汤。

黄芪 10g　党参 10g　升麻 5g　葛根 10g　蔓荆子 10g　芍药 10g　黄柏 5g　炙甘草 3g
水煎服。

益气聪明汤有益气补中升清之功效。方中黄芪、党参补中益气，升麻、葛根升举清气；蔓荆子升清通窍；黄柏、芍药反佐和降，以清阴火。

加减　若兼肾气不足者，可加熟地黄 10g、山药 10g、菟丝子 10g、杜仲 10g 以补益肾气。若兼心气不足者，加五味子 3g、远志 5g、酸枣仁 10g、柏子仁 10g 以补心气。

本证亦可用补中益气汤。

2．肾精亏虚

证候　耳鸣或耳聋，伴头晕目眩，腰痠膝软，颧赤口干，手足心热，遗精，舌红，脉细弱或尺脉虚大。

证候分析　本证以肾精耗损，不能上充清窍为基本病机。肝肾不足，精血衰少，或因恣情纵欲，耗伤肾精，不能上充清窍，致耳鸣或耳聋；肾阴亏虚，虚火上扰，故头晕目眩，颧赤口干，手足心热；相火妄动，扰动精室，故遗精；肾亏精髓不足，故腰痠膝软；舌红，脉细弱，均为肾精不足之象。兼有阴虚火旺则尺脉虚大。因药物损害耳窍日久，又伴有肾精亏虚证候者，亦属此类。本证以耳鸣或耳聋，头晕目眩，腰痠膝软，手足心热为辨证要点。

治法　补肾益精。

代表方　耳聋左慈丸。

熟地黄 10g　山药 10g　茯苓 10g　丹皮 5g　泽泻 10g　山茱萸 10g　柴胡 3g　磁石 30g
水煎服。

耳聋左慈丸有补益肝肾，专治耳聋之功效。方中用六味地黄丸补肝肾；柴胡、磁石疏肝、镇肝以治耳鸣、耳聋。各药合用，具有补益肾精，滋阴潜阳的作用，对肾虚之耳鸣耳聋颇具效用。

加减　若肝阴不足明显者，加枸杞 10g、女贞子 10g、旱莲草 10g 以滋阴养肝。遗精频繁者，加金樱子 10g、五味子 3g，以补肾涩精。耳鸣耳聋较重者，可加服磁朱丸。若畏寒肢冷，舌淡，脉弱者，为肾阳虚，宜加杜仲 10g、补骨脂 10g、巴戟天 10g、葫芦巴 10g 以温补肾阳。

本证亦可用补肾丸益肾补气血。

耳鸣、耳聋的预后要视病因而异，风热耳聋，耳内流脓，偶可发展为痉病，则预后较差。暴聋若治疗及时、得当，预后较佳。久聋则多不易治愈。老年人出现耳鸣、耳聋，多属于生理性衰退之表现。耳鸣每可发展为耳聋。

四、单方验方

1．磁朱丸　摄纳浮阳，镇心明目。用于心肾不足引起的心悸怔忡，惊惕失眠，内障云翳，耳鸣耳聋，头晕目眩，视物朦胧。每次 6 ~ 9g，早晚空腹米汤送服。

2．大补阴丸　滋肾阴，降虚火，用于阴虚火旺，潮热盗汗，耳鸣耳聋。每次 9g，日 2 ~ 3 次，温开水送服。

3．补肾强身片　补肾强身，用于腰痠足软，头晕耳鸣，眼花心悸，阳痿遗精。每次 5 片，日 3 次，温开水送服。

4．全鹿丸　温壮肾阳，固精益气。用于肾阳亏损引起的精神衰惫，神志不安，头眩耳聋，遗精盗汗，面色萎黄，腰膝无力及妇女血亏，崩漏带下等。每次 1 丸，日 2 次，温开水送服。

5．核桃肉 3 只，五味子 7 粒，蜂蜜适量，于睡前嚼服，治肾虚耳鸣、耳聋。

6．全蝎去毒为末，酒服每次 3g，以耳中闻水声即效。治耳聋属风邪而致者。

【预防护理】

产生暴聋的主要原因有外邪侵袭、肝火上逆等，因此要注意适寒温，增强体质，预防风热之侵袭，以及怡神养性，和气少怒，以利暴聋的预防。若痰火素盛者，可常服化痰清火类药，若肝胆火旺者，宜服用清肝泻火之剂，可防耳鸣、耳聋的发生。产生久聋的重要原因是肾虚及中气不足，因此，避免劳倦，节制房事，对预防本病有重要意义。

对耳鸣、耳聋的护理，主要是禁止挖耳，保持耳道清洁，如游泳后要耳口向下单足跳跃，使耳内积水倒出。有耵聍患者，应清除耵聍后方可游泳，以防耵聍受潮湿后膨胀致耳闷、耳塞，听力下降。患感冒时应避免用力擤鼻，以防暴聋。避免在噪声和暴震条件下工作和生活，以防止噪声的损伤。潜水时或乘飞机时，应保持鼻道无感染，在起飞时并作吞咽动作，保证咽鼓管道通畅。对于耳鸣而不寐者，睡前用热水洗脚，可起引火归元的作用。对暴聋患者，应及时治疗，以防风动痉厥之变。在用对听神经有毒性的抗生素时，如发现耳鸣、耳聋，及时停药。烟酒过量亦可致中毒而引起耳鸣、耳聋，应劝其戒除，并应忌饮浓茶、咖啡、可可等有刺激性的饮料。对重度耳聋患者，要注意交通安全。

小　结

耳鸣、耳聋均是听觉异常的病证。自觉耳内鸣响，如蝉鸣如潮声者，称耳鸣；若听觉减退，甚至消失者，称耳聋。耳聋可由耳鸣发展而来。

本病的辨证要分新久虚实。一般暴鸣、暴聋多属实，久鸣、久聋多属虚。新病多因风热、痰火、肝胆郁热等引起。其脏真不亏，病在经络，鸣声虽暴，尚属实证。治用疏风、清热、开郁、宣窍、化痰，以宣开蒙闭，较易收效且疗程亦短。若久病则多因脾肾不足，脏气亏损，不能上奉清道，而致浊邪踞窍。其本元已伤，病深入脏，治当补肾益精或益气健脾，但往往缠绵不已，难图速效。

第七章　气血津液病证

　　气、血、津液都是构成人体的基本物质，是脏腑经络等组织器官进行生理活动的物质基础。

　　气主煦之，血主濡之，气为血之帅，血为气之母，气行则血行，气滞则血凝，气逆则血逆，气迫则血走。"气血冲和，万病不生，一有怫郁，诸病生焉。"若情志不畅，气机郁滞，可形成郁证。若气机突然逆乱，升降失常，可发生厥证。若瘀血停积，腹内结块可成积证。若气滞痰凝壅结颈前，又可形成瘿气。若气火亢盛，迫血妄行，或气虚不摄，血溢脉外，可导致血证。若气血阴阳亏虚，或气血痰湿壅遏引起发热，即称为内伤发热。若气血阴阳虚衰，脏腑久亏不复，又可形成虚劳。

　　津液是人体正常水液的总称。水液的运化输布排泄任何一个气化环节失常，都可以导致水液潴留。如泛溢肌肤，则形成水肿；水饮流于胁下，则形成悬饮；若阴阳失调，营卫不和，津液外泄，可引起汗证；若素体阴亏，或燥热内盛，津液亏耗，引起多饮、多食、多尿，则成消渴。

　　气之为病，当辨虚实。虚为气虚、气陷；实为气滞、气逆。血病辨证当辨清血虚、血瘀与出血。气血相互依存，相互资生，相互为用，因而气血有病常相互影响，引起气血同病。气血同病主要辨气滞血瘀、气虚血瘀、气血两虚、气不摄血及气随血脱之不同。津液为病主要辨津液不足和水液停聚的差异。

　　在治疗上气虚者治以益气、升提；实者治以理气、降逆。血病表现为出血者，以止血为首要，但应辨证求因，分别治火、治气、治血；血瘀者，以活血化瘀为总治则，但应根据不同病因，适当配合理气、散寒、清热、益气、温阳等法；血虚者，当以补血养血为治则，但应注意补气以生血。气血同病应治以理气和血、补气化瘀、补气养血、补气摄血，及益气固脱等法。津液不足者，以滋养阴液为原则，同时应注意配合清热、润燥等法。水液停蓄者，当根据不同病机予以发汗、利尿、攻逐、健脾、温肾等法。

　　气血津液常见的病证有：郁证、厥证、积证、瘿病、内伤发热、虚劳、血证、水肿、悬饮、汗证、消渴。亦可涉及癫狂、痫证、胃痛、胁痛、鼓胀、眩晕、中风等病证。

第一节　郁　　证

　　郁证是由于情志不舒，气机郁滞所引起的一类病证。临床主要表现为心情抑郁，情绪不宁，胸胁胀痛，或易怒善哭，以及咽中如有异物梗阻，失眠多疑等各种复杂多变症状。

　　本病多见于精神脆弱，情绪易激动，或抑郁寡欢之人。尤多见于青中年女性，平时多思多虑，或易怒易喜，往往因精神刺激，或精神紧张而导致情志波动，失其常度，引起情怀不畅，气机郁滞，气郁日久不解，由气及血，变生多端，可发生多种复杂症状，故朱丹溪有气郁、血郁、痰郁、湿郁、热郁、食郁等"六郁"之说。

西医学神经官能症中的神经衰弱、癔病，以及更年期综合征、忧郁症等疾患，凡出现郁证的临床表现时，均可参考本节辨证论治。

【病因病机】

郁证的发生，总不离乎七情。郁怒伤肝。肝主疏泄，喜条达而恶抑郁，由于谋虑不遂，愤懑恼怒等精神刺激，使肝失条达，气机不畅，而致肝气郁结，形成气郁。气郁日久，影响及血，血行不畅，瘀血阻滞，则致血郁。气郁日久，郁而化火，则成火郁。气郁津液运行不畅，凝聚成痰，则形成痰郁。诸郁日久，耗伤阴血，可由实转虚。

忧思伤脾。忧愁思虑不解，精神紧张，或长期伏案思索，致使脾气郁结，或肝郁乘脾犯胃，脾胃之运化、受纳功能受损，食积不消，则形成食郁；若不能运化水湿，水湿内停，则形成湿郁；若水湿内聚，凝为痰浊，则又成痰郁；久郁伤脾，饮食减少，气血生化乏源，则可导致心脾两虚。

情志伤心。由于所愿不遂，精神紧张，家庭不睦，遭遇不幸，忧愁悲哀过度等精神因素，损伤心气，耗伤心血，心失所养，神失所藏，即所谓忧郁伤神，而致心神不安，脏腑功能紊乱。

总之，郁证的发生，是因郁怒、思虑、悲哀、忧愁等七情之所伤，导致肝失疏泄，脾失运化，心神失养，脏腑阴阳气血失调而成。其基本病机为气机郁滞。初病常因气滞而夹血瘀、湿痰、食积、郁热，多属实证；久病则伤血耗气，由实转虚，导致心脾两亏、阴虚火旺等，多属虚证。郁证的发生，亦与体质因素有关，如脏气素虚，阴阳气血失调，平素性情抑郁寡欢之人，一遇精神刺激，则易发本病。

病因病机示意图：

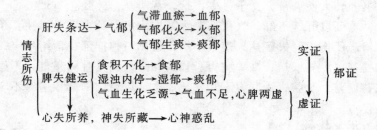

【辨证论治】

一、辨证要点

郁证首先须辨虚实。根据病史、症状，结合舌苔、脉象，抓住主要症状，有助于辨病识证。郁证初起一般多实，如气滞、血瘀、痰结、火郁等。病久，体质虚弱，饮食减少，有心神失养，或心肝阴虚证候者多虚。亦有虚实夹杂者，如肝气郁滞，兼夹心脾亏虚等。

二、鉴别诊断

郁证应与噎膈、癫狂相鉴别。

1．噎膈　郁证中痰气交阻所致的梅核气，有咽中如物梗塞不适之症状，和噎膈有类似之处，需加鉴别。噎膈主要为饮食吞咽受阻，逐渐加重，多发生于老年人；而梅核气为自觉咽中如有物梗阻，吐之不出，咽之不下，但进食并无妨碍。

2．癫狂　郁证中心神惑乱所致脏躁一证，有精神恍惚，悲伤欲哭，哭笑无常等表现，类似癫狂病证，二者应加鉴别。脏躁多发于中年妇女，在精神因素的刺激下呈间歇发作，不发作时一如常人，而癫狂多发于青壮年，男女发病率无显著差异，精神失常的症状极少自行缓解，可资鉴别。

三、分证论治

理气开郁是治疗郁证的基本原则。实证根据病情分别配以行血、化痰、利湿、清热、消食等法。正如《证治汇补·郁证》说："郁病虽多，皆因气不周流，法当顺气为先，升提为次，至于降火、化痰、消积，犹当分多少治之。"虚证则应根据损及的脏腑及气血阴阳亏虚的不同情况而补之，或补益心脾，或养心安神，或滋养肝肾等。对于虚实夹杂者，则又当视其虚实的轻重而治之。

除药物治疗外，精神治疗，心理疗法对郁证有极为重要的作用。古人云："心病还当心药医"，解除致病原因，正确对待和认识自己的疾病，增强治愈疾病的信心，可以促进本病的好转乃至痊愈。

（一）实证

1．肝气郁结

证候　精神抑郁，情绪不宁，善太息，胸部满闷，胁肋胀痛，痛无定处，脘闷嗳气，不思饮食，或伴呕吐，大便失常，女子月事不行，苔薄腻，脉弦。

证候分析　本证以肝气不舒，气机郁滞为基本病机。肝主疏泄，性喜条达，其经脉布于胸胁，贯膈。情志所伤，肝失条达，气机不畅，故见精神抑郁，情绪不宁，胸闷太息，胁肋胀痛，痛无定处等。肝气郁结，乘脾犯胃，胃失和降，则见脘闷嗳气，不思饮食，呕吐，大便不调等症。苔薄腻，脉弦，为肝胃不和之象。本证以精神抑郁，情绪不宁，胸闷太息，胁肋胀痛为辨证要点。

治法　疏肝理气解郁。

代表方　柴胡疏肝散。

柴胡5g　枳壳5g　陈皮5g　香附5g　白芍10g　川芎5g　甘草3g　水煎服。

柴胡疏肝散为疏肝理气的代表方剂。方中柴胡、香附、枳壳、陈皮疏肝解郁，理气畅中。白芍、甘草、川芎柔肝活血，缓急止痛。

加减　胁肋胀满疼痛较甚者，加郁金10g、青皮10g、玄胡10g，以加强疏肝理气止痛之功。嗳气频作，胸脘不畅，或呕吐者，酌加旋覆花10g、代赭石20g、清半夏10g，以平肝降逆和胃。兼有食滞腹胀者，可加炒神曲10g、炒麦芽10g、焦山楂10g、鸡内金10g，以消食化滞。在服汤药的同时，亦可常服越鞠丸，以解六郁。

若气郁日久化火，性情急躁易怒，口干苦，舌质红，苔黄，脉弦数。应选用丹栀逍遥散加减，以清肝泻火，解郁和胃。

2．气滞血瘀

证候　精神抑郁，性情急躁，头痛，失眠，健忘，胸胁刺痛，或身体某部有发冷或发热感，妇女月事不行。舌质紫暗，或有瘀斑，瘀点，脉弦涩。

证候分析　本证以气机不畅，血行郁滞为基本病机。情志不舒，气机郁滞不畅，故精神抑郁，性情急躁。气病及血，血行郁滞，瘀阻不通，故头痛，胸胁刺痛。血行不畅，心神失养，故失眠健忘。瘀血阻滞于身体某部，局部失于温煦则发冷，而瘀阻化热则自觉局部发热。舌质紫暗，或有瘀点瘀斑，脉弦涩，均为血行瘀滞之象。本证以精神抑郁，头痛，胸胁刺痛，痛有定处，舌质暗紫为辨证要点。

治法　理气解郁，活血化瘀。

代表方　血郁汤。

香附 5g　丹皮 5g　苏木 5g　赤芍 5g　炮山甲 10g　山楂 10g　桃仁 10g　降香 5g　通草 3g　红花 6g　麦芽 12g　水煎服。

血郁汤专为郁证之血行郁滞而设。方中香附、降香疏肝理气活血，桃仁、赤芍、红花、苏木、穿山甲活血化瘀，通络止痛，配丹皮清肝泻热，山楂、麦芽活血疏肝消食，通草通气利湿，引热下行。

加减　气滞较著，加柴胡 10g、青皮 6g，以加强疏肝理气解郁之功。头痛较剧，加川芎 15g 以活血定痛。

本证亦可选用血府逐瘀汤、膈下逐瘀汤等。

3．痰气郁结

证候　抑郁寡欢，胸闷窒塞，咽中不适，如有物梗阻，咯之不出，咽之不下，或兼胁痛，苔白腻，脉弦滑。

证候分析　本证以肝郁乘脾，痰气交阻为基本病机。情志不畅，肝郁乘脾，脾失健运，聚湿生痰，或气滞津停，凝聚成痰，气滞痰郁交阻于胸膈之上，故抑郁寡欢，胸中窒闷，咽中如有物梗阻，咯之不出，咽之不下。苔白腻，脉弦滑，为痰气夹杂之象。本证以胸中窒闷，咽中不适，如有物梗阻，咯之不出，咽之不下为辨证要点。《医宗金鉴·诸气治法》将本证称为"梅核气"。

治法　行气开郁，化痰散结。

代表方　半夏厚朴汤。

法半夏 10g　厚朴 5g　茯苓 10g　紫苏 10g　生姜 6g　水煎服。

半夏厚朴汤为行气开郁，降逆化痰之剂。方中厚朴、紫苏理气宽胸，开郁畅中，半夏、茯苓、生姜化痰散结，和胃降逆。

加减　湿阻气滞，胸闷嗳气，苔厚腻者，加香附 12g、苍术 10g、佛手 12g 理气除湿。痰郁化热，口苦而干，心烦急躁，舌红苔黄者，加黄芩 10g、黄连 10g、全瓜蒌 15g、竹茹 10g 清热化痰。病久入络有瘀血征象，舌质暗紫，或有瘀点、瘀斑，加桃仁 10g、赤芍 12g、郁金 10g 活血化瘀。

痰郁化热，亦可选用黄连温胆汤加黄芩、贝母、瓜蒌皮之类以治之。

（二）虚证

1. 心阴亏虚

证候 心悸，健忘，失眠，多梦，口咽干燥，五心烦热，或有盗汗，舌红少津，脉细数。

证候分析 本证以心阴亏虚，心神失养为基本病机。情志过极或思虑太过，心阴耗伤，心失所养，故心悸，健忘。神不守舍，则失眠多梦。心阴不足，虚热内生，故口咽干燥，五心烦热，盗汗等。舌红少津，脉细数，均为阴虚有内热之象。本证以心悸不安，失眠多梦，五心烦热为辨证要点。

治法 滋阴养血，宁心安神。

代表方 天王补心丹。

生地黄 10g 天冬 5g 麦冬 5g 玄参 10g 太子参 10g 茯苓 10g 五味子 5g 当归 10g 柏子仁 10g 炒枣仁 10g 远志 5g 丹参 10g 桔梗 3g 朱砂 1g（冲）水煎服。

天王补心丹是滋阴养血安神的代表方剂。方中地黄、天冬、麦冬、玄参滋补心阴，当归、丹参补血养心，太子参、茯苓益心气安心神，配柏子仁、酸枣仁、远志、五味子宁心安神，收敛心气，桔梗载药上行，朱砂入心安神。

加减 心火偏旺者，加黄连 6g、栀子 10g 清心除烦；盗汗者，加煅牡蛎 20g、浮小麦 30g 固涩敛汗。

2. 心脾两虚

证候 多思善疑，心悸胆怯，失眠健忘，头晕神疲，面色不华，食欲不振，舌质淡，苔薄白，脉细弱。

证候分析 本证以心脾亏虚，心失所养为基本病机。忧愁思虑过度，久则损伤心脾，气血生化不足，心神失养，故心悸胆怯，失眠健忘。脾失健运，气血不充，故见纳差，头晕，神疲，面色不华，舌淡，脉细弱等症。本证以多思善疑，心悸胆怯，头晕神疲，失眠纳呆为辨证要点。

治法 健脾养心，益气补血。

代表方 归脾汤。

黄芪 10g 党参 10g 白术 10g 茯苓 10g 当归 10g 龙眼肉 12g 炒枣仁 10g 远志 5g 木香 5g 炙甘草 3g 水煎服。

归脾汤是益气健脾，补气生血的代表方。方中党参、白术、茯苓、甘草益气健脾，脾强胃健，气血自生。当归、黄芪补气生血，配枣仁、远志、龙眼肉补心养血，安神定志。木香理气醒脾，使之补而不滞。

加减 心胸郁闷，精神不舒者，加郁金 10g、合欢花 10g 以理气开郁；头痛者，加川芎 10g 以活血定痛。

气血两虚，少气懒言，自汗，心悸，失眠，面色萎黄者，可选用人参养荣丸等。

3. 肝阴亏虚

证候 郁证日久，眩晕耳鸣，两目干涩，面时烘热，或头痛且胀，急躁易怒，或肢体麻木，筋惕肉瞤，舌质干红，脉弦细或数。

证候分析　本证以肝阴不足，肝阳上扰为基本病机。郁证日久，耗伤肝阴，肝阴不足，肝阳偏旺，肝火上升，上扰清空，故眩晕耳鸣，头胀痛，面时烘热，急躁易怒。肝血阴精不能上注于目，目失濡养，故目干畏光，视物昏花。肝主筋，筋脉失于濡养则肢体麻木，筋惕肉瞤。舌干红，脉弦细数，为阴虚肝旺之象。本证以眩晕耳鸣，两目干涩，头胀痛，急躁为辨证要点。

治法　滋养阴精，补益肝肾。

代表方　杞菊地黄丸。

熟地 10g　枸杞 10g　山药 10g　山萸肉 10g　菊花 10g　丹皮 5g　茯苓 10g　泽泻 10g　水煎服。

杞菊地黄丸为滋补肝肾，清热明目之剂。方中熟地、枸杞、山药、山萸肉滋肾养肝，菊花、丹皮清肝明目，配茯苓、泽泻益脾渗湿，滋而不腻。

加减　头胀痛，面时烘热，筋惕肉瞤较著者，加珍珠母 15g、磁石 15g，或加生石决明 15g 以平肝潜阳。虚热较甚，出现低热，五心烦热，加麦冬 10g、知母 10g、白薇 10g 以清虚热。月经不调者，加香附 5g、泽兰 12g、益母草 15g 以理气开郁，活血调经。

肝肾阴亏，又有肝郁化火之象，口苦而干，性情急躁易怒，舌红苔黄者，可选用滋水清肝饮。

4. 心神惑乱

证候　精神恍惚，心神不宁，悲忧善哭，喜怒无常，多疑易惊，或时时欠伸，或手舞足蹈，或骂詈号叫等，舌质淡，苔薄白，脉弦细。

证候分析　本证以忧郁伤神，心神惑乱为基本病机。忧郁不解，肝脾气结，心气耗伤，营血暗亏，不能奉养心神，以致心神失养，故见精神恍惚，心神不宁，多疑易惊。心神惑乱则悲忧喜哭，喜怒无常，手舞足蹈，或骂詈号叫。此种证候多见于女性，常因精神刺激而诱发，临床表现多种多样，但同一患者每次发作多为同样几种症状表现的复复。此即《金匮要略》所谓的"脏躁"证。本证以精神恍惚，心神不宁，悲忧善哭，喜怒无常为辨证要点。

治法　养心安神。

代表方　甘麦大枣汤合百合知母汤。

甘草 15g　小麦 30g　大枣 10 枚　百合 30g　知母 10g　水煎服。

甘麦大枣汤具有养心安神，甘润缓急之效。百合知母汤具有润肺清心，养阴除烦之功。二方合用其效更佳。方中甘草甘润缓急；小麦补益心气，大枣益脾养血以安心神；百合润肺清心，益气安神；知母养阴清热，除烦止渴。

加减　可加茯苓 12g、炒枣仁 15g、柏子仁 12g 以增强养心安神之功，加白芍 15g，配甘草加强甘润缓急之力；加合欢花 10g 以疏肝解郁。若血虚生风，手足抽搐痉挛者，加当归 10g、钩藤 15g、牡蛎 15g 以养血平肝熄风。

郁证一般预后良好。病程较短，情志因素得以解除者，通常可以治愈。情志因素难以解除，受到精神刺激，病情常有反复或波动，易使病程延长，六郁症状杂见，往往由实转虚。倘经久不愈，痰气久郁，或痰郁化火，均可扰乱心神或蒙闭心窍，进一步可发展成癫狂。

四、单方验方

1．加味百合地黄汤　百合 30g　炒枣仁 30g　生地 15g　竹茹 15g　远志 9g　茯苓 9g　龙骨 9g　郁金 9g　知母 12g　甘草 6g。治疗癔病（脏躁病）。

2．宁神灵　柴胡 20g　黄芩 15g　半夏 15g　生龙骨 20g　生牡蛎 20g　大黄 7.5g　生甘草 10g　桂枝 15g。治疗神经官能症（郁证）。服药 1～3 个月。

3．补脑汤　制黄精 30g　生玉竹 30g　决明子 9g　川芎 3g。水煎服，日一剂。治疗神经衰弱属气阴虚者。

4．更年康（刺五加、鹿茸、五味子等）　早晚各服一次，每次 3 片。治男女更年期出现的各种症状，如头晕，失眠多梦，心悸，情绪不安等。

【预防护理】

经常参加体育锻炼，增强体质；正确对待各种事物，保持乐观情绪，在逆境情况下，要善于自我排解，避免忧思郁虑。防止情志内伤是预防郁证的根本措施。

医护人员应用诚恳、关怀、耐心、热情的态度，以取得患者的充分信任，掌握病人的思想动态、心理障碍，多做诱导、说服、鼓励工作，解除病人的思想负担，并注意保护性的医疗措施，以促进郁证的完全治愈。

小　结

郁证是由于情志不畅，气机郁滞所引起的一类病证。病因主要是七情内伤。其病机变化与肝、脾、心有密切关系，气机郁滞为基本病机。郁证初病多实，以六郁见证为主，日久耗伤气血，由实转虚，引起心脾肝气血阴精亏损而成虚证。临床上虚实互见者亦较多见。

郁证的治疗原则是理气开郁，但应注意理气药多为香燥之品，气郁化火，病久阴血耗伤，自当慎用。而香橼、佛手等药，其性和平，理气而不伤阴，无论新恙久病，均可选用。

郁证的精神治疗亦极为重要，《临证指南医案》指出"郁症全在病者能移情易性"。医者要善于说服引导，使患者怡神悦志，则病可逐日向愈。

第二节　厥　证

厥证是以突然昏倒，不省人事，或伴有四肢厥冷为主要临床表现的一种病证。发病后一般在短时间内即可苏醒，醒后无偏瘫、失语和口眼㖞斜等后遗症，但特别严重的，则昏厥时间较长，甚至一厥不复而导致死亡。

中医文献对本病的论述颇多，而且涉及的范围也相当广泛。《内经》对昏厥和肢厥都有描述，《伤寒论》则侧重肢厥，温病则突出肝厥神昏。本节讨论以突然昏倒，不省人事为主症的厥证。

由于厥证的病因多端，分类亦较多，有气、血、痰、食、暑、尸、酒、蛔、色、秽恶等厥。根据临床常见证候，本节主要论述气厥，血厥、痰厥三类厥证。夏令酷暑季节，卒中暑热之暑厥，属于中暑、暑温范围。因蛔虫扰于肠胃，扭结成团，或窜入胆道，突然腹痛，痛剧而厥者，称为蛔厥，参见虫证篇。对于因暴饮暴食，食填胸脘，气机壅滞所致的食厥；因犯秽浊不正之气所致的秽恶厥；因男女同房，纵欲竭精所致的色厥等，由于临床少见，故不予讨论。

西医学中的癔病性昏迷，高血压脑病，脑血管痉挛，低血糖昏迷，出血性及心源性休克等出现厥证表现者，均可参照本节辨证论治。

【病因病机】

厥证主要是由于气机突然逆乱，升降失常，气血阴阳不相顺接所致。人身阴阳气血，宜和不宜偏，若气血运行突然失常，阴阳平衡失调，则必致气机逆乱，升降乖戾，当升者不得升，当降者不得降，气血阴阳不相顺接，神明失用，易致卒厥之变。

气逆于上或气陷于下皆可发生气厥。气逆于上多因情志刺激过甚所致。七情内伤，恼怒惊骇，怒则气上，惊则气乱，肝郁气逆，壅塞心胸，郁闭神机，遂致卒厥无知。气陷于下多因元气素弱所致。由于体质素虚，元气不足，每因疲劳过度、睡眠不足，或卒遇悲恐而发。因劳则伤气，恐则气下，气虚下陷，清阳不升，脑海空虚，则突然眩晕昏仆。

血菀于上或血脱于下皆可引起血厥。血菀于上多因肝阳素旺，骤逢恼怒，肝气上逆，血随气升，气血上壅，清窍被蒙，致卒然昏倒，不省人事。或因瘀血内生，瘀阻于上，气血不相顺接，使人发厥。血脱于下多由产后，或妇女经期出血过多，或其他疾病大量出血，气随血脱，气血衰亡不能上奉于脑，而突然晕厥。

痰厥多见于痰湿素盛之人，或因嗜食酒酪肥甘，脾胃受伤，运化失健，聚湿生痰，痰阻气机，日积月累，痰愈多则气愈阻，气愈滞则痰更甚，如痰浊一时上壅，或咳喘气逆，或恼怒气逆，痰随气升，上蒙清窍，而致卒然昏厥。

从上可知，厥证的病因虽各有不同，但多与精神因素有关，与心肝的关系最为密切。大凡气盛有余者，气逆上冲（有升无降），血随气升，或痰随气逆，壅塞于上，以致清窍暂闭，发生厥之实证。气虚不足者，清阳不升，气陷于下，血不上达，以致神明失养，眩晕昏仆，发生厥之虚证。二者性质不同，应严格区分。如昏厥时间延长，病情进一步发展，可出现阴阳离决，由厥致脱，一厥不复之变。

病因病机示意图：

情志过极〔恼怒/惊骇〕气逆上冲〔挟血/挟痰〕蒙闭清窍——实证｜气机逆乱/升降失常/气血阴阳/不相顺接｝厥证

体虚不足〔饥饿疲劳/陡遇恐吓/失血过多〕气陷于下，神明失养——虚证

【辨证论治】

一、辨证要点

厥证首当辨其虚实，这是辨治本证之关键。实证表现为牙关紧闭，两手握固，四肢拘急或僵直，气壅息粗，或喉有痰声，脉多沉实或沉伏。虚证多表现为张口自汗，气息微弱，两手撒开，面色苍白，肤冷肢凉，脉微细无力。

厥证的发生，常有明显的诱因，这对辨证亦有很重要的意义。如气厥实证与精神刺激密切相关，且多形体壮实；气厥虚证，多平素体质虚弱，厥前有过度疲劳、睡眠不足、饥饿受寒等诱因。血厥实证多见于中年以上的病人，常有烦劳郁怒等诱因，发作时形如中风，但经抢救很快神清恢复，不留失语偏瘫等后遗症，这类厥证在发病时很难确诊，须经治疗观察后方可明确诊断；血厥虚证则与失血有关，常发生在急性大量出血、月经过多或产后，若患者在大便后突然晕厥，且大便色黑而亮，多系内脏出血所致。痰厥好发于恣食肥甘，体丰湿盛之人，亦与精神刺激有关，老年痰喘患者亦多有此证，痰阻气道，厥而喉中痰涌有声，呼吸急促，面唇青紫。

二、鉴别诊断

厥证应与痫证、中风相鉴别。三者皆有突然昏仆，不省人事之特征，其不同点在：

1. 痫证　痫证是一种发作性的神志异常疾患，昏迷时四肢抽搐，两目上视，多吐涎沫，或发出异常叫声，醒后如常人。以往多有类似发作病史，或有家族史。

2. 中风　中风多见于中老年人。发生时常伴有口眼歪斜，半身不遂等，清醒后有喝僻不遂等后遗症。而厥证无后遗症，这是二者的主要鉴别点。

三、分证论治

厥证属急证，治疗当遵"急则治其标，缓则治其本"的原则。昏厥时应采取快速、简便、有效的急救措施，尽快促其苏醒。实证可用嗜鼻散取嚏，针刺人中、十宣等穴，以开窍醒神。虚证亟用针刺人中，艾灸神阙、百会等穴，或用生脉液静脉注射，或急用独参汤、参附汤等灌服，以益气固脱。紧接复苏措施后，辨证论治以治其本。

（一）气厥

1. 实证

证候　突然昏倒，不省人事，口噤握拳，呼吸气粗，或伴四肢厥冷，舌苔薄白，脉伏或沉弦。

证候分析　本证以大怒伤肝，肝郁气逆，阻闭清窍为基本病机。由于恼怒等情志刺激过甚，致肝气不舒，气机上逆，壅塞心胸，蒙闭清窍，故突然昏仆，不省人事，口噤握拳。肝气上逆，壅塞气机，肺失宣降，故胸闷气塞，呼吸粗急。阳气被郁，不能达于四末，故可见四肢逆冷。气闭于内，卒然昏倒时，则见脉沉伏，当气机渐顺，神志转清后，因肝郁未畅，故脉见沉弦。本证以口噤握拳，呼吸气粗，脉伏为辨证要点。

治法　降气开郁醒神。

代表方　五磨饮子。

沉香粉 3g（冲服）　乌药 6g　枳实 10g　木香 6g　槟榔 10g　轻煎顿服。

五磨饮子功擅下气降逆，开闭解郁，用于气厥实证颇为合机。高者抑之，气逆降之，方中沉香、乌药降逆疏肝；枳实、木香宽中下气解郁；槟榔可泻胸中至高之气，使之下行，配木香则调气力强，配沉香则降气力雄。

加减　肝阳偏亢，头晕头痛者，加生石决明 20g、磁石 20g 以平肝潜阳。痰声辘辘，痰火盛者，加胆南星 10g、鲜竹沥汁 10 毫升涤痰清热。

醒后时时啼哭，哭笑无常，睡眠不宁者，可选用丹栀逍遥散合酸枣仁汤。气厥兼痰者，也可选用四七汤。本证反复发作者，平时可常服越鞠丸、逍遥散之类以疏肝解郁，防止反复。

2．虚证

证候　眩晕昏仆，面色苍白，呼吸微弱，汗出肢冷，舌质淡，苔少，脉沉微。

证候分析　本证以气虚下陷，清阳不升为基本病机。元气素虚，加之疲劳过度或悲恐等诱因，一时气机不相顺接，气陷于下，脑海失养，故卒然头晕仆倒，面色苍白，气息低弱。阳气虚衰，卫外不固，则汗出肢冷。舌淡苔少，脉沉微弱，皆为气虚之征。本证以面色苍白，汗出肢冷，息弱脉微为辨证要点。

治法　益气升提，回阳固脱。

代表方　参附汤。

红参 15g　附子 12g　急煎灌服。

参附汤为益气回阳固脱的重要方剂。方中人参大补元气，附子回阳救逆，二药合用，益气回阳之功卓著，对于元气大亏，气虚汗出不止，阳气亡脱而致厥者，用之最为相宜。

加减　加黄芪 30g、升麻 3g 以益气升提，升阳举陷，其效更佳。若汗出不止或大汗淋漓，加龙骨 20g、牡蛎 20g、五味子 10g 以固涩止汗。

本证亦可选用四味回阳饮加减。若苏醒后心悸不宁，纳谷不香者，可选用归脾汤。有反复发作倾向者，平时常服香砂六君子丸合甘麦大枣汤。

（二）血厥

1．实证

证候　平素头晕头痛，突受精神刺激而卒然昏倒，不省人事，牙关紧闭，面赤唇紫，舌质黯红，脉沉弦有力或涩。

证候分析　本证以肝气上逆，气迫血升，血菀于上，阻闭神明为基本病机。由于平素肝旺，暴怒伤肝，肝气上逆，血随气升，气血壅塞于上，蒙闭神明，故卒然昏倒，不省人事，牙关紧闭，面赤唇紫。舌质黯红，脉沉弦有力，皆气逆血菀于上之象。本证以面赤唇紫，舌质暗红，脉沉弦有力为辨证要点。

治法　平肝降逆，活血化瘀。

代表方　镇肝熄风汤。

怀牛膝 15g　代赭石 30g　生龙骨 20g　生牡蛎 20g　生龟板 20g　生杭芍 15g　玄参 15g

天冬 15g　川楝子 10g　生麦芽 10g　茵陈 10g　甘草 3g　急煎，顿服。

镇肝熄风汤亦是镇肝降逆，引血下行的代表方。方中重用牛膝引血下行，代赭石降气镇逆，俾气降血返，自然神清；配龙骨、牡蛎、龟板、玄参、杭芍、天冬潜阳降逆，养肝熄风，以加强镇潜之力；用茵陈、川楝子、麦芽清泄肝热，条达肝气，有利肝气之平降；用甘草调和诸药。

加减　本方降逆潜镇之力颇雄，而活血顺气之力不足，故应加赤芍 20g、当归 20g、枳实 12g 以化瘀降气。肝火盛者，加龙胆草 12g、栀子 12g 以清肝泻火。

肝气肝阳平复而因瘀血瘀塞心窍致厥者，可选用通瘀煎治瘀理气。若苏醒后肝阳未平，眩晕头痛，耳鸣目胀，心悸失眠，可选用建瓴汤。

2．虚证

证候　突然昏厥，面色苍白，口唇淡白无华，目陷口张，自汗肤冷，四肢震颤，气息低微，舌淡白，脉细数无力或脉芤。

证候分析　本证以大量失血，血不上承，脑海骤然失养为基本病机。由于失血过多，气随血脱，气血不能上充于脑，故突然晕厥，面色苍白，口唇无华。营阴内衰，正气不固，故目陷口张，自汗肤冷，气息微弱。血不荣筋，故四肢震颤。舌淡，脉细数无力或芤，皆为阴血耗伤之征。本证以失血之后晕厥，面唇苍白，呼吸微弱，舌淡脉芤为辨证要点。

治法　益气养血固脱。

代表方　独参汤。

红参 20g　浓煎，频频灌服。

独参汤是救治血脱脉微的代表方。有形之血不能速生，无形之气所当急固，单用重用一味人参，是取其效专力宏，益气固脱，扶阳救阴，使体内生机复振，厥回神苏。有条件时，立即输血为最佳救治之法。

加减　出血不止，加三七粉 3g、仙鹤草 30g 以止血，或参考"血证"辨治。若汗出过多，手足逆冷，加附子 10g、炮姜 10g 以回阳救逆。

症情稍缓后，可继用人参养荣汤等补养气血。

（三）痰厥

证候　突然昏厥，喉有痰声，或呕吐涎沫，胸膈满闷如塞，呼吸气粗，或因咳喘痰涌气窒，面唇青紫，舌苔白腻，脉伏或沉滑或弦滑。

证候分析　本证以痰浊素盛，痰随气升，痰阻气道，清窍被蒙为基本病机。由于平素多湿多痰，复因恼怒，肝气上逆，痰随气升上闭神明；或因咳喘气逆，痰随气升，壅阻气机，清窍为之闭塞，遂致突然昏厥。痰阻气道，痰气相击，故喉中痰鸣，或呕吐涎沫。痰浊阻滞，呼吸不畅，故胸闷气粗，面唇发紫。苔白腻，脉伏或沉滑、弦滑，均为痰气内阻之征。本证以喉有痰声，呕吐涎沫，苔腻脉滑，或咳喘之后突发晕厥为辨证要点。

治法　降气豁痰，开闭醒神。

代表方　三子养亲汤合导痰汤

苏子 10g、白芥子 10g、炒莱菔子 10g　枳实 10g　清半夏 10g　陈皮 10g　茯苓 10g　胆南星 5g　甘草 3g　急煎，顿服。

三子养亲汤为降气化痰之剂，导痰汤是豁痰行气的代表方，二方合用降逆顺气豁痰之力更强。方中苏子、白芥子、莱菔子、枳实为降逆化痰之要药，对痰气上壅者，用之最宜；配半夏、胆南星、陈皮燥湿化痰，降逆顺气止呕；茯苓健脾渗湿且可安神；甘草和中补土。

加减　痰郁化热，口干，舌苔黄腻，脉滑数者，加黄芩10g、栀子12g、全瓜蒌15g、天竺黄15g以清热化痰。肝气郁滞，胸闷如窒，加沉香末2g、郁金10g、青皮10g以降气开郁。

痰火盛，口干口臭，大便秘结，舌苔黄腻，脉弦滑有力而数，宜选礞石滚痰丸，清火豁痰通腑。昏厥时，痰在膈上者，急用盐汤探吐。

厥证之预后，取决于证情轻重、抢救是否得当及时及正气之回复情况等。厥之轻者，发病后呼吸比较平稳，脉象有根，正气可自然来复，不治自愈。厥之重者，只要急救及时得法，大多正气来复，厥回神苏，预后良好。若厥逆时间较长，治疗失当，延误时机，厥而难复，预后不良。厥之特别严重者，呼吸微弱不续，久久一息，甚则鼻中无气，说明肺气已绝；或见怪脉，如屋之漏、虾之游，或寸口、人迎、趺阳之脉全无，说明心气已绝；或手冷过肘，足冷过膝，唇口指甲青黑者，说明肾气已绝。凡此阴阳气血相失，进而阴阳离决，病情危重，虽经大力抢救，也可一厥不复，预后极坏。

气厥实证重者，气迫血升，可转化为血厥。血厥实证重者，可发展为中风。临床应高度重视其变化，不可大意。

四、单方验方

1．生半夏末或皂荚末，取少许吹入鼻中取嚏。用于气厥、痰厥实证，有通窍醒神之功。
2．羚羊角粉3g吞服（便秘者可用大黄粉3～5g吞服）。用于血厥实证。
3．将烧红之炭块置于器皿中，将食醋浇其上，气味遂大出，使患者嗅之，以治厥证，可以醒神开窍。
4．白金丸1丸，研细末，调莱菔汁灌服。治疗痰厥。
5．用鲜竹沥汁（少加姜汁）频服。治疗痰厥神昏。
6．生脉饮口服液10～20毫升。治疗气厥虚证。

【预防护理】

避免强烈的精神刺激，保持精神舒畅，是预防厥证的根本措施。七情不畅或感情容易激动者，平时宜常服逍遥丸之类以调整脏腑功能，舒畅气机。气血虚弱者，应避免疲劳、饥饿，保持充足的睡眠。饮食有节，劳逸适宜，对预防厥证亦有重要意义。

一旦发生本证，应使患者平卧，不宜妄加搬动。若患者有痰应立即祛痰，保持气道通畅，防止窒息。在抢救过程中或苏醒后，应保持环境安静，勿惊惶失措，议论纷纷，影响患者情绪，苏醒后不宜马上起床，以防复厥。

小　结

厥证以一时性昏仆为特征，有的患者可伴有四肢不温或四末逆冷，苏醒后无后遗症。

厥证在临床上虽有多种，但较常见者有气厥、血厥、痰厥三类。病因无不和情志刺激有关。主要病机乃是气机突然逆乱，升降失常，气血阴阳不相顺接。但气血逆乱又有虚实之分，气血上逆者，当降气和血，急救时一般先予针刺或取嚏，以开闭醒神；气血下脱者，当益气固脱，急用独参汤，以接续真元。痰厥者又当豁痰降气，使气道通畅。各型之间虽各有特点，但在病因病机、体质诸多方面亦有内在的联系。临床应互相参酌，方能提高疗效。

第三节 水 肿

水肿是指三焦气化功能失常，导致水液潴留体内，泛溢肌肤，引起眼睑、头面、四肢、腹背，甚至全身浮肿的一种病证。

水肿初起，或从眼睑开始，继则延及头面、四肢、腹背，以至全身；或从下肢（足部）开始，然后渐及全身。如病势严重，还可引起腹水、胸水，出现腹满胸闷，气喘不能平卧，甚至恶心呕吐，口泛尿味等危重证候。

西医学中的肾性水肿，心性水肿，营养不良性水肿，功能性水肿，以及内分泌失调引起的水肿，均可参照本节辨证论治。至于肝性水肿，是以腹水为特征，属鼓胀范围，与水肿有别，但肿与胀往往可以互见，故亦当与本节互参。

【病因病机】

形成水肿的原因有内、外两个方面。外因主要是风邪（风寒、风热、风湿）和湿邪（寒湿、湿热、湿毒）；内因主要是饮食不节，劳欲体虚，导致全身气化功能障碍。

风寒或风热之邪侵袭人体，内舍于肺，肺失宣降，不能通调水道，下输膀胱，以致风遏水阻，风水相搏，泛溢肌肤，而成水肿。

风热湿毒浸淫肌肤，或疮毒痈疡未能及时清解消透，内侵脾肺，导致水液代谢受阻，溢于肌肤，发为水肿。

居处卑湿，涉水冒雨，水湿浸渍，困遏于脾，失其健运，水湿停留，泛溢肌肤，而成水肿，如湿郁化热，脾胃升降失常，三焦为之壅滞，水道不通，亦发水肿。

暴饮暴食，饮酒无制，或食生冷太过，损伤脾胃；或饮食失于调节，营养不良，脾气虚弱，以致脾阳不振，运化失司，水湿内生，泛溢肌肤发为水肿。

劳倦过度，纵欲无节，或久病体虚，以致脾肾两虚。肾阳衰弱，不能化气行水，膀胱气化失常，开合不利，水邪停留，形成水肿。

心系疾患日久不愈，耗伤心气，损伤心阳以致心之阳气虚弱，不能帅血帅水运行、化气行水，水邪泛滥，或瘀阻水停而成水肿。

由上可知，水肿发生的病机，主要是肺、脾、肾三脏及心的气化功能失常，肺失通调水道，脾失转输运化，肾失蒸化开合，及心阳气虚衰，导致水液代谢障碍，水湿潴留，形成水肿。脏腑之间又相互联系，相互影响。如肾虚水泛，上逆于肺，则肺气不降，失其通调水道之职，使肾气更虚，水邪更盛。若脾虚不能制水，水湿壅盛，必损其阳，久则肾阳亦衰；肾阳虚衰不能温养脾土，脾肾俱虚，可使水肿更加严重。心之阳气虚衰影响到脾阳、肾阳，使脾失转输，肾失开合，更加重水邪为患，一旦肾阳虚衰，水邪凌心，又可加重心病。然水肿为患，其根本在肾，肾为水脏，主气化，是调节水液的重要脏器。故历代医家皆重乎肾，如清代医家喻嘉言指出水肿病"其权尤重于肾"。

此外，水肿日久，气化不行，必然要影响到血液的运行，血行不畅，久而必瘀；经隧不利，瘀阻水停，水瘀互结，每致水肿顽固难愈。

病因病机示意图：

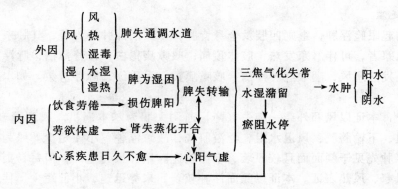

【辨证论治】

一、辨证要点

水肿辨证，以阴阳为纲，故首先应辨别阳水、阴水两大类。阳水多由外邪引起，病在肺脾，起病较速，病程较短，水肿自上而下，多从颜面部开始，而后及于全身，以上半身肿较著，按之凹陷，恢复较易，属表属热属实。阴水多由内伤脾肾及心引起，或由阳水转化而来，起病势缓，病程较长，水肿以下半身较著，按之凹陷，恢复较慢，属里属寒属虚。但阴水、阳水并非一常不变，是可以互相转化的，如阳水久延不退，或屡经反复，正气日衰，脾肾之阳损伤，可转为阴水；若阴水复感外邪，可致水肿突然增剧，形成本虚标实之证。

其次在辨别阳水、阴水的基础上，结合脏腑见症，辨别属何脏何腑。如兼有表证或咳嗽气喘等症属肺；如兼有腹胀便溏等症属脾；若兼腰酸冷重等症属肾；若兼心悸怔忡等症属心。另外还要注意水肿久延不退，是否兼有血瘀。

二、鉴别诊断

本病需与鼓胀相鉴别。鼓胀以单腹胀大，腹皮青筋暴露为特征，头面四肢一般不肿，晚期可见下肢浮肿或颜面虚浮，主要是肝脾肾三脏受病。而水肿则是肺脾肾及心脏功能失调所致，水肿先从颜面或下肢开始，然后继及全身，严重者可引起腹水、胸水，一般皮色不变，亦无腹皮青筋暴露。

三、分证论治

对于水肿的治疗，《内经》提出"开鬼门"、"洁净府"、"去菀陈莝"三条基本原则。但就其脏腑虚实而言，阳水应治以祛邪为主，多用宣肺发汗、通利小便、峻下逐水等法；阴水须扶正祛邪，治以温阳益气，健脾、益肾、补心为主，兼予利水消肿。如肿久迁延不退，或有瘀血征象者，宜配合活血化瘀法。其他如燥湿理气、清热解毒、养阴利水诸法，皆可根据病情辨证予以选用。肿退之后，以本虚为主，宜分别脏腑阴阳气血亏虚，予以补益培本，一般多从脾肾调治，以巩固疗效。

（一）阳水

1．风水泛滥

证候　初起眼睑浮肿，继则四肢及全身皆肿，以头面部肿势为著，其肿来势迅速，小便减少，因于风寒者，可伴恶寒发热，肢体痠痛，咳嗽痰稀白，舌苔薄白，脉浮滑或紧。因于风热者，多见发热恶风，咽喉红肿疼痛，咳嗽痰黄，舌质红，脉浮滑数。如水肿较甚，亦可见沉脉。

证候分析　本证以风邪外袭，肺失宣降，通调失职为基本病机。风邪袭表，肺气失宣，不能通调水道，下输膀胱，风遏水阻，泛溢肌肤，故致浮肿，小便短少。风为阳性，其性轻扬上行，故浮肿先见于颜面而且较显著，来势较速。风邪虽为主因，但每易夹寒夹热，故可伴见不同的风寒、风热表证。本证以颜面浮肿较著，来势迅速，小便短少，伴有表证为辨证要点。

治法　疏风宣肺行水。

代表方　越婢加术汤。

麻黄10g　生石膏30g　白术12g　甘草3g　生姜10g　大枣3枚　水煎服。

越婢加术汤为散风清热，宣肺行水之剂。方中麻黄疏风宣肺，发汗解表，通调水道为主药，配生石膏清里泄热，并抑制麻黄之发汗太过，白术与生姜相配，健脾制水，资助麻黄发越水气。大枣、甘草护中和胃，且姜枣合用，既可辛温发散表寒而和胃气，又可散水气而不致伤津。本方用于外有表寒，内有郁热之风水证最为适宜。

加减　肿势较甚，可酌加茯苓皮15g、泽泻15g、车前子30g（布包）以利小便。风热偏盛，咽喉肿痛，加银花30g、连翘15g、桔梗5g以清热解毒利咽。若热重尿少而黄，再加鲜茅根30~60g以清热利水。风寒偏盛，去石膏，加桂枝5g、苏叶5g、防风10g以助麻黄辛温解表之力。若恶风有汗，麻黄用量不可过大，或去麻黄用苏叶6g、防风6g、浮萍6g等以代之。咳喘较甚，加杏仁12g、前胡12g降气平喘。

汗出恶风，一身悉肿，卫阳已虚者，可选用防己黄芪汤加减。

2．湿毒浸淫

证候　眼睑头面浮肿，或四肢、腹背、全身皆肿，尿少色黄，身发疮痍，甚则溃烂，或伴恶风发热，苔薄黄，舌质红，脉浮数或滑数。

证候分析　本证以风湿热毒浸淫肌肤，肺脾功能失调为基本病机。风毒由皮毛入侵于肺，肺失通调，故眼睑头面浮肿。卫表失和，故恶风发热。湿毒浸淫由肌肉入侵于脾，则肢体浮肿，尿少色黄。身发疮痍，舌红苔黄，脉滑数，为湿热毒邪见症。脉浮数为风毒在表之征。本证以颜面浮肿，延及全身，身发疮痍为辨证要点。

治法　祛风解毒，清热利湿。

代表方　麻黄连翘赤小豆汤合五味消毒饮。

麻黄6g　连翘12g　赤小豆30g　杏仁10g　桑白皮12g（代生梓白皮）　银花15g　蒲公英15g　野菊花15g　紫花地丁15g　紫背天葵12g　生姜5g　大枣3枚　水煎服。

麻黄连翘赤小豆汤是散风清热，利水消肿之剂；五味消毒饮重在清热解毒，二方合用其效更佳。方中麻黄、杏仁、桑白皮散风宣肺行水；赤小豆利水消肿，又能解毒活血；银花、连翘、菊花、蒲公英、紫花地丁、紫背天葵清热解毒祛湿，消除疮痈；甘草、大枣、生姜和胃调中。

加减　风毒盛者，加荆芥10g、防风10g祛风解毒。皮肤痒疹红赤灼热，血热盛者，加赤芍12g、丹皮12g、紫草10g、地肤子15g凉血祛风。脓疮溃破，湿盛而糜烂者，加苦参12g、土茯苓15g、白花蛇舌草15g，并重用蒲公英、紫花地丁解毒祛湿。大便干结，再加大黄通腑泄热。

本证亦可选用《外科正宗》消风散加赤小豆治之。

3．水湿浸渍

证候　肢体浮肿，按之没指，小便短少，身重困倦，胸闷腹胀，纳呆泛恶，舌苔白腻，脉沉缓，起病较缓，病程较长。

证候分析　本证以水湿壅盛，困遏脾阳，脾失健运为基本病机。水湿之邪，浸渍肌肤，内困脾土，运化失职，水湿泛溢肌肤，故肢体浮肿。湿性趋下，往往下肢肿甚，按之没指。水湿内盛，三焦决渎失司，膀胱气化不行，故小便短少。水无出路，横溢肌肤，可致水肿日甚。脾主四肢，脾为湿困，阳气不展，故见身重困倦，胸闷腹胀，纳呆泛恶。苔白腻，脉沉缓，为水湿内盛之象。湿为阴邪，粘腻难化，故病程较长。

治法　化湿健脾，通阳利水。

代表方　五皮饮合胃苓汤。

桑白皮12g　橘皮12g　大腹皮12g　茯苓皮20g　生姜皮6g　苍术6g　厚朴6g　茯苓15g　猪苓12g　泽泻12g　白术10g　桂枝5g　生姜5g　甘草3g　大枣4枚　水煎服。

五皮饮为利水消肿之剂。胃苓汤是燥湿健脾，通阳利水的代表方。二方合用，相得益彰。方中桑白皮、陈皮、大腹皮、茯苓皮、生姜皮、泽泻、猪苓、桂枝通阳化气，利水消肿。苍术、厚朴燥湿健脾。白术、茯苓健脾渗湿。生姜、大枣、甘草和胃调中。

加减　上半身肿甚，咳喘气逆者，加麻黄6g、杏仁10g、葶苈子10g宣肺降逆。腹胀甚，脘痞，中阳不运者，加干姜10g、椒目6g温脾利湿。纳呆泛恶明显，加制半夏10g、神曲10g和胃降逆。脾气素虚者，加黄芪30g、党参15g补气健脾。

4．湿热壅结

证候　遍体浮肿，肿势多剧，皮肤绷急光亮，胸脘痞闷，腹大胀满，烦热口干，小便短赤，大便干结，苔黄腻，舌质红，脉沉数。

证候分析　本证以湿热壅盛，三焦气化不利为基本病机。湿热壅滞三焦，升降失常，气化不行，水液内停，故全身浮肿，病势急迫，发展较快，由于停水严重，故皮肤绷急光亮，腹大胀满；湿热蕴结于中，故胸脘痞闷，烦热口干；湿热壅结下焦，热盛伤津，故小便短赤，大便干结；舌红苔腻脉数，均为湿热之征。本证以全身水肿，皮肤绷急光亮，烦热口苦，苔黄腻为辨证要点。

治法　分利湿热，通腑泻水。

代表方 疏凿饮子。

商陆 10g 泽泻 15g 赤小豆 30g 茯苓皮 30g 椒目 6g 木通 5g 槟榔 10g 大腹皮 12g 羌活 6g 秦艽 6g 生姜 5g 水煎服。

疏凿饮子为攻逐水湿之剂，具有上下表里分消之功。方中商陆、槟榔通利二便，配大腹皮行气导水。用茯苓皮、泽泻、椒目、木通、赤小豆、生姜皮利水清湿热。羌活、秦艽散风解表。

加减 上方为治湿热水肿实证的一般泻剂，若腹满不减，大便秘结，加生大黄 10g、黑白丑 10g 或配己椒苈黄丸以通腑逐水。肿势严重，上迫于肺，胸满喘促，倚息不得卧，加葶苈子 12g、桑白皮 15g、杏仁 10g 泻肺行水平喘。若湿热伤及血络，尿痛、尿血，加白茅根 30g、大小蓟各 12g、益母草 15g 凉血止血，清热利水。

正气尚旺，体实肿盛，可暂用控涎丹或舟车丸攻泻逐水，但须中病即止，防止过服伤正。若攻之不应，或水肿暂消而复起者，不宜再攻。若湿热化燥伤阴，口咽干燥，大便干结，舌质红者，可选用猪苓汤加麦冬、沙参等养阴清热利水。此方滋阴不碍水，利水不伤阴。

（二）阴水

1. 脾阳虚衰

证候 水肿日久，下半身肿甚，按之凹陷，不易恢复，脘腹胀闷，纳减便溏，神倦肢冷，面色浮黄，小便量少色清，舌质淡，苔白滑或腻，脉沉弱。

证候分析 本证以脾阳虚弱，不能制水，水湿泛滥为基本病机。水肿日久损伤脾阳，或饮食劳倦伤脾，运化无权，脾不制水，反为水侮，水湿泛溢，故身肿，下半身肿甚，按之凹陷难复，常反复发作。脾主四肢，脾虚阳衰，运化无力，故神倦肢冷，脘闷纳减，腹胀便溏。脾虚则气无华色，故面色浮黄。阳不化气，则水湿不行而小便短少色清。舌苔白腻或白滑，脉沉弱，皆为阳虚水湿内盛之象。本证以身肿，腰以下为甚，纳减便溏，神倦肢冷，小便短少为辨证要点。

治法 温运脾阳，化湿利水。

代表方 实脾饮。

附子 10g 干姜 5g 白术 10g 茯苓 20g 厚朴 6g 木香 6g 草果 10g 大腹皮 12g 木瓜 10g 生姜 5g 甘草 3g 大枣 3枚 水煎服。

实脾饮为温阳健脾，行气利水的代表方。方中附子、干姜、草果温运脾阳。白术、茯苓、甘草、姜、枣健脾和中。上药合用实脾治本。大腹皮、木瓜、厚朴、木香行气利水，气行则水行。

加减 阳虚气弱，加黄芪 30g、党参 15g 补气健脾。阳虚膀胱气化不利，可加桂枝 6g、泽泻 12g 通阳利水。苔白腻而厚，加苍术 12g，配厚朴、茯苓燥湿健脾。胸闷者，可加杏仁 10g、紫菀 10g 宣肺利水。

若由较长期的饮食失调，饥饿伤脾，营养不良，脾胃虚弱，化源不足，气虚湿阻可见面色萎黄，遍体浮肿，晨起头面肿甚，动则下肢肿甚，能食而疲乏无力，二便正常或小便反多，大便不实，苔薄白，脉软弱。与上述水肿不同，治宜益气健脾，不宜分利。可选用参苓白术散加黄芪。兼阳虚者，加附子以温阳益气。并注意加强营养以辅助治疗，多可调治而愈。

2. 肾阳衰弱

证候 面浮身肿，腰以下为甚，两足跗尤剧，按之凹陷久久不起，腰膝痠软沉重，怯寒肢冷，神倦乏力，小便量少或反多，甚则心悸怔忡，喘促胸闷，面色灰黯或㿠白，舌质淡胖，苔白，脉沉细或沉迟无力。往往日久不愈，病程漫长。

证候分析 本证以肾阳虚衰，阳不化气，水湿潴留为基本病机。肾阳亏虚，命门火衰，阳不化气，水湿潴留，阴盛于下，故水肿腰以下为甚，按之凹陷难起，腰膝痠重；水气上凌心肺，则心悸，喘促；肾阳衰弱，膀胱气化不利，故尿少色清；若肾气不固，则小便反多；命门火衰，阳气不布，不能温养肢体，故怯寒肢冷，神倦乏力，面色㿠白；肾水之色外见，见面色灰黯。舌脉所示均为阳气虚衰，水湿内盛之候。本证以腰以下肿甚，腰痠重，怯寒肢冷，尿少或尿反多为辨证要点。

治法 温肾助阳，化气行水。

代表方 济生肾气丸合真武汤。

附子15g（先煎） 肉桂5g 山药15g 白术12g 茯苓15g 白芍12g 熟地12g 山萸肉12g 牛膝10g 车前子20g（布包）泽泻15g 丹皮5g 生姜6g 水煎服。

济生肾气丸合真武汤温阳补肾，化气行水。方中附子、肉桂温肾壮阳，以助气化为主。山药补益脾肾。水之制在脾，故配白术、茯苓、泽泻、车前子健脾渗湿利水为辅。白芍调和营阴，又能缓和附子之辛燥。牛膝强腰壮肾，引药下行，加强利水之功。生姜温散水寒之气。用熟地、山萸肉乃阴中求阳之意。

加减 阴寒较甚，可去山萸肉、熟地等阴柔之品。小便清长量多，去泽泻、车前子，加菟丝子15g、补骨脂15g等温固下元。肾水凌心，心阳被遏，瘀血内阻，出现心悸，喘息，唇绀，脉虚数或结代，宜重用附子15～20g（先煎），去肉桂加桂枝10g、黄芪30g、丹参20g、泽兰12g、葶苈子15g以温补心肾，活血利水。

3. 心阳气虚

证候 水肿先从下肢开始，逐渐延及全身，腹大胫肿，心悸怔忡，气短乏力，喘咳胸闷，口唇青紫，小便短少，舌质淡紫，脉沉细无力或虚大。

证候分析 本证以心阳气虚，不能化气行水，水邪泛滥为基本病机。心气不足，心阳亏虚，气虚不能帅水运行，阳虚不能蒸化水液，水性趋下，故水肿先从下肢开始。心阳亏虚，影响脾肾之阳，故水肿逐渐加重，可延及全身，腹大胫肿。心阳气虚，心失所养，故心悸怔忡，气短乏力。心气不足，不能贯心脉而行呼吸，血行不畅，故出现呼吸困难，喘促胸闷，口唇青紫。水饮射肺，可出现咳嗽吐痰。舌脉所示，均为心阳气虚之象。本证以水肿从下肢开始，心悸气短，喘促胸闷为辨证要点。

治法 温阳益气，利水消肿。

代表方 四君子汤合五苓散。

红参5～15g（或党参15g，或太子参30g） 白术12g 茯苓15g 桂枝10g 泽泻15g 猪苓10g 炙甘草3g 水煎服。

四君子汤为健脾益气的代表方。五苓散为通阳利水的代表方。二方合用可益心气，补心阳，利水消肿。方中人参养心益气。桂枝配甘草辛甘化阳，温补心阳。白术、茯苓健脾渗湿。泽泻、猪苓利水消肿。

加减　加附子10g，以增强温补心阳之功。水饮射肺，咳嗽吐稀痰者，加葶苈子15g以泻肺降气。脘腹胀满，兼脾阳虚者，加干姜10g以温补脾阳。肢冷浮肿较甚，心肾阳虚者，重用附子20～30g（先煎）。气虚甚者，可再加黄芪30g补气。口唇紫绀，舌质紫暗，瘀血不行者，加丹参15g、赤芍15g、红花10g、泽兰10g、当归12g等活血化瘀。

心脾阳虚者，亦可选用附子理中汤合五苓散加减。心脾肾阳气俱虚者，可选用真武汤加人参之类。

4．瘀阻水停

证候　水肿日久不退，肿势轻重不一，小便短少，肌肤或有紫红斑块，或皮肤殷红，妇女月经不调或经闭，舌质暗红，或有瘀点瘀斑，或带有紫气，脉细涩。

证候分析　本证以瘀血阻滞，水湿内停为基本病机。水湿、湿热等邪，阻滞经隧；或阳气虚，血行不畅，以致血瘀不和，水瘀互结，故水肿久久不退，肌肤出现紫红斑块，或皮肤殷红深紫，妇女月经不调。舌脉所示，皆为瘀血之象。本证以水肿日久不退，舌质紫暗等瘀血征象为辨证要点。

治法　活血化瘀，利水消肿。

代表方　桃红四物汤合当归芍药散。

桃仁12g　红花10g　当归10g　赤芍10g　川芎10g　生地12g　茯苓15g　泽泻15g　白术12g　水煎服。

桃红四物汤为活血化瘀之剂，当归芍药散是养血和血利水之方，二方合用化瘀利水。方中桃仁、红花、赤芍、川芎活血化瘀。当归、地黄养血活血。茯苓、白术、泽泻健脾渗湿利水。

加减　可加泽兰12g、益母草20g以加强化瘀利水之功。气虚者，加黄芪30g、党参15g。阳虚者加附子10g、桂枝6g益气温阳，助化瘀行水之力。

若因感受外邪，肿势加剧，伴恶寒发热等表证，当按风水论治，予以疏风宣肺。但应顾护正气，不可表散太过，有虚象者配合扶正之法，标本兼顾。

若长期反复不愈，脾肾衰败，阳气虚极，水毒潴留，浊阴上逆犯胃，而见神倦欲寐，恶心呕吐，甚则口泛尿味，病情严重，宜温阳泄浊，降逆止呕，用温脾汤、吴茱萸汤等加减。如湿郁化热，舌苔黄腻，恶心呕吐，可用黄连温胆汤加减，或配合应用温脾汤保留灌肠等法以泄浊解毒。

水肿消退之后，一般以本虚为主（亦有湿热留恋者），且易因感冒、劳倦、饮食等而诱发。因此，必须注意扶正固本，分别不同脏腑而治，以巩固疗效。

本病的预后转归，一般来讲，阳水预后较好，凡起病不久，或由营养障碍引起的浮肿，只要治疗及时，护理得当，大都可以治愈。病起日久，治疗失当，反复发作，正气渐衰，转为阴水，则缠绵难愈。阴水日久，脾肾衰败，水毒潴留，出现恶心呕吐，口泛尿味，神倦欲睡；或肝肾阴竭，肝阳上亢，虚风内动，头晕头痛，神昏抽搐，甚则尿闭、下血，均属危候，预后不良。

四、单方验方

1. 白茅根 60g，浮萍 30g，地肤子 10g。水煎服，每日 1 剂。用于风水证。以尿量增多，肿退为度。

2. 花生米（连衣）、生苡米、赤豆、红枣各适量同煮，每日早晚各服一碗。用于营养不良性水肿。

3. 加味鲤鱼汤　鲤鱼一条约一斤左右，生姜 30g，葱白 60g，米醋适量，炖汤不放盐，喝汤食鱼。适用于脾虚，营养不良等水肿。对肾阳衰败，浊阴上逆者慎用。

4. 乌鱼或鲫鱼一条，去肠杂，用大蒜头一个，以椒目 10g，塞入鱼腹内，同煮，以鱼熟汤白为度，不加盐，喝汤食鱼及蒜头，1～2 日内吃完，用于阴水证。

5. 卢氏消肿方　黑白丑各 65g，红糖 125g，老姜 500g，大枣 62g。泛丸，分三天服完，每日 3 次，食前服，用于肾性水肿较严重者。只可暂用。泻后复发者，停止再用。

6. 益肾汤　当归 10g，川芎 10g，赤芍 10g，红花 10g，丹参 15g，桃仁 9g，益母草 30g，银花 30g，白茅根 30g，板蓝根 30g，紫花地丁 30g。水煎服。适用于肾炎水肿有瘀血征象者。

7. 急性肾炎验方　麻黄 15g，浮萍 25g，生侧柏叶 15g，知母 25g，滑石 20g，白茅根 100g，细辛 5g，当归 20g，地肤子 15g，猪苓 15g，苡仁 15g，连翘 15g。水煎服。

8. 白茅根汤　白茅根 30～60g，薏苡仁 15～30g，赤小豆 15～30g。水煎服。用于水肿（肾炎）属湿热伤阴证者。

9. 止血滋肾汤　雷公藤 10g，小蓟 15g，生地 10g，丹皮 9g，赤芍 9g，阿胶 10g（烊化），生黄芪 15g，炒知母 9g，炒黄柏 10g，大枣 5g，益母草 15g。水煎服。治疗紫癜性肾炎。

10. 强心益气汤　万年青根 15～60g，人参 10～20g（或用党参、太子参）制附子 5～20g，麦门冬 15～20g，五味子 5～10g。水煎服。治Ⅱ、Ⅲ度充血性心力衰竭。

【预防护理】

外邪、饮食、劳倦既是造成水肿的原因，又是导致水肿复发和加剧的重要因素，故增强体质，适其寒温，避免外邪侵袭，饮食有节，劳逸适度，是预防水肿发生，或避免水肿复发、加剧的重要措施。因喉蛾、疮毒痒疹致病者，尤须根治喉蛾、疮疹，及时控制病情，防止诱发。

肿势较剧者，应卧床休息。水气上逆，凌心射肺，喘息不得卧者，应半卧位或坐位，以减缓水气上逆。浮肿渐退，可适当活动，但不宜过劳，应节制房事，以免劳复。营养不良所致者，应加强营养。饮食宜低盐，严重者应忌盐。忌食辛辣、油腻、生冷等物以防食复。

小　结

水肿多为外感风邪、水湿、疮毒或内伤饮食劳倦等引起。病机主要是肺、脾、肾三脏及心的气化功能失常，肺失通调，脾失转输，肾失开合，及心阳气虚，三焦气化不利，水湿潴留，泛溢肌肤。若水病及血，经隧不利，水瘀互结，每使水肿迁延难愈。四脏之间又相互联系，相互影响，以肾为本，以肺为标，脾土制水，心火通调阳气，一脏有病可波及他脏，然关键在肾。

临床辨证以阴阳为纲。因风水相搏、湿毒浸淫、水湿浸渍、湿热壅结引起的水肿为阳水，属实证，主要病在肺脾；由脾阳不振、肾阳虚衰、心阳气虚衰等所致的水肿，属虚证，或本虚标实，主要病在脾、肾、心。瘀阻水停引起者，病涉血分。同时尚须注意阳水、阴水各型之间寒热虚实的错杂与转化。治疗水肿的方法有发汗、利尿、攻逐、温阳、益气、健脾、益肾、补心、燥湿理气、活血化瘀、清热解毒、养阴利水等法，可根据各证不同病机分别选用，临床多二法或数法合用。至于攻逐一法，只适用于体实肿盛，正气未衰，又确有当下之脉证者，暂用攻逐以"直夺其水势"，仅属权宜之计，应当慎用，以免攻伐伤正。

水肿退后，必须注意调补脾肾及心，以巩固疗效，同时必须注意饮食、起居，防止感冒等，以期早日康复。

第四节 汗 证

汗证是指人体阴阳失调，营卫不和，腠理不固，而致汗液外泄失常的一种病证。汗出或见于全身，或见于局部，根据临床表现，一般可分为自汗、盗汗、战汗、脱汗和黄汗等五种。本节重点讨论临床常见的自汗、盗汗。

不因外界环境影响，而白昼时时汗出，动则益甚者称为自汗。寐中汗出，醒来自止者，称为盗汗。

自汗、盗汗证可由多种疾病引起。西医学中的植物神经功能紊乱，结核病，甲状腺机能亢进，发作性的低血糖虚脱，某些传染病的恢复期，以及胶原性疾患等，凡以出汗为主要表现者，均可参考本节辨证论治。

【病因病机】

正常的出汗是人体排废调温的生理现象。在气温炎热、穿衣过厚、渴饮热汤、情绪激动、劳动奔走等情况下，出汗量增加，此属正常现象。在感受外邪时，发汗又是一种驱邪外出的方法。

病理性出汗的原因，除因其他疾病引起出汗外，主要有气（阳）血阴精亏虚等。

素体虚弱，或病后体虚，致肺脾气弱，肌腠疏松，表卫不固，肌腠开泄而致汗出。或表虚卫弱，偶感风邪，以致营卫不和，卫外失司，而汗出不止。

思虑太过，损伤心脾，暗耗心血，或出血之后，血虚失养，心血不足，因汗为心之液，血不养心，心液不藏而外泄，引起汗出。

烦劳过度，亡血失精，或温热病后，邪热伤阴，以致阴精亏虚，虚火内生，阴精被扰，不能自藏而外泄作汗。

情志不畅，肝郁化火，或嗜食辛辣厚味，酿湿生热等，以致肝火或湿热内盛，邪热郁蒸，迫津外泄，而致汗出增多。

由上可知，气阳不足，卫外不固，腠理不密；或阴血亏虚，虚热内扰；或肝火、湿热等邪热内郁，迫液外泄，均可导致津液外泄而为汗。故阴阳失调，腠理不固，营卫失和是汗证的主要病机。

病因病机示意图：

体虚久病→气阳不足　⎤
表虚受风→营卫不和　⎦ 表卫不固 ⎤
　　　　　　　　　　　　　　　⎥
思虑太过，劳伤心脾→心血虚→心液不藏 ⎥ 汗液外泄失常
劳欲过度，火热伤阴→阴虚火旺 ⎤ ⎦
内伤七情，肝郁化火 ⎥ 热迫液泄
嗜食辛辣，湿热内盛 ⎦ 邪热郁蒸

【辨证论治】

一、辨证要点

对于汗证的辨证，应着重辨别阴阳虚实。一般来说，汗证属虚者为多，自汗多属气虚，阳虚；盗汗多属阴虚。但自汗、盗汗亦各有阴虚阳虚之证，须结合全身情况辨析。因肝火、湿热等邪热所致者，则属实证。病程久者，或病变重者，则会出现阴阳虚实错杂的情况，自汗久则可以伤阴，盗汗久则可以伤阳，以致出现气阴两虚，或阴阳两虚之证。邪热郁蒸，久则伤阴耗气，则多见虚实兼夹之证。

二、分证论治

本证治疗原则，虚者应益气固表，补血养阴，调和营卫；实证当清肝泄热，化湿和营；虚实兼夹者，还应根据虚实的主次而适当兼顾。由于本病均有腠理不固，津液外泄的共同病变，故均可酌情加用固涩敛汗之品，如麻黄根、浮小麦、糯稻根、五味子、牡蛎、乌梅等，以增强止汗作用。

（一）肺脾气虚

证候 汗出恶风，稍劳尤甚，容易感冒，倦怠乏力，面色少华，舌苔淡白，脉细弱。

证候分析 本证以气虚阳弱，腠理不密，表卫不固为基本病机。肺主皮毛，脾主肌肉，肺脾气虚，肌腠疏松，表卫不固，故汗出恶风，易于感冒。劳则气耗，气不摄津，故汗出益甚。脾主四肢，脾气亏虚，故四肢倦怠乏力。气不上荣于面，故面色㿠白无华。舌淡苔白，脉细弱，皆为气阳不足之象。本证以汗出恶风，动则尤甚，倦怠乏力为辨证要点。

治法 益气固表。

代表方 玉屏风散。

生黄芪30g　白术12g　防风6g　水煎服。

玉屏风散为益气固表止汗的常用方剂。方中黄芪益气固表，白术补脾气，培土生金，助黄芪实卫固表。少佐防风走表疏风，而助黄芪固表御风之力。因表虚易感外邪，佐防风使固

表而不留邪，所以有"黄芪得防风而力愈大"之说。

加减 汗出多者，加浮小麦30g、五味子10g、牡蛎20g固表敛汗。气虚甚者，加党参15g、黄精15g益气固摄。阳虚怯寒肢冷者，加附子12g温阳祛寒。自汗久而伤阴，见口干舌红少津者，加麦冬30g、五味子12g以养阴敛汗。

脾胃虚弱，中气不足引起汗出，可选用补中益气汤加减。

（二）营卫不和

证候 汗出恶风，周身酸楚，时寒时热，或表现半身、某局部出汗，或发汗后，漏汗不止，苔薄白，脉缓。

证候分析 本证以表虚受风，营卫失和为基本病机。腠理不密，表虚受风，营卫不和，故汗出恶风，周身酸楚，时而微寒，时而微热。营卫不和，汗泄失常，故半身或局部出汗。发汗过多，营阴外泄，阳气虚弱，不能固表，故漏汗不止。脉缓，苔薄白为营卫不和之象。

治法 调和营卫。

代表方 桂枝汤。

桂枝5g 白芍10g 甘草10g 生姜10g 大枣4枚 水煎服。

桂枝汤为调和营卫的代表方。方中桂枝温经解肌，白芍敛阴和营，二药合用，一散一收，调和营卫。配生姜、大枣、甘草和中，以助其调和营卫之功。

加减 表虚汗多者，加黄芪30g、浮小麦30g益气固表。阳虚漏汗不止，加附子15g（先煎）、龙骨20g、牡蛎20g以温阳涩汗。心悸、失眠者，加朱茯苓15g、夜交藤30g、龙骨15g、牡蛎15g以安神敛汗。

营卫不和又见四肢不温，畏寒，脉细等属阳气不足者，可选用桂枝加附子汤。

（三）心血（阴）不足

证候 自汗或盗汗，心胸汗出较多，心悸少寐，神疲气短，面色不华，舌质淡，脉细。

证候分析 本证以心血亏虚，心液不藏为基本病机。劳心过度，心血耗伤，或久病脾虚，气血生化乏源，心血不足，神气浮越，心液不藏而外泄，故汗出，心悸少寐。气血不足，血不华色，故神疲气短，面色无华。舌质淡，脉细，为血虚之象。本证以汗出心悸，面色不华，舌质淡，脉细为辨证要点。

治法 补血养心。

代表方 归脾汤。

黄芪10g 党参10g 白术10g 当归10g 远志5g 炒枣仁15g 龙眼肉10g 木香5g 炙甘草5g 生姜5g 大枣4枚 水煎服。

归脾汤为益气补血的代表方。方中黄芪、党参、白术益气健脾以生血；当归、桂圆肉、茯苓、炒枣仁、远志养血安神；木香、炙甘草、生姜、大枣理气调中。

加减 汗出多者，加五味子10g、浮小麦30g、煅牡蛎15g敛汗收涩。血虚甚者，加熟地10g、柏子仁10g、制首乌10g以补益精血。

心阴亏虚，心烦少寐，舌红少苔，脉细数者，选用天王补心丹。

（四）阴虚内热

证候 夜寐盗汗，或有自汗，五心烦热，或有潮热，两颧色红，口干口渴，舌红少苔，脉细数。

证候分析 本证以阴精亏虚，虚火内生，热迫液泄为基本病机。阴虚内热，蒸迫津液外泄，故见盗汗或有自汗。虚热内蒸，故见五心烦热，潮热，颧红。阴虚有热，津液不足，故口干口渴，舌红少苔，脉细数。本证以盗汗，五心烦热，口干渴，舌红少苔，脉细数为辨证要点。

治法 滋阴清热敛汗。

代表方 当归六黄汤。

当归 10g　生地黄 10g　熟地黄 10g　黄连 5g　黄芩 5g　黄柏 5g　黄芪 10g　水煎服。

当归六黄汤为滋阴养血，清热泻火之剂。方中当归、生地、熟地滋阴养血。黄连、黄芩、黄柏泻火坚阴。黄芪益气固表止汗。诸药合用可收阴复热清，表固汗敛之功。

加减 汗出多者，加煅牡蛎 20g、五味子 10g、浮小麦 30g。潮热者，加秦艽 10g、地骨皮 10g、白薇 10g。阴虚及气，气阴两伤，去黄连、黄芩、黄柏，加太子参 10g、麦冬 10g、五味子 10g 益气养阴。

以阴虚为主，而内热不甚，可选用麦味地黄丸之类。

（五）邪热郁蒸

证候 蒸蒸汗出，汗液易粘或衣服黄染，面赤烘热，烦躁，口苦，小便色黄，舌苔薄黄或黄腻，脉弦数或濡数。

证候分析 本证以郁热或湿热，蒸迫津液外泄为基本病机。邪热蒸迫，津液外泄，故蒸蒸汗出。湿热郁蒸脾土，脾色外泄，故汗出而粘或衣服黄染。肝火亢盛，郁热上攻，故面赤烘热，烦躁，口苦。苔黄腻，脉濡数为湿热内蕴之象。本证以汗出而粘或衣服黄染，口苦，尿黄，苔黄或黄腻为辨证要点。

治法 清肝泄热，化湿和营。

代表方 龙胆泻肝汤。

龙胆草 10g　栀子 10g　黄芩 10g　柴胡 3g　生地 10g　当归 10g　车前子 10g（布包）泽泻 10g　木通 5g　生甘草 3g　水煎服。

龙胆泻肝汤为清肝泄热，分利湿热的代表方。方中龙胆草、黄芩、栀子清泻肝胆实热。木通、泽泻、车前子清利湿热。当归、生地滋阴养血和营，使泻火而不伤阴。柴胡疏畅肝胆以清郁热。生甘草调和诸药，泻火清热。

加减 阴囊汗多，小便黄赤，加黄柏 10g、苍术 6g、滑石 10g、茵陈 10g。

湿热内蕴，而热势不盛者，可选用四妙丸加减。

战汗发生于急性热病过程之中，临床以突然恶寒战栗，继而全身汗出，或发热口渴，烦躁不安为特点，应针对原发病进行辨证论治。脱汗又称绝汗，是若干疾病发展到危笃阶段的转归，临床以大汗淋漓，或汗出如珠如油，四肢逆冷，脉微欲绝等为特点，治宜益气固脱，急用生脉针或参附针之类。

此外，汗出亦有因瘀血所致者，表现为自汗或盗汗，或头部或半身等局部出汗，常选用血府逐瘀汤加减。

汗证除绝汗外，一般预后良好，经恰当治疗，可望治愈。但病久失治或误治，可见气阴两虚、阴阳两虚或虚实夹杂之证，甚则变生他病。脱汗乃重危之证，是生命垂危，阴阳离决的一种表现。应采取紧急抢救措施，治不及时，往往危及生命。

三、单方验方

1．黄芪 30g，浮小麦 30g，大枣 5 枚。水煎服。治气虚汗出。

2．乌梅 10 枚，浮小麦 30g，桑叶 10g，大枣 5 枚。水煎服。治阴虚盗汗。

3．五倍子 1.5g，飞辰砂 0.3g。用温水调成膏糊状，睡前置于脐部，并用纱布固定，次晨去掉，治盗汗。

4．白矾 20g，葛根 20g。煎水洗手足，治手足汗多。

5．山萸肉 60g。浓煎服，治脱汗。

【预防护理】

加强体育锻炼，注意劳逸结合，避免思虑烦劳过度，保持精神舒畅，防止抑郁恼怒，少食辛辣厚味，适应气候变化，是预防汗证的重要措施。汗出之时，腠理空虚，易受外邪，故当避风寒，以防感冒。汗出之后，应及时用干毛巾擦拭。出汗多者，应经常更换内衣，并注意经常保持衣服、被褥干燥清洁。

小　　结

汗证是指人体发生异常汗出的病证。多由阴阳失调，营卫不和，腠理不固所致。虽有阳虚则自汗，阴虚则盗汗之说，但须结合具体症状进行辨证。临床亦有自汗因阴虚，盗汗因阳虚、气虚者。故不可拘泥之。

汗证临床以虚证为多，所以治疗以益气养阴，固表敛汗为主。但对邪热郁蒸出汗者，应治以清热化湿等法，不可妄投补涩敛汗之品。

第五节　悬　饮

悬饮是指体内水液运化输布失常，水饮流于胸胁，引起发热，胸胁疼痛，咳嗽，气急，甚则呼吸困难为主要临床表现的一种病证。

悬饮为广义痰饮的一个类型，《金匮要略》云："水流在胁下，咳唾引痛，谓之悬饮。"本病初起多表现为不同程度的发热，胸痛较甚，咳唾，转侧引痛，干咳少痰等，随着积饮的增加，胸胁疼痛逐渐减轻或消失，出现气急，胸胁胀满，偏卧于一侧（停饮侧），积饮愈多，症状愈剧，以致出现呼吸困难。若急性大量积饮时，呼吸困难加重，咳逆倚息不能平卧，患侧肋间隙饱满。若积饮增长缓慢，气急多不明显，而以胸闷胁胀为主。本病后期多出现正气虚损之象，如午后低热，颧红，心烦少寐，气短乏力，食少纳呆，形体消瘦等。或因饮邪久留，肝胆之气失畅，由气滞而导致血瘀，则胸痛经久不已。

西医学中的结核性胸膜炎，以及其他病因引起的胸膜炎与本病颇相类似，故均可参照本节辨证论治。

【病因病机】

本病的发生，多因素体不强，或原有其他慢性疾患，复加起居不慎，劳倦过度，外邪乘袭，或饮食失节，损伤肺脾，导致体内水液代谢失常，饮停胸胁而发病。

起居不慎，或劳累太过，外受风热、湿热、寒湿等邪，侵袭肺卫，肺气宣通肃降功能失常，不能通调水道，布散津液，水津渗溢，流于胸胁，形成悬饮。

嗜饮茶酒，或食生冷之物，损伤脾胃，失其健运，水津不能正常输化，积而成饮，上壅胸胁，肺失宣降，气机不畅而致悬饮。

痨虫侵袭，日久伤肺，导致治节无权，宣降失司，或复感外邪，水津不得输布而致水饮留于胸胁。

正常的水液代谢，主要靠三焦的气化功能。肺气的宣降治节通调水道；脾气的转输上下运化精微；肾气的蒸化开合分清泌浊，均起着重要作用。悬饮的发病部位在中上二焦，故肺失宣降，脾失转输，饮停胸胁是产生本病的主要病机。然胁为肝之分野，肝主疏泄，条达气机，调节血运。若肝失疏泄，气机不畅，则三焦水道不利，水运受阻，而肺脾不能布运津液，水流胁下，又阻遏气机，障碍血行，以致饮停、气滞、血瘀，故悬饮的病变常涉及于肝。

病因病机示意图：

```
感受外邪 ⎫          ⎧肺  通调涩滞⎫
饮食失节 ⎬三焦气化失宣⎨脾  转输无权⎬饮停胸胁→悬饮
痨虫感染 ⎭          ⎩肝  气滞水阻⎭
```

【辨证论治】

一、辨证要点

悬饮的辨证当结合病程及发展演变，分初期、停饮期、络气不和期及恢复期。初期邪郁少阳，多兼寒热等表证；停饮期饮留胸胁，多呼吸困难，难以平卧；络气不和，气滞血瘀，多胸胁疼痛经久不已；恢复期阴伤气耗，多气阴不足，形体消瘦。初期、停饮期多实，饮邪久郁，耗伤正气，故后期多虚，或虚实兼夹，本虚标实。

二、鉴别诊断

悬饮应与风温、肺痈、胸痹、肺痨等相鉴别。

1. 风温　悬饮初起发热咳嗽，有类风温，但风温起病较急，初起胸痛气急多不明显，风温气分证虽可呈胸闷痛、气喘，但与悬饮在呼吸及转侧时胸胁疼痛明显加重的特点不同，可资鉴别。

2. 肺痈　肺痈初起发热，咳嗽，胸痛，咳时尤甚，与悬饮有类似之处。但肺痈的主要特征是咳吐腥臭脓血痰，而悬饮多是咳嗽少痰或无痰，积饮多时，偏卧于一侧，胁间饱满，故不难区别。

3. 胸痹　胸痹是指胸中闷痛，并可引及左侧肩背或左臂内侧，常于劳累、饱餐、受寒、情绪激动后突然发作，历时短暂，休息或用药后得以缓解。而悬饮为胸胁胀痛，持续不解，常在咳唾、转侧、呼吸时疼痛加重，并有咳嗽等肺部见症。

4. 肺痨　悬饮亦多由痨虫感染所致，且后期阴液耗伤时，每多出现口干咽燥，手足心热，潮热，盗汗，干咳少痰，消瘦等类似肺痨的证候。但肺痨以咳嗽、咳血、潮热、盗汗四大主症为特征，而悬饮以胸胁疼痛，闷胀憋气，积饮多时，患侧胁间饱满为主症。

三、分证论治

本病的治疗当以祛邪逐饮为先。初期和解疏利，停饮期逐水祛饮，络脉不和又当理气和络，后期气阴耗伤，则应养阴益气。

(一) 邪郁少阳

证候　寒热往来，身热起伏，或发热不恶寒，有汗而热不解，胸胁满痛或刺痛，呼吸转侧疼痛加重，咳嗽少痰，气急，心下痞硬，干呕纳呆，口苦咽干，舌苔薄白或薄黄，脉弦数或弦滑数。

证候分析　本证以时邪外袭，少阳枢机不利为基本病机。胸胁为半表半里之位，为少阳经脉分布循行之处，邪入少阳，正邪交争，少阳枢机不利，故寒热往来，身热弛张起伏，胸胁疼痛。邪郁少阳，胆热上泛，故心下痞硬，喜呕，口苦咽干。肺居胸中，热郁胸肺，肺失宣肃，则身热有汗，不恶寒，咳嗽少痰，气急。苔薄白，脉弦数均为少阳邪伏之象。若有化热趋势，积饮渐生，则苔黄脉弦滑数较为明显。本证以寒热往来，胸胁刺痛，咳嗽少痰，口苦为辨证要点。

治法　和解宣利。

代表方　柴枳半夏汤。

柴胡 10g　黄芩 10g　清半夏 10g　全瓜蒌 10g　枳壳 6g　桔梗 6g　青皮 6g　杏仁 10g　甘草 3g　水煎服。

柴枳半夏汤是和解清热，宣肺利气之剂。用于悬饮初起，寒热往来，胸胁疼痛者最为适宜。方中柴胡疏解少阳半表之邪，黄芩清泄少阳半里之热。配瓜蒌、半夏宽胸化痰开结，枳壳、青皮理气止痛。桔梗、杏仁宣肺止咳，甘草调和诸药。

加减　咳逆气急，胁痛者，加白芥子 10g、桑白皮 10g 化痰利肺。胁痛甚者，加郁金10g、桃仁 10g、元胡 10g 以通络止痛。心下痞硬，干呕口苦者，加黄连 10g 与半夏、瓜蒌合伍，清热和胃，苦降辛通。如热盛有汗，咳嗽气喘，去柴胡升动，加生石膏 30g、麻黄 10g 清热宣肺，止咳平喘。

邪伏少阳而偏热者，可选用小柴胡汤合小陷胸汤。也可选用柴胡陷胸汤。

（二）饮停胸胁

证候　咳唾引痛，但胸胁疼痛较初期减轻或消失，呼吸困难加重，甚则咳逆气喘不能平卧，仅能偏卧于停饮一侧。病侧肋间胀满，甚则可见患侧胸廓隆起，尤以下部为著，苔薄白腻，脉沉弦或弦滑。

证候分析　本证以水饮停蓄胸胁，饮邪迫肺为基本病机。由于肺气郁滞，脾失健运，水津不布，停而为饮，水流胁间，脉络受阻，气机升降不利，故咳唾引痛，呼吸困难。饮邪大量停聚，上迫于肺，呼吸受阻，故咳逆气喘不能平卧，仅能卧于患侧。胸胁积饮增多，故肋间胀满隆起。舌苔白腻，脉沉弦或沉滑，皆是水结于里之候。本证以胸胁疼痛不甚，呼吸困难加重，偏卧于停饮一侧，肋间胀满为辨证要点。

治法　泻肺祛饮。

代表方　椒目瓜蒌汤。

川椒目 6g　全瓜蒌 15g　桑白皮 10g　葶苈子 10g　苏子 10g　清半夏 10g　茯苓 10g　橘红 6g　白蒺藜 6g　生姜 5g　水煎服。

椒目瓜蒌汤是泻肺行水利气之剂。方中葶苈子、桑白皮泻肺逐饮为主药，用量宜重。配椒目、茯苓利水导饮。用苏子、全瓜蒌、半夏、橘红宽胸利气化痰，开胸中郁结。白蒺藜疏肝条畅气机，生姜和胃。本方可于平稳中取效，对于积饮量较大，但正气不足，身体虚弱者，最为合适。

加减　胸部满闷，可加薤白 10g、杏仁 10g、枳壳 6g 以加强宽胸顺气降逆之力。积饮较多，亦可选加冬瓜皮 30g、泽泻 15g、车前子 15g 以导水下行，通利小便。如水饮久停难去，热象不显，或体弱正气不足者，加桂枝 3～5g、白术 12g 以助阳化气，健脾化饮。

若积饮量多，形气尚实者，可选用攻逐水饮的峻剂，如十枣汤、控涎丹等。

（三）络气不和

证候　胸胁胀闷，或疼痛如灼，或感刺痛，呼吸不畅，或有闷咳，甚则经久不已，活动、阴雨天加重，患侧胸廓凹陷变形，舌苔薄，舌质暗或有瘀斑，脉弦。

证候分析　本证以气机不利，脉络痹阻为基本病机。饮邪久郁，脉络受阻，气机不畅，故胸胁胀闷疼痛，呼吸不畅或闷咳。气郁化火，则痛势如灼。气滞血瘀或久痛入络，络脉痹阻，则刺痛经久不已，活动、天阴时更为明显。病久体虚，痰瘀交结，可出现胸廓凹陷变形。脉弦，苔薄，质暗，乃气滞络阻之候。本证以胸胁胀痛或刺痛，呼吸欠畅，阴雨天加重为辨证要点。

治法　理气和络。

代表方　香附旋覆花汤。

香附 6g　旋覆花 10g　苏子 10g　杏仁 10g　陈皮 6g　清半夏 10g　茯苓 10g　苡仁 10g　水煎服。

香附旋覆花汤是理气化饮和络之剂，专为伏暑、湿温、悬饮胁痛而设。方中香附、旋覆花舒肝理气化饮，以通肝络。苏子、杏仁宣肺降气，以利呼吸。陈皮、半夏、茯苓、苡仁燥湿健脾，以化痰饮。诸药合用有理气通络，化饮止痛之效。

加减　痰气郁阻，胸闷苔腻，加瓜蒌仁 10g、枳壳 6g 豁痰开痹。久痛入络，胁痛如刺，可选加郁金 10g、元胡 10g、降香 6g、赤芍 10g、当归 10g、桃仁 10g、红花 10g、制乳香 6g、制没药 6g 以行气和络。水饮久停不净，加通草 6g、路路通 10g、冬瓜皮 10g，以祛饮通络。

若胸阳不振，脉络失和，气机不畅，可选用枳实薤白桂枝汤宽胸理气，通络化饮。胸廓凹陷变形，可选用桃红四物汤合小陷胸汤加减，养血益气，行瘀化痰。

（四）阴虚内热

证候　咳呛时作，咯吐少量粘痰，胸胁闷痛，口干咽燥，午后潮热，颧红，心烦，盗汗，手足心热，病久不复，形体消瘦，舌质偏红，少苔或无苔，脉细数。

证候分析　本证以津液耗伤，虚热内生为基本病机。在病变过程中，由于大量津液渗入胸胁，加之郁热伤津、攻逐水饮，都不同程度地损伤阴津，因而后期多出现阴虚之证。阴虚肺燥，故咳呛痰粘量少，口干咽燥。阴虚火旺，则潮热盗汗，颧红，心烦，手足心热。络脉不和，故胸胁闷痛。病久正虚而致形体消瘦。舌红少苔，脉细数，乃阴虚内热之候。本证以咳呛少痰，胸胁闷痛，口燥咽干，潮热盗汗，舌红少苔，脉细数为辨证要点。

治法　滋阴清热。

代表方　沙参麦冬汤合泻白散。

沙参 10g　麦冬 10g　玉竹 10g　天花粉 10g　桑白皮 10g　地骨皮 10g　桑叶 10g　生扁豆 10g　甘草 6g　粳米 20g　水煎服。

沙参麦冬汤是清肺润燥，养阴生津之方；泻白散为清肺止咳之剂。二方合用养阴清热，润燥止咳。方中沙参、麦冬、玉竹、花粉养阴生津。桑白皮、地骨皮、甘草清肺降火止咳。配桑叶宣肺润燥，生扁豆、粳米培土调中。

加减　潮热甚，加功劳叶 15g、鳖甲 15g、白薇 10g 以清虚热。咳呛甚，加百部 10g、川贝 10g 以润肺化痰。胸胁闷痛甚，加全瓜蒌 10g、枳壳 6g、广郁金 6g、丝瓜络 10g 以宽胸理气，通络止痛。兼有气虚，神疲肢倦，气短易汗，面色㿠白，去桑白皮、桑叶、地骨皮，加黄芪 10g、太子参 10g、五味子 6g 气阴双补。积饮未尽，加牡蛎 20g、泽泻 10g 以利水化饮。

若气阴两虚者，可选用生脉散加黄芪、黄精、白术等。气虚表现突出，见面色㿠白，气短懒言，神倦乏力，食少纳呆，舌质淡胖，脉缓无力，治宜益气健脾，补土生金。方用参苓白术散加黄芪，或选用补中益气汤加减。

悬饮一般预后良好，但年老体弱，积饮量大，若治不及时，亦可变生他病，或合并其他疾患，预后较差。

悬饮初起，治不及时，病情进一步发展，大多出现饮邪停聚。饮郁日久，可以化热，饮郁化热，又可以伤阴；饮阻气滞日久，可致血瘀。久而不愈，正气耗伤，可出现饮邪残留、气滞血瘀、痰瘀交阻等本虚标实，正虚邪恋之候。

四、单方验方

1. 逐饮方（川椒 9g、桂枝 4～6g、全瓜蒌 20～30g、桑白皮 12g、葶苈子 9g、泽泻 10～12g、炒枳壳 9g、茯苓 15g、猪苓 15g、车前子 10g、杏仁 9g）配合西药抗炎，抗痨，治疗悬饮（胸腔积液）。据报道，最长 16 天积液消失。

2．加味十枣汤 大戟、芫花、商陆、甘遂各等量，研细末备用。用大枣 10 枚，以 300 毫升煮取 150 毫升，去枣纳药末冲服，或装入胶囊吞服。第一天 1.2g，第二天 1.5g，第三天 1.8g，一日 1 次。连服三天休息 2 天，再连服三天为一疗程。胸水不净者，可再服一疗程。药后以轻泻二三次为适度，过多者可饮米汤，并减少用量。治疗悬饮（渗出性胸膜炎）。

3．四消丸（香附、五灵脂、牙皂、二丑）开始用量每次 6～10g，一日 2 次，并根据第一天腹泻情况调整剂量，以每天腹泻 3～5 次为宜；5 天左右减量至保持每天排稀便 2～3 次。治疗结核性胸膜炎。（《新中医》1983；（8）:9）

【预防护理】

锻炼身体，增强体质，是预防悬饮的根本措施。要慎起居，防外感，劳逸适度，食饮有节，特别注意不要过饮茶酒，过食生冷之物，以免损伤脾肺，积饮生痰。

患病后应卧床休息，及时治疗，争取尽早控制病情发展，避免迁延缠绵。治疗后期，注意让患者经常变换体位，轮换采取健侧卧、仰卧、伏卧，每日 1～2 次，每次 20 分钟，有助于疏通气血，减轻疼痛。

小 结

悬饮是饮留胸胁间，引起以胸胁胀满、疼痛，咳嗽，呼吸困难，甚则不能平卧为主症的病证。发病原因主要是素体亏虚，复加起居不慎、劳倦过度、外邪侵袭、饮食失节、痨虫感染等所致。

悬饮的病变部位，多在胸廓一侧及胸胁下部。主要病机为肺失宣通，脾失转输，并涉及于肝。治疗当以祛邪逐饮为先，根据积饮的轻重、正气的强弱、兼夹病邪，辨证选方。后期应注重扶正补虚，调畅气血。

第六节 消 渴

消渴是以多饮、多食、多尿，形体消瘦乏力，或尿有甜味为特征的一种病证。

消有消耗水谷津液气血之意，渴即口渴引饮。本病临床主要表现为口渴多饮，消谷善饥，小便频数量多。患者初起多形体肥丰，日久因津血亏耗而渐致肌肉消瘦，疲乏无力，并可出现痈疽等多种并发症。本病患者男性多于女性，年龄多在 20～60 岁之间，生活富裕者较贫困者为多，与嗜食甘美而多肥有关。

西医学中的糖尿病以及尿崩症、精神性多饮多尿症等，可参照本节辨证论治。

【病因病机】

本病发病原因复杂，多为素体阴亏，禀赋不足，复加饮食失节，过食肥甘；精神刺激，情志失调；劳欲过度，损伤阴精所致。

长期过食肥甘，可致形体日渐肥胖，或内伤脾运，积湿生热，或恣饮醇酒，嗜食辛辣煎炸之物，积热于内，以致胃火炽盛，消谷耗液发为消渴。

长期过度的精神刺激，导致肝气郁结，郁久化火，不仅消烁肺胃阴津，还可耗伤肝肾之阴，"三多"症状随之而起，产生消渴。另外劳心竭虑，心火内燔，致心脾阴血暗耗，肾阴不足，水不济火，亦可发为消渴。

先天禀赋不足，肾阴素虚，复因劳欲过度，房室失节，损伤肾精，虚火内生，上蒸肺胃发为消渴。

长期过服温燥壮阳药物，致使燥热内生，阴精亏耗，亦可产生消渴。

消渴的病机主要是阴虚燥热，以阴虚为本，燥热为标。由于燥热内盛，伤津耗液，或肾阴不足，水亏火旺，消灼真阴，因而形成了阴虚燥热的基本病机。燥热与阴虚往往互为因果，燥热愈盛则阴愈虚，阴愈虚则燥热愈甚。若本病迁延，阴伤气耗，可见气阴两虚，继而阴伤及阳，又可出现阴阳两虚，甚则肾阳式微之候。同时，燥热耗灼阴血可形成瘀血，或气虚不能运血，或阳虚寒凝，均可形成瘀血，瘀阻气滞，水津不布，既可加重消渴，又可产生多种并发症。病变脏腑主要在肺、胃（脾）、肾，而以肾为本。三脏之中，虽有所偏重，但又互相影响，肺主治节，为水之上源，如肺燥津伤，津液失于敷布，则胃失濡润，肾失滋源；胃热炽盛，则上可灼伤肺津，下可耗伤肾阴；而肾阴不足，水亏火旺，亦可上炎肺胃，终至肺燥、胃热、肾虚同病，多饮、多食、多尿俱见。

消渴的病机，一般都注重从肺、胃（脾）、肾三脏立论，实则与心肝亦密切相关，"曲运劳乎心，谋虑劳乎肝"，心肝劳损，耗气伤津，虚火内生，刑金伐土，下汲肾水，更易加重燥热津伤。

消渴病损日久，耗伤人体阴精气血，常使变证百出。如阴津亏耗，肺失滋润，日久可并发肺痨。肾阴亏损，水不涵木，肾肝精血不能上承于耳目，则可并发白内障、雀目、耳聋。燥热内结，营阴被灼，络脉瘀阻，蕴毒成脓，发为疮疖、痈疽。阴虚阳亢，燥热内炽，炼液成痰，痰瘀阻络，蒙蔽心窍，发为中风偏瘫。燥热亢盛，伤阴耗气，气阴两伤，心脉瘀阻，发为胸痹。阴损及阳，脾肾衰败，不能化气行水，水湿潴留，泛溢肌肤，则成水肿。若真阴耗损，虚阳浮越，可见面红，头痛，烦躁，目眶内陷，唇干舌红，恶心呕吐，息深而长等严重证候，甚至出现昏迷，四肢厥冷，脉微细欲绝等阴竭阳亡的危候。

病因病机示意图：

```
七情失调→气郁化火 —刑金→ 肺燥→上消 ┐
                    ↑↓              │ 阴虚 ┌ 气阴两虚 ┐
醇酒厚味→脾胃积热 ———→ 胃热→中消 ├ 燥热 ┤          ├ 血瘀
                    ↑↓              │     └ 阴阳俱虚 ┘
劳欲过度→肾阴耗损 ———→ 肾虚→下消 ┘
```

【辨证论治】

一、辨证要点

消渴辨证，主要是分清上中下三消，以烦渴多饮症状突出者为上消，属肺；多食善饥症状突出者为中消，属胃；多尿而混浊突出者为下消，属肾。但三消症状往往同时并存，只是程度上有轻重不同而已。根据病机演变还可分为肺胃燥热、气阴两虚、肾阴亏虚、阴阳两虚及瘀血阻滞等五证。

二、鉴别诊断

消渴应与热病烦渴、膏淋、尿浊相鉴别。

1. 上消与外感热病邪热伤阴之烦渴多饮颇相类似。但外感热病虽可出现口渴多饮，而无多食、多尿并见的特点，且有外感温热病史，所以不难区别。

2. 下消与膏淋、尿浊，三者皆有小便混浊的症状。但膏淋小便混浊如米泔水，甚则滑腻如脂膏，排尿时滞涩疼痛，与下消不同。而尿浊小便混浊色白，尿量正常，其尿不甜，与下消小便量多，尿有甜味不同。

三、分证论治

针对阴虚燥热的基本病机，滋阴润燥为本病的治疗原则，以养阴滋肾治其本，润燥清热治其标。具体运用时，根据"三多"症状的主次，有所侧重地治以润肺、清胃、滋肾等法，但应注意三者并治，标本兼顾。本病在发展过程中，常以阴虚燥热开始，随着病情的发展，逐渐损及元气精血，久则阴损及阳，发展为气阴两伤，阴阳两虚，脉络瘀阻，脏腑受损，渐至出现一系列合并症。因此除运用滋阴润燥基本治则外，还应合理地配合清热泻火、健脾益气、补肾涩精、活血化瘀等治法。

（一）肺胃燥热

证候 烦渴多饮，口干舌燥，消谷善饥，小便频数量多，或烦热多汗，或大便干结，形体逐渐消瘦，苔薄黄或黄燥，舌干质红，脉洪数或滑数有力。

证候分析 本证以肺胃燥热，阴液耗伤为基本病机。肺胃热盛，耗伤津液，欲饮水自救，故大渴引饮，口干舌燥。饮水虽多，但燥热伤肺，肺失治节，不能管摄水液以敷布全身，水液直趋于下，故尿频量多。胃火炽盛，腐熟水谷力强，时欲水谷以资充填，但所食之物随火而化，故虽能食而善饥。水谷精微损耗过多，肌肉得不到充养，则形体日瘦。热蒸津液外泄，则烦热多汗。热灼肠液，津液不足，则大便干燥或便秘。舌红苔黄，脉滑数或洪数，皆是内热炽盛伤阴之象。本证以大渴引饮，多食易饥，脉洪数为辨证要点。

治法 清热润燥，生津止渴。

代表方 白虎汤合增液汤。

生石膏 30g 知母 10g 生地 30g 玄参 10g 麦冬 10g 甘草 6g 粳米 15g 水煎冷服。

白虎汤为清泄肺胃之热的主要方剂。增液汤是滋阴生液的代表方。方中石膏辛甘大寒，入足阳明胃、手太阴肺二经，为泻大热，除烦渴的主药。知母味苦气寒，上清肺热，中清胃火，质润以滋其燥，是为辅药。甘草、粳米益胃养阴。玄参、麦冬、地黄滋阴增液润燥。诸药合用共奏清热润燥，滋阴生津之功。

加减 口渴多饮甚者，再加沙参 10g、花粉 10g、葛根 10g，以加强润肺生津止渴之功。

多食易饥甚者，再加熟地 30g、栀子 10g，以加强清胃泻火养阴之力。胃燥腑实，大便干结，加生大黄 10g、芒硝 6g（冲服），暂用以清热润燥通腑。

上消证，亦可选用消渴方。中消证，亦可选用玉女煎加减。大便秘结，舌苔黄厚而燥，胃肠有实热内结者，亦可选用调胃承气汤。

（二）气阴两虚

证候　多饮、多食、多尿，神疲气短，多汗，病程较长，形体日瘦，或大便不实，苔薄黄，舌质红少津，脉细数无力。

证候分析　本证以阴伤及气，气阴两伤为基本病机。病久燥热渐减，肺、胃、肾之阴津亏虚，故"三多"症状虽存，而内热渐轻。阴伤及气，脾气虚弱则倦怠气短多汗。阴精气血耗伤，不能充养肌肉，则形体日渐消瘦。苔薄黄，舌质红，脉细数无力，皆为气阴双亏之征。本证以"三多"症状伴神倦气短等气虚症状为辨证要点。

治法　益气养阴，润燥生津。

代表方　玉液汤合生脉散。

生黄芪 30g　人参 10g　生山药 10g　麦门冬 10g　花粉 20g　葛根 10g　知母 10g　五味子 10g　鸡内金 10g　水煎服。

玉液汤与生脉散皆是气阴双补之方。方中生黄芪、生山药补中益气；人参补肺益气生津为主药，用量宜重；配葛根、花粉、麦冬养阴生津；知母清胃热，滋肾水；五味子补肺气，涩精气，与黄芪、人参相配敛阴生津，固表止汗；生鸡内金健脾胃，布津液，与人参、黄芪相配则补而不滞，且能入膀胱，秘精缩泉治小便频数。

加减　多饮较著者，加北沙参 20g 以生津止渴。多食较著者，加生石膏 30g、熟地 20g 以清胃滋阴。多尿较著者，加山萸肉 10g、枸杞 10g 以滋肾敛精。气虚较著者，除重用黄芪、人参外，再加白术 10g、茯苓 10g 以健脾益气。大便不实者，加莲子肉 10g、芡实 10g、苡仁 15g 以健脾固涩。

肺肾气阴亏虚，口渴不止，小便频数，脉洪数无力，可选用二冬汤。脾阴不足，时食时饥，疲乏无力，消瘦，舌红少苔，可选用琼玉膏。脾气虚，口渴，能食与便溏并见，或善饥而不能食，疲乏神倦消瘦，舌苔薄白而干，脉细缓无力，可选用七味白术散。

（三）肾阴亏虚

证候　小便频数量多，混浊如脂膏，或尿甜，口干唇燥饮水不多，形体虚弱，腰痠乏力，舌红苔少，脉沉细数。

证候分析　本证以肾阴亏虚，肾失固摄为基本病机。多由上、中消证日久不愈，传及于下，发展而来。或由酒色劳倦过度，真阴耗伤，肾阴大亏，肾失固摄，而致尿频量多，混浊如膏。水谷精微下注，多随小便而去，故尿有甜味，身体虚弱。津液不能上承口咽则口干咽燥，但中上焦热不甚，故消水不多。腰为肾之府，腰痠说明本病病位在肾。舌红少苔，脉沉细数，是肾阴亏虚，虚热内生之象。本证以尿频量多，混浊如脂膏，尿有甜味，舌红少苔为辨证要点。

治法　滋阴固肾。

代表方　六味地黄丸。

熟地30g　山药10g　山萸肉10g　丹皮10g　泽泻10g　茯苓10g　水煎服。

六味地黄汤是滋补肾阴肾精的代表方。方中熟地滋肾水，填精补髓为主药。山药能养脾阴而摄精微，山萸肉能滋补肝肾而收敛精气，不使水谷精微下注，药用量宜大。肾阴不足，虚热易生，故配泽泻制肾火，丹皮清肝火，茯苓健脾渗湿。各药合用，使滋补而不留邪，降泄而不伤正，适合消渴患者长期服用。

加减　上方加人参10g、枸杞20g、麦冬20g则补肾之力更强，且有益肺之功，又寓金水相生之意。尿多混浊甚者，加益智仁12g、桑螵蛸12g、牡蛎20g固肾摄精。阴虚火旺，烦躁，失眠，遗精者，加知母10g、黄柏6g、龙骨15g、牡蛎15g，以泄热坚阴，潜阳固精。

无内热者，可选用左归丸滋肾填精。

（四）阴阳两虚

证候　小便频数量多，甚则饮一溲一，尿色清白如水，或见浑浊如膏，口渴少饮，面色黧黑，耳轮焦干，腰膝痠软，形寒肢冷，阳事不举，舌淡苔白，脉沉细无力。

证候分析　本证以阴损及阳，肾阳衰微为基本病机。下消日久，肾阴日损，肾阳亦衰，肾失固藏，故小便量多，浑浊如膏。甚则命火式微，约摄无权，致小溲无度，饮一溲一。肾失气化，津不上承，故口渴饮少。水谷精微随尿下注，无以充养周身肌肤，故身体消瘦；肾开窍于耳，腰为肾之府，黑色属肾，肾虚则精气失充，不能濡养，故面色黧黑，耳轮焦干，腰膝痠软；命门火衰，宗筋弛缓，故形寒肢冷，阳痿不举；苔脉所示皆系肾阴阳俱虚，尤以肾阳虚为甚。本证以尿频量多，混浊如膏，面色黧黑，腰痠肢冷为辨证要点。

治法　温阳益肾固摄。

代表方　金匮肾气丸。

附子10g　肉桂5g　熟地20g　山药10g　山萸肉10g　丹皮6g　泽泻10g　茯苓10g　水煎服。

金匮肾气丸为温补肾阳的代表方，亦是治消渴之良方，应用于阴阳两虚或以阳虚为主者。方中以六味地黄丸滋阴补肾，用附子、肉桂温阳暖肾，意在微微生火，以鼓舞肾气，取"少火生气"之义。赵献可《医贯·消渴论》指出："盖因命门火衰，不能蒸腐水谷，水谷之气，不能熏蒸，上润于肺，如釜底无薪，锅盖干燥，故渴；至于肺亦无所禀，不能四布水津，并行五经，其所饮之水，未经火化，直入膀胱，正谓饮一升溲一升，饮一斗溲一斗。……故用附子、肉桂之辛热，壮其少火，灶底加薪，枯笼蒸溽，槁禾得雨，生意维新"。

加减　小便混浊如膏，加桑螵蛸15g、覆盆子15g、金樱子10g固肾收摄。气虚明显者，加黄芪30g、党参15g以补肾益气。大便溏薄，去熟地、丹皮，加补骨脂10g、煨肉豆蔻10g以补肾收涩。

若阴阳俱衰又出现浮肿者，可选用济生肾气丸加减。如神志昏迷，四肢厥冷，脉微细者，为阴竭阳亡的危险证候，急用生脉散合参附汤加龙骨牡蛎益气敛阴，回阳救逆。

（五）瘀血阻滞

证候　多饮、多食、多尿，伴见面色晦暗，或身有刺痛，疼痛不移，舌质紫暗或淡暗，或有瘀点、瘀斑，脉细涩。

证候分析　本证以瘀血阻络，气为血阻，津气不布为基本病机。消渴病阴虚燥热，耗灼津血而成瘀血，或阴伤及气，气虚血瘀，或病损及阳，阳虚血瘀，瘀血阻碍气化，气津失布，故多饮、多食、多尿。瘀阻气滞，故刺痛不移，面色晦暗。舌质紫暗、淡暗，脉细涩，皆为瘀血之征。本证以"三多"症状，伴面色晦暗，舌质紫暗等瘀血症状为辨证要点。

治法　活血化瘀。

代表方　血府逐瘀汤。

桃仁 10g　赤芍 10g　当归 10g　红花 10g　川芎 6g　生地 10g　牛膝 10g　柴胡 6g　枳壳 6g　桔梗 6g　甘草 3g　水煎服。

血府逐瘀汤为活血化瘀的代表方。方中桃仁、赤芍、红花、川芎、当归活血化瘀。牛膝祛瘀血，通血脉。生地滋阴清热，配当归又能养血润燥。少用柴胡、枳壳理气疏肝，桔梗开宣肺气，以布散津液。

加减　气虚者，加黄芪 10g、太子参 10g。阳虚者加仙灵脾 10g、菟丝子 10g。消谷善饥者加熟地 10g、玉竹 10g。

气虚血瘀者，亦可选用补阳还五汤。血虚血瘀者，可选用桃红四物汤。大便燥结，可选用桃核承气汤加味。

并发症治疗：

白内障、雀目、耳聋，是消渴病久，肝肾精血亏耗，不能上承耳目所致，治宜滋补肝肾，用杞菊地黄丸或明目地黄丸加味。

疮疡、痈疽初起，热毒伤营，治宜解毒凉血，用五味消毒饮加味；病久气营两伤，脉络瘀阻，蕴毒成脓，治宜益气解毒排脓，用黄芪六一汤合犀黄丸加味。

如并发水肿、肺痨、中风、胸痹、厥证者可参考有关章节。

本病的预后转归，若"三多"症状较轻，无明显消瘦，治疗及时，控制饮食，一般预后良好。若年老体弱，"三多"症状严重，消瘦明显，或合并他证，如能坚持治疗，严格控制饮食，可带病延年；反之若不能及时治疗，饮食不能控制，或并发他病严重，往往使病情恶化，预后较差。

四、单方验方

1. 猪胰一具，低温干燥，研成粉末，装入胶囊，一日 2 次，每次 3 克，长期服用，治消渴。

2. 炒黑豆、天花粉等份为末，面糊丸梧子大，用黑大豆汤下 70 丸，一日 2 次。清热生津，治肾虚消渴。

3. 蚕茧 10 个，山药 30g，玉米须 30g，知母 30g，苡米根 15g，地骨皮 15g。水煎服，每日 1 剂。清热补脾摄精，治消渴。

4. 玉泉丸（五味子　地黄　天花粉　葛根等）口服，成人一次 9 克，日服 4 次，治消渴。

5. 降糖活血方　木香 10g，当归 10g，益母草 10g，赤芍 15g，川芎 10g，葛根 15g，丹参 30g，苍术 15g，元参 30g，生地 30g，生黄芪 30g。治疗糖尿病。

6．愈消灵 黄芪 15g，山药 10g，黄精 10g，石斛 10g，花粉 10g，生熟地各 10g，竹叶 10g，地骨皮 10g，僵蚕粉 3g（冲）。治糖尿病，每日 1 剂，分两次温服。

7．制糖方 鹿角霜 25g，黄连 10g，苦参 10g，牡蛎 20g，鸡内金 15g，知母 20g，浮萍 15g，槐花 25g，茯苓 15g，桑螵蛸 15g，覆盆子 15g、漏芦 15g。治糖尿病，每日 1 剂，分两次温服，连服 30～50 剂。

8．加味桃核承气汤 大黄、桂枝各 6～12g，桃仁 9～12g，玄明粉 3～6g，甘草 3g，玄参、生地各 12～15g，麦冬 12g，黄芪 30～45g。水煎。每日 1 剂，于餐后 2 小时服用，治疗糖尿病。

【预防护理】

过食肥甘、醇酒炙煿和情志异常，是导致消渴发病的重要因素，因此节制饮食，防止肥胖；调节情志，防止七情内伤，对本病的预防有很重要的意义。此外体育锻炼、房室有节，对本病的预防也有一定的意义。

既病之后，一定要保持心情舒畅，避免精神紧张，生气恼怒。根据病情适当配合体育锻炼，调节劳逸，节制房事，免伤肾精。尤须注意饮食疗法，禁食辛辣刺激之物，严格控制含糖高类食物的进食量，一般以进食豆类制品、瘦肉、鸡蛋、植物油、新鲜蔬菜等为宜。肥胖者尚须控制体重的增加，减肥有利于本病的恢复。

小 结

消渴是以多饮、多食、多尿、消瘦为主要症状的病证，是一种慢性消耗性疾患。与肺、胃（脾）、肾三脏关系密切，尤以肾虚为病变中心。过食肥甘、情志失调、劳欲过度为其主要发病原因。部分病人也有遗传因素。其病机主要是阴虚燥热，病情发展可致气阴两伤、阴阳俱虚、瘀血阻络，甚至并发他疾，尤以痈疽之类为常见。治疗多以滋阴益肾为主，常配合应用健脾益气、活血化瘀治法。同时注意生活调摄，控制饮食，舒畅情志，方能促使患者早日康复。

第七节 积 证

积证是指腹内结块，或胀或痛的一种病证。它和"癥"、"痞块"是同一类疾病，故又称"癥积"、"痞块"。临床上在腹部可扪及大小不同的包块，胀痛或刺痛，痛有定处，固定不移。初期积块软而不坚，胀痛较轻；中期积块增大较硬，疼痛可逐渐加重；晚期积块坚硬作痛，甚或疼痛剧烈。

西医学中，多种原因引起的肝脾肿大，腹腔肿瘤及多囊肾等，可参照本节辨证论治。

【病因病机】

情志郁结、饮食所伤、寒邪侵袭及病后体虚是引起积证的主要原因，而正气不足则是积证发生的内在因素。

内伤七情，特别是郁怒伤肝，思虑气结，导致肝脾失调，脏腑失和，气机阻滞，血行受阻，久则瘀血内停，脉络凝滞，结而成块，则成积证。

酒食不节，饥饱失宜，或恣食肥厚生冷，损伤脾胃，运化失健，水谷精微不能输布，以致食滞湿浊内停，凝结成痰，痰阻气滞，血行不畅，痰浊与气血相搏结，日久结而成块，则形成积证。

寒湿内侵，伤于脾胃，脾阳不运，湿痰内聚，阻滞气机，障碍血行，使脉络瘀滞，日久亦可形成积证。正如《灵枢·百病始生》说："积之始生，得寒乃生"。

从临床所见，情志、饮食与寒湿、风寒、湿热诸邪，常交错夹杂，相互兼见，合并为患，如《金匮翼·积聚统论》说："积聚之病，非独痰、食、气、血，即风寒外感亦能成之。然痰、食、气、血非得风寒，未必成积；风寒之邪，不遇痰、食、气、血，亦未必成形"。说明积证的形成，往往与多种致病因素有关。

黄疸病后，或黄疸经久不退，湿浊留恋，阻滞气血；或久疟不愈，湿痰凝滞，脉络痹阻；或感染血吸虫，日久不愈，肝脾气血不畅，血络瘀滞，均可导致气滞血瘀，而成积证。

由上可知，本病的病因虽有多端，但其病机主要是肝脾功能失调，瘀血阻滞。或气滞血瘀，或痰阻血瘀，或寒凝血瘀，或气血痰等相互搏结成块，而导致积证。

积证的形成与正气的强弱亦密切相关，《素问·经脉别论》说："勇者气行则已，怯者则著而成病也"。因积证的病机关键为瘀血阻滞，正气强盛之人，气血畅行，则积块无由所生，而形体虚弱，正气不足之人，气血皆虚，运行迟缓，每遇邪犯，易致郁滞为患。正气的盛衰不仅关乎到积证的形成，而且与病机演变亦有密切关系。正气充盛，气血畅达，则瘀滞之患可随之而散。正气愈虚，则气血运行愈发迟缓，而积块日甚。反之，积聚日久不愈，病邪日益侵凌，则可削弱人体正气，使正气愈虚，以致形成恶性循环，而加重本证。

病因病机示意图：

$$
\left.\begin{array}{l}情志 \\ 饮食 \\ 寒湿 \\ 他病\end{array}\right\} 肝脾失调 \left\{\begin{array}{l}气滞 \\ 痰浊 \\ 寒湿 \\ 湿热\end{array}\right\} 瘀血阻滞 \rightarrow 积证 \underset{互为因果}{\overset{日久}{\rightleftharpoons}} 正虚
$$

【辨证论治】

一、辨证要点

积证的辨证，应根据病史的长短，邪正的盛衰及伴有症状，辨明初、中、晚三期。一般积证初期，正气尚强，邪气虽实而不甚，积块较小，质地较软，虽有胀痛不适，但一般情况尚好。中期正气渐衰而邪气渐甚，积块增大，质地较硬，疼痛持续，全身情况较差。晚期正气大虚，而邪气实甚，积块较大，质地坚硬，疼痛较甚，或剧烈疼痛，全身情况极差。

二、鉴别诊断

积证应与聚证、鼓胀相鉴别。

1．聚证　又称"瘕聚"，文献中与积证并称为"积聚"，而积证与聚证明显不同。积证积块明显，固定不移，在腹部可扪及大小不同的实质性肿块，痛有定处，病程较长，多属血分，病情较重。聚证则腹内无实质性积块，腹中胀气时聚时散，时作时止，发作时病变部位有气聚胀痛现象，类似痞块，缓解时气散则胀痛消失，无任何痞块，痛无定处，病程较短，多属气分。

2．鼓胀　鼓胀与积证的共同点是腹内皆有积块。但鼓胀腹内有水液停聚，以腹部胀大，鼓之如鼓为特征，可并见胁下癥积；而积证腹内无水液停聚，肚腹一般不胀大，腹内积块亦不局限于胁下。

三、分证论治

积证的治疗，应以活血化瘀，软坚散结为基本治则。区分不同阶段，掌握攻补分寸，分期而治之。初期邪实，应予消散；中期邪实正虚，治宜攻补兼施；后期正虚邪盛，应予扶正除积。

积证日久，易损气血，在治疗上始终要注意保护正气，攻伐之药不可过用，以免耗气伤正。所以《素问·六元正纪大论》提出："大积大聚，其可犯也，衰其大半而止"。

（一）初期

证候　积块较小，软而不坚，固着不移，胀痛不适，舌苔薄白，舌质青或见瘀斑，脉弦。

证候分析　本证以气滞血瘀为基本病机。气机阻滞，瘀血内阻，脉络不和，积而成块，故胀痛不适，固着不移。病属初起，积犹未久，故积块较小，软而不坚。舌质青或带瘀斑，脉弦，为气滞血阻之象。本证以积块软而不坚，固定不移，胀痛并见为辨证要点。

治法　理气活血，通络消积。

代表方　四逆散合《宣明》三棱汤。

柴胡 6g　白芍 10g　枳壳 6g　三棱 6g　莪术 6g　槟榔 10g　木香 6g　当归 10g　白术 10g　甘草 3g　水煎服。

四逆散具有疏肝解郁之功，三棱汤为行气活血之剂。方中柴胡、枳壳、木香疏肝理气。三棱、莪术、槟榔活血软坚消积。当归、白芍活血养血。白术、甘草健脾益气。

加减　本方可加鳖甲 15g、鸡内金 10g 以软坚消积；疼痛较甚者，加川楝子 6g，玄胡 10g 以疏肝理气和血止痛。

若气滞血阻，兼见寒象者，可选用大七气汤加减，行气散结，温通血络。若见寒热身痛舌苔白腻，脉浮弦大者，是兼风寒表证，宜选五积散，宣表理气，通滞消积。

（二）中期

证候　腹部积块明显，按之较硬，固定不移，隐痛或刺痛，纳谷减少，形体日瘦，面色晦黯，或面颈胸臂有血痣赤缕，女子或见月事不下，舌质暗紫或有瘀斑，脉细涩。

证候分析　本期以瘀血内结，正气损伤为基本病机。积证日久，气血凝结，脉络阻塞，血瘀日甚，故积块明显增大，硬痛不移，面黯，或有血痣赤缕。瘀血内结，新血不生，故月事不下。病久正气损伤，脾运不健，故纳食减少，形瘦神疲。舌质紫暗，脉细涩，是瘀血内结之象。本证以积块明显，硬痛不移，面黯舌紫为辨证要点。

治法　祛瘀软坚，益气健脾。

代表方　膈下逐瘀汤合四君子汤。

当归10g　川芎6g　桃仁10g　红花10g　赤芍10g　丹皮10g　炒灵脂10g　玄胡10g　香附6g　枳壳6g　乌药6g　党参10g　白术10g　茯苓10g　甘草3g　水煎服。

膈下逐瘀汤为活血行气之剂，四君子汤为益气健脾的代表方。方中桃仁、赤芍、红花、川芎、丹皮、灵脂、玄胡、当归活血化瘀。香附、枳壳、乌药理气止痛。党参、白术、茯苓、甘草健脾益气。诸药合用攻补兼施，祛瘀而不伤正。

加减　可去丹皮、川芎，加三棱10g、莪术10g、土鳖虫12g、炮山甲12g、鸡内金10g以加强活血化瘀软坚之力。气血虚明显者，加黄芪10g、制首乌10g补气养血。如痰瘀互结，舌苔白腻者，加清半夏10g、白芥子6g、苍术6g化痰散结。若积块高低不平，有热毒者，加白花蛇舌草30g、肿节风15g、藤梨根15g以解毒消积。

本证在服汤药的同时可配服鳖甲煎丸，以化瘀软坚。

（三）晚期

证候　病延日久，积块坚硬，隐痛或剧痛，面色萎黄或黧黑，饮食大减，形体瘦削，舌质淡紫，舌光无苔，脉细数或弦细。

证候分析　本证以正气虚损，瘀血结滞为基本病机。积证日久，血络阻塞，气结不行，故积块日益坚硬，疼痛加剧或为隐痛。病延日久，中气大伤，气血衰少，故饮食大减，肌肉瘦削。血瘀日久，新血不生，营气大虚，故面色萎黄，甚则黧黑。舌质淡紫无苔，脉细数或弦细，均为气血耗伤，津液枯竭，血瘀气机不利之象。本证以病久积块坚硬疼痛，面色萎黄，纳少形瘦为辨证要点。

治法　大补气血，化瘀软坚。

代表方　人参养营汤合化积丸。

红参5g　黄芪10g　白术10g　茯苓10g　当归10g　白芍10g　熟地10g　五味子5g　远志5g　陈皮5g　肉桂3g　甘草5g　生姜10g　大枣4枚，水煎送服化积丸10g。

人参养营汤为大补气血之剂。方中人参、黄芪、白术、茯苓、甘草益气健脾。当归、白芍、熟地、五味子、远志滋阴养血安神。陈皮、生姜、大枣理气和胃。肉桂温阳以化生气血。化积丸活血破瘀，软坚消积而图缓功。

加减　若阴伤甚，舌光无苔，脉象细数者，加生地10g、北沙参10g、石斛10g养阴生津。若齿衄或鼻衄者，加山栀10g、丹皮6g、白茅根30g、大小蓟各10g以凉血止血。

本病预后一般较差。积证初起，治疗恰当，或可治愈。积证耗伤气血日久，可致气虚、血虚，甚或气阴双亏。正气愈虚，邪气愈甚，则积证愈难消散，甚或逐渐增大。积证后期，因肝胆之气疏泄失常，胆汁外溢，可出现黄疸；脾失转输，水液停聚而成鼓胀；热灼脉络，或气虚不能摄血，或瘀血阻塞而致吐血、便血、衄血等，均为预后不良之兆。

四、单方验方

1．地鳖虫研末，每次 1.5g，红参 3g 煎汤送服。治肝脾肿大不消。

2．甲鱼一只，黄泥封固，焙黄去泥，研细末。每服 6g，一日 3 次，红糖调服。治脾脏肿大。

3．醋炒三棱、莪术、黑白丑、槟榔、茵陈各等量，研细末，醋糊为丸，每服 5g，一日 2 次，治腹中痞块。

4．水红花或子，适量，以三倍之水煎，滤渣续煎熬成膏，名曰水红花膏，量积块大小，用纸摊贴。

5．大黄 30g、朴硝 30g，共为末，与大蒜同捣成膏，名曰贴痞琥珀膏，贴于积块部位。

【预防护理】

情志失调是形成积证的重要因素，故怡情舒志，解除忧虑、紧张，避免郁怒是预防癥积的关键。饮食上宜少食肥甘厚味及辛辣刺激之品，多吃新鲜蔬菜水果。"壮人无积，虚人则有之。"故经常锻炼身体，增强体质，使正气充沛，气血流畅，亦是预防积证的重要措施。

在护理上，首先要解除患者的恐惧心理，保持良好的精神状态，积极配合治疗，注意休息，切勿过劳，病情重者，需卧床休息。积证患者，脾胃运化功能较弱，食物宜新鲜，清淡可口而富于营养。

小　　结

腹内结块，或胀或痛是积证具有的特征性临床症状。引起癥积的原因，主要与情志、酒食、寒邪及黄疸等病后有关。病变脏腑以肝脾为主，病机关键是瘀血内结，并与气滞、痰结密切相关。积证治疗重在活血，以活血化瘀，软坚散结为基本治则，结合理气、化痰等法。并辨其初、中、晚三期，区别邪正虚实主次而治之，攻邪之药，不可过用，以免重伤正气，后期只可缓缓图功，不能急于求成。

第八节　瘿　气

瘿气是以颈前喉结两旁肿大，伴烦躁易怒，心悸多汗，手指颤抖，或眼球突出等为主要临床症状的一种病证。

本病多见于 20～45 岁的中青年女性，除少数因强烈精神刺激突然发病外，大多数起病缓慢，临床表现也轻重不一，轻者胸闷烦躁，心悸乏力，体重下降，重者除上述症状继续加重外，并有烦热多汗，面赤烘热，易饥多食，身体消瘦，手指震颤，眼球突出，阳痿或闭经等，甚则高热大汗，躁狂谵妄，呕吐腹泻，危及生命。

西医学中的甲状腺机能亢进症等可参照本节辨证论治。

【病因病机】

瘿气发病的主要原因是情志内伤，但也与体质因素有密切关系。

由于长期的愤郁恼怒、悲哀、恐惧、忧思过度等精神刺激，使肝失条达，气机郁滞，气滞则津液不能正常输布，凝聚成痰，或肝郁犯脾，脾失健运，聚湿生痰，痰气交阻颈前，渐致喉结两旁肿大，形成瘿肿。痰气搏结日久，气血运行失畅，气滞血瘀，痰瘀互结，则瘿肿较硬或有结节。若气郁日久，肝郁化火，痰郁化热，波及于心，可致心肝火旺，波及于胃，则胃热炽盛，消谷善饥。火盛易于耗液伤阴，又可致心肝阴虚。肝阴不足，久而及肾，肝肾阴虚，水不涵木，即可产生阳亢风动的病理变化。

妇女的经、孕、产、乳等生理特点与肝经气血密切相关，若复加情志、饮食等致病因素，肝经气血失调，则易导致气滞血瘀、气郁痰结、肝郁化火等病理变化，故瘿气以女性为多见。此外素体阴虚之人，气痰郁滞之后易于化火，更加伤阴，常使病情缠绵。

由上可知，瘿气的病变脏腑主要在肝，常波及于心，并可影响至脾（胃）肾。基本病机为气滞痰凝。日久可致肝郁化火、阴血亏虚，及瘀血阻滞等病理变化。

病因病机示意图：

情志内伤→气机郁滞 ⎰肝郁犯脾⎱ 气滞痰凝 壅结颈前
　　　　　　　　　 ⎰气滞津停⎱
　　　　　　　　　 ⎰气郁化火⎱ 煎液为痰 　　　　　瘿气
素体阴虚→阴血亏虚 ⎰阴虚火旺⎱ 炼血为瘀
　　　　　　　　　 ⎰心肝失养⎱ ——→阴虚风动

【辨证论治】

一、辨证要点

瘿气辨证，主要辨别虚实。一般初起多实，由气滞、痰凝、血瘀、肝火所致；病久多虚，尤为阴虚为主并可出现虚实夹杂证。

二、鉴别诊断

瘿气应与瘰疬、消渴相鉴别。

1.瘰疬　瘿气与瘰疬二者都在颈部出现肿块，需加鉴别。鉴别的要点，一是肿块的具体部位，二是肿块的性状。瘿气的肿块在颈部正前方，喉结两旁，呈轻、中度弥漫性肿大，可随吞咽动作而上下移动。瘰疬的肿块部位在颈项两侧，肿块一般较小，每个约黄豆大，个数多少不等，有的累累如贯珠。

2.消渴　瘿气与消渴都有消谷善饥的症状，需要鉴别。中消以消谷善饥为主症，同时并见多饮、多尿等症状，颈部无瘿肿。瘿气虽有多食易饥类似中消的症状，但无多饮、多尿症状，而以颈前有瘿肿为特征，且伴有急躁、多汗、手抖、眼突等症状。

三、分证论治

瘿气的治疗以理气化痰，软坚消瘿为基本治则。瘿肿日久质地较硬或有结节者，应佐以活血化瘀；肝火亢盛者，宜清肝泻火；火盛伤阴者，又当以养阴为主，或滋补肝肾，或养心柔肝，或滋阴降火，随其证候变化而选用不同的方法。

（一）气滞痰凝

证候　颈前瘿肿，质软不痛，胸闷太息，或有胸胁串痛，病情波动常与情志因素有关，苔薄腻，脉弦滑。

证候分析　本证以肝气郁滞，痰气壅结为基本病机。气机阻滞，痰浊壅阻颈前，故颈前瘿肿，质软不痛。肝郁气滞，故胸闷太息，胸胁串痛，且病情常随情志而波动。苔薄腻，脉弦滑，均为痰气交阻之象。本证以颈前瘿肿，胸闷，善太息为辨证要点。

治法　理气化痰，软坚散结。

代表方　四海舒郁丸。

昆布 10g　海带 10g　海藻 10g　海螵蛸 15g　海蛤壳粉 6g（包煎）陈皮 10g　青木香 10g
水煎服。

四海舒郁丸是理气化痰软坚之剂。方中青木香、陈皮疏肝理气。昆布、海藻、海带、海螵蛸、海蛤壳化痰软坚，消瘿散结。

加减　可去海带加牡蛎 30g、象贝母 10g、清半夏 10g，加强软坚化痰之效。胸闷，胁痛甚者，加柴胡 10g、郁金 10g、制香附 6g 以疏肝理气解郁。若瘿肿较硬或有结节者，加黄药子 12g、三棱 10g、莪术 10g、炮山甲 10g、桃仁 10g、露蜂房 12g 以增强活血软坚，消瘿散结的作用。

如肝郁化热，出现烦躁，心悸，体重下降，舌质红等，可选用丹栀逍遥散合酸枣仁汤、藻药散加减，以疏肝养心，化痰散结。

（二）肝火亢盛

证候　瘿肿轻、中度弥漫性肿大，性情急躁易怒，烦热多汗，面颊烘热，心悸失眠，手指颤抖，眼球突出，或多食易饥，形体消瘦，口苦，舌红苔黄，脉弦数。

证候分析　本证以气郁化火，痰气壅结为主要病机。瘿气壅结颈前，故出现瘿肿。气郁化火，肝火亢盛，则急躁易怒，烦热口苦，面部烘热。心火较盛，热扰心神，故心悸失眠。火热迫津外泄，故易出汗。肝火上炎，风阳内动，故眼球突出，手指震颤。胃火炽盛，故消谷善饥，身体消瘦。舌红苔黄，脉弦数，均为肝火旺盛之象。本证以瘿肿，急躁易怒，烦热多汗，心悸，手抖，眼突为辨证要点。

治法　清肝泻火，化痰软坚。

代表方　龙胆泻肝汤合藻药散。

龙胆草 10g　山栀 10g　黄芩 10g　生地 10g　木通 6g　车前子 10g（布包）　泽泻 10g
柴胡 3g　当归 10g　黄药子 12g　海藻 20g　生甘草 5g　水煎服。

龙胆泻肝汤为清肝泻火的代表方，藻药散为消瘿散结之专剂。方中龙胆草、栀子、黄芩、木通清泄肝火，生地、当归、柴胡滋阴养肝疏肝，车前子、泽泻清利肝火。生甘草清火解毒。黄药子、海藻软坚化痰，消瘿散结。黄药子兼有凉血降火作用，用治瘿气效果颇佳。

加减　可去柴胡、当归、泽泻加夏枯草 10g、牡蛎 30g、象贝母 10g 以加强泻火软坚之力。手指颤抖者，再加石决明 20g、白蒺藜 10g、珍珠母 20g 平肝熄风。若胃火盛，消谷善饥者，可加生石膏 30g、知母 10g、黄连 10g 直泄中焦之热。腑气不通者，可加大黄 6g 以通腑泻火。火盛阴伤，去龙胆草加知母 10g、玄参 20g 滋阴降火。

（三）心肝阴虚

证候　瘿肿或大或小，质软，起病较缓，心悸不宁，心烦不寐，易出汗，手指颤动，眼干目眩，消瘦乏力，舌质红，舌体颤动，脉弦细数。

证候分析　本证以心肝阴虚，痰气壅结为基本病机。痰气郁结颈前，故渐起瘿肿。心阴亏虚，心失所养，故心悸不宁，心烦不寐。肝阴不足，目失所养，则两目干涩，视物昏花。精血不足，不能充养形体，故消瘦乏力。肝阴亏虚，虚风内动，则手指及舌体颤动。舌质红，脉弦细数为阴虚有内热之象。本证以瘿肿轻、中度肿大，心悸心烦少寐，眼干目眩，手、舌颤动，脉弦细数为辨证要点。

治法　滋养阴血，宁心柔肝。

代表方　天王补心丹合一贯前。

太子参 10g（或西洋参 10g）　玄参 10g　生地 10g　沙参 10g　丹参 10g　茯苓 10g　五味子 10g　天冬 10g　麦冬 10g　当归 10g　远志 5g　柏子仁 10g　炒枣仁 10g　枸杞 10g　川楝子 6g　朱砂 1g（冲服）水煎服。

天王补心丹具有滋阴养血，宁心安神之功，一贯煎为滋阴柔肝之剂。方中生地、玄参、麦冬、天冬、沙参滋阴柔肝清热。太子参、茯苓、当归益气生血。丹参、酸枣仁、柏子仁、五味子、朱砂、远志养心安神。枸杞子、川楝子养肝疏肝。

加减　可加白芍 10g、天麻 10g、牡蛎 20g 平肝熄风。若见腰痠、耳鸣等肾阴亏虚之症者，加龟板 12g、熟首乌 10g、怀牛膝 10g 滋补肝肾。病久正气耗伤，精血不足而见消瘦乏力，妇女月经量少或闭经，男子阳痿，酌加黄芪 10g、山萸肉 10g、仙灵脾 10g 等以补益正气，滋养精血。若脾胃虚弱，运化失调而致大便稀溏者，去生地、玄参、天冬加白术 10g、山药 10g、苡仁 10g 以健运脾胃。

若病情突变，阴竭阳亡，面色苍白，四肢逆冷，脉微细欲绝，急用生脉散合参附龙牡汤益气敛阴，回阳救脱。

本病的预后大多良好，轻中症患者，只要治疗及时，有较好的疗效。少数重症患者，各种症状常随病程的延长而加重，若病情突变，骤然出现烦躁、高热、昏谵，或吐泻汗多，甚则动风痉厥，易发生阴竭阳亡的危象，预后不良。

四、单方验方

1. 甲亢丸　橘红 100g，三棱 100g，清半夏 150g，云苓 150g，海藻 150g，昆布 150g，煅牡蛎 150g，大贝 150g，夏枯草 200g，黄药子 50g，甘草 50g，琥珀 10g，朱砂 10g。上药为细末，炼蜜为丸，每丸重 15g，每次 1 丸，日服 2 次。

2．平亢汤　生牡蛎 30g，白芍 30g，夏枯草 30g，胡黄连 3g，知母 10g，芸薹子 15g，生地 15g，丹皮 15g，香附 15g。随症加减，水煎服。

3．龙胆草 10g，黄柏 10g，草决明 10g，夏枯草 25g，生石决明 25g，生牡蛎 25g，五味子 5g，丹皮 15g，玄参 15g，生白芍 15g，柴胡 7.5g，龟板 20g，水煎液。

4．复方甲亢膏　黄芪 15g，党参 15g，麦冬 15g，白芍 15g，夏枯草 15g，生地 30g，丹参 30g，生牡蛎 30g，苏叶 10g，五味子 10g，香附 10g，白芥子 6g。共制成膏剂，每次 1 匙，每日 3 次。

【预防护理】

避免精神刺激，保持精神愉快是防治瘿气的关键。

患者应注意休息，避免情绪波动，多进清淡而富有营养的食物，忌进肥腻、香燥、辛辣助火之品。

小　　结

瘿气以颈前瘿肿，烦躁，心悸，多汗，手抖，眼突为特征。主要是由于七情内伤所引起，其基本病机为气滞痰凝。理气化痰，软坚消瘿为本病的基本治则。化火者，当清肝泻火；伤阴者，当滋阴养血。消瘿散结临床常用黄药子，疗效较好，但其有小毒，久服对肝脏有一定损害，故较长时间服用黄药子时，剂量以每天不超过 12g 为宜。

第九节　虚　劳

虚劳是由脏腑亏损，气血阴阳虚耗所致的多种慢性虚弱性疾病发展到严重阶段的总称，亦称虚损。虚，是指脏腑亏虚，功能衰弱，阴阳气血不足；损，是指脏腑消损，形体明显消瘦。终因久虚不复，虚损日久而成劳。

虚劳的范围甚广，几乎涉及到各个脏腑的病证。凡先天不足，后天失养，病久体虚，积劳内伤，渐致元气亏耗，久虚不复等所致的多种以脏腑阴阳气血亏损为主要表现的病证，均属本病范畴。

西医学中多种慢性或消耗性疾病，出现类属虚劳的临床表现时，均可参考本节进行辨证论治。

【病因病机】

虚劳的病因甚多，各种致病因素不断侵袭人体，而又调治不当皆可引起。

多种虚劳证候的形成，大都与素体特性有关，而对形成人的素体特性起决定作用的则是先天禀赋。如父母体弱，胎气不足；或胎中失养，孕养不足，或妊娠多病，胎儿受损；或生后喂养失当，营养不良等，使脏腑不健，气血不足，生机不旺，造成形体薄弱的体质，在此基础上易于因虚因劳致病，或因病致虚，日久不复而成为虚劳。

烦劳过度，摄养失当，耗气伤血，损伤正气；或情志刺激，忧思伤脾，忿怒伤肝，伤及五脏；或早婚多育，纵欲妄为，肾精耗伤等均可使形气日衰，脏腑亏损，久虚不复而成劳。

长期饮食失节，损伤脾胃也是造成虚劳的重要原因。如暴饮暴食，饥饱失调；嗜欲偏食，营养不良等原因，致使脾胃功能长期受损，不能化生水谷精微，气血来源不足，内不能充养五脏六腑，外不能洒陈于肌肤，久则渐至表里俱虚，形成虚劳。

多种慢性疾病日久不愈，或迁延失治；或大病之后，失于调理；或产后护理不当，正气虚耗不复，均可因病致虚而成劳。此外体虚而外邪乘袭，迁延失治，邪气久羁，正气耗伤，损伤脏腑气血，日久亦可成劳，即所谓"伤风不醒便成劳"。若正气内伤，气血运行涩滞，瘀血内结，新血不生，久而可形成"干血痨"。

由上可知，幼年患虚劳者多以先天为主因，成年以后患虚劳者，多属后天失调，劳伤过度。但一般体虚而尚无他病者，亦不致成为虚劳。虚劳的发展过程，一种是因虚致病，因病成劳；一种是因病致虚，久虚不复而成劳。而其病理性质主要为气、血、阴、阳虚耗，阴阳气血亏耗实由五脏虚损所致，先天的关键在于肾，后天的关键在于脾。由于五脏相关，气血同源，阴阳互根，所以由各种原因所致的虚损常互相影响，一脏有病，可以累及他脏；气虚不能生血，血虚无以生气；气虚者，阳亦渐衰，血虚者，阴亦不足；阳损日久，累及于阴；阴损日久，累及于阳，以致病势日渐发展，病情日趋复杂。

病因病机示意图：

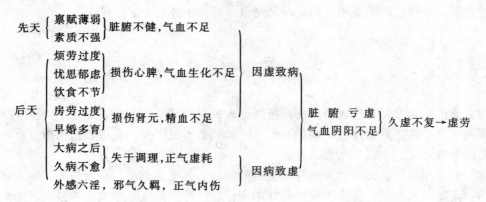

【辨证论治】

一、辨证要点

虚劳的证候虽然繁多，但总不离乎五脏，而五脏之伤，又不外乎气血阴阳，故对虚劳的辨证，以气、血、阴、阳为纲，五脏虚候为目，则自能提纲挈领，鉴别较易。但由于气血同源，阴阳互根，五脏相关，所以各种原因所致的虚损往往互相影响，由一虚而发展为多虚，由一脏而累及多脏，使病情趋于复杂和严重，因此辨证时既要从整体上掌握其相互关系，又要区别其主次。

虚劳一般有较长的病程，辨证治疗时还应注意有无兼见病证。因病致虚，久虚不复者，应注意辨明原有疾病是否继续存在；虚劳之人是否兼感外邪；有无因虚致实的表现，如气虚运血无力，以致出现血瘀，脾虚不能运化水湿，以致水湿内停等等。

二、鉴别诊断

虚劳应与一般虚证、肺痨相鉴别。

1．一般虚证　虚劳与一般虚证虽然在临床表现上类似，但虚劳是多种慢性虚弱疾病发展到严重阶段的结果，它比一般虚证严重，病程漫长，病势缠绵，其病变往往涉及多脏甚至全体。

2．肺痨　肺痨为痨虫感染所致，主要病变在肺，且有传染性，病理特点主要是阴虚，以咳嗽、咯血、潮热、盗汗为主要临床症状。而虚劳则由多种病因所致，病损五脏，以脾肾为关键，一般不传染，病理性质主要为气血阴阳亏虚，分别出现五脏气血阴阳亏虚的多种临床症状。

三、分证论治

对于虚劳的治疗，应以"虚则补之"，"损者益之"为基本原则。在进行补益的时候，一是从病理性质着眼，分别采取益气、养血、滋阴、温阳等法。并注意气血阴阳相互资生，各种补益法相互兼顾，如益气生血，阴阳并补等。二是从五脏病位着眼，选用针对性较强的方药。同时注意五行生化，整体治疗，如补土生金，滋水涵木……或肺脾合治，肝肾并补等。三是从先天后天着眼。肾为先天之本，寓元阴元阳，是生命的本源；脾为后天之本，气血生化之源，故补益脾肾在虚劳的治疗中有重要意义。先天根本得固，后天气血渐生，则虚劳恢复自易。四是注意补虚与治病相结合。虚劳既可因虚致病，又可因病致虚，所以在辨证补虚的同时，须结合辨病，针对不同疾病的特殊性，求因治疗。一方面补虚以增强抗病能力，一方面治病以解除致虚之因。

（一）气虚

共同证候为面色㿠白，气短懒言，语声低弱，头晕神疲，倦怠乏力，舌淡苔白，脉象虚弱。

1．肺气虚损

证候　咳嗽无力，甚则气喘，痰液清稀，自汗畏风，时寒时热，易于感冒。

证候分析　本证以肺气虚损，卫外不固为基本病机。肺气虚损多系肺部疾患长期不愈发展而来，也是全身虚弱的一种表现。肺主气，司呼吸，肺气虚弱，气失所主，肺失宣肃，故咳嗽无力，甚或气喘。气虚津液不布，聚而成痰，故吐痰清稀较多。肺气不足，卫外不固，营卫失和，故自汗畏风，时寒时热，易于感冒。本证以咳嗽无力，吐痰清稀，气短懒言，畏风自汗为辨证要点。

治法　补益肺气。

代表方　补肺汤。

红参 10g　黄芪 10g　熟地 10g　五味子 6g　紫菀 10g　桑白皮 10g　水煎服。

补肺汤具有补益肺肾，敛肺肃肺的功效。方中人参、黄芪补肺益气固表。因肺气根于肾，故以熟地、五味子益肾固元敛肺。紫菀、桑白皮肃肺止咳。

加减 自汗多者，加煅牡蛎 15g、麻黄根 10g 止汗固表。若气阴双虚，兼见潮热、盗汗者，加鳖甲 12g、地骨皮 10g、秦艽 10g 养阴清热。气短息促者，加冬虫夏草 3g 补肺益肾纳气。

肺脾气虚，气血不足，易感外邪，经常感冒者，可选用薯蓣丸益气养血，扶正祛邪。

2．脾气虚损

证候 面色萎黄，食少便溏，或便秘，腹部坠胀，或有脱肛，食后胃脘不舒，形体瘦弱，甚则面足虚浮。

证候分析 本证以脾气虚弱，运化无力为基本病机。《慎柔五书》中说："虚损诸病，久之皆属脾虚。"脾胃为后天之本，气血生化之源，脾虚则气血生化不足，故面色萎黄，身体瘦弱，疲乏无力。脾虚运化无力，故食少便溏，或便秘。脾虚中气下陷，故腹部下坠，脱肛。脾虚气弱，血虚失荣，水湿不运，故面浮足肿。本证以面黄，食少，便溏，腹部坠胀，气短乏力为辨证要点。

治法 益气健脾。

代表方 资生丸。

白术 10g 党参 10g 苡仁 10g 茯苓 10g 焦山楂 10g 陈皮 6g 黄连 3g 白蔻仁 6g 泽泻 6g 桔梗 6g 藿香 10g 扁豆 10g 莲子肉 10g 山药 10g 炒麦芽 15g 芡实 10g 炙甘草 5g 水煎服。

资生丸具有健脾益气，开胃消食之功。方中党参、白术、茯苓、山药、苡仁、莲肉、泽泻、扁豆健脾益气，渗湿和胃；白蔻仁、陈皮、藿香芳香化湿，醒脾开胃；山楂、麦芽、炙甘草消食和胃；芡实健脾固肾；黄连厚肠胃；桔梗化痰止咳，载药上行。本方性味和平，温而不燥，能补能运，宜于脾虚食少便溏，身体衰弱者。

加减 可加黄芪 10g 以增强益气之功。若气虚及阳，脾阳渐虚，手足不温，腹痛腹泻者，加炮姜 6g、肉桂 3g 温中散寒。

若为中气下陷，症见腹部重坠，或脱肛，甚则内脏下垂者，可选用补中益气汤加味，益气健脾，升阳举陷。

3．心气虚损

证候 心中空悬悸动，气短自汗，动则加重，神疲肢倦。

证候分析 本证以心气虚损，心失所养为基本病机。心气亏损，运血无力，心失所养，故心悸，气短。汗为心之液，心气不足，汗液不藏，故自汗。劳则耗气，故诸症加重。本证以心悸，气短，神疲乏力，动则加重为辨证要点。

治法 益气养心。

代表方 六君子汤。

红参 10g 黄芪 10g 白术 10g 茯苓 10g 山药 10g 炙甘草 5g 水煎服。

六君子汤有益气养心之功。方中人参、黄芪、炙甘草补气养心。白术、茯苓、山药健脾养心。

加减 可加当归 10g、五味子 5g 补心血，敛心气。气虚及阳，手足不温，加桂枝 6g 或肉桂 3g 温通心阳。

4．肾气虚损

证候　腰膝痠软，小便频数而清，或尿失禁，神疲乏力，妇女带下清稀量多。

证候分析　本证以肾气虚损，肾失固摄为基本病机。肾气亏虚，不能充养肾府，经脉筋骨失养，故腰痠膝软，神疲乏力。肾气不固，膀胱失约，则尿频而清，甚则失禁。肾虚冲任不固，故白带清稀量多，甚则滑脱。本证以腰膝痠软，神疲无力，尿频而清为辨证要点。

治法　益气固肾。

代表方　大补元煎。

红参 6g　山药 10g　炒杜仲 10g　熟地 10g　枸杞 10g　山萸肉 10g　当归 10g　炙甘草 5g
水煎服。

大补元煎为益气补肾，生精养血之剂。方中人参、山药、炙甘草益气补肾。杜仲、枸杞温补肾气。山萸肉、熟地、当归生精补血。诸药合用气精双补，肾元得固，虚损渐复。

加减　可加黄芪 10g 以增强补气之力。尿频或失禁者，加菟丝子 10g、益智仁 10g、金樱子 10g 以固肾。大便溏薄，脾失健运者，去熟地、当归加补骨脂 10g、煨肉蔻 10g 温补固涩。白带多者，加白术 10g、茯苓 10g、牡蛎 20g、芡实 12g 健脾固肾。

在气血阴阳虚损中，气虚是临床上最常见的一类，其中尤以肺、脾气虚为多见，但心、肾气虚亦不少，早期重在肺脾，日久必累心肾。在肝的气病之中，以气郁为多见，历代医籍极少单独论述肝气虚的辨证论治，肝病日久，出现神疲乏力，食少气短等气虚见症时，多在原有肝病的基础上结合脾气虚论治。

（二）血虚

血虚的共同证候为面色淡白无华或萎黄，唇舌爪甲色淡，头晕眼花，疲乏无力，或肌肤枯糙，手足发麻，脉细等。

1．心血虚亏

证候　心悸怔忡，失眠多梦，健忘，脉细弱或结代。

证候分析　本证以心血亏虚，心神失养为基本病机。心血不足，血不养心，心神不安，故心悸怔忡，失眠多梦，健忘。血脉不充，故脉细弱或结代。本证以心悸怔忡，失眠多梦，面色不华，脉细为辨证要点。

治法　养血安神。

代表方　养心汤。

黄芪 10g　茯苓 10g　党参 10g　当归 10g　川芎 6g　五味子 6g　柏子仁 10g　炒枣仁 10g
远志 5g　肉桂 3g　半夏曲 10g　炙甘草 6g　水煎服。

养心汤为益气生血，养血安神之剂。方中黄芪、党参、茯苓、甘草益气以生血。当归、川芎、五味子、柏子仁、枣仁、远志养心安神。肉桂、半夏曲温中健脾，以助气血之生化。

加减　失眠多梦较甚，加夜交藤 30g、合欢花 10g 养心安神。心悸甚者，加龙骨 15g、牡蛎 15g 等镇心安神，易党参为红参以加强益气生血之力。

本证亦可选用归脾汤以益气生血养血。

2．肝血虚亏

证候 头晕目眩，胁肋隐痛，肢体麻木，筋脉拘急，或惊惕肉眴，妇女月经不调，甚则经闭，脉弦细或细涩。

证候分析 本证以肝血亏虚，肝失濡养为基本病机。肝虚血亏，不能上养头目，故头晕目眩，面色不华。血虚不能濡养肝木，故胁肋隐隐作痛。肝血不足，筋脉失养，血虚生风，故肢体麻木，筋脉拘急，或惊惕肉眴。肝血虚亏，妇女冲任空虚，则致月经不调或闭经。脉弦细为肝血虚，血脉不充之象。本证以头晕目眩，胁肋隐痛，肢体麻木，脉弦细为辨证要点。

治法 补血养肝。

代表方 四物汤。

熟地 25g 白芍 15g 当归 10g 川芎 6g 水煎服。

四物汤为补血养血调血的代表方。方中熟地滋阴养血为主药，辅以当归补血养肝，和血调经，佐白芍和营柔肝，使川芎和血行滞，四药合用补血养血，和血柔肝。

加减 可加制首乌 15g、枸杞 12g 以增强补血养肝的作用，加炙甘草 5g 配白芍以缓肝柔肝止痛。胁痛甚者，加柴胡 6g、郁金 6g、香附 6g 理气通络。两目干涩，视物模糊者，加女贞子 10g、决明子 10g、山萸肉 10g、菊花 10g 滋肾阴，养肝木以明目。

肝血亏虚又兼血脉瘀滞，见肌肤甲错，舌质青紫，脉象细涩者，可先用大黄䗪虫丸活血化瘀，祛瘀生新，继用归脾丸以养血。

心主血，肝藏血，脾统血，故血虚之中以心、肝、脾血虚较为多见。脾血虚常与心血虚同时兼见，故临床常称心脾血虚。气能生血，所以益气生血是血虚证的重要治法，如归脾汤、当归补血汤、圣愈汤等方剂，就是益气生血治法在临床应用上的体现。

（三）阴虚

阴虚的共同证候为面色潮红，口干咽燥，手足心热，潮热盗汗，舌红少津，脉细数。

1. 肺阴虚损

证候 干咳少痰质粘，痰中有时带血，咽燥，声嘎，失音，形体消瘦。

证候分析 本证以肺阴亏虚，清肃失司为基本病机。肺阴亏耗，肺失濡润，清肃之令不行，故干咳无痰或痰少而粘。肺阴虚，虚火内灼，肺络损伤则咳而痰中带血，阴虚津不上承，故咽喉干燥，声嘎，甚则失音。久病肺虚，不能充养肌肉，故形体消瘦。本证以干咳，咽燥，声嘎，舌红少津，脉细数为辨证要点。

治法 滋阴润肺。

代表方 沙参麦冬汤。

沙参 10g 麦冬 10g 玉竹 10g 天花粉 10g 桑叶 10g 生扁豆 10g 甘草 3g 水煎服。

沙参麦冬汤是滋阴润燥之剂。方中沙参，麦冬养阴润肺为本方主药。玉竹、花粉生津润燥止渴。扁豆、甘草养胃。桑叶轻宣燥热。诸药合用，清养肺胃，生津润燥。

加减 可去桑叶加百部 10g、款冬花 10g 肃肺止咳，加地骨皮 10g、鳖甲 15g 等清退虚热。咳血者，加白及 10g、仙鹤草 30g、阿胶 10g（烊化）以止血。声嘎或失音者，加藏青果 12g、桔梗 5g、木蝴蝶 5g 清肺利咽。盗汗者，加牡蛎 15g、浮小麦 30g 以固表敛汗。

阴虚火旺，肺脾两虚，可选拯阴理劳汤。

2．心阴虚损

证候　心悸，心烦不宁，善惊，少寐多梦，或口舌生疮。

证候分析　本证以心阴亏虚，心阳偏旺为基本病机。心阴不足，心阳偏亢，故心悸而烦。心失濡养，心神浮越，故少寐多梦而善惊。心阴亏虚，心火上炎，故口舌生疮。本证以心悸而烦，失眠多梦，舌红，脉细数为辨证要点。

治法　滋阴养心。

代表方　天王补心丹。

生地10g　玄参10g　麦冬10g　天冬10g　当归10　丹参10g　党参10g　茯苓10g　远志5g　柏子仁10g　炒枣仁10g　五味子5g　桔梗3g　朱砂1g（冲）　水煎服。

天王补心丹为滋阴养心的常用方剂。方中生地、玄参、麦冬、天冬养阴清热。当归、丹参补血养心。太子参、茯苓补益心气。远志、柏子仁、枣仁、五味子养心安神，敛心气。桔梗载药上行。

加减　心火偏旺，烦躁不安，口舌生疮者，加黄连6g、木通6g、淡竹叶10g、栀子10g清心泻火，导热下行。潮热盗汗者，加地骨皮10g、秦艽10g、牡蛎15g退虚热，固表敛汗。

3．脾胃阴虚

证候　不思饮食，脘部灼热隐痛，干呕，呃逆，大便燥结，或口舌有糜点，舌干无苔或少苔。

证候分析　本证以脾胃阴虚，胃失濡润为基本病机。脾胃阴津不足，胃失濡润，故不思饮食，脘部灼热隐痛。肠腑失于滋润，则大便干结，若阴亏较甚，胃失润降，则致干呕，呃逆。本证以不思饮食，脘部灼热隐痛，干呕，大便燥结，舌干无苔，脉细数为辨证要点。

治法　养阴和胃。

代表方　益胃汤。

北沙参30g　麦冬15g　生地12g　玉竹12g　冰糖适量　水煎服。

加减　加石斛12g、麦芽15g、山药15g益胃健脾。口干唇燥甚者，加花粉20g生津滋润。干呕、呃逆者，加西洋参10g、竹茹10g、刀豆子12g养阴益胃，降逆止呕。大便燥结，加郁李仁10g、火麻仁10g滋液润肠通便。

4．肝阴虚损

证候　头痛眩晕，耳鸣，目干畏光，视物不明，急躁易怒，手足震颤，肉瞤，脉弦细数。

证候分析　本证以肝阴亏损，肝阳偏亢为基本病机。肝肾阴虚，肝阳上亢，故头痛眩晕，耳鸣，急躁。肝开窍于目，肝阴不足，不能上荣于目，故目干羞明。阴血不能濡养筋脉，虚风内动，故手足震颤，肉瞤。本证以头痛，眩晕，目干涩，急躁，手足震颤，脉弦细数为辨证要点。

治法　滋阴养肝潜阳。

代表方　补肝汤。

当归10g　白芍10g　川芎6g　熟地10g　酸枣仁10g　木瓜10g　炙甘草5g　水煎服。

补肝汤是养血柔肝，滋养肝阴之剂。方中当归、川芎、熟地、白芍养血柔肝。木瓜、甘草、酸枣仁酸甘化阴，滋阴养肝。

加减　加生地 10g、麦冬 10g、菊花 10g　石决明 15g 以滋阴潜阳。目干涩畏光，视物不明，加枸杞 10g、女贞子 10g、草决明 10g 以养肝明目。急躁易怒，尿赤便秘，舌红脉数，肝火亢盛者，加龙胆草 10g、栀子 10g、黄芩 10g 以清肝泻火。

本证亦可选用杞菊地黄丸加减。若肝络失养，胁痛隐隐，口燥咽干，时觉烦热，舌红少苔，脉细数，可选用一贯煎加味。

5．肾阴虚损

证候　眩晕，耳鸣，甚则耳聋，腰痠膝软，或两足软弱，遗精，或尿血，或小便如脂如膏。

证候分析　本证以肾阴亏虚，虚火内动为基本病机。肾之阴精亏虚，上不能濡养脑髓，下不能充养腰膝，故眩晕耳鸣，甚则耳聋，腰膝痠软。肾阴亏虚，虚火易动，热扰精室，精关不固，故梦遗失精。肾失固摄，则小便如脂，或尿血。本证以眩晕，耳鸣，腰痠膝软，遗精为辨证要点。

治法　滋补肾阴。

代表方　左归丸。

熟地 10g　山药 10g　山萸肉 10g。枸杞 10g　菟丝子 10g　川牛膝 10g　鹿角胶 10g（烊化）　龟板胶 10g（烊化）　水煎服。

左归丸具有较强的滋补肾阴肾精的功效，适用于阴虚而火不旺者。方中熟地、枸杞、山药、龟板胶、牛膝滋补肾阴。鹿角胶、菟丝子填补肾精，温补肾气。

加减　耳聋，足痿者，加紫河车粉 6g（冲服）填补精血。遗精者，加煅牡蛎 15g、金樱子 10g、芡实 10g、莲须 10g 固肾涩精。口干，咽痛，潮热，虚火内生者，加知母 10g、黄柏 10g、地骨皮 10g 滋阴降火。

肾阴亏虚，虚火内盛，可选用知柏地黄丸加减。

以上阴虚之证，五脏均较常见，但以肝肾为根本，其他三脏阴虚久延不愈，最终多累及于肝肾。五脏阴虚亦常两脏并见，临床上以肝肾阴虚、肺肾阴虚为多见。阴虚属五脏阴液的耗伤，由于阴阳平衡失调，阴虚则阳亢，因此五脏阴虚，往往同时兼见虚热。又因阴阳互根，阴虚日久，阳随阴去，病情较重者，多见阴阳两虚之证。

（四）阳虚

阳虚的共同证候为面色苍白或暗淡，形寒怕冷，四肢不温，精神萎靡，倦怠无力，气息微弱，或有浮肿，下肢为甚，口淡不渴，舌质胖嫩，边有齿印，舌苔淡白而润，脉沉迟或细微或虚大。

1．心阳虚衰

证候　心悸，自汗，神倦嗜卧，形寒肢冷，心胸憋闷或疼痛，或气息喘促，面青唇紫，舌淡或紫暗，脉细弱或沉迟或结代。

证候分析　本证以心阳虚衰，心脉瘀阻为基本病机。心阳不足，心气亏虚，心脉失养，心液不藏，故心悸，自汗，气短息促。阳虚不能温养四肢百骸，故形寒肢冷，神倦嗜卧。阳虚气弱，难以推动血液运行，心脉瘀阻，气机滞塞，故心胸憋闷或疼痛。面青唇紫，舌质紫暗等皆为阳虚有瘀之象。本证以心悸，自汗，形寒肢冷，心胸憋闷，气息喘促为辨证要点。

治法　温通心阳。

代表方　保元汤。

党参 10g　黄芪 10g　肉桂 3g　炙甘草 5g　生姜 10g　水煎服。

保元汤具有益气温阳之效。方中党参、黄芪、甘草益心气；肉桂、生姜温通阳气。

加减　加附子 10g 以加强温补心阳之效。心胸疼痛，舌质紫暗，或口唇青紫者，加丹参 10g、降香 5g、川芎 6g、三七粉 2g（冲）等以活血止痛。四肢厥冷，脉沉迟，阳虚较甚者，再加鹿茸粉 1g（冲）、仙灵脾 10g 以温补肾阳。

本证亦可选用拯阳理劳汤。

2．脾阳虚衰

证候　食少纳呆，腹胀冷痛，肠鸣便溏或完谷不化，每因受寒或饮食不慎而加剧，形寒，手足不温，舌淡苔白，脉弱。

证候分析　本证以脾阳虚衰，运化力弱为基本病机。脾胃气虚进一步发展为脾阳亏虚，不能运化水谷，故神倦乏力，少气懒言，食少纳呆。阳虚则寒，故形寒，手足不温。气虚中寒，清阳不展，则寒凝气滞，故腹中冷痛，肠鸣便溏，甚则完谷不化。感受寒邪或饮食不慎，更伤脾阳，故使病情加重，舌淡苔白，脉弱，均为中阳虚衰之象。本证以食少，形寒，肠鸣便溏，腹中冷痛为辨证要点。

治法　温中健脾。

代表方　附子理中汤。

炮附子 10g　炮姜 6g　党参 10g　白术 10g　炙甘草 5g　水煎服。

附子理中汤为益气健脾，温中祛寒的代表方。方中党参、白术、炙甘草益气健脾。附子、干姜温中祛寒。

加减　腹中冷痛较甚，加高良姜 6g、制香附 10g 或丁香 6g、吴茱萸 3g 以温中理气止痛。食少腹胀或呕逆者，加砂仁 6g、鸡内金 5g、制半夏 10g、陈皮 6g 温中和胃降逆。腹泻较甚，加煨肉蔻 10g、补骨脂 10g 以温脾涩肠。

3．肾阳虚衰

证候　腰脊冷痛，畏寒肢冷，滑精，阳痿，尿少或多尿或小便不禁，下利清谷或五更泄泻。

证候分析　本证以肾阳虚衰，阴寒内盛为基本病机。腰为肾之府，督脉贯背络肾而督诸阳，肾阳衰微，失于温煦，故腰背冷痛，畏寒肢冷。肾气衰微，精关不固，故滑精，阳痿。阳虚化气行水功能低下，肾气不固则尿多或小便失禁。命门火衰，火不生土，不能蒸化腐熟水谷，故下利清谷或五更泄泻。本证以腰脊冷痛，滑精，阳痿，畏寒肢冷为辨证要点。

治法　温补肾阳。

代表方　右归丸。

熟地 10g　山药 10g　山萸肉 10g　枸杞 10g　炒杜仲 10g　菟丝子 10g　附子 10g　肉桂 5g　当归 10g　鹿角胶 10g（烊化）水煎服。

右归丸是温补肾阳，生精养血之剂。方中附子、肉桂温补肾阳。杜仲、山茱萸、菟丝子、鹿角胶补益肾气。熟地、山药、枸杞、当归补益精血，滋阴助阳。

加减　滑精，加金樱子 10g、桑螵蛸 12g、莲须 6g，或配服金锁固精丸以固肾涩精。下利清谷者，去熟地、当归、山萸肉加党参 10g、白术 10g、苡仁 10g 益气健脾，渗湿止泻。阳虚水泛，浮肿尿少者，加茯苓 10g、泽泻 10g、白术 10g、车前子 10g（包煎）利水消肿。喘促短气，动则更甚，加补骨脂 10g、五味子 6g、蛤蚧粉 3g（冲服）补肾纳气。

阳虚多由气虚进一步发展而成。阳虚则生寒，症状比气虚为重，并以出现里寒的症象为特征。在阳虚之中，以脾、肾、心的阳虚为多见。由于肾阳为人身之元阳，所以心脾之阳虚日久，多累及于肾，而出现心肾阳虚或脾肾阳虚的病变。

为了便于辨证和治疗，将虚劳归纳为气、血、阴、阳亏损四类，但在临床上往往错杂互见，一般来讲，病程短者，多伤及气血，可见气虚、血虚及气血两虚之证；病程长者，多伤及阴阳，可见阴虚、阳虚及阴阳两虚之证。

虚劳病程漫长，多为久病痼疾，其预后与转归，与体质的强弱，脾肾的盛衰，能否解除致病原因，以及是否得到及时正确的治疗、护理等因素有密切关系。脾肾未衰，元气未败，纳食尚可，脉象和缓者，预后良好。反之形神衰惫，不思饮食，喘急气促，腹泻不止，元气已衰，脾肾衰败者，预后不良。

四、单方验方

1. 海参（干品）50g，大枣 10 枚，猪骨 200g，加水炖服，每日一剂，连服 20～60 天。治虚劳（再生障碍性贫血）。

2. 补阳益气升阳汤　补骨脂 10g，苁蓉 10g，巴戟 10g，桑寄生 10g，锁阳 10g，肉桂 10g，熟地 10g，枸杞子 10g，黄芪 15g，川芎 5g，鸡血藤 10g。水煎服。

【预防护理】

避免烦劳过度，防止因劳致虚。饮食有节，营养合理，防止脾胃损伤。注意寒温变化，防止感受外邪。锻炼身体，增强体质，对预防虚劳的发生有重要的意义。

虚劳治疗，首先要注意饮食调补，进食富于营养而又易于消化的食物，以保证气血的化生。气虚阳虚患者，忌食寒凉，宜选进温补类食物，如羊肉、母鸡等。阴虚患者忌食燥热之品，宜选进清补类食物，如银耳、百合、猪肝等。肾精亏虚者，宜食用海参、猪牛羊脊髓之类。虚劳病人还要注意保持良好的情绪，有治愈战胜疾病的信心，积极锻炼身体，如练气功、太极拳、散步等，以促进体力及食欲的恢复。此外，由于虚劳病人体虚卫弱，易受外感，在气候变化时，尤须注意防止感冒，流行病季节，应特别注意预防接触感染。

小　　结

虚劳是多种慢性衰弱性疾病发展到严重阶段的总称。先天、后天、内伤、外感等多种病因均会导致虚劳的产生，或因虚致病，或因病致虚。其基本病机为脏腑亏损，气血阴阳虚耗。辨证以气血阴阳为纲，五脏虚候为目。治疗以补益为基本原则，根据病理属性不同，分别采用益气、养血、温阳、滋阴等法，处理时须注意气血阴阳相兼为病，五脏之间的传变等关系。对于虚中夹实及兼外感者，治当补中有通，补中有散，补泻兼施，防止因邪恋而进一步耗伤正气。

第十节 内伤发热

内伤发热是指以内伤为病因，脏腑功能失调，气血阴阳亏虚，或气血痰湿郁遏所引起的发热。一般起病缓慢，病程较长，临床多表现为低热，有时亦可出现高热。有的患者仅自觉发热或五心烦热，而体温并不升高，亦属内伤发热范围。

内伤发热患者由于病史较长，往往不能明确叙述开始发热的时间。其热型可呈持续性低热，午后潮热，夜热早凉，畏寒发热，或者平素一般不发热或热势不高，每于劳累后则出现发热或发热加重，或者病人自觉五心烦热，一身烘热，热气上冲而测体温并不升高。在发热的同时，往往并见气血阴阳亏虚，或气血痰湿郁遏的症状，如短气乏力、食少便溏、心悸头晕、胸闷呕恶等。

本节主要讨论内科杂病中因内伤引起的以发热为主症的疾患。西医学中的功能性低热、肿瘤、血液病、结缔组织疾病、内分泌疾病或其他慢性感染性疾病，以及某些原因不明的发热，具有内伤发热的临床表现时，均可参照本节辨证论治。

【病因病机】

本病主要由劳倦、饮食、情志、体虚久病等因素引起。

素体阴虚，或热病日久，或吐泻日久，或误用、过用温燥药物等，导致阴精耗伤，水不制火，阳热偏盛而引起发热。

久病心肝血虚，或脾虚不能生血，或因出血、产后及手术后失血过多，以致血虚失于濡养，血本属阴，阴血不足无以敛阳而引起发热。

劳倦过度，饮食失调，或久病失于调理，以致脾胃气虚，气虚阳浮而出现发热。

素体阳虚，或寒证日久伤阳，或误用、过用寒凉药物，或气损及阳，以致脾肾阳虚，阴寒内盛，虚阳外浮引起发热。

情志抑郁，肝失条达，气郁化火而发热；或因恼怒过度，肝火内盛而发热。其发病机理正如《丹溪心法·火》所论"凡气有余便是火"。因这种发热和情志密切相关，故亦称为"五志之火"。

由于情志、劳倦、外伤、出血等原因导致瘀血的产生，瘀血阻滞经络，气血郁滞而不畅，壅遏不通，因而引起发热。此外，瘀血发热也与血虚失养有关，如《医门法律·虚劳论》说："血痹则新血不生，并素有之血，亦瘀积不行，血瘀则荣虚，荣虚则发热。"

饮食失调，或忧思气结等原因，损伤脾胃，脾胃运化功能失健，聚湿生痰，痰湿壅遏日久化热，亦可引起发热。

由上可知，导致内伤发热的原因虽有多种，但其基本病机为脏腑功能失调，气血阴阳亏虚，或气血痰湿郁遏引起发热。由气血阴阳亏虚所致的发热属虚，由气血痰湿郁遏引起的发热属实。部分患者可由两种或多种病机同时引起发热，如气郁血瘀发热、气阴两虚发热、气血两虚发热等。从病机转化来讲，久病往往由实转虚，由轻转重，尤其是血瘀发热日久，损及气血阴阳，可分别兼见气虚、血虚、阴虚、阳虚之证。他如气郁日久伤阴耗气，易形成气郁阴虚或气郁气虚之发热。气虚日久，病损及阳，则又可形成阳虚发热。

病因病机示意图：

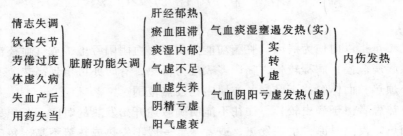

【辨证论治】

一、辨证要点

内伤发热病情比较复杂，首先应根据病史、症状、脉象等来辨明发热的属虚属实，虚者应辨明气虚、血虚、阴虚、阳虚；实者应辨明气郁、血瘀、湿郁、痰郁。临床亦有虚实夹杂者。其次再辨明病情的轻重，如病程长久，反复发作，经治不愈，胃气虚衰，正气虚甚，病情较重；若内脏无实质性病变，仅属一般体虚所致者，病情较轻。

二、鉴别诊断

内伤发热应与外感发热相鉴别，外感发热由感受外邪引起，发病较急，病程较短，一般热势较高，外邪不除则发热不退，发热初期常有恶寒、头痛、鼻塞、流涕等表证，其恶寒虽得衣被而不减。内伤发热由内因引起，起病徐缓，病程较长，或有反复发作的病史，一般呈低热，或仅自觉发热，即使高热亦多能耐受。其热大多时作时止，或发无定时，且多感手足心热，发热而不恶寒，或虽感怯冷但得衣被则减。通常伴有头晕、神倦、自汗、盗汗、脉弱无力等症。

三、分证论治

内伤发热的治疗，应根据不同证候的病机分别采用有针对性的治法。实证宜疏肝解郁、活血化瘀、化湿清热等；虚证当益气、温阳、养血、滋阴。对虚实兼夹者，则宜兼顾之，切不可一见发热便用发散或苦寒之剂，且发散易于耗气伤津，苦寒则伤脾败胃，反使病情加重，临证尤须注意。

（一）阴虚发热

证候　午后或夜间发热，手足心热，或骨蒸潮热，心烦少寐，颧红，盗汗，口干咽燥，大便干结，尿少色黄，舌质干红或有裂纹，无苔或少苔，脉细数。

证候分析　本证以阴虚阳盛，水不制火为基本病机。阴虚阳盛，虚火内炽，故午后或夜间发热，手足心热，骨蒸潮热。虚火上炎，扰乱心神，故心烦少寐，颧红。内热逼津液外泄，则盗汗。阴虚火旺，津亏失润，故口干咽燥，尿少便干。舌干红少苔，甚至无苔，脉细数，皆为阴虚火旺之象。本证以午后或夜间发热，手足心热，或骨蒸潮热，并见口干咽燥等阴虚症状为辨证要点。

治法　滋阴清热。

代表方　清骨散。

银柴胡 10g　胡黄连 10g　秦艽 10g　炙鳖甲 15g　地骨皮 10g　青蒿 10g　知母 10g　甘草 3g　水煎服。

清骨散是清虚热，退骨蒸的代表方。方中银柴胡、地骨皮、胡黄连、青蒿、秦艽清退虚热。知母清热养阴。鳖甲滋阴潜阳。甘草调和诸药。

加减　阴虚甚者，加生地 10g、玄参 10g。盗汗显著，去青蒿加乌梅 10g、五味子 6g、浮小麦 30g 酸甘化阴敛汗。失眠，加炒枣仁 10g、柏子仁 10g、夜交藤 30g 养心安神。兼有气虚而见头晕气短，体倦乏力者，加北沙参 10g、太子参 10g、黄芪 10g 养阴益气。

肝肾阴亏，虚火上炎而表现为低热，五心烦热，头晕目眩，耳鸣，腰膝酸软，遗精等症者，可选用知柏地黄丸滋阴清热。若因病久邪热伤阴而致阴虚发热，症见夜热早凉，无汗，能食形瘦，可选用青蒿鳖甲汤养阴清热。

（二）血虚发热

证候　多为低热，头晕眼花，倦怠乏力，心悸怔忡，面白少华，唇甲色淡，舌质淡，脉细弱。

证候分析　本证以血虚失养，阴不配阳为基本病机。血属阴，阴血亏虚则无以敛阳，故引起低热。血虚不能上滋头目，外濡肢体，故见头晕眼花，身倦乏力。血不养心则心悸怔忡。血虚不能上荣于面及充盈血脉，故致面白少华，唇甲色淡，舌淡，脉细弱。本证以低热伴有血虚症状或有失血病史为辨证要点。

治法　益气养血，以除虚热。

代表方　归脾汤。

黄芪 10g　党参 10g　白术 10g　茯苓 10g　当归 10g　炒枣仁 10g　龙眼肉 12g　木香 3g　远志 6g　炙甘草 5g　生姜 5g　大枣 4 枚　水煎服。

归脾汤补益心脾，益气生血，为常用的补血方剂。方中黄芪、党参、白术、茯苓、炙甘草健脾益气生血。当归、龙眼肉补血养血。酸枣仁、远志养心安神。木香、生姜、大枣理气调脾，补而不滞。

加减　可加白薇 10g 以清退虚热。血虚较甚，损及阴精，发枯肤燥，口干津少，舌质嫩红，光亮无苔，加熟地 10g、制首乌 10g、白芍 10g、麦冬 6g 养血滋阴。

血虚发热，症状较轻，失眠心悸不显著者，可选用当归补血汤益气养血。

（三）气虚发热

证候　发热常在劳累后发生或加剧。热势一般不高，亦有高热表现者。头晕乏力，气短懒言，自汗，易于感冒，食少便溏，舌质淡，苔薄白，脉细弱。

证候分析　本证以脾胃气衰，中气不足，气虚阳浮为基本病机。本有气虚，劳则耗气，中气更虚，故发热多在劳累后发生或加重。脾胃虚衰，气血生化不足，脏腑经络无以充养，以致头晕乏力，气短懒言，舌质淡，脉细弱。气虚表卫不固，则自汗，易于感冒。脾虚不能健运则食少便溏。本证以发热常在劳累后发生或加重，发热伴有气短乏力等气虚症状为辨证要点。

治法 益气健脾，甘温除热。

代表方 补中益气汤。

黄芪 10g　党参 10g　白术 10g　陈皮 6g　升麻 6g　柴胡 6g　当归 10g　炙甘草 5g　水煎服。

补中益气汤既是益气升陷，又是甘温除热的代表方。方中黄芪、党参、白术、甘草益气健脾。当归养血活血。陈皮理气和胃。升麻、柴胡升举清阳，透泄邪热。

加减 自汗多者，加牡蛎 15g、浮小麦 30g、糯稻根 30g 固表敛汗。时冷时热，汗出恶风者加桂枝 5g、白芍 10g 调和营卫。胸闷，脘痞，苔腻，加苍术 6g、厚朴 10g、藿香 10g 健脾燥湿。

气虚发热而兼有湿热，及气虚之人夏季感受暑湿，表现为发热头痛，口渴自汗，倦怠乏力，胸满身重，不思饮食，大便溏薄，小便短赤，苔腻脉虚等症，可选用东垣清暑益气汤，益气健脾，除湿清热。

（四）气郁发热

证候 时觉身热心烦，热势常随情绪波动而起伏，精神抑郁或烦躁易怒，胁肋胀闷，喜叹息，口苦而干，苔黄，脉弦数。妇女常兼月经不调，乳房发胀。

证候分析 本证以气郁化火为基本病机，肝主疏泄，性喜条达，其经脉布胁肋，贯膈。肝郁化火，故发热烦躁易怒。情绪激动，气火益盛，故热亦随之增高。精神愉快，气机顺畅，则热势随之而降。肝郁气滞，疏泄失常，故胁肋胀闷，妇女则月经不调，乳房发胀。口干而苦，苔黄，脉弦数，均为肝经郁热之象。本证以发热常随情绪波动而起伏，伴有精神抑郁、胁肋胀闷等肝气郁结症状为辨证要点。

治法 疏肝解郁，清肝泄热。

代表方 丹栀逍遥散。

丹皮 10g　栀子 10g　当归 10g　白芍 10g　柴胡 6g　茯苓 10g　白术 10g　薄荷 3g　甘草 3g　水煎服。

丹栀逍遥散为清肝泄热的代表方。方中丹皮、栀子清肝泄热。柴胡、薄荷疏肝解热。当归、白芍养血柔肝。白术、茯苓、甘草培补脾土。

加减 胸胁疼痛者，加川楝子 6g、郁金 6g 以理气止痛。

若郁火较甚，面红目赤，心烦易怒，脉弦数，舌质红，可选用龙胆泻肝汤清肝泻火。素体阴虚而病肝郁发热，或肝郁发热日久，邪热伤阴，可选用滋水清肝饮养阴疏肝清热。

（五）瘀血发热

证候 午后或夜晚发热，或自觉身体某些局部发热，口干咽燥而不欲饮，躯干或四肢有固定痛处，或有肿块，甚或肌肤甲错，面色萎黄或黯黑，舌质紫暗或有瘀点、瘀斑，脉涩。

证候分析　本证以瘀血阻滞，气血壅遏而发热为基本病机。瘀血病在血分，属阴，故新血不生，血气不能濡养头面肌肤，故面色萎黄或暗黑，肌肤甲错。瘀热在内则口干咽燥，发热多在下午或夜间。瘀血停着之处，气血运行受阻，故表现为疼痛不移或有肿块。瘀血内阻，但热郁于营血中，故不欲饮水。舌紫脉涩等均是血行不畅，瘀血内阻之象。本证以午后或夜间发热，伴有舌质紫暗等瘀血特征为辨证要点。

治法　化瘀清热。

代表方　血府逐瘀汤。

生地 10g　桃仁 10g　红花 10g　赤芍 10g　枳壳 6g　柴胡 6g　川芎 6g　川牛膝 10g　当归 10g　桔梗 3g　甘草 3g　水煎服。

血府逐瘀汤为活血化瘀的常用方。方中桃仁、红花、赤芍、川芎活血化瘀。生地、当归养血凉血清热。柴胡疏肝解郁。枳壳、桔梗开胸行气，使气行血行。甘草调和诸药。

加减　加白薇 10g、地骨皮 10g、丹皮 6g 清热凉血。若肢体疼痛较著者，加丹参 10g、鸡血藤 30g 活血通络止痛。

本证亦可选用桃红四物汤等加减治疗。

（六）湿郁发热

证候　低热以午后较著，胸脘痞闷，纳呆呕恶，渴不欲饮，大便稀薄或粘滞不爽，舌苔白腻或黄腻，脉濡数。

证候分析　本证以湿邪内生，郁而化热为基本病机。湿为阴邪，阴邪自旺于阴分，故与阴虚发热相似，以午后发热较甚。湿邪阻滞气机，故见胸脘痞闷。湿阻中焦，胃失和降，故纳呆食少，渴不欲饮，甚则呕恶。湿邪伤脾，脾失运化，故便溏。若湿热停滞肠中，可使大便粘滞不爽。苔黄腻，脉濡数，为湿郁化热之象。本证以低热午后较甚，胸闷纳呆，呕恶，渴不欲饮，苔黄腻为辨证要点。

治法　利湿清热。

代表方　三仁汤。

杏仁 10g　白蔻仁 6g　苡仁 10g　清半夏 10g　川厚朴 6g　通草 5g　滑石 10g　淡竹叶 10g。

三仁汤为清利湿热，宣畅气机的代表方。方中杏仁宣降肺气，善开上焦。蔻仁芳化湿浊，和畅中焦。苡仁健脾渗湿，疏导下焦。配半夏、厚朴运脾燥湿，滑石、通草、竹叶清热利湿，共奏宣化畅中，利湿清热之效。

加减　呕恶加竹茹 10g、藿香 10g、陈皮 6g 和胃降逆。热势较甚，口渴舌红者，加青蒿 10g、黄芩 10g 清热化湿。

内伤发热的预后，与引起发热的原因、患者的状况有密切的关系。临床观察，大部分内伤发热，经过适当的治疗及护理，均可治愈。少数患者，病情缠绵，难以速已，需经较长时间的治疗方能取得明显疗效。而兼杂多种证候，病情复杂，以及体质极度亏虚的患者，则疗效及预后较差。

四、单方验方

1．银耳 10g，用开水泡开，细火煮烂，放冰糖少许，每周服 1～2 次，用于阴虚发热。

2．秦艽 10g，鳖甲 15g，地骨皮 10g，乌梅一枚，水煎服。治阴虚火旺发热。

3．枣仁 30g，当归 30g，琥珀 3g（冲）。治夜半发热。

4．苡仁 30g，荷叶 6g，滑石 30g，玉米须 30g，水煎服。治湿蕴发热。

5．关幼波治阴虚发热验方　秦艽、鳖甲、青蒿、地骨皮、银柴胡、生地、常山、丹皮、银花、赤白芍、天花粉、寻骨风、鲜茅根、浮小麦。

【预防护理】

及时治疗外感发热及其他疾病，防止久病伤正，保持精神愉快，避免劳累，注意调节饮食，对预防内伤发热有重要意义。

内伤发热患者应注意休息，发高热者应卧床。部分长期低热患者，可作适当活动。保持乐观情绪，饮食宜进清淡，富于营养，而又易于消化之品。保暖、避风、防止感受外邪，对有自汗、盗汗的患者，尤当注意。

小　　结

内伤发热主要由饮食、劳倦、情志、久病体虚等原因引起。脏腑功能失调，气血阴阳亏虚，或气血痰湿郁遏为基本病机。临床多表现为低热，少数患者亦可出现高热。病理性质有虚实之分，虚为阴阳气血亏虚，实为气血痰湿郁遏。针对不同证候的病机进行治疗，是治疗内伤发热的基本原则，切忌一见发热就滥用苦寒之剂，虚证应补气血阴阳以退虚热；实证应疏理气血痰湿郁滞，以清郁热，同时还应重视对原发病的治疗。

第十一节　血　　证

凡血液不循经脉，或上溢于口鼻诸窍，或下出于前后二阴，或渗出于肌肤所形成的出血性病证，统称为血证。

血证的范围相当广泛，凡以出血为主要临床表现的病证，均属本证范畴。本节重点讨论鼻衄、齿衄、咳血、吐血、便血、尿血、紫斑等内科常见血证。

鼻中出血，称为鼻衄。齿龈出血称为齿衄，又称牙衄。血由肺内而来，经气道咳嗽而出，痰中带有血丝，或痰血相兼，或纯血鲜红，间夹泡沫者，称为咳血，亦称嗽血。血由胃内而来，经呕吐而出，血色紫黯或红，常夹有食物残渣，称为吐血，亦称呕血。凡血从肛门排出体外，无论在大便前，或大便后下血，或单纯下血，或与大便混杂而下，均称为便血。小便中混有血液甚至血块的病证，称为尿血。血液溢出于肌肤之间，皮肤出现青紫斑点或斑块的病证，称为紫斑，亦称肌衄。

西医学中多种急慢性疾病引起的出血，如肺结核、支气管扩张、胃与十二指肠溃疡、肝硬化、溃疡性结肠炎、肾结核、肾炎、血小板减少性紫癜、过敏性紫癜、血友病等呼吸、消化、泌尿、造血等系统疾病所引起的出血，均可参考本节进行辨证论治。

【病因病机】

血液生化于脾，藏受于肝，总统于心，输布于肺，化精于肾，与气相互为用，循行于经脉之中，周流不息，以充润营养全身。当各种原因导致血液妄行，或脉络损伤，就会引起血液溢出脉外而形成血证。究其病因，主要有外邪、饮食、情志、劳欲久病等。

感受外邪所致的出血以阳邪为多，如风、燥、热毒等，其中尤以热邪为主。如风热燥邪，侵犯于肺，邪热熏蒸，灼伤肺络，而致咳血；或肺热上炎清窍，而为鼻衄。若风热毒邪，壅于脉络，迫血妄行，血溢脉外，渗出于肌肤之间，可形成紫斑。湿热之邪，侵及肠道，则引起便血；热犯下焦，可致尿血。

嗜酒无度，或过食辛辣厚味，蕴积胃肠，滋生湿热，热灼血络，迫血妄行而引起衄血、吐血、便血等证。或饮食失节，损伤脾胃，以致脾胃虚衰，失其统摄血液之职，血溢脉外而发生多种出血。

情志过极则气火动于内，迫血妄行而成血证。如郁怒伤肝，气郁化火，横逆犯胃而引起吐血、便血；肝火循经犯肺，血随火升而导致咳血、衄血。若忧思劳心，心火偏旺，邪火乘肺可致咳血；心火亢盛，耗伤肾阴，热移膀胱，可致尿血。

劳倦过度，伤及正气，或久病之后，脏腑受损，阴阳气血亏虚。若阳气耗伤，则气虚不能摄血，脾虚不能统血，或肝虚不能藏血，以致血溢脉外而成衄血、吐血、便血、紫斑等。若阴津耗伤，则致阴虚火旺，迫血妄行而致衄血、咳血、尿血、紫斑等。若久病入络，或气虚血瘀，或气滞血瘀，或出血留瘀等，使血脉瘀阻，血行不畅，血不循经而致出血。

由上可知，各种原因所导致的血证，其主要病机可归结为火盛气逆，迫血妄行；气虚不摄，血溢脉外；以及瘀血阻络，血不循经三个方面。但在火热之中，又有实火与虚火之分。外感风热燥火、湿热内盛、肝郁化火等，均属实火，而阴虚火旺之火，则属虚火。气虚之中，又有仅见气虚及气损及阳，阳气亦虚之别。瘀血之中，亦有单纯血瘀、火盛血瘀及气虚血瘀等等不同。

病理性质有虚有实，由气火亢盛所致者属于实证，由阴虚火旺与气虚不摄所致者属于虚证，瘀血所致者属实，或为虚实兼夹之证。

此外，出血之后，离经之血，如未能及时排除，留积体内，则蓄结而成为瘀血，妨碍新血的生长，阻滞气血的运行，往往使血虚难复或出血反复不止。

病因病机示意图：

$$
\begin{array}{l}
火
\begin{cases}
\text{阴虚火旺→虚火} \\
\left.\begin{array}{l}\text{风热燥火}\\\text{湿热内盛}\end{array}\right\}\text{实火} \\
\text{肝郁化火}\}\text{气盛}
\end{cases}\left.\begin{array}{l}\\\end{array}\right\}\text{火盛气逆迫血妄行}\\[2em]
气
\begin{cases}
\text{气逆于上} \\
\text{气（阳）亏虚} \\
\text{脾虚失统}
\end{cases}\}\text{气虚不摄，血溢脉外}\\[2em]
瘀
\begin{cases}
\text{久病入络} \\
\text{火盛血瘀} \\
\text{出血留瘀}
\end{cases}\}\text{瘀血阻脉，血不循经}
\end{array}\right\}\text{血证}
$$

【辨证论治】

一、辨证要点

出血的辨证，应以虚实为纲，首先根据病程之长短，血之色、质、量及临床症状，分清实热、阴虚、气虚及瘀血四种主要证候。实热证：病势急，病程短，血色鲜紫深红，质多浓稠，一般血涌量多，体质壮实，兼见实热症状。阴虚证：病势较缓，病程较长，血色鲜红或淡红，出血量一般不多，时作时止，兼见阴虚内热症状。气（阳）虚证：病多久延不愈，血色暗淡、质稀，出血量一般较少，亦有暴急量多者，形体虚弱，伴有阳气亏虚症状。瘀血证：出血多反复发作，血色紫黯或有血块，且兼瘀血症状，如痛有定处，舌质紫暗或有瘀斑瘀点等。

血证的辨证，辨清出血部位亦十分重要。如咳血与吐血二者均是血从口而出，但出血部位不同，应注意辨别，咳血是血由肺内而来，经气道咳嗽而出，一般血色鲜红，常混有泡沫痰涎，咳血之前多有咳嗽，喉痒，胸闷等症状。较大量的咳血之后，可见痰中带血数天。吐血是血由胃内而来，经呕吐而出，一般血色紫黯或暗红，常夹有食物残渣，吐血之前多有胃脘不适，恶心等症状，吐血之后无痰中带血，但大便多呈黑色。部位辨清之后，应根据出血部位与脏腑的直接、间接关系，结合病史及临床表现，辨别其脏腑病机。例如同属鼻衄，但其发病病机有肺火、胃热、肝火犯肺的不同。

二、鉴别诊断

血证应与肺痈、痢疾、痔疮、血淋、出疹、温病发斑、经行衄血相鉴别。

1. 咳血与肺痈　肺痈亦有咳血，但多为脓血相兼。肺痈初期，多有风热表证，演变至吐脓血时，多有壮热烦渴，吐痰量多，气味腥臭，脓血相兼，而咳血则无，故不难区别。

2. 便血与痢疾　痢疾的特征为下痢赤白脓血，与便血有相似之处。但痢疾的便血多是脓血相兼，且有里急后重等症状，与单纯便血有异。

3. 便血与痔疮　痔疮属外科疾患，是常引起大便下血的一个外科病证。但痔疮的大便下血，血色鲜红，其势如射、如滴，常伴有肛门异物感，或肛门疼痛。肛门视诊，可发现外痔，直肠指检可触及到内痔。

4. 尿血与血淋　尿血与血淋均表现为血随尿出，二者易混，故应注意鉴别。临床上以排尿不痛，或仅有轻度胀痛及灼热感者为尿血。尿血而兼有滴沥涩痛者为血淋。二者的主要鉴别点为排尿时痛与不痛。

5. 紫斑与出疹　紫斑隐于皮肤之内，摸之不碍手，压之不褪色；疹子则高于皮肤之上，摸之如粟粒碍手，压之褪色，随即复现。

6. 紫斑与温病发斑　温病发斑是热入营血，耗血动血时出现的证候，发斑时并见壮热烦躁，甚或神识不清等症状。而紫斑一般不伴有全身症状，或仅有一般发热、口渴等症，神志清楚。

7. 吐血、鼻衄与经行吐衄　经行吐衄又称倒经、逆经，吐衄的发生与月经周期密切相关，每逢经行前期或正值经期，即出现有规律的吐血或衄血。与一般吐血、衄血明显不同。

三、分证论治

血证的治疗，应掌握治血、治火、治气三大原则与急救处理。

1．治血 ①收敛止血：除用于大出血的急救处理外，常在辨证的基础上配合其他治法治疗各种出血，但忌单纯见血止血，而致蓄积成瘀。一般多取炭类药或酸涩药，如茜根炭、陈棕炭、血余炭、地榆炭、藕节炭、艾叶炭，以及白及、仙鹤草、大小蓟、紫珠草、乌梅、乌贼骨等。常用方有十灰散等。②凉血止血：用于血热妄行出血。血热则沸腾妄行，凉血则血自宁而归经。常用药有丹皮、赤芍、生地黄、紫草、白茅根、水牛角。常用方有犀角地黄汤等。③化瘀止血：用于瘀血内阻，气血不能循经运行，而血出不止者。常用药有田三七、花蕊石、蒲黄、桃仁、红花、郁金、童便等。常用方有血府逐瘀汤、失笑散等。

2．治火 ①清热泻火：用于实火，血证初起火盛血逆者。血热由于火盛，火去热清则血自宁静。常用药有大黄、黄连、黄芩、黄柏、栀子、龙胆草等。常用方有泻心汤、龙胆泻肝汤。②滋阴降火：用于虚火。阴虚则火旺，火旺则动血。滋阴可以降火，阴足火降则营血自安。常用药有生地、白芍、玄参、麦冬、旱莲草、阿胶等。常用方有百合固金汤、知柏地黄汤等。

3．治气

(1) 实证 ①清气：气分热盛则血妄行，故凉血必先清热，气凉则血自循经。常用药有石膏、知母、芦根等。常用方有白虎汤等。②降气：用于气郁化火，气迫血走，上部阳络损伤的咳血、吐血、衄血等。气降则火降，气宁则血宁。降气莫忘养肝，肝气平而血有所归。常用药有苏子、代赭石、降香、沉香等。常用方有苏子降气汤、旋覆代赭汤等。

(2) 虚证 ①补气：因气虚不能摄血，脾虚不能统血，自当补气以摄血，健脾以统血。常用药有人参、党参、黄芪、白术、炙甘草等。常用方有归脾汤等。②温气：气虚甚者，阳必弱，阳虚者阴必走，血不归经，故当温阳益气以统摄阴血。常用药有炮姜、附子、艾叶等。常用方有黄土汤、侧柏叶汤等。

4．急救 当血出暴急量多时，必须辨其虚实而急救之。常用三七粉 3～5g 或白及粉 3～5g 冲服。血热妄行者，当直折其火势，用生大黄粉 3g，或童便 50ml 加陈醋 10ml 冲服等。气随血脱者，当急固其脱，用独参汤、参附汤加山萸肉等，浓煎服。即"有形之血不能速生，无形之气所当急固"之理。

历代医家对血证的治疗积累了丰富的经验，如唐容川在《血证论》中提出止血、消瘀、宁血、补虚四法，至今仍为临床所采用。缪仲醇《先醒斋医学广笔记》"宜行血不宜止血"，"宜补肝不宜伐肝"，"宜降气不宜降火"的理论，亦为临床医家所重视。

(一) 实热证

1．燥热伤肺

证候 或咳嗽痰中带血，或鼻衄，口干鼻燥，或兼有身热，咽痛等症。舌质红，苔薄黄，脉数。

证候分析 本证以风热燥邪，伤及肺络，血热妄行为基本病机。燥热伤肺，肺失清肃，肺络受损，故咳嗽痰中带血。鼻为肺窍，肺内积热，血热妄行，上循其窍，故鼻衄。燥热耗伤阴津，故口干鼻燥。风热上受，表卫不和，故身热咽痛。舌红少津，苔薄黄，脉数均为燥热伤津之象。本证以或咳血，或鼻衄，口干鼻燥，咳嗽少痰为辨证要点。

治法 清热润肺，凉血止血。

代表方 桑杏汤。

桑叶 10g　杏仁 10g　沙参 10g　淡豆豉 6g　川贝母 10g　山栀 10g　梨皮 10g　水煎服。

桑杏汤为清宣凉润之剂。方中桑叶、淡豆豉、栀子清宣肺热。沙参、梨皮养阴清热。杏仁、贝母润肺化痰止咳。

加减 加丹皮 10g、茜草 10g、白茅根 30g、侧柏叶 10g 凉血止血。兼有发热，咽痛，脉浮数等外感风热表证时，酌加银花 10g、连翘 10g、牛蒡子 10g 辛凉解表，清热利咽。阴伤较甚，口、鼻、咽干燥较甚者，加麦冬 10g、玄参 10g、生地 10g 养阴润肺。肺热盛而无表证者，去豆豉加黄芩 12g 清泄肺热。

2. 肝火亢盛

证候 或鼻衄，或咳血，或吐血，口苦胁痛，烦躁易怒，或头痛目眩，两目红赤，舌质红，苔薄黄，脉弦数。

证候分析 本证以肝火内盛，迫血妄行为基本病机。恼怒伤肝，气郁化火，火热迫血上溢清窍则衄血。肝火上逆犯肺，肺失清肃，肺络受损，故咳嗽痰中带血，或纯血鲜红。肝火横逆犯胃，损伤胃络，故吐血色红或紫黯。肝之脉络布于胁肋，肝气郁滞，肝胆之火上炎，故胁痛口苦，烦躁易怒，头痛目赤。舌质红，脉弦数，为肝经实火亢盛之象。本证以出血，口苦胁痛，烦躁易怒等肝火症状为辨证要点。

治法 清肝泻火，凉血止血。

代表方 龙胆泻肝汤。

龙胆草 10g　栀子 10g　黄芩 10g　柴胡 5g　生地 10g　木通 6g　当归 10g　生甘草 5g　车前子 10g　泽泻 10g　水煎服。

龙胆泻肝汤为清肝胆实火之剂。方中龙胆草、栀子、黄芩、木通、柴胡清肝泻火解郁。生地、当归、甘草凉血滋阴养肝。车前子、泽泻使火从小便而去。

加减 可去泽泻加白茅根 30g、大小蓟各 10g、茜草 10g、藕节 10g、青黛 5g（包煎）凉血止血。咳血者去木通，加桑白皮 10g、地骨皮 10g、海蛤壳粉 15g（包煎）以清肺化痰。

大便干结者，加生大黄 10g 泻火通腑。火盛气逆者，加代赭石 20g、苏子 10g 以降气镇逆。

咳血者，亦可选用泻白散合黛蛤散加味，清肝泻肺，凉血止血。出血量较大者，可合犀角地黄汤加三七粉冲服。

3. 胃火炽盛

证候 或鼻衄鼻干，或齿衄牙龈红肿疼痛，或吐血紫暗夹食物残渣，脘腹闷痛，口干口臭，大便秘结，舌质红，苔黄或黄腻，脉洪或滑数。

证候分析 本证以胃热火盛，迫血妄行为基本病机。热壅于胃，火势循经上炎，迫血外溢，故鼻衄鼻燥，或齿衄牙龈红肿疼痛。胃中积热，胃失和降，伤损胃络，故脘腹胀闷作痛，吐血色红或紫黯。胃气上逆，故呕血夹食。胃火上冲，则口干口臭。胃热熏灼，热结阳明，则大便秘结。舌脉所示均为胃火炽盛之象。本证以出血，伴口干口臭，大便秘结为辨证要点。

治法　清胃泻火，凉血止血。

代表方　泻心汤。

生大黄10g　黄连10g　黄芩10g　水煎服。

泻心汤是苦寒泻火之剂。方中大黄泻火通腑化瘀。黄连、黄芩清胃泻火。

加减　加栀子10g、生地10g、丹皮10g凉血止血。加川牛膝10g引热下行。若为鼻衄，大便正常，气分热盛，去大黄、黄连加生石膏30g、知母10g、大小蓟各10g、白茅根30g以清气凉血。齿龈红肿疼痛，加银花10g、连翘10g、升麻5g清热解毒止痛。胃气上逆，恶心呕吐，加代赭石20g、竹茹10g、旋覆花10g和胃降逆。

鼻衄者，亦可选用玉女煎加减，清胃火，凉血止血。齿衄者，亦可选用加味清胃散加减。出血量多者，可暂用十灰散加三七粉以止血。

4．肠道湿热

证候　便血鲜红，大便不畅或稀溏，口苦苔黄腻，脉濡数。

证候分析　本证以湿热蕴结肠道，肠络受损为基本病机。湿热蕴结，肠道血络损伤，故便血。湿阻气滞，肠道传化失常，则大便不畅或稀溏。口苦，苔黄腻，脉濡数为内有湿热之象。本证以便血鲜红，大便不畅，口苦，苔黄腻为辨证要点。

治法　清化湿热，凉血止血。

代表方　地榆散。

生地榆10g　茜草根10g　黄芩10g　黄连10g　山栀10g　茯苓10g　水煎服。

地榆散为清热燥湿，凉血止血之剂。方中生地榆、茜草根凉血止血。黄芩、黄连、山栀清热燥湿，泻火解毒。茯苓淡渗利湿。

加减　肠风，下血鲜红如溅，舌红，脉数，为风热灼伤肠络，加荆芥炭10g、防风10g以疏风止血。脏毒，血下污浊，舌红，苔黄腻，脉滑数，去黄连加苍术6g、黄柏10g以清热化湿。

本证亦可选用槐角丸加减。

5．下焦热盛

证候　小便热赤带血，心烦口渴，面赤，口疮，夜寐不安，舌红，脉数。

证候分析　本证以热邪侵及下焦，脉络受损为基本病机。热邪盛于下焦，脉络受损，血渗膀胱，故小便热赤带血。热扰心神，故心烦不寐。火热上炎，故面赤，口疮。热邪伤津，则口渴。舌红，脉数为热盛之象。本证以小便热赤带血，心烦，口渴为辨证要点。

治法　清热泻火，凉血止血。

代表方　小蓟饮子。

小蓟10g　生地10g　滑石10g　木通6g　炒蒲黄10g　藕节10g　当归10g　山栀10g　甘草3g　竹叶10g　水煎服。

小蓟饮子是凉血止血，清热通淋之剂。方中小蓟、生地、藕节、蒲黄凉血止血。栀子、木通、竹叶清热泻火。滑石、甘草利水清热，导热下行。当归养血和血。诸药合用，共奏清热泻火，凉血止血之功。

加减　尿有血块，尿道瘀痛者，加琥珀粉3g（冲服）。尿血较多，加白茅根30g、仙鹤草 30g、血余炭 10g 以加强凉血止血之功。便秘者，加大黄 10g 泻热通腑。

心火旺盛，心烦，口疮，可选用导赤散加味。

6．血热妄行

证候 皮肤出现青紫斑点或斑块，或伴有鼻衄、齿衄、便血、尿血，或见发热，口渴，便秘，舌红，苔黄，脉弦数。

证候分析 本证以热壅脉络，迫血妄行为基本病机。邪热壅盛，迫血妄行，血出于肌肤之间，故见紫斑。若热毒较甚，损伤多处血络，可见鼻衄、齿衄、便血、尿血等多处出血。内热郁蒸，热盛伤津，故发热，口渴，便秘。舌红苔黄，脉弦数，为实热征象。本证以皮肤出现青紫斑点或斑块，舌红苔黄，脉弦数为辨证要点。

治法 消热解毒，凉血止血。

代表方 犀角地黄汤。

水牛角 15g　生地 10g　赤芍 10g　白芍 10g　丹皮 6g　水煎服。

犀角地黄汤为清热凉血的代表方。方中水牛角（代犀角），丹皮清热凉血，生地凉血滋阴，赤芍清热养阴，凉血化瘀。

加减 加紫草 10g、连翘 10g 凉血解毒。若气分热盛，发热口渴，脉洪大，加生石膏 30g、知母 10g 以清气。热毒炽盛，紫斑密集广泛，发热烦躁者，加黄连 10g、黄芩 10g、栀子 10g、银花 10g、茜草 10g 以加强清热解毒凉血的功效。热壅胃肠，气血郁滞，症见腹痛便血者，加生地榆 10g、木香 5g、生大黄 10g、甘草 5g 泻火凉血，缓急止痛。

（二）虚热证

1．阴虚肺热

证候 咳嗽痰少，痰中带血，或反复咳血，血色鲜红，口干咽燥，颧红，潮热，盗汗，舌质红，脉细数。

证候分析 本证以肺阴亏虚，虚火灼肺，络脉损伤为基本病机。肺阴不足，清肃失司，故咳嗽痰少，火热灼肺，损伤肺络，故痰中带血或反复咳血。口干咽燥，颧红，潮热盗汗，舌质红，脉细数皆为阴虚内热之象。本证以咳嗽痰中带血，血色鲜红，口干咽燥，潮热盗汗为辨证要点。

治法 滋阴润肺，凉血止血。

代表方 百合固金汤。

百合 10g　麦冬 10g　玄参 10g　生地 10g　熟地 10g　川贝母 10g　当归 10g　白芍 10g　生甘草 5g　桔梗 3g　水煎服。

百合固金汤是滋阴清热，润肺止咳的代表方。方中百合、麦冬、玄参、生地、熟地滋阴清热，养肺生津。当归、白芍柔润养血。贝母、甘草、桔梗肃肺化痰止咳利咽。

加减 去桔梗加白及 10g、茜草 10g、藕节 10g、白茅根 30g 凉血止血。咳血量多或反复咳血者，加三七粉 3g（冲服）、阿胶 12g（烊化）养血止血。潮热，颧红，虚热明显者，加鳖甲 12g、地骨皮 10g、白薇 10g 以清虚热。虚火旺者，加知母 10g、黄柏 10g 滋阴降火。盗汗者，加浮小麦 30g、煅牡蛎 15g、五味子 6g 以收敛固涩止汗。

阴虚火旺者，可选用大补阴丸加味。

2．阴虚火旺

证候 或鼻衄，或齿衄，齿摇不坚，或小便短赤带血，或见皮肤青紫斑块，手足心热，口燥咽干，心烦不安，头晕耳鸣，或颧红潮热，腰痠神疲。舌红少苔，脉细数。

证候分析 本证以肝肾阴亏，虚火内炽，灼伤脉络为基本病机。肝肾阴虚，虚火上炎，灼伤阳络，故见鼻衄。肾主骨，齿为骨之余，肝肾阴亏，相火上浮，热迫血行，故齿衄时作，齿摇不坚。肾阴亏虚，虚火内炽，灼伤阴络，故小便短赤带血。阴虚火旺，灼伤脉络，血出于肌肤之间，故见皮肤青紫斑点或斑块时发时止。阴虚津伤不能上承，故口燥咽干。阴虚阳亢，虚火上浮，故头晕耳鸣，腰痠神疲。肾水不足，不能上济心火，心神不安，故可见心烦失眠。手足心热，潮热盗汗，舌红少苔，脉细数，均为阴虚内热之象。本证以鼻衄，或齿衄或尿血，或紫斑兼见五心烦热，舌红少苔，脉细数为辨证要点。

治法 滋阴降火，凉血止血。

代表方 知柏地黄汤合茜根散。

知母 10g　黄柏 10g　生地 10g　山萸肉 10g　山药 10g　丹皮 10g　车前子 10g　阿胶 12g（烊化）黄芩 10g　茜草根 10g　侧柏叶 10g　泽泻 10g　生甘草 5g　水煎服。

知柏地黄丸滋阴降火，茜根散凉血止血，滋阴养血，二方合用滋阴降火，凉血止血。方中生地、山萸肉、山药、阿胶滋阴养血，配知母、黄柏、黄芩滋阴降火；茜草根、侧柏叶、丹皮凉血止血；车前子、泽泻清热利尿，使火从小便而去；甘草解毒调中。

加减 可加旱莲草 10g、白茅根 30g 以加强滋阴止血之功。鼻衄、齿衄者，可加川牛膝 10g 引火引血下行。腰痠神疲，头晕耳鸣，加枸杞 10g、女贞子 10g 滋补肝肾。

（三）气（阳）虚证

1．气血亏虚

证候 或鼻衄，或齿衄，或咳血，或吐血，或便血，或尿血，或肌衄，久延不愈，时轻时重，神疲乏力，面色㿠白，头晕心悸，气短声低，食少纳呆，舌质淡，脉细弱。

证候分析 本证以气不摄血，脾不统血为基本病机。气虚不能摄血，脾虚不能统血，血溢脉外，故可致多处出血，时轻时重，反复不愈。气血亏虚，脑失所养，故见头晕耳鸣；心失所养，则心悸不安；气血不能充养四肢百骸则神疲乏力；血虚不能上荣于面，故面色㿠白。脾虚运化无力，气血生化乏源，故食少纳呆，气短声低。舌质淡，脉细弱为气血亏虚，血脉不充之象。本证以出血，伴气血亏虚症状为辨证要点。

治法 益气摄血。

代表方 归脾汤。

黄芪 10g　党参 10g　白术 10g　当归 10g　茯苓 10g　桂元肉 12g　炒枣仁 10g　炙甘草 5g　生姜 5g　大枣 5 枚　木香 3g　水煎服。

归脾汤为健脾益气补血的代表方。方中黄芪、党参、白术益气健脾摄血，配当归、龙眼肉养血补血；茯苓、枣仁养心安神；生姜、大枣和胃，以资化源。木香理气，补而不滞。

加减 加阿胶 12g（烊化）、旱莲草 10g、仙鹤草 30g 养血止血。若为咳血、吐血、便血者，去桂元肉加白及 10g、乌贼骨 15g、炮姜炭 6g 以温经固涩止血。尿血、便血经久不愈，气虚下陷者，可加升麻 3g、柴胡 3g 配补气药以益气升阳举陷。

若气损及阳，脾胃虚寒，症见吐血绵绵不止，肢冷，便溏者，可选柏叶汤合理中汤。若脾胃虚寒，便血紫黯，甚则黑色，腹部隐痛，便溏，喜热饮者，以选黄土汤加减为宜。

2. 肾气不固

证候　尿血久而不愈，血色淡红，头晕耳鸣，精神困惫，腰脊痠痛，舌质淡，脉沉弱。

证候分析　本证以肾气不固，肾失封藏为基本病机，劳倦或久病及肾，肾气不固，封藏失职，血随尿出，故久病尿血。肾气亏虚，肾精不足，失于濡养，故精神困惫，腰脊痠痛，头晕耳鸣。舌质淡，脉沉弱为肾气虚弱之象。本证以久病尿血，色淡红，头晕耳鸣，腰脊痠痛为辨证要点。

治法　补肾益气，固摄止血。

代表方　无比山药丸。

山药 10g　熟地 10g　山萸肉 10g　肉苁蓉 10g　菟丝子 10g　茯苓 10g　五味子 9g　赤石脂 10g　巴戟天 10g　炒杜仲 10g　淮牛膝 10g，泽泻 10g　水煎服。

无比山药丸为补肾固涩收敛之剂。方中熟地、山药、山茱萸、怀牛膝补肾益精；肉苁蓉、菟丝子、杜仲、巴戟温肾助阳；茯苓健脾；五味子、赤石脂收敛固肾；泽泻使补而不腻。

加减　加仙鹤草 30g、炒蒲黄 10g、紫珠草 10g、槐花 10g 以止血。病情重者，再加黄芪 10g、煅牡蛎 15g、补骨脂 10g、金樱子 10g 补气固涩止血。腰脊痠痛，畏寒怯冷者，加鹿角片 15g、狗脊 10g 温补肾阳。

（四）瘀血证

证候　或吐血，或便血，或尿血，血色紫暗或有血块，或胃痛腹胀，或小腹疼痛，痛有定处而拒按，或痛如针刺、刀割，舌质紫黯或有瘀点，脉涩。

证候分析　本证以瘀血阻络，血不循经为基本病机。瘀阻胃络，血溢脉外，血随胃气上逆故吐血。瘀血阻于肠道，血不循经，血随便泄，故便血紫暗，甚至黑色。瘀血结于肾与膀胱，络破血溢，血渗尿中，而致尿血紫暗。瘀血阻滞不通，气机不畅，故痛有定处而拒按。或痛如针刺、刀割。舌质紫黯或有斑点，脉涩，皆为瘀血内阻之征。本证以出血，痛有定处拒按，血色紫暗或有血块为辨证要点。

治法　化瘀止血。

代表方　化血丹。

三七粉 3g（冲服）　花蕊石粉 15g　血余炭 12g　水煎服。

化血丹为活血化瘀止血之方。方中三七为活血化瘀止血的主药，配花蕊石，血余炭止血化瘀。

加减　可加丹参 10g、当归 10g 养血活血；元胡 10g、炒五灵脂 10g 活血理气止痛；蒲黄炭 10g 化瘀止血。气滞明显，腹胀者，加香附 6g、枳壳 6g 以疏理气机。尿血疼痛者，加琥珀粉 3g（冲）、益母草 15g 化瘀通淋止痛。

血证的预后，与原发病证密切相关，如鼓胀病骤然大出血，预后多不良。一般而论，外感易治，内伤难治，新病易治，久病难治。出血量少者病轻，出血量多者病重，若暴急量多，出血不止，可形成气随血脱的危急重症，甚则危及生命。但若抢救及时，正气未衰，原发病轻，亦可转危为安。在血证的发展变化过程中，常发生实证向虚证的转化，如初起火盛气逆，迫血妄行，但在反复出血之后，阴血耗损；或火盛伤阴，可演变为阴虚火旺证。若迁延日久，出血不止；或出血暴急量多，血去气伤，又可转为气虚、阳衰证。

四、单方验方

1. 童便 50～100ml　取七岁以下健康男儿中段尿 50～100ml，老陈醋 10ml，加白糖适量炖温顿服，日 2～3 次，血止后减半量巩固 1～2 天。治疗因实火、虚火或血瘀引起的多种上部出血（包括大出血）。

2. 鲜白茅根 30g，鲜大小蓟各 20g，水煎服。主治由血热妄行所引起的各种出血。

3. 鲜生地半斤，打烂取汁，煎两沸，调生大黄粉 3g，分两次服，用于血热妄行，出血量多者。

4. 明矾 24g，儿茶 30g，研细末，加白糖适量和匀，每服 0.6～1.2g，每日 4 次，治咯血。

5. 生大黄粉 3g，每日 3 次。治疗急性上消化道出血。

6. 马鞭草 50g，生地榆 30g，红枣 5 枚。水煎服。主治尿血。

7. 地肤子 30g，紫草 30g，野菊花 30g，仙鹤草 30g。水煎服，治疗过敏性紫癜。

8. 生石膏 30g，炒黄柏 15g，儿茶 6g，五倍子 15g。浓煎，含口，5～10 分钟后吐去，每日 3～4 次。治齿衄。

9. 仙鹤草 30g，赤小豆 30g，薏苡仁 30g，大枣 30g，牡蛎 30g，丹皮 15g，生地 15g，黄柏 15g，栀子 15g，连翘 15g，丹参 12g，甘草 9g。治疗原发性血小板性紫癜。

10. 槐角丸（槐角、地榆、黄芩、当归、炒枳壳、防风）每次 1 丸，每日 2 次。治大便下血。

【预防护理】

增强体质，避免感受外邪；勿过食辛辣烟酒，以免助火动血；保持精神愉快，防止气郁化火；避免劳倦过度，伤耗正气。易齿衄者，尚须经常保持口腔卫生。这些都是预防血证的重要措施。

出血量少者，可适当休息，大量出血的病人，要绝对卧床休息，安定患者情绪，消除思想紧张和恐惧心理。咳血、吐血患者要注意保持呼吸道通畅，防止因血块堵塞气道而引起窒息。一旦发生血块阻塞而窒息时，即应将病人置于头低脚高位，拍击背部以利血块排出。饮食宜清淡富于营养。胃肠出血患者，应短期禁食，逐渐予流质、半流质饮食。鼻衄可冷敷额部及后颈部，或采取填塞方法处理，或在鼻腔内局部用药，不要挖鼻，防止因血痂过早脱落而引起再次出血。

小　结

血证是内科杂病引起身体各个部位出血的总称。外感、内伤等多种原因均可引起。而基本病机可归纳为气火亢盛，迫血妄行；气虚不摄，血溢脉外；及瘀血阻络，血不循经三类。在火热之中有实火、虚火之分；在气虚之中有气虚及气损及阳之别。病理性质方面，气火亢盛所致者属实证，由阴虚火旺及气虚不摄所致者属虚证，瘀血所致者属实证或虚实兼夹。病程中常发生由实证向虚证的转化。辨证当分清实热、阴虚、气虚及瘀血四大证候，根据出血部位，联系所属脏腑分型。治疗血证主要应掌握治火、治气、治血三个基本原则。实火当清热泻火，虚火当滋阴降火；气盛当清气降气，气虚当补气温气；血热当凉血止血，血瘀当化瘀止血，各种血证均可酌情配伍收敛止血方药，但忌见血单纯采用收敛止血。安静休息，忌食辛辣食品，气虚者不食寒凉食物，对血证的康复有重要意义。

第八章 经络肢体病证

经络遍布全身，把人体联结成一个有机的整体。它既具有运行气血津液、沟通机体表里上下、调节各脏腑组织生理功能的作用，同时又是疾病过程中邪气传变的途径。如《素问·皮部论》云："邪客于皮则腠理开，开则邪入客于络脉，络脉满则注于经脉，经脉满则入舍于脏腑也。"《素问·痹论》又说："五脏皆有合，病久而不去者，内舍于其合也，故骨痹不已，复感不邪，内舍于肾；筋痹不已，复感于邪，内舍于肝，脉痹不已，复感于邪，内舍于心；肌痹不已，复感于邪，内舍于脾；皮痹不已，复感于邪，内舍于肺。"这种五脏五体相合的传变关系，仍然离不开经络的途径。再如头痛部位与经络的关系，痛在前额多与阳明经有关，痛在两侧多与少阳经有关，痛在巅顶多与足厥阴经有关，这又说明内部病变可以通过经络反映到体表。

人体这种经络络属作用，既把相合的脏腑直接联结起来，同时又把脏腑与体表五官、五体等沟通，使脏腑病变直接反映到相合的体表组织，形成具有一定特异性的证候，是临床辨识内脏病变的一个重要方面。

经络肢体病证与肺、脾、肝、肾等脏器有密切关系。主要病机为邪气闭阻经脉，气血运行不畅；或津液精血亏损，筋脉肢体清窍失于濡养。

若因风寒湿热之邪入侵，阻于肢体经络，气血运行受阻，则发为痹证。邪循经上扰清窍，则发为头痛。若因脾胃肝肾亏损，精血津液亏虚，或肺燥津伤，筋脉肌肤失养，肢体软弱无力，则成痿证。或脾胃虚弱，气血化源不足，脑脉失养，或肝肾阴亏阳亢，上扰清窍，或肾精亏耗，髓海空虚，又可发为头痛、眩晕等。

经络肢体疾病有虚实之分。虚证起病缓，病程较长，多因脾胃肝肾亏损，精血津液不足所致。实证，起病急，病程短，多因风、寒、湿、热、痰、瘀阻滞经络所致。

祛邪通络、益气养血、培补肝肾是经络肢体疾病的基本治则。实证宜祛邪通络，根据感邪的不同，予以祛风散寒、疏风清热、清热除湿，或化痰行瘀，活血通络。虚证宜益气养血、培补肝肾，根据虚之所在，或健脾益气，或气血双补，或滋阴清热，或补益肝肾。虚实夹杂者，当权衡主次，随证治之。

经络肢体疾病常见的有痹证、痿证、头痛，亦可涉及眩晕、厥证、痉证、血证等。

第一节 痹 证

痹证是由于感受风、寒、湿、热之邪，闭阻经络，使其气血运行不畅，临床以筋骨、肌肉、关节的酸痛、重着、麻木、屈伸不利，甚或关节肿大灼热为主要表现的病证。具有渐进性或反复发作的特点。

痹证的发病一般比较缓慢，部分患者开始可能有发热、汗出、口渴、咽喉红肿、全身不适等症状，继之出现关节症状。但大多数患者往往起病并不明显，其疼痛或呈游走性，或长期固定在一处，或刺痛，或麻木，或肿胀。

在古代医籍中，痹证有"历节"、"白虎历节"、"痛风"、"鹤膝风"、"走注"等名称。关于历节与痹证的关系，也有医家认为痹证和历节是两种疾病，如《诸病源候论》《千金要方》《三因方》等，均把历节与痹证分列不同篇章。究竟历节与痹证是同一病证，还是两种病证，至今未能取得统一的认识，一般认为痹证的范围较大，而历节专指关节病变，以关节变形、疼痛、活动受限、僵硬为特点，属于痹证的范围。基于临床表现及治疗方药，有许多类似之处，故本节将历节视为与痹证同类的病证。

痹证的分类，历代有按病因而分为风痹、寒痹、湿痹和热痹。有按症状特点分为行痹、痛痹和着痹。这两种分类法，互有联系，如以风邪为主者称为行痹，以寒邪为主者称为痛痹等。此外，还有按部位分为皮痹、肌痹、筋痹、骨痹、脉痹；按五脏分为肺痹、脾痹、肝痹、肾痹、心痹。后两种分类法亦有密切联系。五脏合五体，五体痹经久不愈，可内舍五脏。如皮痹不已，发为肺痹；肌痹不已，发为脾痹等。病因、症状分类法可以作为临床辨证的借鉴。但由于"风寒湿三气杂至合而为痹"，三者很难截然分开，仅各有偏盛而已。热痹亦每多兼风与湿，故本节拟分风寒湿痹、风湿热痹和久痹三类。久痹则有痰瘀阻络和正虚邪恋之别。

根据痹证的临床表现，西医学的风湿性关节炎、风湿热、类风湿性关节炎、痛风、坐骨神经痛以及肩关节周围炎等，均可参照本节辨证论治。

【病因病机】

痹证的发生主要是由于正气虚弱，感受风寒湿热之邪所致。其病机主要为邪阻经络及肌骨之间，气血运行不畅，甚则闭阻不通，"不通则痛"，故痹证常以疼痛为主。

风寒湿邪侵袭人体，由于久居严寒之地；或因工作关系，野外露宿；或住地潮湿；或睡卧当风；或冰上作业；或汗出入水等，以致风寒湿邪乘虚侵袭，留注经络、关节、肌骨之间而成痹证。由于感邪偏盛的不同，临床表现有所不同，若风气胜者，因风性善行数变，易使痹痛游走不定而成行痹；若寒气胜者，因寒性收引凝滞，易使痹痛部位固定，疼痛剧烈而成痛痹；若湿气胜者，因湿性粘滞重着，易使肌肤、关节麻木重着，痛有定处而成着痹。

感受风湿热邪，或风寒湿痹郁久化热，是形成热痹的原因。风热之邪与湿相并，而致风湿热合邪为患。素体阳盛，或阴虚有热，感受外邪之后，易从热化，或因风寒湿痹日久不愈，邪留经络关节，郁而化热，以致出现关节红肿灼热疼痛、发热等症，而形成热痹。

总之，感受风寒湿热之邪是引起痹证的外因，而体质虚弱，卫外不固，是引起痹证的内因。外邪常因体虚乘袭而致病。但在特殊情况下，如受邪过重，即使体质较强，亦可受邪致病。一般初病属实，久则多呈正虚邪实，虚实夹杂之候。

痹证日久不愈，气血津液运行不畅之病变日甚，血脉瘀阻，津液凝聚，痰瘀互结，闭阻经络，深入骨骱，出现皮肤瘀斑、关节肿胀畸形等症，或气血耗伤而呈现不同程度的气血亏虚、肝肾不足的证候。或由经络而病及脏腑，出现脏腑痹的证候。其中以心痹较为常见。

病因病机示意图：

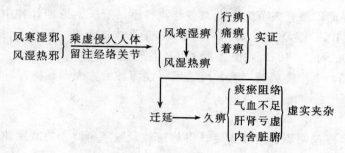

【辨证论治】

一、辨证要点

痹证的辨证，当辨清风寒湿痹与热痹的不同。热痹以关节红肿灼热疼痛，发热，舌红，苔黄，脉数等为特征，且发病一般较急。风寒湿痹则虽有肢体关节疼痛，但无局部红肿灼热及全身发热，舌苔白，脉缓，遇阴雨天常使疼痛加剧。其中又以关节游走疼痛者为行痹；痛有定处，疼痛剧烈者为痛痹；肌肤不仁，肢体关节疼痛重着者为着痹。病程久者，应辨清有无痰瘀阻络、气血亏虚及脏腑亏损的证候。

二、分证论治

祛风、散寒、除湿、清热、舒经通络是治疗痹证的基本原则。后期应配伍益气养血、滋补肝肾以扶助正气，有痰浊瘀血阻滞者，需结合豁痰祛瘀。

（一）风寒湿痹

1. 行痹（风痹）

证候　多见于上肢肩背，或见恶风、发热，肢体关节酸痛，游走不定，关节屈伸不利，苔白，脉浮。

证候分析　风邪偏盛，阻痹经络，气血运行受阻是本证的基本病机。风寒湿邪留滞经络，阻痹气血，以致关节疼痛，屈伸不利，此为痹证的共同病机及症状。风性善行数变，风邪偏胜，故关节酸痛游走不定，多见于上肢、肩背。邪在卫表，营卫失和，故恶寒、发热。苔白，脉浮为邪气在表之征。肢体关节酸痛，游走不定为本证的辨证要点。

治法　祛风通络，散寒除湿。

代表方　防风汤去黄芩。

防风 10g　当归 10g　赤茯苓 10g　杏仁 10g　麻黄 9g　肉桂 3g　秦艽 10g　葛根 10g　生姜 6g　甘草 6g　大枣 6g　水煎服。

本方具有祛风散寒除湿的作用，并兼能养血通络，是治行痹的常用方之一。方中防风、秦艽、麻黄、肉桂祛风散寒。当归、葛根活血通络，解肌止痛。茯苓健脾渗湿。杏仁配麻黄又可宣肺止咳。姜、枣、甘草和中调营。

加减　疼痛以上肢关节为主者，选加羌活 6g、威灵仙 10g、川芎 6g 以增强祛风通络，活血止痛之力。疼痛以下肢关节为主者，可选加独活 10g、牛膝 10g、防己 10g，萆薢 10g 通经活络，祛湿止痛。疼痛以腰背关节为主者，多与肾气不足有关，选加杜仲 10g、桑寄生 10g、淫羊藿 10g、巴戟天 10g、续断 10g 以温补肾气。若兼见体倦乏力，面色少华，舌淡脉弱者，加党参 10g、黄芪 10g、白术 10g、鸡血藤 15g 以补益气血。

若感受外邪较甚，走注疼痛较剧者，可选用《症因脉治》大秦艽汤，其祛风除湿散寒之力较防风汤强。

2. 痛痹（寒痹）

证候 肢体关节疼痛剧烈，痛处固定，得热痛减，遇寒痛增，关节屈伸不便，苔白，脉弦紧。

证候分析 感受风寒湿邪，以寒邪偏胜，阻痹经络，气血运行受阻为本证的基本病机。寒为阴邪，其性凝滞，以致气血闭阻较甚，故肢体关节疼痛较剧，痛处固定。得热则气血较为流畅，遇寒则气血更为凝滞，故得热痛减，遇寒痛增。寒主收引，筋脉不利，又加之剧痛，故关节屈伸不利。苔白，脉弦紧，为寒邪偏胜之征。关节疼痛剧烈，得热痛减是本证的辨证要点。

治法 温经散寒，祛风除湿。

代表方 乌头汤。

川乌 10g（先煎 30～40 分钟） 麻黄 10g（后下） 芍药 15g 黄芪 15g 甘草 6g 水煎服。

本方具有温经散寒，除湿止痛之功。方中乌头、麻黄温经散寒，除湿止痛。芍药、甘草缓急止痛。黄芪益气固表，并能利气通痹。

加减 若疼痛以肩肘为主者，加羌活 6g、独活 10g、姜黄 10g。若疼痛以膝踝关节为主者，加牛膝 10g、木瓜 10g、海风藤 15g。若疼痛以腰脊为主者，加杜仲 10g、桑寄生 10g、老鹳草 15g。

本证若疼痛不仅局限于肢体关节，而且遍及全身，疼痛较剧，脉弦紧者，可选用益火散寒汤温经散寒，祛风除湿止痛。

3. 着痹（湿痹）

证候 肢体关节疼痛重着，痛有定处，肌肤麻木，手足沉重，活动不便，苔白腻，脉濡缓。

证候分析 湿邪偏胜，阻痹经络，气血运行受阻，为本证的基本病机。湿性重浊粘滞，痹阻肢体经络，故肢体关节疼痛重着。湿阻经络，阳气不布，血行不畅，故肌肤麻木。湿留肌肉，阻滞关节，故手足沉重，活动不便。苔白腻，脉濡缓为湿盛之征。肢体关节疼痛重着麻木为本证的辨证要点。

治法 除湿通络，祛风散寒。

代表方 薏苡仁汤。

薏苡仁 15g 川芎 10g 当归 10g 麻黄（后下）9g 桂枝 9g 羌活 6g 独活 10g 防风 10g 苍术 6g 川乌 10g（先煎） 甘草 6g 生姜 6g 水煎服。

本方祛风除湿，散寒通络，并针对着痹湿盛的特点，配伍有健脾除湿之品，是治疗着痹的常用方。方中薏苡仁、苍术健脾除湿。羌活、独活、防风祛风胜湿。川乌、麻黄、桂枝温经散寒除湿。当归、川芎养血活血。生姜、甘草健脾和中。

加减　关节肿胀者，加草薢 10g、木通 6g、姜黄 10g 以利湿通络。肌肤不仁可酌加海桐皮 10g、豨莶草 15g、路路通 15g 以祛风湿，通经络。若见下肢肿胀，身痛沉重者，为水湿内留，加白术 10g、茯苓 10g、山药 10g、防己 10g 以增强健脾渗湿之力，或选用补土燥湿汤。

此外，临证时，若风、寒、湿邪偏胜不著者，常选用《医学心悟》蠲痹汤治疗，以活血通络止痛。

（二）风湿热痹

证候　关节疼痛，痛处灼热红肿，手不能触，发热汗出，恶风，口渴，烦闷不安，舌红苔黄燥，脉数。

证候分析　风湿与热相搏，阻于经络、关节为本证的基本病机。风湿热邪，壅阻于经络关节，气血郁滞不通，故关节疼痛，灼热红肿，手不可触。热邪内盛，津液耗伤，故发热口渴，烦闷不安。邪犯肌表，营卫失和，故汗出恶风。舌红，苔黄燥，脉滑数均为热邪内盛之征。关节疼痛，灼热红肿，发热，汗出恶风，为本证的辨证要点。

治法　清热通络，祛风除湿。

代表方　白虎加桂枝汤。

石膏 30g　知母 10g　粳米 15g　桂枝 10g　甘草 6g　水煎服。

本方清热除烦，疏风通络。方中石膏、知母、粳米、甘草清热除烦，养胃生津。桂枝疏风通络。

加减　热甚者，加银花藤 15g、连翘 10g、黄柏 10g 以清热解毒。关节肿痛甚者，加海桐皮 10g、姜黄 10g、威灵仙 10g、防己 10g、桑枝 15g 活血通络，祛风除湿。皮肤出现红斑者，加丹皮 6g、生地 10g、赤芍 10g、地肤子 10g 以凉血解毒。

本证亦可选用《温病条辨》的宣痹汤，其祛风除湿，疏利关节之力强于白虎加桂枝汤。

（三）久痹

1.痰瘀阻络

证候　肢体关节疼痛，时轻时重，关节肿大，甚则强直畸形，屈伸不利，舌质紫，苔白腻，脉细涩。

证候分析　正虚邪留，津凝为痰，瘀阻于络为本证的基本病机。痹证日久，风寒湿热之邪留滞经络关节，气血津液运行受阻，导致痰瘀形成，滞留关节，故关节肿大，甚则强直畸形，屈伸不利。舌质紫，苔白腻，脉细涩为瘀血痰凝之征。关节肿大，甚则强直畸形为本证的辨证要点。

治法　化痰祛瘀，搜风通络。

代表方　桃红饮。

桃仁 10g　红花 10g　川芎 10g　当归 10g　威灵仙 12g　水煎服。

本方有养血活血通络之效。方中当归、川芎养血活血。桃仁、红花、威灵仙活血通络。

加减　可酌加全蝎 6g、乌梢蛇 9g 搜风通络；白芥子 10g、胆南星 10g、麝香 0.3g（冲服），祛痰散结。

本证亦可选用身痛逐瘀汤为基础方进行治疗。本方活血通络止痛作用比桃红饮强。

2．气血亏虚

证候　关节疼痛反复发作，日久不愈，肢体倦怠，面色少华，腰冷痛，肢体屈伸不利，舌淡苔白，脉细弱。

证候分析　正虚邪留，筋骨失养为本证的基本病机。痹证日久，气血俱虚，卫外不固，易复感外邪，故关节疼痛反复发作，日久不愈。气血亏虚，肌肤肢体经脉失养，故肢体倦怠，面色少华。肝藏血主筋，肾藏精主骨，精血同源，气血亏虚，肝肾不足，故腰脊冷痛，肢体屈伸不利。舌淡苔白，脉细弱均为气血亏虚之征。关节疼痛反复发作，肢体倦怠，面色少华为本证的辨证要点。

治法　祛风除湿散寒，补气血养肝肾。

代表方　独活寄生汤。

独活 10g　杜仲 10g　牛膝 10g　秦艽 10g　桑寄生 10g　白芍 10g　生地 10g　防风 10g　肉桂 6g　当归 10g　川芎 10g　细辛 3g（后下）　党参 10g　茯苓 10g　甘草 3g　水煎服。

本方既能祛风除湿散寒，又能补益气血肝肾，是扶正祛邪，标本同治的方剂，对久痹而见气血亏虚，肝肾不足者尤为适宜。方中独活、防风、秦艽、细辛、肉桂祛风除湿，散寒止痛。党参、茯苓、甘草、当归、川芎、生地、白芍补益气血。杜仲、牛膝、桑寄生补养肝肾。

加减　若畏寒肢冷，关节冷痛，加附子 10g、干姜 6g、巴戟天 10g 以温阳散寒。肌肤麻木，肢体重着，加海桐皮 10g、苍术 6g、防己 10g 祛风除湿。有瘀血见症者，加桃仁 10g、红花 10g 以活血化瘀。

另外，痹证复感于邪，内舍脏腑，使脏腑受损，则会出现相应的症状而成为脏腑痹，临床以心痹较为多见。若见心悸气短，动则尤甚，面色少华，舌质淡，脉虚数或结代者，可参照心悸辨治。

关于痹证的用药，临床除辨证选方外，常选加藤、枝、节类药物。由于痹证的病变主要在肢体关节、经络，藤、枝、节类药物均有引经达节通络之功能，故针对痹证的寒、热、虚实属性，选加这类药物有助于提高疗效。如海风藤长于祛络中之风寒，适用于行痹；络石藤、忍冬藤长于祛风清络，多用于热痹；鸡血藤长于养血通络，适用于血虚痹痛；天仙藤长于行气血祛风湿，适用于风寒夹瘀之痹；石楠藤长于祛风除湿，适用于风寒湿痹。桑枝长于清热疏风通络，多用于热痹。油松节祛风湿，利关节，用于风寒湿痹之骨节肿痛尤为适宜。

至于选用虫类药物治疗痹证，前人谓"风邪涤入骨骱，如油入面，非用虫蚁搜剔不克为功"，认为虫类药物有"剔络"松动病根的作用。对痹证病程较久，抽掣疼痛，肢体拘挛者，常选配全蝎、蜈蚣、白花蛇、乌梢蛇、露蜂房等均具有祛风除湿，通络止痛作用的药物。这些药物作用较猛，有一定毒性，在使用时，用量不可过大，不宜久服，中病即止。

另外，临床对寒邪深伏，疼痛剧烈的风寒湿痹患者，常选用一些辛热及毒性较大的川草乌、马钱子、雷公藤等，以散寒除湿，温经止痛。在应用这些药物时应注意由小剂量开始，逐渐增加，以摸索对个体的适宜剂量。久煎或加入甘草同煎，以缓和药性，减少毒性，一般可先煎一小时左右，再加入他药同煎，但马钱子不能入煎剂。服药后若见唇舌发麻、恶心头昏、心悸等，皆为中毒反应，应立即停药，行急救处理。

痹证的预后大多良好，经过及时、正确的治疗以及防护，大多可以治愈。但有部分病人由于初起失治或误治，或病后将护失宜，导致病情缠绵，每遇气候变化，痹痛易于复发。病久痰瘀阻痹，出现关节肿大及畸形者，则关节的变形不易治愈。若损及脏腑，出现脏腑病变的症状者，为病情较重的征象，则不易恢复，预后较差。

三、单方验方

1．大活络丹　每次1~2丸，每日2次，用温黄酒或温开水送下。适用于慢性风湿痹痛之气血不足的行痹。

2．小活络丹　每次1~2丸，每日2次，温黄酒或温开水送下。适用于风湿痹痛，体质壮实的患者，如属邪实正虚，注意慎用。

3．三蛇药酒　每次25~100毫升，每日1次，临睡前服用。适用于风寒湿痹，手足麻木，筋骨疼痛，腰膝无力等。

4．木瓜丸　每次1丸，每日2次，适用于风寒湿邪引起的关节疼痛，四肢麻木，腰膝无力，行步艰难。

5．加味九分散　制马钱子45g，制乳香、制没药、麻黄、肉桂、全蝎各30g。上药共研细末，装入胶囊（每粒0.25g），每次2~3粒，每日2次，三周为一疗程。治疗坐骨神经痛。马钱子必须经过炮制，去茸毛，可用油炸或炒烫，以颜色紫红为度，用量须从小量开始，一旦出现口唇麻木、舌僵等，应立即停药。

【预防护理】

痹证的预防，首先应当注意防寒、防潮。特别是潮湿寒冷地区更应做好防范工作，避免寒湿之邪的入侵。个人应注意防汗出当风、汗出入水，若患感冒应及时治疗，防病邪内传等。一般的痹证患者，在能耐受的限度内，可进行适当的活动，注意房室有节，饮食有常，避免过度劳累。

小　结

痹证以关节、肌肉疼痛、重着、麻木为临床主症。正气不足为发病的内在因素，而感受风寒湿热为引起本病的外因。主要病机为邪阻经络，气血运行不畅。

风寒湿杂至导致风寒湿痹，其中风偏胜者为行痹，特点是关节游走疼痛；寒偏胜者为痛痹，特点是疼痛固定剧烈，遇寒痛增；湿偏胜者为着痹，特点是肌肤麻木，肢体关节重着。风湿热合邪则形成热痹，特点是关节红肿灼痛，发热，脉数。在治疗上，行痹以祛风为主，配合散寒除湿，佐以养血活血；痛痹以温经散寒为主，配合祛风除湿；着痹以除湿为主，配合祛风散寒，佐以健脾渗湿；热痹以清热为主，配合祛风除湿。各种痹证均应配合舒筋通络的药物。

痹证日久，常出现痰瘀阻络、气血亏虚，肝肾不足等病变，治疗时应扶正祛邪，标本兼顾。

第二节 痿 证

痿证是指肢体筋脉弛缓，软弱无力，日久渐至肌肉萎缩，不能随意运动的一类病证。临床以下肢痿弱不能行走较为多见，故古有"痿躄"之称。亦有手足并见痿弱的，严重的甚至足不能任地，手不能握物，久则肌肉痿削，以至瘫痪。

对痿证的分类，历代多根据《素问·痿论》以临床症状和病情的轻重之不同，分为皮痿、脉痿、筋痿、肉痿、骨痿等五类，认为是五脏内热引起五体失养所致。这种分类法，临床上不能截然分开，所以后世医家多不强调五痿分类法。从临床实际出发，本节根据感邪的性质及病变脏腑之虚实，分为肺热津伤、湿热浸淫、脾胃虚弱、肝肾亏虚等四类。

本病多见于西医学的神经系统和肌肉损害引起的肢体弛缓性瘫痪，如多发性神经炎、急性脊髓炎、进行性肌萎缩、重症肌无力、周期性麻痹、肌营养不良症、癔病性瘫痪和表现为软瘫的中枢神经系统感染后遗症等，其临床表现颇相类似，故可参考本节辨证论治。

【病因病机】

痿证的形成，外因以温邪、湿热为主，内因为肝肾不足，脾胃虚弱，精血津液的亏虚，致使筋脉、肌肉失于濡养，兹分述如下。

感受温热毒邪，或热病后期，余热未清，肺金受邪热熏灼，"肺热叶焦"，津气生化无源，以致筋脉失于濡养，故手足痿弱不用，发为痿证。

湿热的浸淫，多因久处湿地，或涉水淋雨，感受湿邪，湿留不去，郁久生热，或饮食不节，损伤脾胃，蕴湿积热，浸淫经脉，气血运行受阻，筋脉肌肉失养而弛纵不收，成为痿证。

素体脾胃虚弱，或久病体虚，房劳过度，伤及肝肾，则津液精血不足，筋脉、筋骨肌肉失于濡养，渐致肌肉瘦削而肢体痿弱不用。

总之，痿证的外因是感受温热毒邪、湿邪，内因为久病劳欲，导致脾胃虚弱、肝肾亏虚。津液精血亏耗，筋脉失于濡养是痿证的病机关键。病变脏腑与肝、肾、肺、胃（脾）关系最为密切，但以肝肾为主。

病因病机示意图：

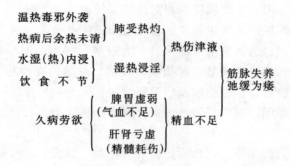

【辨证论治】

一、辨证要点

痿证临床辨证应分清虚实。凡起病急，病情发展较快，多因感受温热毒邪和湿热浸淫所致者，多属实证。若起病缓，病情发展较慢，病史较长，多因脾胃虚弱，肝肾亏虚所致者，多属虚证。亦有虚实兼夹者，如湿热易与脾胃虚弱、肝肾亏虚相兼，故必须分清虚实的主次。

二、鉴别诊断

痿证应与痹证相鉴别。痿证与痹证虽同是肢体疾患，但二者临床表现、病因病机都不同。痿证以肢体软弱无力，肌肉枯萎瘦削为特征，严重者手不能握物，足不能任地，但肢体关节一般不痛，且多发于下肢。痹证则以筋骨、肌肉、关节的酸痛、重着、屈伸不利为主要临床特征，有时也兼不仁或胀，但无瘫痿的表现。

痿证的病机是五脏精血亏损，无以灌溉周流，经脉失养。痹证的病机是邪气阻痹经络，气血运行痹阻不通，二者在临床上不难鉴别。

三、分证论治

痿证的治则，实证当以祛邪为主，肺热津伤者，治以清热润燥；湿热浸淫者，治以清热利湿。虚证以补养为主，脾胃虚弱者，用健脾益气法；肝肾亏虚者，宜滋养肝肾。虚实兼夹者，又当分别主次兼顾调治。

《素问·痿论》有"治痿独取阳明"的治则。阳明指胃而言，意即治疗痿证当重视调治脾胃。因为阳明是五脏六腑之海，主润宗筋，宗筋主束骨而利机关。津液、精血均来源于脾胃，若脾胃运化不健，津液、精血化源亏乏，筋脉失其濡养，则为痿躄不用。故历代医家多宗此治则，从补益脾胃着眼，凡属胃津不足者，宜益胃养阴。脾胃气虚者，宜健脾益气。脾胃运化得健，自能生化气血津液，濡养筋脉。故不论是选方用药，或针灸取穴，都须重视"独取阳明"的原则。但不能单以此法则治疗各种证候的痿证，临床上仍须辨证论治。

（一）肺热伤津

证候 病起发热，或热后突然出现肢体软弱无力，皮肤枯燥，心烦口渴，咽干不利，咳呛少痰，小便黄少，大便干燥，舌质红，苔黄，脉细数。

证候分析 肺热津伤，筋脉失濡为本证的基本病机。温热之邪犯肺，肺之气阴受伤，通调失职，津液不足以敷布全身，故病起发热或热后突然出现肢体软弱无力，皮肤枯燥。热邪伤津，故心烦口渴，小便黄少，大便干燥。肺津不能上润肺系，故咽干不利，咳呛少痰。舌红，苔黄，脉细数，均为阴伤津涸，肺阴不足之征。病起发热，或热后突然出现肢体软弱无力为本证的辨证要点。

治法 清热润燥，养肺生津。

代表方 清燥救肺汤。

桑叶 10g　石膏 15g　党参 10g　甘草 3g　胡麻仁 10g　阿胶 10g（烊化）　麦冬 10g　杏仁 10g　枇杷叶 10g　水煎服。

本方是治疗温燥伤肺，气阴两伤，邪热未解的主要方剂。方中人参、麦冬、甘草益气生津。桑叶、杏仁、枇杷叶宜肺化痰。石膏清肺热。胡麻仁、阿胶润燥滋阴。

加减　若见高热，口渴，汗多，为热蒸气分，加知母 10g、银花 10g、连翘 10g、石膏加至 30g，以清热撤邪。若咳呛少痰，加瓜蒌仁 15g、桑白皮 10g、川贝母 9g 以清润肃肺化痰。咽干不利，加天花粉 10g、百合 10g、芦根 30g 以滋阴清润。

本证若身热既退，而食欲减退，口燥咽干较甚者，属肺胃阴伤，可用益胃汤加苡仁 12g、山药 10g、谷芽 12g 养胃生津。

（二）湿热浸淫

证候　肢体逐渐出现痿软无力，尤以下肢为多见，或麻木微肿，扪之微热，喜凉，或有发热，胸脘痞闷，小便短赤灼热，舌苔黄腻，脉濡数。

证候分析　湿热内留，浸淫筋脉为本证的基本病机。湿热浸淫肌肤，留注经脉，气血阻滞，故见肢体痿软无力。湿性趋下，故下肢不用为多。湿热壅滞筋脉，则扪之有热感，喜凉，或有发热。湿热中阻而见胸脘痞闷。湿热下注，则小便短赤灼热。舌苔黄腻，脉濡数，均为湿热之征。肢体逐渐出现痿软无力，下肢多见，小便短赤灼热，舌苔黄腻为本证的辨证要点。

治法　清热利湿。

代表方　加味二妙散。

苍术 6g　黄柏 10g　牛膝 10g　防己 10g　萆薢 10g　龟板 12g　当归 10g　水煎服。

本方有清热利湿通络之功，治湿热留注筋脉之痿证、痹证。方中苍术燥湿。黄柏清热。牛膝、萆薢、防己导湿热下行，利湿通络。当归、龟板滋阴养血。

加减　若湿偏盛，胸脘痞闷，肢重且肿者，可酌加厚朴 6g、茯苓 10g、泽泻 10g 以理气化湿。夏季酌加藿香 10g、佩兰 10g 以化湿。若肢体麻木、关节运动不利，舌质紫黯，脉细涩，为夹瘀之征，可加赤芍 10g、桃仁 10g、红花 10g、丹参 10g 活血化瘀。若形体消瘦，自觉足胫热气上腾，心烦舌红或中剥无苔，脉细数，为热甚伤阴，去苍术加麦冬 10g、知母 10g、生地 10g 养阴清热。

若湿热下乘于肝肾，两足热如火燎，从足跗热起，渐至腰胯，麻痹痿软者，可选用虎潜丸滋阴利湿壮筋骨。

（三）脾胃亏虚

证候　肢体痿软无力逐渐加重，肌肉渐见萎缩，食少便溏，腹胀，气短面浮，神疲乏力，面色不华，舌苔薄白，脉细。

证候分析　脾虚气弱，气血化源不足，筋脉失荣为本证的基本病机。脾胃虚弱，气血乏源，不能充养肌体、筋脉，故肢体痿软，肌肉萎缩逐渐加重。脾虚失运，则面浮食少，便溏腹胀。神疲乏力，面色不华，脉细均为脾胃虚弱气血不足之征。肌肉萎缩逐渐加重，食少便溏为本证的辨证要点。

治法　健脾益气。

代表方　参苓白术散。

党参 10g　白术 10g　茯苓 10g　山药 10g　扁豆 10g　莲子 10g　桔梗 6g　陈皮 6g　薏苡仁 15g　砂仁 6g　甘草 3g　水煎服。

本方具有补气健脾，升清化浊之功。方中党参、山药、扁豆、莲子肉益气健脾。白术、茯苓、苡仁利湿扶脾。陈皮、砂仁和胃理气。

加减　若气血两虚，伴见面白少华，心悸气短者，可重用党参至 30g、白术 15g、山药 30g，并加黄芪 30g、当归 10g 补气养血。若腹胀不食，嗳气酸腐，泛恶者，加神曲 10g、山楂 10g、麦芽 15g、莱菔子 10g 以消食导滞。

（四）肝肾亏虚

证候　痿症渐成，下肢痿软无力，肌肉瘦削，腰膝痠软，目眩，耳鸣，遗精，女子月经不调，舌红少苔，脉细数。

证候分析　精血不足，筋脉失养是本证的基本病机。肝肾亏虚，精血不能濡养筋脉，故渐致成痿。腰为肾之府，肾主骨，精髓不足，是腰膝痠软无力，肌肉消瘦。精血亏虚，不能上荣耳目，故耳鸣，目眩。肾虚固摄无权，故遗精。肝肾亏虚，冲任失调，故月经不调。舌红脉细数均为阴血亏虚之象。下肢痿软无力，腰膝痠软为本证的辨证要点。

治法　补益肝肾，滋阴清热。

代表方　虎潜丸。

龟板 15g　黄柏 10g　知母 10g　熟地 10g　虎骨 10g（用代用品）　锁阳 10g　白芍 10g　陈皮 6g　干姜 6g　水煎服。

本方滋养肝肾，强筋健骨。方中虎骨（用代用品）壮筋骨。锁阳温肾益精，养筋润燥。白芍柔肝。陈皮、干姜行气健胃，以免滋腻碍胃。熟地、龟板、知母、黄柏滋阴清热。

加减　若兼见口干，尿赤，胫部烦热，腿足瘦削者，为阴虚热甚，去锁阳、干姜，加枸杞子 10g、女贞子 10g、麦冬 10g。若兼见面色萎黄无华，心悸、怔忡，舌淡，脉细弱者，加黄芪 10g、党参 10g、鸡血藤 12g 补益气血。

本证候临床较常见，尤其是下肢痿软，得之纵酒劳倦，酒色所伤者为多。亦可因其他证候转来，所谓五脏之伤穷必及肾。以肾藏精生髓，精髓干枯，则筋骨失养，治法最要补肾。

痿证常见以上四个证候，但本病是一种慢性痼疾，病涉多脏，互有参见，不可执一而治。必须在四证候中，细审标本主次为治。一般来说，湿热为致病之源，所伤仍在精与气。肺热叶焦则五脏失濡，病及阳明或肝肾，筋脉肌肉失养，方成痿躄。所以临床上究竟以气虚、精伤为直接病源，治疗首先要辨是气虚还是阴虚，气虚治阳明，阴虚补肝肾，并结合兼夹证候随宜而施。

本病的预后转归，在初起阶段，病情较轻浅，治疗效果较好，功能较易恢复。若迁延至后期，尤其肌肉明显萎缩，肝肾精血俱衰者，则常难以恢复。痿证各证候之间可互为转化与兼夹，如肺热津伤证，久则导致脾胃虚弱或肝肾亏虚。肝肾亏虚证，又多由久痿耗伤阴精所致。脾胃虚弱与湿热浸淫亦每多兼夹。血瘀可以杂见于各证之中。所以临床上需注意这些动态变化，不可固守不变。

四、单方验方

1. 烤干牛骨髓粉 30g，黑芝麻 300g。略炒香，研末，加白糖适量合拌，每次 9g，每日 2 次，适用于肝肾不足痿证。

2. 石斛、淮牛膝、桑白皮各 30g，甘草 6g。水煎服，每日 2 次，适用于肺热津伤痿证。

3. 大麦去皮 60g、薏苡仁 60g、土茯苓 90g。同煎为粥，煮熟后去土茯苓常服，适用于湿热浸淫痿证。

4. 二妙丸 每次 6～9g，每日 2 次，适用于湿热痿证。

5. 健步虎潜丸 每次 1 丸，每日 2 次，具有补肾强筋祛风通络之功效，适用肝肾精血亏虚的寒热虚实错杂之痿证。

6. 健步丸 每次 9g，每日 2 次，适用于肝肾亏虚的痿证。

【预防护理】

平时注意锻炼身体，避免情志内伤，慎防湿邪的侵袭以及劳欲过度，损伤精气。饮食宜清淡，不宜过食肥甘，以免积湿生热。患病之后，除加强治疗外，重视肢体主动或被动的锻炼，防止肌肉萎缩尤为重要。

小　结

痿证是指肢体软弱无力，日久肌肉萎缩的一种病证。病在肢体肌肉、筋脉，病变脏器关系到肺脾（胃）肝肾，尤以肝肾为主。病机主要为津液、气血、精髓不足，筋脉失养。临床辨证当分清虚实。凡发病急，发展快，因温热毒邪熏灼肺胃，或湿热流注浸淫筋脉者，多属实证。起病与发展较慢，或久病之后，则以脾胃虚弱、肝肾亏虚者为多，但亦有虚实夹杂者。实者治宜祛邪通络，清热润燥，或清热利湿；虚者以补养为主，治予健脾益气，或补益肝肾。虚实兼夹者，当分别主次调治。

痿证的治疗，除服药之外，须配合针灸、推拿，并适当加强肢体主动活动，使经脉气血流通，有助于提高疗效。

第三节　头　痛

头痛是临床上常见的自觉症状，既可单独出现，也可出现于多种急慢性疾病中。凡临床表现以头痛为主症者，俱可作为一个独立的病证进行辨治。

头痛一病，历代医书曾根据其发病情况、疼痛部位的差异，列有许多不同的名称。头痛经久不愈，时作时止者称为"头风"；剧烈火痛引脑及巅、手足逆冷至肘、肢关节者，称为"真头痛"；头痛时头面起核块肿痛，伴有雷鸣之响声者，称为"雷头风"；痛势剧烈，呈间歇发作，偏于一侧者，称为偏头痛；痛在巅顶，干呕吐涎沫，四肢厥冷者，称为厥阴头痛。

头痛病证，范围甚广，涉及内、外、神经、精神、五官等科的各种疾病。本节重点讨论外感、内伤杂病表现以头痛为主症者。西医学中的高血压病、神经官能症、三叉神经痛、血管性头痛、脑震荡后遗症，以及多种原因引起的贫血等，表现以头痛为主症者，均可参考本节辨证论治。至于其他疾病过程中所出现的兼症，不列入本节讨论范围。

【病因病机】

头为"诸阳之会"，"清阳之府"，五脏精华之血，六腑清阳之气，皆上注于头。若气血充盈，阴阳升降如常，外无非时之感，则无头痛之疾。若因六淫之邪外袭，或内伤诸疾，均可直接或间接地影响头部而发生头痛。

外感六淫，多因起居不慎，风、寒、湿、热之邪外袭导致头痛。《素问·太阴阳明论》云："伤于风者，上先受之"，故外感所致头痛以风邪最为常见。又因风为百病之长，多挟时气而发病，故有风寒袭表，寒凝血滞，阻遏络道而头痛；风热上犯清空，气血逆乱而头痛；风湿袭表，上蒙清阳，清阳不展而头痛。湿邪中阻，清阳不升，浊阴不降，亦可引起头痛。

内伤头痛与肝、脾、肾三脏密切相关。因于肝者，多由情志伤肝，肝气郁滞，久郁化火，上扰清空而头痛，或火盛伤阴，肝阴不足，肝阳上亢，上扰清空而头痛。因于脾者，多由饮食所伤，或劳倦病后，脾胃虚弱，生化无权，气血亏虚，气虚则清阳上升，血虚则脑髓失养而致头痛，或脾失健运，痰浊中阻，清阳不升，浊阴不降而发生头痛。因于肾者，多由禀赋不足，或久病、房劳过度，耗损肾精，以致髓海空虚，或肾阳虚衰，寒从内生，清阳失展，或肾阴不足，水不涵木，导致肝肾阴亏，肝阳上亢，上扰清空而致头痛。

此外，因久病入络，或头部外伤，瘀血阻络，不通则痛，亦可发生头痛。

病因病机示意图：

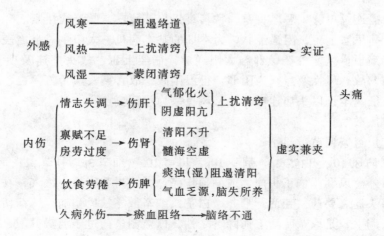

【辨证论治】

一、辨证要点

（一）辨外感与内伤，虚证与实证

头痛的辨证，应根据头痛的久暂、性质和程度，分辨外感与内伤，虚证和实证。一般来说，外感头痛起病较急，病程较短，痛势较剧，多表现为掣痛、跳痛、胀痛、灼痛、重痛、痛无休止，常伴有外邪束表或犯肺的症状，多属实证。内伤头痛，起病缓慢，病程较长，往往反复发作，时轻时重，多表现为隐痛、空痛、昏痛、悠悠作痛，遇劳加剧，多属虚证。

（二）根据头痛部位，辨经络所属

头为诸阳之会，手足三阳经均循头面，厥阴经亦上会于巅顶，由于脏腑经络受邪之不同，头痛的部位亦异。大抵太阳头痛，多在头后部，下连于项；阳明头痛，多在前额部及眉棱骨处；少阳头痛，则在巅顶部位，或连于目系。

二、分证论治

头痛的治则随外感内伤而有祛邪扶正之异。外感头痛多属实证，治疗应以祛邪为主，因风者疏之，因寒者散之，因湿者化之，因热者清之。外感头痛因风邪为主，故外感诸证均可参用风药祛风散邪以为引经。内伤头痛多属虚证，治疗以扶正为主，风阳上僭则熄风潜阳，气虚则益气升清，血虚则养阴补血，肾虚则益肾填精。至于虚实夹杂者，当分别痰浊、瘀血等情况，或先祛其实，或扶正祛邪兼顾，权衡主次，因证制宜。

（一）外感

1. 风寒头痛

证候　头痛连及项背，恶风畏寒，常喜裹头，苔薄白，脉浮或浮紧。

证候分析　风寒上犯，阻遏经脉，为本证的基本病机。太阳主一身之表，足太阳膀胱经循项背，上行巅顶，风寒外袭，邪客太阳经脉，循经上犯，故头痛连及项背。风寒束于肌表，卫阳被遏，故恶风畏寒。寒为阴邪，得温则减，故喜裹头。舌苔薄白，脉浮或浮紧，均为风寒外袭之征。本证以头痛连项背，恶风畏寒为辨证要点。

治法　疏风散寒。

代表方　川芎茶调散。

羌活 6g　防风 10g　白芷 6g　荆芥 10g　川芎 10g　细辛 3g　甘草 3g　薄荷 3g　水煎服。

本方主治外感风邪，偏正头痛，或巅顶作痛。方中川芎行血中之气，祛血中之风，上行头目，为风寒头痛之要药。羌活、荆芥、白芷、细辛散寒祛风止痛。薄荷清利头目。甘草调和诸药。清茶调下，是取茶叶清上而降下之性，以监制诸药过于温燥升散，使升中有降，共奏疏风邪止头痛之功。

加减　若头痛剧，无汗，遇寒更甚，寒象明显，可加熟附子 10g、麻黄 9g 以增强散寒止

痛之效。若兼见咳嗽，痰稀色白，可加杏仁 10g、前胡 10g、苏叶 10g 以增强宣肺止咳祛痰之力。

若寒邪侵犯厥阴经，头痛以巅顶为甚，干呕吐涎沫，甚则四肢厥冷，苔白，脉弦，可用吴茱萸汤去人参，加藁本 6g、川芎 10g、细辛 3g 祛风散寒止痛。

2．风热头痛

证候 头痛而胀，甚则如裂，发热或恶风，面红目赤，口渴喜饮，大便秘结，溲赤，苔黄，脉浮数。

证候分析 风热上干，侵扰清窍为本证的基本病机。风热之邪外袭，上扰清窍，热为阳邪，其性属火，故头痛而胀，甚则如裂，面红目赤。风热郁于肌表，故发热恶风。热盛耗伤津液，故口渴喜饮，便秘溲赤。苔黄，脉浮数均为风热邪盛之征。头痛而胀，发热恶风为本证的辨证要点。

治法 疏风清热。

代表方 芎芷石膏汤。

川芎 10g 白芷 6g 石膏 15g 菊花 10g 藁本 6g 羌活 6g 水煎服。

本方疏风清热止痛。方中羌活、藁本偏辛温，对热盛不宜，可改用银花 10g、连翘 10g、黄芩 10g、山栀 10g，配菊花、石膏以疏风清热泻火，川芎、白芷祛风止痛。

加减 若兼见舌红少津，口渴者，加花粉 10g、石斛 10g 以生津止渴。若大便秘结，口鼻生疮者，加服黄连上清丸，每次 1~2 丸，每日 2 次，以疏风清热通便。若兼有咳嗽不利，痰稠而黄，咽喉疼痛，加川贝母 6g、瓜蒌仁 10g、沙参 10g 止咳化痰生津。

本证亦可选用桑菊饮加川芎、山栀，黄芩、蔓荆子疏风清热止痛。

3．风湿头痛

证候 头痛如裹，肢体困重，胸闷纳呆，小便不利，大便溏薄，苔白腻，脉濡。

证候分析 风湿上蒙清窍，清阳不展为本证的基本病机。湿为阴邪，其性重浊，外感风湿，上蒙清窍，故头痛如裹。脾主四肢肌肉，脾为湿困，故肢体困重。湿浊中阻，脾失健运，故胸闷纳呆，大便溏薄。湿邪内蕴肠道，不能分清泌浊，故小便不利。苔白腻，脉濡均为湿邪内停之征。头痛如裹，肢体困重为本证的辨证要点。

治法 祛风胜湿。

代表方 羌活胜湿汤。

羌活 6g 独活 10g 防风 9g 藁本 6g 川芎 10g 蔓荆子 10g 甘草 6g 水煎服。

本方具有祛风胜湿，活血止痛之功。方中羌活、独活、防风祛风胜湿而止痛。藁本、川芎、蔓荆子祛风活血止痛。甘草调和诸药。

加减 若伴见恶心呕吐者，加半夏 10g、生姜 6g 降逆止呕。如胸闷腹胀，四肢困重，纳差，大便溏泻者，可加苍术 6g、厚朴 6g、陈皮 6g、枳壳 6g 以燥湿和中。

本证若外感风寒湿，兼有里热者，可用九味羌活汤解表除湿，兼清里热。

（二）内伤

1．肝阳头痛

证候 头痛而眩，两侧为甚，心烦易怒，面赤口苦，或兼胁痛，舌红，苔薄黄，脉弦或弦细而数。

证候分析　肝阳上亢，循经上扰清空为本证的基本病机。"诸风掉眩，皆属于肝"，肝体阴而用阳，肝体阴不足，阳亢有余，循经上扰清空，故头痛而眩，两侧为甚。胁为肝之分野，肝火内郁，胁络失和，故胁痛。肝火偏亢，内扰心神，故心烦易怒。肝火上炎，故面赤口苦。舌红，苔薄黄，脉弦均为肝火偏亢之征。如肝肾阴虚，肝阳偏亢者，脉见弦细而数。头痛而眩，心烦易怒为本证的辨证要点。

治法　平肝潜阳。

代表方　天麻钩藤饮。

天麻 10g　钩藤 10g　石决明 30g　益母草 10g　山栀 10g　黄芩 10g　川牛膝 10g　桑寄生 10g　杜仲 10g　夜交藤 15g　珠茯神 10g　水煎服。

本方是治疗肝阳上亢而致头痛、眩晕的主方。方中石决明潜阳镇逆。天麻、钩藤平肝熄风。牛膝引热下行。山栀、黄芩苦泄肝胆之郁火。杜仲、桑寄生补养肝肾。夜交藤、茯神养心安神。益母草行血祛瘀。

加减　若肝阴不足，头痛早轻暮重，腰痛腿软，舌红脉弦细者，加生地 10g、何首乌 10g、女贞子 10g、枸杞子 10g 以养阴。若肝火偏旺，头痛剧烈，面红目赤，口苦胁痛等，加龙胆草 10g、夏枯草 10g 以清泻肝火。

若头痛系肾阴亏虚，水不涵木所致者，可用杞菊地黄汤。

2．肾虚头痛

证候　头痛且空，眩晕耳鸣，腰膝痠软，遗精带下，苔薄，脉沉细无力。

证候分析　肾精亏虚，髓海不足为本证的基本病机。脑为髓海，肾藏精生髓，肾虚则髓海空虚，故头痛而空，眩晕耳鸣。腰为肾之府，肾虚不能主骨，故腰膝痠软。肾虚精关不固或女子带脉失束，故遗精带下。苔薄，脉沉细无力均为肾虚之征。头痛且空，眩晕耳鸣，腰膝痠软为本证的辨证要点。

治法　补肾填精。

代表方　大补元煎。

党参 10g　山药 10g　杜仲 10g　熟地 10g　枸杞子 10g　当归 10g　山萸肉 10g　炙甘草 6g　水煎服。

本方具有补益气血，补肾填精之功用。方中熟地、山药、山萸肉、枸杞子补肾填精。人参、当归、甘草益气养血。杜仲益肾强腰。

加减　若遗精带下者，加莲须 10g、芡实 12g、金樱子 10g 以收敛固涩。若偏肾阳虚而见头痛畏寒，面色㿠白，四肢不温，舌淡，脉沉细者，加附子 10g、肉桂 6g、鹿角胶 12g（烊化）。

若头痛兼有头面烘热，面颊红赤，此为肾阴亏虚，虚火上炎，可选用知柏地黄汤。

3．血虚头痛

证候　头痛而晕，面色少华，心悸怔忡，舌淡，苔薄白，脉细弱。

证候分析　营血亏虚，不能上荣为本证的基本病机。血虚脑髓失养，故头痛而晕。血虚不能养于面，故面色少华。血虚心失所养，故心悸怔忡。舌淡苔薄白，脉细弱均为血虚之征。头痛而晕，面色少华，心悸怔忡为本证的辨证要点。

治法　滋阴养血。

代表方　加味四物汤。

当归 10g　川芎 10g　蔓荆子 10g　菊花 9g　生地 10g　白芍 10g　黄芩 10g　甘草 6g　水煎服。

本方具有滋阴养血，祛风清利头目的作用。方中当归、生地、白芍、川芎养阴补血。菊花、蔓荆子祛风清头目以止痛。甘草和中。

加减　若无明显热象可去黄芩。若心悸怔忡甚者，可选加枣仁 10g、龙骨 15g、牡蛎 15g养心安神。若血不养肝而致肝血不足，阴不敛阳，肝阳上扰，头痛兼见耳鸣，虚烦少寐，腰膝痠软等症，可去川芎，加石决明 15g、女贞子 10g、钩藤 10g 以滋阴养血潜阳。若兼见气虚而见神疲乏力，面色萎黄，遇劳头痛加剧，汗出气短，畏风怕冷者，加黄芪 10g、党参 10g白术 10；或选用人参养荣汤以气血双补。

4．痰浊头痛

证候　头痛昏蒙，胸脘痞闷，呕吐痰涎，舌苔白腻，脉滑或弦滑。

证候分析　痰浊上蒙，清阳不展为本证的基本病机。脾失健运，痰浊中阻，上蒙清窍，清阳不展，故头痛昏蒙。痰阻胸肺，故胸脘痞闷。痰浊上逆，则呕吐痰涎。舌苔白腻，脉滑，均为痰浊内停之征。头痛昏蒙，呕吐痰涎为本证的辨证要点。

治法　化痰降逆。

代表方　半夏白术天麻汤。

半夏 10g　陈皮 6g　天麻 10g　茯苓 10g　白术 10g　甘草 6g　生姜 6g　大枣 6g　水煎服。

本方是治疗风痰上扰而致头痛，眩晕，胸闷呕恶的基本方剂。方中半夏、陈皮、茯苓、白术、生姜、大枣健脾化痰，降逆止呕。天麻平肝熄风以治头痛。

加减　可加白蒺藜 10g、蔓荆子 10g 以祛风止痛。若痰湿阻滞较甚，胸脘满闷，纳呆，加厚朴 6g、枳壳 6g 燥湿化痰，宽中理气。若痰湿久郁化热，出现头痛口苦，烦闷，尿赤，大便不畅，舌苔黄腻者，去白术，加黄连 6g、枳壳 6g、竹茹 10g 清化痰热。

5．瘀血头痛

证候　头痛经久不愈，痛处固定不移，如锥如刺，舌有瘀斑，脉细或细涩。

证候分析　瘀血阻滞，络脉不通为本证的基本病机。久病入络，血瘀络痹，故头痛经久不愈，痛有定处，如锥如刺。舌有瘀斑，脉细涩为瘀血内阻之征。头痛经久不愈，痛处固定如锥如刺为本证的辨证要点。

治法　活血化瘀。

代表方　通窍活血汤。

赤芍 6g　川芎 10g　桃仁 10g　红花 10g　老葱 6g　红枣 6g　麝香 0.2g（冲服）黄酒适量水煎服。

本方具有活血通窍之功，是治疗上部瘀血阻滞的常用方。方中红花、桃仁、赤芍、川芎活血化瘀。麝香辛温开窍。大葱、生姜、黄酒温通以促血行。大枣调和脾胃。

加减　头痛甚者，可酌加全蝎 6g、蜈蚣 6g、地龙 10g 以搜剔通络止痛。若兼夹寒邪者，可加细辛 3g、桂枝 10g 以温经通络散寒。若气血亏虚者加黄芪 10g、当归 10g、党参 10g 补益气血。

临床尚有常见的偏头痛，其痛暴发，痛势剧烈，或左或右，或连目系、口齿，痛止如常人，大多属肝经风火所致。可用芎芷石膏汤加天麻10g、钩藤10g、地龙10g以平肝祛风，清热止痛。若肝火偏盛可加龙胆草10g、山栀10g、黄芩10g以增强清热泻火之力。从广义来说，很多头痛偏在局部，皆属偏头痛范围，所以在治疗上，往往在辨证的同时，常结合头痛的部位，参照经络循行路线，选用不同的"引经药"，对增强原方的疗效有一定的帮助。如痛偏后脑为"太阳头痛"，选用羌活、麻黄为引。痛偏前额者，为"阳明头痛"，选用葛根、白芷为引。痛偏两侧者，为"少阳头痛"，选用柴胡、黄芩为引。痛偏巅顶为"厥阴头痛"，选用吴萸、藁本为引。

此外，尚有雷头风一证，以头痛伴有雷鸣声响，头面起核肿痛，憎寒壮热为特征。多为湿热毒邪上冲，扰乱清窍所致。常用升麻6g、苍术10g、黄芩10g、黄连6g、板蓝根10g、陈皮10g、僵蚕10g、薄荷6g、甘草6g，以祛风燥湿，清热解毒。

头痛的预后转归，一般说来，外感头痛，表邪解后，痛势逐渐减轻，乃至消失；亦有表邪虽解，而经络气血失和，疼痛迁延不愈，每因外邪侵袭而头痛反复发作。内伤头痛，如肝阳头痛，或肾虚头痛，予平肝潜阳或填补精髓之后，头痛可逐渐至愈。至于痰浊、瘀血所致的头痛，经采用化痰降逆、活血化瘀之剂后，亦多奏效。偏头痛屡发不愈，往往引起同侧目疾，或两目俱损，不可不慎。

三、单方验方

1. 制川草乌各6g，白芷、僵蚕各6g，生甘草9g，共研细末，分成6包，每日1包，分三次用绿茶送服，适用于顽固风寒头痛。

2. 全蝎、地龙、甘草各等份研末，每次3g，每日3次，适用于顽固性头痛。

3. 脑立清　每次10粒，每日2次，适用于肝阳头痛。

4. 天麻首乌片　每次6片，每日3次，适用于阴虚阳亢所致的头痛。

5. 龙蝎饼治疗三叉神经痛　地龙5条，全蝎20个，路路通10g，生南星、生半夏、白附子各50g，细辛5g。共为细末，加一半面粉，用酒调饼，摊贴于太阳穴，敷料固定，每日换药1次。

6. 颅痛宁煎剂治疗血管性头痛　柴胡、䗪虫、白芷各20g，香附、蔓荆子、荜茇各25g，川芎、葛根各50g，全蝎10g，羌活15g。每剂煎300毫升，分早晚2次服。

7. 钩蝎散治疗偏头痛　全蝎、钩藤、紫河车各18g。共研细末，装胶囊（每粒含生药0.3g），每次服0.9g，一日3次。痛定后，改为每日或间日服0.9g。

【预防护理】

外感头痛由于外邪侵袭所致，故平时生活起居要有规律，参加体育锻炼，以增强体质，抵御外邪侵袭。内伤头痛肝阳偏亢者，宜情绪舒畅，避免精神刺激，饮食宜清淡，忌辛辣动火之品。痰浊头痛，忌肥甘厚味，以免助湿生痰。气血亏虚头痛、肾虚头痛，宜适当休息，不宜过劳，并进食血肉有情之品，以加强营养。

头痛的护理，凡头痛剧烈者，宜卧床休息，环境宜清静，注意室内通风，光线不要过强。对于长期忧虑、紧张或过度疲劳引起的头痛，可以对颈部肌肉进行按摩，热敷以行气活血。对于高热头痛，可用酒精擦浴，以降低体温。风寒头痛剧烈者，可用盐炒附子包在纱布内，频擦痛处。

小　结

　　头痛是一种常见症状，本篇主要讨论以头痛为主症的疾患。其病因虽属多端，但辨证的关键是首先分清外感内伤，明辨虚实。一般来说，外感头痛多由风邪所致，但还须分清夹寒、夹热、夹湿的不同，治以祛邪为主。内伤头痛，主要是情志、饮食以及久病体虚等所致，临床常见的是肝阳头痛、血虚头痛、肾虚头痛、痰浊头痛和瘀血头痛，有虚有实或虚实夹杂，错综复杂。如血虚挟肝阳、肝阳挟痰浊、气虚挟血瘀、内伤挟外感等。治疗时应分清标本主次，若本虚为主者，治以扶正为主；标实本虚者，先予治标，继则治本，或标本兼顾，当因证制宜。

第九章　虫　病

　　虫病是泛指寄生在人体肠道的各种蠕虫所引起的疾病。本病是一种多发病，常见病，特别是卫生条件较差的农村、牧区，发病率更高。其发生多由于饮食不洁、粪毒感染等因素所致。临床特征为面黄肌瘦，精神萎靡，时有腹痛，或见异嗜，小儿发育迟缓等。

　　不同的虫病有各自的症状和体征。如钩虫病多在流行地区有赤脚下田，以及手足皮肤瘙痒史。感染钩蚴虫后 7～10 天出现咳嗽、声哑或哮咳等症状。再经半个月至一个月左右，可有恶心、呕吐、腹痛等症，少数患者有"异嗜"现象。后期可见面色萎黄、心悸、气短、乏力、浮肿等症状。寸白虫（即绦虫）病，有在流行地区吃过未煮熟的猪、牛肉史。有腹痛、腹泻、消瘦及眼睑指甲淡白等症状，大便中有节段或成串扁平白色的虫体排出。部分猪肉绦虫可入肌肉、眼、脑等形成猪囊虫病。

　　虫病的治疗，应辨明病之新久虚实。一般先以杀虫为主，虫去后再用调理脾胃之法。若病久体虚者，宜攻补兼施，杀虫结合健脾和胃，或补益气血。亦可先以补虚，再予杀虫。

　　本节主要讨论寸白虫（即绦虫）病、钩虫病的病因病机和辨证治疗。至于其他虫病，如蛔虫病、蛲虫病等，可参考《中医儿科学》有关虫病章节。

第一节　绦　虫　病

　　绦虫病即古籍记载的寸白虫病，是由猪绦虫或牛绦虫栖息于人体肠道，吸食水谷精微，扰乱脾胃运化功能而引起的寄生虫病。临床症状以腹胀，腹泻或便秘，腹部隐痛，轻度肛门作痒，食欲亢进，消瘦乏力，并以大便内或衬裤上见白色虫体节片或成串扁平白色虫体为其特征。因虫体色白，成熟的节片长几分至一寸，且常从肛门排出体外而被发现，故古代医籍将绦虫称为白虫或寸白虫。本病即西医学所称之绦虫病。

【病因病机】

　　绦虫病是由于人进食未煮熟的、含有囊尾蚴的猪肉或牛肉而致。囊尾蚴孢囊被消化后，其头节便吸附在人体小肠壁上，颈节逐渐分裂，形成体节，约经 2～3 月发育为成虫。

　　绦虫寄生在人体小肠上段，其致病机理主要有二方面：一是扰乱脾胃的运化功能，而引起腹胀，腹痛，腹泻等症；二是吸食人体的水谷精微，导致化源不足，而见消瘦，乏力等气血双亏的症状。

【辨证论治】

一、一般治疗

绦虫病的治疗以杀虫驱虫为主，并辅以泻下剂，以促使虫体排出。

证候　食后腹胀，上腹或全腹隐隐作痛，腹泻或便秘，肛门作痒，睡眠不安，食欲亢进，但形体日渐消瘦，面色苍白，头晕乏力，粪便或衬裤上可见白色虫体节片。

证候分析　由于虫居肠中，扰动不安，阻滞肠道气机，故腹胀，腹部隐痛，睡眠不安。虫扰脾胃，运化功能失常，故腹泻或便秘。虫体脱节，由肛门排出体外，故肛门作痒，粪便及衬裤上可见白色虫体节片。虫体夺食人体水谷精微，气血化源不足，故见形体消瘦，面色苍白，头晕乏力等症。由于水谷精微被虫体吸走，人体需要多食以自养，故食欲亢进。本病以腹胀，腹痛，消瘦，及有食未煮熟之猪、牛肉病史为诊断要点。

治法　杀虫补虚。

代表方　槟榔南瓜子联合疗法。

南瓜子粉 50～90g（如为带皮南瓜子则为 80～125g）　槟榔 80g　芒硝 30g

服法　先空腹口服南瓜子粉，2 小时后口服槟榔水煎剂 150～200 毫升，再过半小时后，服芒硝水煎液，一般约 3 小时内即可有完整虫体排出。

驱除绦虫，务必驱尽，须连头节、颈节同时排出，一般经 2～3 个月不再排出节片者，方能视为治愈。若头节、颈节未被排出，仍能继续生长，可重复驱虫治疗。

驱虫后，可服用香砂六君子丸或参苓白术散调理脾胃，扶助正气。若气血虚弱患者，亦可服用归脾汤补养气血作调理善后。

若体质虚弱患者，亦可用复方槟榔煎治疗。

槟榔 30g　使君子 15g　二丑 9g　枳实 6g　广木香 5g　神曲 9g　山楂 9g　黄连 3g　白术 9g。本方具有杀虫、健胃、行气、通便之功。

绦虫病的预后一般良好。

本病若治疗及时得当，一般可治愈。若驱虫不尽，反复驱虫者，可损伤正气。因此，驱虫后要及时服用扶正药。

二、单方验方

1. 据现代医学研究，槟榔驱虫的药理作用是使绦虫虫体呈弛缓性瘫痪，主要作用在绦虫头节及前段节片，使其麻痹；而南瓜子对绦虫的中段和后段节片有麻痹作用，两药合用，能提高驱绦疗效。关于槟榔之用量，成人患者可根据体质情况选用 30～120g，孕妇及心脏病患者禁用。

2. 仙鹤草散剂　将深秋采集的仙鹤草冬芽（又名狼牙草）洗净，刮去外皮，晒干，碾粉，早晨温开水冲服 30～60g，一般服药 5～6 小时即可排出虫体，且不必另服泻药。

3. 雷丸研粉，每次服 20g，一日 1 次，连服 3 天。

【预防护理】

最有效的预防方法是不吃未煮熟的猪、牛肉。严格实行肉类检疫，加强屠宰工作管理，禁止含囊虫的肉类出售。加强粪便管理，把猪圈、人厕分开，杜绝猪吃人粪，防止粪便污染草地、水源，以防止人、畜感染。彻底治疗绦虫病人，以减少传染来源。

治疗期间的护理：在服药前一天晚上服用缓泻剂，可用番泻叶6g，开水泡，温服，使大便通利1～2次。在服驱虫药时，必须仔细检查大便，如能找到排出的虫体头节及颈节时，方为治愈。为了详细观察，可预置空便盆一个，放少量温水，将大便解于便盆内，便于查看。

服槟榔驱虫时，因用量较大，须注意观察药物毒副反应。服药时一般待药液冷却后服用，服后保持安静状态，可减少副作用。若服药后出现面色苍白、头晕眼花、呼吸困难等中毒症状时，可皮下注射肾上腺素0.2～0.5ml，以解救之。

小　结

绦虫病是因人食入了未煮熟的、含有囊虫的猪、牛肉而引起的疾病。其临床表现以腹胀，腹痛，腹泻或便秘，消瘦乏力为主症，并以大便内或衬裤上可见白色虫体节片为特征。治疗以杀虫驱虫为主，槟榔、南瓜子、仙鹤草根芽是治疗绦虫的有效药物。驱虫后，要及时服用调理脾胃之剂，以善其后。

不吃未煮熟的猪、牛肉，彻底治疗病人，加强屠宰及粪便管理，是预防或减少以至消除绦虫病的重要措施。

第二节　钩　虫　病

钩虫病是由于钩虫寄生在人体小肠所引起的疾病。临床主要表现好食易饥，倦怠乏力，肤色萎黄，面足浮肿等症状。本病流行相当广泛，在我国南方各省较为多见。

根据临床特点，中医文献及民间对钩虫病又有多种称法。如因气血不足发黄而肌肤发肿者，称为黄肿或黄胖；以其好食易饥而肤色萎黄，则称为食劳黄疳或疳黄；以其食欲正常却又倦怠乏力，肤色萎黄，称为懒黄、脱力黄；因其多在桑园作业感染而得，故江浙民间又称之为"桑叶黄"。

本病的发生过程比较复杂，前后临床表现也有不同。感受粪毒初期，手足皮肤瘙痒，或手足、足趾夹缝间出现颗粒疹，有时全身起风疹块。7～10天后，出现咳嗽，喉痒，声哑，重者呈剧烈干咳或哮咳。约在哮咳15～30天之后，逐渐出现面色萎黄无华，或颜面、肢体浮肿，唇舌淡白，爪甲扁平，或嗜食异物。亦有症状较轻，仅见头昏无力者。

【病因病机】

钩虫卵随着钩虫患者的粪便排出体外后，在适当的温度及湿度条件下，迅速发育成感染性钩蚴。当人体皮肤接触含有钩蚴的泥土时，如到绿叶遮盖的桑地、麻地或雨后方晴的苕地劳动，钩蚴即钻入皮肤，通过血脉内舍于肺，再经气道至咽候，然后被吞咽到胃肠，于是钩蚴在小肠内发育为成虫，并寄生肠中。

钩虫在小肠中寄生，扰乱肠胃气机，吸食以及耗伤人体气血，以致产生不同的肠胃失调和气血虚衰的病变，并因此而出现好食易饥，倦怠乏力，肤色萎黄，甚则头晕眼花，心悸气短，面足及全身浮肿等症状。

病因病机示意图：

感染性钩蚴 →（钻入皮肤）→经血脉→（内舍于肺）→由气道至咽喉→（入侵肠胃）→（于小肠内发育为成虫）→（寄生其中）⟨扰乱肠胃气机 / 吸食耗伤气血⟩→诸症丛生

【辨证论治】

一、辨证要点

对钩虫病的诊断除根据临床症状外，还可参考病史，以及进行粪便检查，查见钩虫卵者，即可确诊。一般未查见钩虫卵，但临床症状及病史均符合，且居住在钩虫病流行地区者，应疑为本病。

二、鉴别诊断

钩虫病应与咳嗽、黄疸、水肿相鉴别。

1. 咳嗽　外感咳嗽常伴鼻塞，流涕，喷嚏，甚则恶寒发热等肺卫表证；内伤咳嗽多为久病，反复发作，病程长，并伴有他脏病证。本病咳嗽多呈阵发性，或持续性哮咳，喉痒难忍，并有手足皮肤瘙痒史。

2. 黄疸　黄疸发病，临床表现为全身黄色鲜明如橘或晦暗如烟熏，目睛黄染，小便黄赤如浓茶。本病症见肤色萎黄或黄肿，无目黄，小便清长。

3. 水肿　水肿病因不一，浮肿部位不同，一般按之凹陷或凹陷不起，皮薄光亮，色泽鲜明，小便短涩，饮食正常或纳呆，证有虚实。本病足踝下肢浮肿，或面部目胞浮肿，甚则全身浮肿，但皮肤色黄或萎黄不荣，好食易饥，或嗜食异物，无小便短涩，纯属虚证。

三、分证论治

钩虫病治疗以杀虫、补虚为基本原则。病在初期，皮肤受邪，宜杀虫止痒。虫邪犯肺者，宜宣肺化痰，杀虫止咳。病在后期，损及脾胃者，宜化湿杀虫，健中补血，重症气血亏虚者，宜杀虫与补益气血并施；气血甚虚者，可先补气血，再行杀虫。总之，杀虫是用以解除致病的原因；补虚则有利于杀虫，并消除钩虫所引起的病理变化，改善临床症状，促进好转以至病愈。

（一）粪毒犯肤

证候 手足接触泥土之后，很快出现局部奇痒、灼热、疱疹，搔破后脂水浸淫，或红肿，苔黄腻，脉浮滑数。

证候分析 本证以虫邪入侵皮肤，以致湿热蕴结肌表为基本病机。由于赤脚下田，手足接触带有感染性钩蚴的泥土，虫邪入侵皮肤，化生湿热，郁遏肌表，不得宣泄，故很快出现局部奇痒、灼热、疱疹等症。虫邪初侵皮肤，毒未深入，故只有局部受损，而无全身症状。若搔破流黄水，或红肿，形成脓疮，表明湿热夹毒。苔黄腻，脉浮滑数，为湿热郁表之征。本证以手足接触泥土之后，很快出现局部奇痒为辨证要点。

治法 杀虫止痒。

代表方 桃叶泄毒汤。

桃叶 30g 辣蓼草 30g 连根葱 30g 荆芥 30g 苏叶 30g 苦参 30g 水煎 3~4 沸，趁温暖熏洗。如冷，则再炖，再洗，一日数次。

方中桃叶、辣蓼草煎洗祛湿热而杀虫。连根葱、荆芥、苏叶走表疏风止痒。苦参清热解毒。

加减 本方可加蛇床子 30g、地肤子 30g、土茯苓 30g 煎洗，以增强祛湿解毒之功。

感染性钩蚴在侵入皮肤 24 小时内，尚有 90% 以上还停留在局部，可用热敷法和能杀灭钩蚴的药物进行局部治疗。如用热敷局部，以不烫伤皮肤为度，或用土荆芥油涂抹患处等。

（二）虫邪犯肺

证候 皮肤受邪数天之后，出现胸闷咳哮，喉痒难忍，咳嗽呈阵发性频咳，或干咳无痰，或有痰呈泡沫，或痰中带血，甚则频咳不止，喉间痰鸣，胸闷气促，大汗出，唇甲青紫，苔白，脉平或微数。

证候分析 本证以虫邪入肺，肺失宣肃为基本病机。因虫邪由血脉内舍于肺，以致肺脏功能失调，宣发肃降失司，肺气上逆，故见咳哮，或咳嗽呈阵发性频作。若虫邪内盛，则咳嗽频作不止，喉间痰鸣，气促。喉属肺系，虫邪留滞，故喉痒难忍。肺气不利，气机郁滞，则胸闷。偏寒者，则痰呈泡沫，化热者，则干咳无痰，或痰中带血。肺失宣发，卫表不固，腠理松懈，故大汗出。虫邪阻肺，血行不畅，故唇甲青紫。本证以病起数天之后，咳哮，喉痒难忍为辨证要点。

治法 宣肺化痰，止咳杀虫。

代表方 止嗽散合紫金丹。

桔梗 10g 百部 12g 荆芥 6g 白前 9g 紫菀 12g 陈皮 9g 甘草 6g 水煎服。紫金丹 0.12g~0.15g，每日 1 次，临卧时服，忌饮酒，连服五天，不可多服，以免砒中毒。

方中桔梗、陈皮、紫菀宣肺化痰。白前肃肺降逆。百部止咳并有杀虫作用。荆芥、甘草疏表和中。紫金丹专治哮咳。

加减 痰多而清稀呈泡沫者，加干姜 6g、细辛 3g、半夏 10g 以温化寒痰。痰黄稠者，加川贝 10g、炙枇杷叶 10g、黄芩 10g 以化痰清热。唇甲青紫者，加丹参 15g、桃仁 6g 以活血。痰中带血者，加仙鹤草 18g、藕节 10g 以止血。大汗出者，加浮小麦 30g 止汗。

若喉间痰鸣如水鸡声，喘促较甚，痰多清稀者，选用射干麻黄汤降逆平喘。

（三）脾虚湿滞

证候　面色萎黄，或面黄而浮肿，好食易饥，食后腹胀，或异嗜生米、茶叶、木炭之类，恶心呕吐，或有便溏，肢软无力，气短，头晕，苔白脉濡。

证候分析　本证以虫邪入侵肠胃，脾胃受损为基本病机。由于虫邪入侵肠胃，吸食精微损伤脾胃，以致气血亏虚，脾运不健，水湿停留，故面色萎黄，或面黄浮肿。钩虫扰乱气机，脾胃功能失常，故好食易饥，食后腹胀，或异嗜生米、茶叶、木炭之类。脾虚胃弱，升降失司，故恶心呕吐，或有便溏。气血不足，则肢软无力，气短头晕。苔白脉濡为脾虚湿滞之征。本证以面色萎黄，好食易饥，面部浮肿为辨证要点。

治法　化湿杀虫，健脾益气。

代表方　黄病绛矾丸。

厚朴 30g　苍术 90g　陈皮 30g　甘草 15g　绛矾 90g　大枣 120g，用枣肉混合诸药，制成丸药，每服 3g，饭后开水送服，日服 2 次，服后忌食生冷及饮茶。

方中苍术、厚朴、陈皮、甘草健脾燥湿，理气和中。绛矾燥湿补血，前人认为有杀虫消积之功。大枣益脾养血。

加减　气血亏虚较甚者，加黄芪 15g、当归 12g，煎汁送服药丸以增其益气养血之功。面足浮肿者，加薏米 10g、茯苓 15g、泽泻 10g 煎汁送服药丸以健脾利水。

本证还可选用榧子杀虫丸或榧子贯众汤，专以杀虫。杀虫之后，再予补养气血，调理脾胃。

（四）气血两虚

证候　颜面及全身肌肤萎黄或苍白，面足甚至全身浮肿，脘闷不适，倦怠乏力，或形寒肢冷，眩晕耳鸣，心悸气短，舌质淡胖，脉弱。

证候分析　本证以气血两亏，脾肾虚弱为基本病机。由于虫居肠中，吸食水谷精微，耗伤人体气血，以致气血亏损，故见倦怠乏力，颜面及全身肌肤萎黄或苍白。脾胃气机不畅，则脘闷不适。脾虚及肾，水湿不化，泛滥肌肤，故面足甚至全身浮肿。血虚气弱，心失所养，故心悸气短。肾精不足，则眩晕耳鸣。舌质淡胖，脉弱为气血亏虚，脾肾虚弱之征。本证以肌肤萎黄或苍白，浮肿较甚，舌淡胖为辨证要点。

治法　补益气血。

代表方　十全大补汤。

熟地 10g　当归 10g　白芍 10g　川芎 6g　党参 10g　炙甘草 6g　白术 10g　黄芪 10g　肉桂 3g　茯苓 10g　水煎服。

本方补益气血。方中黄芪、党参、炙甘草补气。肉桂、白术、茯苓温阳健脾利水。熟地、当归、白芍、川芎养血和营。

加减　可加雷丸粉 3g 冲服以杀虫。浮肿甚者，加薏米 10g、泽泻 10g、猪苓 10g 健脾利水。

若表现为心脾两虚之象者，可用归脾汤补养心脾。

钩虫病的预后良好，即使是后期重症，只要积极治疗，杜绝再感染，仍可完全恢复。如系孕妇罹患重症钩虫病，常因胎气不足而致早产或死胎。

四、单方验方

1. 雷丸粉 30g，分成 3 包，每隔 6 小时服用 1 包，凉开水调服。
2. 清虫散 成人每服 3g，每日 1~3 次，空腹白开水送下。
3. 马齿苋 120g，白醋 25 毫升，白糖 25g。将鲜马齿苋加水二碗，慢水煎剩 8/10，去渣后加白醋、白糖。睡前服用，连服二个晚上。

【预防护理】

预防本病的几项主要措施是：积极治疗钩虫病人，消灭传染源；搞好粪便管理，杀死粪便内的虫卵，切断传染途径；做好防护工作，减少钩虫的感染机会。

在护理方面，主要是供给患者富于营养而又易于消化的食物，如豆腐、猪血、瘦肉、猪肝、鱼等，以促进气血的生长及脾胃功能的恢复。少食辛辣油腻之物，以免再伤脾胃。重病人应适当休息。

小　结

钩虫病是由于钩虫寄生人体小肠所引起的疾病。临床主要表现为好食易饥，倦怠乏力，肤色萎黄，面足浮肿，故又称为黄肿或黄胖。本病的发生主要是接触了有感染性钩蚴的泥土，钩蚴钻入皮肤，经血脉内舍于肺，由气道到咽候，进侵胃肠，在小肠内发育为成虫，扰乱脾胃气机，吸食耗伤气血，故表现脾胃不和与气血亏虚诸证。本病的治疗以杀虫补虚为原则。初起宜杀虫止痒或宣肺化痰，杀虫止咳；后期宜化湿杀虫，健中补血，或杀虫与补益气血并施。在治疗的同时，应重视饮食的调养，以利于疾病的早日康复。

第十章 癌 证

中医的"癌"或"嵒"与"岩"通。是指体内发现肿块，表面高低不平，质地坚硬，宛如岩石而言。癌的发病主要由于脏腑阴阳气血的失调，在正虚的基础上，因外邪入侵，或痰、湿、气、瘀等搏结日久，积滞而成。

本章主要介绍西医内科常见的几种癌症，如肺癌、胃癌、肠癌、肝癌、白血病等。

【病因病机】

癌证的发病亦可归纳为外因和内因两个方面。外因是邪气、邪毒；内因是情志、饮食失调和久病正虚，致使五脏六腑毒气停蓄。在致病因素的作用下，机体阴阳失调，脏腑经络气血功能障碍，引起气滞、血瘀、热毒，或痰湿凝聚，以致造成肿瘤的发生。

寒热温凉失调，情志抑郁，以及痰饮、湿浊、瘀血、宿食等均可影响气机的正常运行。气失通畅，则不能行血，气滞日久，必有血瘀。气滞血瘀长期蕴积不散，往往会导致局部病理变化而逐渐形成肿块。

跌仆损伤或过寒过热，或气行不畅，均可引起血的阻滞凝结。气血的凝滞不散，久而便成瘀积肿块。

郁火及邪热郁结日久可成为热毒。热毒内蕴于脏腑、经络，郁久不散，也能导致营卫不和，经络阻隔，气血瘀滞等。如热毒郁结较甚，或气血虚弱，不能透毒外出，以致毒滞难化，积聚不去，久而渐成肿核或癥瘕积块。

体内水湿不化，津液不布，郁滞不通，可凝滞成痰，或郁热烁津，凝结成痰。痰可以影响脏腑的气机升降和气血的运行。痰停聚在不同部位，演变到一定程度都可形成积聚肿块。

湿邪在人体内停留滞着，便会阻碍阳气的功能，影响气机的流通。湿浊之气郁积日久，便成湿毒。湿毒蕴郁于机体，日积月累，亦可导致癌瘤的发生。

癌证的发生，多在正虚的基础上产生，特别是脾肾虚损尤为重要。机体的阴阳失调，正气衰退，为癌证的生长创造了条件；而癌证的迅速发展，又进一步耗伤了正气，使脏腑气血阴阳失调。痰、湿、瘀、毒等邪，与正虚同时并存，互为因果，形成恶性循环，故使癌证不易治愈。

综上所述，癌证的发生与正气虚弱、脏腑功能失调，客邪留滞而致气滞血瘀，痰凝毒聚，互相搏结，蕴郁于内，有着极其密切的关系。

病因病机示意图：

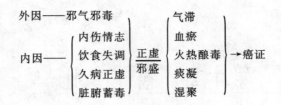

【辨证论治】

一、辨证要点

癌证的辨证，应辨病变脏腑与病变性质。辨脏腑病位，可以根据患者临床表现部位的经络循行及其所属脏腑的功能、体征等特点来进行。辨病变性质，要区别其气血阴阳表里虚实的属性。由于癌证是在正虚的基础上发病的，故表现局部为实，整体为虚。其实者有气滞、血瘀、痰凝、湿聚、毒火之辨；其虚者则为全身气血阴阳的虚衰。

脉舌在癌症辨证中占有重要位置，它可以反映机体正虚邪实的情况。脉象弦、大、滑、数者，多属气血瘀滞、痰热壅盛、湿热鸱张、毒火亢旺、癌证疼痛等的反映，为病进之象。脉象细、涩、弱、缓者，多属气虚、血少、精伤、夹湿等的反映，为正虚之象。舌质淡、舌体胖大、舌边有齿痕、舌中有裂纹均属虚证。舌质红青或暗，或有瘀斑，或有瘀点为夹有瘀血。舌质红绛为内有毒火。舌苔白属寒，黄属热，腻苔为有痰湿。

二、鉴别诊断

癌证包括的范围较大。本章所论述的几种癌证，如肺癌需与咳嗽、咳血、肺痨、失音等相鉴别；胃癌需与胃脘痛、癥瘕、积聚等相鉴别；肝癌需与胁痛、黄疸、癥瘕、积聚等相鉴别；白血病需与血证、热病、虚劳等相鉴别。对本病的确诊应充分利用各种现代检查手段。

三、常见癌证的论治

癌证的治疗必须仔细分析病情，攻补适度。治疗大法为清热解毒、化痰散结、活血化瘀、扶正培本。清热解毒用于郁热化火、毒火内盛，多见病情发展或合并感染，或癌症进入晚期。由于郁热多在阴虚的基础上发生，化火则更使阴亏，故清热解毒又多与养阴药合并使用。化痰散结用于痰凝聚结所形成之肿物。痰之为病，多在脾虚的基础上产生，因此多与健脾药合并使用。活血化瘀用于气滞血瘀所形成之肿物，或临床表现具有血瘀者，气行则血行，因此多与行气药合并使用。瘀血多在正虚的基础上产生，故活血化瘀的同时，又常配用补气或养血之剂。扶正培本主要用于正虚，既可补虚，又可托毒，以达扶正祛邪的目的。脾为后天之源，肾为先天之本，故扶正培本多从脾肾入手。实践亦证明，扶正培本对于提高抗癌能力，控制癌证的发展，促进机体恢复，具有重要意义。

第一节 肺 癌

肺癌又称原发性支气管肺癌，是肺部最常见的恶性肿瘤。临床以咳嗽，胸痛，发热，痰中带血或血痰为主要表现。肺癌多由正气亏虚，邪毒内结所致，正气亏虚又多为肺脾气虚和肺肾阴虚，故治疗以补气养阴为大法。

一、肺脾气虚

证候 短气自汗，咳嗽痰多，咯痰稀薄，全身疲乏，纳呆腹张，大便稀溏，舌淡有齿痕，舌苔白腻，脉象沉缓或濡。

证候分析 本证以肺脾气虚，痰湿内生为基本病机。肺毛不足，皮气不固，故见短气自汗。脾虚湿生，健运失职，故见纳呆腹胀而大便稀溏。脾虚生痰，上渍于肺，肺脏功能失调，故咳嗽痰多，咯痰稀薄。舌淡有齿痕，舌苔白腻，脉象沉缓或濡，均为肺脾气虚夹痰湿之征。本证以短气自汗，纳呆便溏为辨证要点。

治法 健脾益气。

代表方 六君子汤。

党参15g 白术10g 茯苓15g 炙甘草6g 陈皮6g 法半夏10g 水煎服。

方中党参健脾益气。白术、茯苓健脾祛湿。法半夏、陈皮、炙甘草理气和中。

加减 此方宜加山药15g培脾益肾，用制南星10g、浙贝10g散结化痰。自汗甚者，加黄芪30g、五味子6g益气固表敛汗。四肢不温，腰膝痿软者加附子10g（先煎）、肉桂10g以温补肾阳。不思饮食者，加鸡内金10g，合白术健脾和胃以助消化。舌质偏暗者，加丹参18g、桃仁6g以活血。

若脾虚气陷，气短乏力较甚，便溏而便意频，动则气坠于腰腹者，宜用补中益气汤以益气升清。若四肢不温，脘腹有冷感，或泛呕清水，喜热饮者，为脾肾阳虚，选用附子理中汤温补脾肾。若饮停胸胁，咳唾引痛，胸胁支满，甚则咳逆气喘，息促不得平卧者，先用香附旋覆花汤合葶苈大枣泻肺汤疏肝泻肺逐饮。俟证情缓解后，再予益气健脾祛邪。此外，本证还可选用参苓白术散以培土生金，健脾益肺；或用补肺汤补肺气兼纳肾气。

二、肺肾阴虚

证候 干咳无痰或痰少不易咯出，或兼咯血，胸闷气短，心烦口渴，潮热盗汗，午后颧红，声音嘶哑，舌质红而干，苔薄或剥，脉象细数。

证候分析 本证以肺肾阴虚，阴虚内热为基本病机。肺阴亏虚，故见咳嗽无痰或痰少不易咯出，胸闷气短。阴虚火旺，损伤血络，故见咯血。肾阴不足，阴津不能上承，故见声音嘶哑。心烦口渴，潮热盗汗，午后颧红，舌红而干，苔薄或剥，脉细数，均为阴虚内热之征。本证以干咳少痰，声音嘶哑，潮热盗汗为辨证要点。

治法 滋肾润肺。

代表方 六味地黄汤。

生地 15g　山茱萸 15g　山药 12g　丹皮 10g　茯苓 10g　泽泻 10g　水煎服。

方中生地滋阴补肾，山茱萸补肝肾而涩精，山药补益脾阴而固精，三药合用，以达到三阴并补之功；又配茯苓淡渗脾湿，以助山药之益脾，泽泻清泄肾火，并防地黄之滋腻，丹皮清泄肝火，并制山茱萸之温。

加减　此方宜加玄参 10g 滋阴降火，加麦冬 10g、百合 10g 润肺而清心安神。若咳血不止者，加阿胶 10g（烊化）、旱莲草 20g、仙鹤草 20g 以止血。虚烦，呛咳，呕逆者，加竹茹 12g、玉竹 12g、石斛 12g 以降逆而养胃阴。潮热明显者加银柴胡 12g、地骨皮 10g 以清退虚热。汗多气短者，加党参 15g、黄芪 10g、五味子 9g，合六味地黄汤益气养阴。

若咳嗽气逆，咽喉干燥不利，咯痰粘腻不爽可选用沙参麦冬汤加炙枇杷叶以润肺生津而降逆。若干咳痰少，喉痒气逆，舌红少津，可选用清燥救肺汤养阴润燥，清金降火。若咳而气促，痰中带血，五心烦热者，可选用百合固金汤以养阴清热，润肺化痰。若见潮热，盗汗，梦遗，溺黄者，可选用知柏地黄汤以滋肾泄火。

三、气阴两虚

证候　咳嗽痰少，或咯血痰，神疲乏力，纳差腹胀，口干喜饮，大便干结，舌质淡红有齿印，脉沉细。

证候分析　本证以肺脾气虚，阴液不足为基本病机。脾气亏虚，运化不健，故见神疲乏力，纳差腹胀。阴津亏损，则咳嗽痰少，口干喜饮，大便干结。虚火灼伤肺络，故咯血痰。舌质淡红有齿印，脉沉细均为气阴两虚之征。其中咳嗽痰少或见血痰，神疲乏力，口干喜饮为本证的辨证要点。

治法　气阴双补。

代表方　大补元煎。

党参 15g　山药 15g　生地 15g　杜仲 10g　当归 10g　枸杞子 12g　山茱萸 12g　甘草 6g　水煎服。

方中党参、山药益气健脾。生地、枸杞子、山茱萸补肺肾之阴。甘草和中。

加减　此方宜去杜仲之温，加麦冬 5g、五味子 5g 养阴敛肺。若五心烦热者，加鳖甲 12g、地骨皮 12g 以滋阴清热。若食少便溏者，加焦白术 10g、苡仁 20g 健脾渗湿。痰黄而稠，痰中带血者，加浙贝 10g、瓜蒌 15g、阿胶 10g（烊化）、白及 12g 以清化痰热而止血。若兼胸痛者，加玄胡 10g、郁金 10g 活血理气止痛。

第二节　胃　癌

胃癌是消化道常见的恶性肿瘤。胃癌的早期表现多为上腹胀饱不适或疼痛，且疼痛无规律。以后出现食欲不振，尤其厌肉类食物，嗳气，泛酸，心下硬满，胃脘疼痛逐渐加重，身体日渐消瘦，面色苍白，少数可有呕血、黑便等症。晚期上腹部可触及肿块。胃癌的发病多为饮食失节、忧思过度而损伤脾胃所致。治疗以扶正为主。

一、肝胃阴虚

证候 胃脘胀饱隐痛，痛连两胁，嗳气，呃逆或呕吐，口苦口干，渴喜饮水，大便干结，舌质红，少苔或无苔，脉弦细。

证候分析 本证以肝胃阴虚为基本病机。肝胃阴虚，失于濡养，肝气郁结，横逆犯胃，故胃脘胀饱隐痛，痛连两胁。胃阴不足，胃气上逆，故嗳气，呃逆或呕吐。阴虚内热，津液不足，故口干口苦，渴喜饮水，大便干燥。舌红少苔或无苔，脉弦细。均为阴虚之象。本证以胃脘隐痛，痛连两胁，口苦咽干，舌红少苔或无苔为辨证要点。

治法 滋养肝胃。

代表方 一贯煎。

北沙参 12g 麦冬 10g 当归身 12g 枸杞子 15g 川楝子 6g 生地 30g 水煎服。

一贯煎为滋养阴液，疏肝理气之方剂，方中北沙参、麦冬、生地、枸杞子益肝胃之阴，当归养血滋阴，川楝子疏肝理气。

加减 如腹胀，可加入陈皮 6g 以理气和胃。呕吐较甚，可加生姜汁少许以降逆止呕。如为情志不遂而致肝气郁滞，肝逆乘脾，脾失健运，兼见神疲食少，月经不调者，可用逍遥散以舒肝解郁，健脾养血。

二、脾胃虚寒

证候 胃脘胀满隐痛，喜暖喜按，食后呕吐，朝食暮吐，暮食朝吐，神疲乏力，气短懒言，舌淡而润，苔薄白，脉沉迟。

证候分析 本证以脾胃虚寒，胃纳失常为基本病机。病久脾胃虚弱，中虚有寒，水谷腐熟运化不及，饮食停留不化，故见胃脘胀满隐痛，喜暖喜按，食后呕吐，朝食暮吐，暮食朝吐。久吐伤气，饮食又不能化生精微，故神疲乏力，气短懒言。舌淡润，脉沉迟，均为虚寒之症。本证以胃脘胀满隐痛，喜暖喜按，朝食暮吐，暮食朝吐为辨证要点。

治法 温中散寒。

代表方 理中汤。

人参 6g 干姜 5g 白术 9g 炙甘草 6g 水煎服。

理中汤为治疗中焦虚寒的代表方剂。方中人参、白术健脾益胃，干姜、甘草甘温和中。

加减 本方亦可加砂仁 3g、半夏 10g、陈皮 6g 以理气降逆止呕。畏寒肢冷，加附子 10g（先煎）、吴茱萸 6g 以温中祛寒。

三、气阴两虚

证候 胃脘隐痛或胀痛，频繁恶心呕吐，口干喜饮，大便干结，神疲乏力，气短懒言，自汗盗汗，舌质淡红有齿印，脉沉细。

证候分析 本证以脾胃气阴两虚为基本病机。病久脾胃气虚，中阳不振，不能腐熟水谷，胃失和降，故胃脘隐痛，频繁恶心呕吐。由于脾胃虚弱，频繁呕吐，不能进食，气血化源不足，故神疲乏力，气短懒言自汗。胃阴亏损，津液不足，故口干喜饮，便秘盗汗。舌质淡红有齿印，脉沉细，均为气阴两虚之表现，本证以胃脘隐痛，频繁呕吐，口干便秘，神疲乏力，汗出为辨证要点。

　　治法　益气养胃。

　　代表方　六神汤。

　　莲子12g　葛根12g　枇杷叶12g　花粉12g　黄芪12g　甘草6g　水煎服。

　　六神汤补气生津，方中莲子、葛根、枇杷叶、花粉滋养胃阴，黄芪补中益气，甘草调和诸药。

　　加减　若兼气滞，两胁胀痛较甚者，可加香附10g、佛手6g、川楝子6g、陈皮6g以理气降逆止呕。若兼血瘀，见呕血，黑便，脘部刺痛，舌质紫暗有瘀斑者，可加三七粉3g（冲服）、丹参15g、云南白药0.5g以活血化瘀。

　　若证属胃气虚兼寒者，可用丁香柿蒂汤治疗。若胃气虚而兼热者，可用橘皮竹茹汤。

第三节　肠　　癌

　　肠癌主要包括结肠癌和直肠癌，是肠道常见恶性肿瘤。临床以腹胀，腹痛，腹泻或便秘，大便脓血，里急后重，或大便变细变形，腹部肿块为主要表现。肠癌多由忧思郁怒，饮食不节，久痢久泻，脾失健运，湿热蕴结于肠道，凝结成积所致。治疗以补虚清肠为主。

一、阴虚肠热

　　证候　腹部隐隐作痛，大便秘结，或有呕吐，口干口苦，喜凉恶热，舌质干红，苔少或无苔，脉弦细。

　　证候分析　本证以肝胃阴虚而肠中有热为基本病机。阴虚肝郁，故腹痛隐隐。肠热灼津，故大便秘结。胃阴不足，胃气上逆，故有呕吐，口苦口干，喜凉恶热。舌质干红，苔少或无苔，脉弦细，均为阴虚内热之象。本证以腹痛隐隐，口干口苦，喜冷恶热为辨证要点。

　　治法　养阴清肠。

　　代表方　清肠饮。

　　银花15g　玄参15g　当归12g　麦冬12g　地榆12g　黄芩10g　苡仁20g　甘草6g　水煎服。

　　清肠饮养阴解毒，消肿散结。方中当归、玄参、麦冬养阴，黄芩、银花、地榆凉血清热。加白芍配甘草，甘缓和中止痛。

　　加减　若阴虚较重，亦可加生地20g、白芍10g、花粉15g、石斛15g以养阴生津。若热毒入血，可加丹皮12g、紫草20g以清热凉血解毒。

　　若以肝阴虚为主，则可用一贯煎加减治疗。

二、脾肾阳虚

　　证候　腹胀腹痛，喜按喜暖，气短乏力，畏寒肢冷，便溏，或每早黎明前腹泻，舌淡胖有齿痕，脉沉迟。

　　证候分析　本证以肾阳虚亏，脾虚失运为基本病机。脾肾阳虚，不能腐熟水谷，运化失司，故腹胀腹痛，便溏或黎明前腹泻。阳气虚衰，故腹痛喜按喜暖，肢冷乏力气短，舌质淡胖有齿痕，脉沉迟。本证以腹痛喜暖，便溏肢冷或五更泄泻为辨证要点。

治法 温补脾肾。

代表方 双补汤。

人参 10g 山药 12g 茯苓 12g 莲子 12g 芡实 20g 苁蓉 10g 补骨脂 10g 五味子 10g 巴戟天 12g 菟丝子 15g 覆盆子 12g 山萸肉 10g 水煎服。

双补汤补脾益肾。方中人参、山药、茯苓、莲子、芡实健脾益气；补骨脂、苁蓉、菟丝子、覆盆子、山茱萸、巴戟天、五味子温阳益肾，共奏脾肾双补之功。

加减 若脾肾阳虚较重，下利清谷，五更泄泻，可加诃子 12g、肉豆蔻 12g、附子 10g（先煎）以温阳固涩。

三、气血两亏

证候 病久气短乏力，头晕心悸，面白少华，脱肛下坠，舌淡脉细。

证候分析 本证以气血两亏，肝虚脾弱为基本病机。病久肝脾两虚，气血化源不足，故气短乏力，面白少华，心悸头晕。气虚下陷，故见脱肛下坠。舌淡脉细乃气血双亏之象。本证以面白少华，头晕心悸，脱肛下坠为主要辨证要点。

治法 气血双补。

代表方 十全大补汤。

当归 10g 川芎 5g 白芍 10g 熟地 12g 人参 10g 白术 10g 茯苓 10g 炙甘草 6g 黄芪 15g 肉桂 6g 水煎服。

十全大补汤温补气血。方中人参、茯苓、白术、炙甘草健脾益气。当归、白芍、川芎、熟地补血养肝。黄芪、肉桂温阳益气。共奏健脾补肝，气血双补之作用。

加减 若兼见口苦口粘，下痢赤白，里急后重，舌苔黄腻者，为夹有湿热之邪，可加白头翁 15g、马齿苋 30g、地榆 20g、槐花 15g 以清热利湿；若兼见大便下血，舌质紫暗或有瘀斑者，为夹有瘀滞，可加赤芍 15g、桃仁 10g、红花 10g、木香 6g、槟榔 10g 以行气活血导滞。

本证亦可用八珍汤治疗。八珍汤与十全大补汤均为气血双补之剂，但八珍汤是以平补气血为主，十全大补汤则偏于温补。

第四节 肝 癌

肝癌又称原发性肝癌，是癌症中恶性程度较高的一种。肝癌临床以右胁疼痛，右上腹肿块，腹胀纳差，恶心呕吐，渐则出现癥积、黄疸、鼓胀为特征。肝癌多由脏腑亏虚、气滞血瘀、湿热内蕴所致。其中以肝胃阴虚、肝脾两虚、肝胆湿热等证为多见。治疗以柔肝软坚、养胃健脾、清利湿热为大法。

一、肝胆湿热

证候　身目俱黄，口苦口粘，纳差腹胀，胸闷恶心，大便不爽，小便短赤，胁肋疼痛，舌苔黄腻，脉象弦滑。

证候分析　本证以肝胆湿热，壅阻气机，运化失司为基本病机。湿热熏蒸，胆液宣泄不循常道，故见身目俱黄，小便黄赤；湿热蕴结，脾胃失运，故见纳差腹胀，胸闷恶心，大便不爽；苔黄腻，脉弦滑，均为湿热壅盛之征。本证以身目俱黄，纳差腹胀，小便短赤为辨证要点。

治法　清利湿热。

代表方　茵陈蒿汤。

茵陈蒿 15g　栀子 10g　大黄 10g　水煎服。

茵陈蒿汤清利降泄，且引湿热由二便而去，使邪有出路。方中茵陈蒿清利湿热，退黄疸；栀子清泄三焦湿热；大黄降泄瘀热。方中可加黄连 3g 以清热解毒；加半夏 5g 以燥湿止呕，散结消痞。

加减　如兼见寒热往来，头痛口苦者，加柴胡 6g、黄芩 10g 以和解退热。胁痛，脘腹胀满者，加郁金 6g、枳实 6g 以疏肝行气止痛。恶心呕吐，食少纳呆者，加竹茹 10g、鸡内金 10g 和胃消食止呕。

湿热壅结，水湿停留，腹胀尿少，可选用茵陈五苓散。

二、肝胃阴虚

证候　右胁隐痛，纳少呕恶，口干口苦，喜凉恶热，大便干结，舌红苔光，脉象弦细。

证候分析　本证以肝阴亏虚，胃阴不足为基本病机。阴虚血少，不能濡养肝络，故见右胁隐痛。胃阴不足，胃失濡养，故见纳少呕恶，口干口苦，喜凉恶热，大便干结。舌红苔光，脉象弦细等均为肝胃阴亏之象。本证以右胁隐痛，口干口苦，舌红苔光为辨证要点。

治法　滋肝养胃。

代表方　一贯煎。

北沙参 10g　麦冬 10g　当归 10g　生地黄 15g　枸杞子 12g　川楝子 6g　水煎服。

一贯煎滋养肝肾，疏肝理气。此处重用生地滋阴养血以补肝肾；配合沙参、麦冬、当归、枸杞子滋阴养血生津以柔肝养胃；用少量川楝子疏泄肝气。

加减　如内热甚口苦者，加黄连 3g 清之。如肠燥大便秘结，加瓜蒌仁 10g 以助润下。有虚热，或汗多，加地骨皮 10g 以清里。舌红而干，为阴亏过甚，加石斛 15g 养阴生津。瘀血阻滞，胁胀痛，按之硬，加鳖甲 20g 以行瘀软坚。

胃阴不足为主者，可选益胃汤。

三、肝脾两虚

证候　右胁隐痛，纳食减少，腹胀呕恶，气短乏力，口干喜饮，大便或干或稀，舌淡有齿痕，脉象弦细。

证候分析　本证以肝血不足，脾失健运为基本病机。肝血不足，肝络失养，故见右胁隐痛；脾虚不能健运，故见纳食减少，气短乏力，腹胀呕恶；阴液不足则见口干喜饮；舌淡有齿痕，脉象弦细，均为气虚血少之征。本证以右胁隐痛，纳少乏力，口干舌淡为辨证要点。

治法 健脾养肝。

代表方 当归六君子汤。

当归身 10g　白芍药 10g　人参 5g　白术 10g　茯苓 10g　陈皮 6g　半夏 10g　炙甘草 6g水煎服。

本方养肝健脾。方中当归、白芍养肝，人参、白术益气健脾，茯苓渗湿健脾，半夏、陈皮燥湿化痰，炙甘草甘缓和中。

加减 若兼见血瘀者，可加泽兰 10g、桃仁 10g、红花 10g 以行瘀活血。兼见肝阴不足，可加枸杞子 10g、山萸肉 10g 以柔养肝阴。

肝脾两虚无痰湿者，可选归芍异功汤。以脾虚为主者，可选四君子汤或参苓白术散。

第五节 白 血 病

白血病多归为"虚劳"、"虚损"。其主要临床特点为发热、贫血、出血、肝脾及淋巴结肿大。多由毒热之邪入侵及肝脾心肾虚损所致。其中以阴亏气虚，毒热内盛为多见。治疗以养阴补气，清热解毒为大法。临床上可分为急劳与虚劳两类。常见虚实夹杂或本虚标实之证。

一、阴虚胃火

证候 壮热烦躁，口渴多汗，面赤头痛，口舌生疮，或见吐血、衄血、便血、斑疹，舌质红，舌苔黄，脉大。

证候分析 本证以胃火有余，肾阴不足为基本病机。由于阴虚热盛，故见壮热，烦躁。心胃火盛，故口渴多汗，面赤头痛，口舌生疮。阴虚火旺，灼伤血络，故见吐血、便血、斑疹。舌质红，舌苔黄，脉大为阴虚热盛之象。其中以壮热烦躁，口渴多汗为本证的辨证要点。

治法 养阴清热。

代表方 玉女煎。

石膏 30g　知母 10g　生地 15g　麦冬 12g　牛膝 9g　水煎服。

方中石膏、知母清胃热而折其火势，生地、麦冬滋肾阴而清虚火，牛膝导热下行。此外可加丹皮 10g、赤芍 10g 凉血止血。诸药合用，共奏清热滋阴凉血之功。

加减 热盛伤络，出血明显者，加水牛角粉 15g、白茅根 30g 以凉血止血。心火上炎，口舌生疮者，加山栀 10g、竹叶 10g 以清心降火。若肝火犯肺，咳嗽痰稠而黄者，加黛蛤散 15g（包煎）以清肝泻肺。

若热盛动血，血热妄行，宜用犀角地黄汤合十灰散。营分热盛，舌质绛者，选用清营汤。

二、阴虚热盛

证候 发热盗汗，口苦口干，渴喜饮水，或见牙宣、鼻衄、皮肤瘀点瘀斑，舌质红，苔黄，脉象细数。

证候分析 本证以阴液亏虚，热邪偏盛为基本病机。由于阴虚明显，故发热盗汗。邪热偏盛，故见口苦口干，渴喜饮水。热伤血络，故见牙宣、鼻衄、皮肤瘀斑瘀点。舌质红，苔黄，脉细数为阴虚热盛之征。其中以发热盗汗，渴喜饮水为本证之辨证要点。

治法 养阴清热。

代表方 知柏地黄汤。

知母 10g　黄柏 10g　生地 15g　山萸肉 15g　山药 12g　丹皮 10g　茯苓 10g　泽泻 10g 水煎服。

方中黄柏、知母苦寒清热坚阴。生地滋阴清热，又以泽泻泻肾浊。山萸肉补肝肾而涩精，又以丹皮清泄肝火。山药益脾阴而固精，又以茯苓利脾湿。此外可加银柴胡 10g，地骨皮 10g 以退虚热。

加减 发热明显者，加鳖甲 15g、青蒿 15g 以增强退热之力。出血之象明显者，加旱莲草 30g、仙鹤草 30g。阴虚络阻，头痛，关节疼痛者，加全蝎 6g、地龙 10、乌梢蛇 12g 以通络止痛。心阴亏虚，心悸失眠者，加酸枣仁 15g、茯神 15g、柏子仁 10g 以养心安神。

若热邪偏重者，可选用玉女煎。余热未尽，气阴两伤，出现口干唇燥，舌质光红，少苔等症状者，可选用竹叶石膏汤。

三、脾虚气衰

证候 低热，汗出恶风，气短懒言，全身乏力，纳差腹胀，舌淡有齿印，脉象沉弱。

证候分析 本证以脾胃虚弱，中气虚陷为基本病机。气虚阳陷，郁而化热，故见低热。脾虚及肺，母病及子，肺卫不足，故见汗出畏风。中气不足，则见气短懒言，全身乏力。脾运失健，故纳差腹胀。舌淡有齿印，脉沉细为脾虚气衰之象。其中以低热，气短懒言为本证的辨证要点。

治法 健脾益气。

代表方 补中益气汤。

黄芪 20g　党参 15g　白术 10g　炙甘草 6g　陈皮 6g　当归 10g　升麻 5g　柴胡 6g　水煎服。

方中黄芪补脾益气，升举清阳。党参、白术、炙甘草益气健脾，当归补血养血，又可制诸药之燥。陈皮理气和胃。升麻、柴胡升提清阳。

加减 兼肾阳虚而畏寒肢冷者，加附片 9g，肉桂 6g 以温补肾阳。脾虚气滞，腹胀便溏者，加炒枳壳 6g、扁豆 10g、苡仁 20g 以理气健脾祛湿。兼有痰湿，苔腻者，加法半夏 10g、茯苓 15g 化痰祛湿。

若脾气亏虚兼痰浊者，可选用六君子汤。

四、气阴两虚

证候 低热多汗，面色少华，头晕乏力，气短懒言，口干喜饮，手足心热，舌淡有齿痕，脉象沉细。

证候分析 本证以肺脾气虚，肾阴不足为基本病机。面色不华，头晕乏力，气短懒言，为肺脾气虚之证。低热多汗，口干喜饮，手足心热，为阴虚之象。舌淡有齿痕，脉沉细为气阴两虚之象。其中以低热多汗，手足心热，气短懒言为本证的辨证要点。

治法 益气养阴。

代表方 参芪地黄汤。

党参 15g 黄芪 18g 生地 15g 山萸肉 15g 丹皮 10g 茯苓 10g 山药 12g 水煎服。

方中党参、黄芪补益肺脾之气，六味地黄汤去泽泻滋养肾阴。

加减 若阴虚内热损络，见低热，齿衄者，加旱莲草 30g、阿胶 10g（烊化）、银柴胡 10g 以养阴退热止血。若痰聚颌下、腋下、腹股沟等处而出现硬结者，加昆布 18g、海藻 18g、浙贝 10g、黄药子 10g 以化痰软坚散结。若腹内留瘀而有结块者，加桃仁 10g、红花 10g、莪术 10g 以活血化瘀。

若属气血虚，可选用八珍汤。

癌证的预后一般均较差。晚期病人多出现大骨枯槁，大肉陷下，脱肉破䐃，眼眶下陷，目不见人等症状，预后不良。癌症病人的精神状态对病情发展有很大影响，忧虑惊恐等不良精神因素，可加速病情的发展。但应当看到，有些癌症患者，在精神上能避免不良的刺激，营养上能够充分供给，并能尽量减少或避免外来的不良干扰因素（包括一些检查方法的不良刺激），给予及时而正确的治疗，再辅以气功养生等方法，依靠机体本身的自我调节作用，也常可使病情得到控制，甚至会有可能趋于恢复。

对于癌证的治疗，有一些单方验方可供选择使用。

（一）肺癌

1．鹤蟾片 仙鹤草、蟾蜍、人参等。用法：每次 6 片，每日 3 次，可连服数月至 1 年。

2．原发性肺癌方 紫草根 30g，蚤休 15g，前胡 9g，夏枯草 24g，昆布 30g，山海螺 30g。用法：水煎服，每日 1 剂，分 3 次服。（《肿瘤的辨证施治》，上海科技出版社，1980：98）

3．肺腺癌方 蜀羊泉 30g，龙葵 30g，菝葜 30g，山海螺 30g，生薏苡仁 30g，生牡蛎 30g，蛇莓 15g，山慈菇 15g，夏枯草 15g，浙贝母 10g。用法：水煎服，日 1 剂。

（二）胃癌

1．生大蒜头 250 克，去衣，浸白干酒二瓶半。酒必须高出蒜面的三分之一，浸约 1 年，愈陈愈佳，早晚空心饮一小杯。

2．胃癌方 紫藤根 30g，诃子 6g，菱角 20 个，薏苡仁 30g。用法：水煎服，日 1 剂。

3．胃未分化腺癌方 石斛 30g，鲜生地 30g，麦门冬 30g，太子参 30g，藤梨根 30g，重楼 30g，蛴螬虫 10g，鸡内金 10g，干蟾皮 10g，生晒术 10g，八月札 15g，白花蛇舌草 30g。用法：水煎服，日 1 剂。

（三）肠癌

1．肠癌方　蒲公英24g，露蜂房（炙）9g，白花蛇舌草30g，忍冬藤30g，野葡萄藤根30g，半枝莲24g，天龙2条。用法：水煎服，日1剂。另用牛黄醒消丸，每日2次，每次1.5g，吞服。

2．直肠癌方　半枝莲30g，白花蛇舌草60g。用法：上药加水3斤，煎1~2小时，日夜当茶饮。

3．藻蛭散　海藻30g，水蛭6g。用法：上两药分别用微火焙干，研细，混合。口服，每次3g，每日2次，黄酒冲服。主治：直肠癌。

4．苡仁15~30g，野菱（带壳切开）60~90g，共煎浓汁，日1剂，分2次服，连服一个月为1疗程。

（四）肝癌

1．新鲜白花蛇舌草，每次120g，洗净榨汁，约榨二次，弃渣留汁。年在50岁以上的患者，可将蜂蜜30g，和入汁中；50岁以下的患者，则用开水冲食盐少许，和入汁中。盛以磁碗，或茶缸，隔水炖热，取出温服。

2．肝癌方　当归15g，川芎10g，丹参15g，醋香附12g，木香10g，郁金10g，鸡内金10g，薏米15g，草河车10g，小红参10g，血余炭30g（冲服）。用法：水煎服，每日1剂，可配合定坤丸。

3．复方蟾龙片　蟾蜍，天龙，儿茶，龙葵，藤梨根，山豆根，夏枯草。用法：以上各药共研细末，加入辅料后压制成片剂。口服，每次2~3片，每日3次。主治：原发性肝癌。

（五）白血病

1．当归龙荟丸　每服6g，一日3次。

2．六神丸　用法：每日180粒，分3~4次口服。不能耐受者，由小剂量每日30粒开始，能耐受后迅速增至每日180粒。如有出血、感染时配合止血剂、抗生素及支持疗法等。主治：急性白血病。

3．慢性白血病方　白花蛇舌草60g，夏枯草15g，生牡蛎30g，鳖甲12g，板蓝根21g，鲜半枝莲125g，败酱草12g。用法：水煎服，日1剂。

4．靛玉红（本品系从中药青黛中提取）　用法：一般每天200~300mg，少数病人每日150mg，个别病人短期使用每日420~630mg，分3次口服，连续服用直至缓解。缓解后继续服用或停药观察。

【预防护理】

癌证预后较差，故应着重加强预防措施。一般说来，早期发现，早期治疗甚为重要，尤其要警惕癌证的一些早期症状和体征的出现，如身体各部位有可触及的肿块，原因不明的较长时间的体重减轻，持续性消化不正常，胸骨后闷胀不适或有噎感，上腹部持续性疼痛，持续性的声音嘶哑，干咳，痰中带血，原因不明的大便秘结、腹泻交替，无痛性的尿血，持续性的肝区疼痛或肝功能异常等，以便能争取早期发现，早期诊断，早期治疗。同时，必须增强机体的抗病能力，如节制烟酒，注意饮食卫生，多食新鲜蔬菜，坚持体育锻炼，重视精神的调摄，防止情志过度变化，避免劳倦过度等，这些皆是防止癌证发生的重要措施。

对癌证患者，首先应加强精神护理，耐心作好患者疏导劝慰工作，消除紧张情绪与绝望感，提高战胜疾病的信心，发挥病人的主观能动性，调动其内在的抗癌能力，并使之积极配合治疗，以求迅速控制疾病的发展。在饮食上，宜进食易于消化，富于营养的食品。特别是癌证晚期，病人气血亏虚，更应增加血肉有情之品，如鳖、龟、鲜鲫鱼、鸡蛋、牛奶等，以补养正气，增强抗病力。

小　结

癌证是在脏腑阴阳气血失调的基础上，外邪入侵，并与痰、湿、气、瘀等相搏结积滞而成。古代医家对癌证早有所认识，但由于受历史条件限制，没有专门著述，而散见于"癥瘕"、"积聚"、"瘿瘤"、"噎膈"、"反胃"、"血证"等有关病证之中。

本章对内科常见的五个癌证，即"肺癌"、"胃癌"、"肠癌"、"肝癌"、"白血病"的病因病机、辨证论治作了扼要的阐述。

癌证的预后一般都差，但近年来通过大量临床实践，运用中医的理论进行辨证论治，并在癌证的不同阶段，采用中西医结合的方法，已初步取得了一些成果，值得进一步总结、研究。

附录：方剂索引

一　画

一加减正气散（《温病条辨》）：藿香　厚朴　杏仁　茯苓皮　广皮　神曲　麦芽　茵陈　大腹皮

一贯煎（《柳洲医话》）：沙参　麦冬　当归　生地黄　枸杞子　川楝子

二　画

二冬汤（《医学心悟》）：天冬　麦冬　天花粉　黄芩　知母　甘草　人参　荷叶

二冬膏（《张氏医通》）：天冬　麦冬

二阴煎（《景岳全书》）：生地黄　麦冬　枣仁　生甘草　玄参　茯苓　黄连　木通　灯心　竹叶

二陈汤（《太平惠民和剂局方》）：半夏　陈皮　茯苓　炙甘草　生姜　乌梅

二妙丸（《丹溪心法》）：黄柏　苍术

十灰散（《十药神书》）：大蓟　小蓟　侧柏叶　荷叶　茜根　山栀　茅根　大黄　丹皮　棕榈皮

十全大补汤（《太平惠民和剂局方》）：熟地黄　白芍　当归　川芎　人参　白术　茯苓　炙甘草　黄芪　肉桂

十枣汤　（《伤寒论》）：大戟　芫花　甘遂　大枣

十香止痛丸（《实用中成药》）：香附　延胡　五灵脂　乌药　香橼　厚朴　熟大黄　生蒲黄　制乳香　檀香　降香　广木香　沉香　零陵香　香排草　砂仁　公丁香　良姜

丁香柿蒂汤（《症因脉治》）：丁香　柿蒂　人参　生姜

丁香散（《古今医统》）：丁香　柿蒂　良姜　炙甘草

七味白术散（《小儿药证直诀》）：人参　茯苓　白术　甘草　藿香　葛根　木香

七味都气丸（《医宗己任篇》）：地黄　山茱萸　山药　茯苓　丹皮　泽泻　五味子

七福饮（《景岳全书》）：人参　熟地　当归　白术　炙甘草　酸枣仁　远志

人参固本丸（《景岳全书》）：人参　生地　熟地　山茱萸　山药　茯苓　丹皮　泽泻　天冬　麦冬

人参养荣汤（《太平惠民和剂局方》）：人参　甘草　当归　白芍　熟地黄　肉桂　大枣　黄芪　白术　茯苓　五味子　远志　橘皮　生姜

人参蛤蚧散（《卫生宝鉴》）：蛤蚧　杏仁　甘草　知母　桑白皮　人参　茯苓　贝母

八正散（《太平惠民和剂局方》）：木通　车前子　萹蓄　瞿麦　滑石　甘草梢　大黄

山栀　灯心

八珍汤（《正体类要》）：人参　白术　茯苓　甘草　当归　白芍药　川芎　熟地黄　生姜　大枣

九气拈痛丸（《中药制剂手册》）：香附　木香　良姜　陈皮　莪术　元胡　槟榔　灵脂　甘草　郁金

九味羌活汤（《此事难知》）：羌活　防风　苍术　细辛　川芎　白芷　生地黄　黄芩　甘草

三　画

三才封髓丹（《卫生宝鉴》）：天冬　熟地黄　人参　黄柏　砂仁　甘草

三子养亲汤（《韩氏医通》）：苏子　白芥子　莱菔子

三仁汤（《温病条辨》）：杏仁　白蔻仁　薏苡仁　厚朴　半夏　通草　滑石　竹叶

三甲散（《温疫论》）：鳖甲　龟甲　穿山甲　蝉蜕　僵蚕　牡蛎　䗪虫　白芍　当归　甘草

三甲复脉汤（《温病条辨》）：炙甘草　干地黄　白芍　麦冬　阿胶　麻仁　牡蛎　鳖甲　龟板

三圣散（《儒门事亲》）：瓜蒂　防风　藜芦

三合汤（验方）：香附　高良姜　百合　丹参　砂仁　乌药

三拗汤（《太平惠民和剂局方》）：麻黄　杏仁　生甘草

三金片（《实用中成药》）：金樱根　金刚刺　海金沙　雷公根　野牡丹

三香汤（《温病条辨》）：瓜壳　桔梗　山栀　枳壳　郁金　香豉　降香末

三蛇药酒（经验方）：乌梢蛇　银环蛇　眼镜蛇　大血藤　杜仲　木通　草乌　威灵仙　川乌　南沙参　寻骨风　独活　川木香　牛膝　香加皮　当归　黄精　南蛇藤　石菖蒲　川芎　伸筋草　桂枝　锁阳　桑寄生

大七气汤（《医学入门》）：青皮　陈皮　桔梗　藿香　官桂　甘草　三棱　莪术　香附　益智仁　姜　枣

大补元煎（《景岳全书》）：人参　炒山药　熟地　杜仲　枸杞子　当归　山茱萸　甘草

大补阴丸（《丹溪心法》）：知母　黄柏　熟地黄　龟板　猪脊髓

大定风珠（《温病条辨》）：白芍　阿胶　生龟板　生地黄　火麻仁　五味子　生牡蛎　麦冬　炙甘草　鸡子黄　生鳖甲

大青龙汤（《伤寒论》）：麻黄　杏仁　甘草　桂枝　石膏　生姜　大枣

大承气汤（《伤寒论》）：大黄　厚朴　枳实　芒硝

大活络丹（《卫生鸿宝》）：白花蛇　乌梢蛇　大黄　川芎　黄芩　玄参　青皮　甘草　木香　藿香　白芷　天竺黄　草豆蔻　肉桂　竹节香附　黄连　附子　地龙　香附　麻黄　白术　羌活　何首乌　沉香　熟地　天麻　虎骨　全蝎　松香　细辛　僵蚕　乌药　乳香　骨碎补　血竭　威灵仙　茯苓　丁香　没药　当归　葛根　人参　龟板　白豆蔻　赤芍药　防风　麝香　冰片　犀角（用代用品）　牛黄　朱砂　安息香

大秦艽汤（《素问病机气宜保命集》）：秦艽　当归　甘草　羌活　防风　白芷　熟地黄

茯苓　石膏　川芎　白芍　独活　黄芩　生地黄　白术　细辛

大柴胡汤（《伤寒论》）：柴胡　黄芩　半夏　枳实　白芍药　大黄　生姜　大枣

大黄䗪虫丸（《金匮要略》）：地鳖虫　干漆　干地黄　甘草　水蛭　白芍　杏仁　黄芩　桃仁　虻虫　蛴螬　䗪虫　大黄

川贝枇杷露（经验方）：川贝母　枇杷叶　薄荷脑　桔梗

川贝精片（经验方）：川贝母　麻黄　橘红　百合　百部

川芎茶调散（《太平惠民和剂局方》）：川芎　荆芥　薄荷　羌活　细辛（或香附）　白芷　甘草　防风

《千金》苇茎汤（《备急千金要方》）：鲜芦根　薏苡仁　冬瓜仁　桃仁

小青龙汤（《伤寒论》）：麻黄　桂枝　芍药　甘草　干姜　细辛　半夏　五味子

小建中汤（《伤寒论》）：桂枝　芍药　甘草　生姜　大枣　饴糖

小陷胸汤（《伤寒论》）：黄连　半夏　瓜蒌

小活络丹（《太平惠民和剂局方》）：制川乌　制草乌　地龙　制南星　乳香　没药

小柴胡汤（《伤寒论》）：柴胡　黄芩　半夏　人参　甘草　生姜　大枣

小蓟饮子（《济生方》）：生地黄　小蓟　滑石　通草　炒蒲黄　淡竹叶　藕节　当归　山栀　甘草

己椒苈黄丸（《金匮要略》）：防己　椒目　葶苈子　大黄

四　画

六君子汤（《医学正传》）：人参　炙甘草　茯苓　白术　陈皮　制半夏

六味地黄汤（《小儿药证直诀》）：熟地黄　山药　茯苓　丹皮　泽泻　山茱萸

六神丸（《雷允上涌芬堂方》）：牛黄　珍珠粉　麝香　雄黄　蟾酥　冰片

六神汤（《永类钤方》）：莲房　干葛　枇杷叶　瓜蒌根　黄芪　甘草

六磨汤（《证治准绳》）：沉香　木香　槟榔　乌药　枳实　大黄

王氏清暑益气汤（《温热经纬》）：西洋参　石斛　麦冬　黄连　竹叶　荷梗　知母　甘草　粳米　西瓜翠衣

王氏连朴饮（《霍乱论》）：川连　制厚朴　石菖蒲　制半夏　淡豆豉　炒山栀　芦根

王旭高治中风方（《医学刍言》）：羚羊角　天麻　橘红　制半夏　钩藤　茯神　天竺黄　竹沥　姜汁

天王补心丹（《摄生秘剖》）：人参　玄参　丹参　茯苓　五味子　远志　桔梗　当归身　天冬　麦冬　柏子仁　酸枣仁　生地黄　辰砂

天水散（《宣明论方》）：滑石　炙甘草

天麻首乌片（验方）：天麻　川芎　白芷　丹参　首乌　墨旱莲　刺蒺藜

天麻钩藤饮（《杂病证治新义》）：天麻　钩藤　生石决明　川牛膝　桑寄生　杜仲　山栀　黄芩　益母草　朱茯神　夜交藤

无比山药丸（《太平惠民和剂局方》）：山药　肉苁蓉　熟地黄　山茱萸　茯神　菟丝子　五味子　赤石脂　巴戟天　泽泻　杜仲　牛膝

开噤散（《医学心悟》）：人参　黄连　石菖蒲　丹参　石莲子　茯苓　陈皮　冬瓜子

陈米　荷叶蒂

云南白药（云南白药厂方）：组成从略

木瓜丸（《古今医方集成》）：木瓜　威灵仙　草乌　牛膝　人参　当归　鸡血藤　狗脊

五子衍宗丸（《丹溪心法》）：枸杞子　覆盆子　菟丝子　五味子　车前子

五汁安中饮（验方）：韭汁　牛乳　生姜汁　梨汁　藕汁

五汁饮（《温病条辨》）：梨汁　荸荠汁　鲜苇根汁　麦冬汁　藕汁或蔗浆

五皮饮（《中藏经》）：桑白皮　橘皮　生姜皮　大腹皮　茯苓皮

五味消毒饮（《医宗金鉴》）：金银花　野菊花　蒲公英　紫花地丁　紫背天葵

五苓散（《伤寒论》）：桂枝　白术　茯苓　猪苓　泽泻

五积散（《太平惠民和剂局方》）：白芷　橘皮　厚朴　当归　川芎　白芍药　茯苓　桔梗　苍术　枳壳　半夏　麻黄　干姜　肉桂　甘草　姜

五痫再生丸（《实用中成药》）：大黄　海沉香　黄芩　胆南星　礞石　白矾　百药煎

五磨饮子（《医方集集》）：乌药　沉香　槟榔　枳实　木香

止血滋肾汤（验方）：雷公藤　小蓟　生地　丹皮　赤芍　阿胶　生黄芪　炒知母　炒黄柏　大枣　益母草

止嗽散（《医学心悟》）：荆芥　桔梗　甘草　白前　陈皮　百部　紫菀

中满分消丸（《兰室秘藏》）：厚朴　枳实　黄连　黄芩　知母　半夏　陈皮　茯苓　猪苓　泽泻　砂仁　干姜　姜黄　人参　白术　炙甘草

牛黄上清丸（《药典》）：牛黄　薄荷　菊花　荆芥　白芷　川芎　栀子　黄连　黄柏　黄芩　大黄　连翘　赤芍　当归　地黄　桔梗　甘草　石膏　冰片

牛黄承气汤（《温病条辨》）：安宫牛黄丸　大黄

牛黄蛇胆川贝液（验方）：人工牛黄　蛇胆汁　川贝母

午时茶（《药典》）：苍术　柴胡　羌活　防风　白芷　川芎　广藿香　前胡　连翘　陈皮　山楂　枳实　麦芽　甘草　六神曲　桔梗　紫苏叶　厚朴　红茶

气管炎丸（验方）：胆汁　蒲公英　山豆根　瓜蒌　前胡　制半夏　白芥子　枇杷叶　地龙　百部　天花粉　淫羊藿　胎盘

气管炎咳嗽痰喘片（验方）：枇杷叶　前胡　白前　杏仁　马兜铃　麻黄　五味子　半夏　橘红　远志　葶苈子　苏子　射干

化血丹（《医学衷中参西录》）：煅花蕊石　三七　血余炭

化阴煎（《景岳全书》）：生地黄　熟地黄　牛膝　猪苓　泽泻　生黄柏　生知母　绿豆　龙胆草　车前子

化肝煎（《景岳全书》）：青皮　陈皮　芍药　丹皮　栀子　泽泻　贝母

化积丸（《类证治裁》）：三棱　莪术　阿魏　海浮石　香附　雄黄　槟榔　苏木　瓦楞子　五灵脂

化斑汤（《温病条辨》）：生石膏　知母　生甘草　玄参　犀角（用代用品）　白粳米

化瘀汤（《罗氏会约医镜》）：当归　熟地　白芍　肉桂　川芎　桃仁　红花

丹栀逍遥散（《医统》）：当归　白芍药　白术　柴胡　茯苓　甘草　煨姜　薄荷　丹皮　栀子

丹参饮（《医宗金鉴》）：丹参　檀香　砂仁

月华丸（《医学心悟》）：天冬　麦冬　生地黄　熟地黄　山药　百部　沙参　川贝母　茯苓　阿胶　三七　獭肝　白菊花　桑叶

乌头汤（《金匮要略》）：川乌　麻黄　芍药　黄芪　甘草

乌头赤石脂丸（《金匮要略》）：蜀椒　乌头　炮附子　干姜　赤石脂

乌头桂枝汤（《金匮要略》）：桂枝　芍药　甘草　生姜　大枣　乌头

少腹逐瘀汤（《医林改错》）：小茴香　干姜　延胡索　没药　当归　川芎　肉桂　赤芍药　蒲黄　五灵脂

双补汤（《温病条辨》）：人参　山药　茯苓　芡实　莲子　补骨脂　苁蓉　山萸肉　五味子　巴戟天　菟丝子　覆盆子

五　画

半夏白术天麻汤（《医学心悟》）：半夏　白术　天麻　陈皮　茯苓　甘草　生姜　大枣

半夏厚朴汤（《金匮要略》）：半夏　厚朴　紫苏　茯苓　生姜

半硫丸（《太平惠民和剂局方》）：半夏　硫黄

宁神灵（验方）：柴胡　黄芩　半夏　生牡蛎　生龙骨　大黄　生甘草　桂枝

宁痫丸（验方）：朱砂　明矾　炙香附　广木香　郁金

平亢汤（验方）：生牡蛎　白芍　夏枯草　胡黄连　知母　芸薹子　生地　丹皮　香附

平补镇心丹（《太平惠民和剂局方》）：车前子　茯苓　五味子　肉桂　麦门冬　茯神　熟地黄　天门冬　龙齿　远志　山药　炙甘草　人参　朱砂　炒枣仁

平喘固本汤（验方）：五味子　冬虫夏草　胡桃肉　沉香　灵磁石　坎脐　苏子　款冬花　法半夏　橘红　党参

玉女煎（《景岳全书》）：石膏　熟地黄　麦冬　知母　牛膝

玉枢丹（《百一选方》）：山慈菇　续随子　大戟　麝香　腰黄　朱砂　五倍子

玉泉丸（《杂病源流犀烛》）：天花粉　葛根　麦冬　人参　茯苓　乌梅　甘草　生黄芪　炙黄芪

玉屏风散（《世医得效方》）：黄芪　白术　防风

玉液汤（《医学衷中参西录》）：生山药　生黄芪　知母　生鸡内金　葛根　五味子　天花粉

正气天香散（《证治准绳》引刘河间方）：乌药　香附　干姜　紫苏　陈皮

甘麦大枣汤（《金匮要略》）：甘草　淮小麦　大枣

甘姜苓术汤（《金匮要略》）：甘草　干姜　茯苓　白术

甘草泻心汤（《伤寒论》）：炙甘草　黄芩　大枣　干姜　半夏　黄连　人参

甘露消毒丹（《温热经纬》）：滑石　茵陈　黄芩　石菖蒲　川贝母　木通　藿香　射干　连翘　薄荷　白蔻仁

左归饮（《景岳全书》）：熟地　山萸肉　枸杞子　山药　茯苓　甘草

左金丸（《丹溪心法》）：黄连　吴茱萸

右归丸（《景岳全书》）：熟地　山药　山茱萸　枸杞子　杜仲　菟丝子　附子　肉桂

当归　鹿角胶

　　石韦散（《证治汇补》）：石韦　冬葵子　瞿麦　滑石　车前子

　　龙马自来丹（《医林改错》）：马钱子　地龙

　　龙胆泻肝汤（《兰室秘藏》）：龙胆草　泽泻　木通　车前子　当归　柴胡　生地黄（近代方有黄芩、栀子）

　　龙蝎饼（验方）：地龙　全蝎　路路通　生南星　生半夏　白附子　细辛

　　东垣清暑益气汤（《脾胃论》）：黄芪　苍术　泽泻　麦冬　黄柏　葛根　白术　当归　人参　陈皮　青皮　五味子　升麻　炙甘草

　　卢氏消肿方（《中医儿科学》）：黑丑　白丑　生姜汁　红枣或红糖

　　甲亢丸（验方）：橘红　三棱　清半夏　云苓　海藻　昆布　煅牡蛎　大贝　夏枯草　黄药子　甘草　琥珀　朱砂

　　归芍六君子汤（验方）：当归　白芍　陈皮　半夏　人参　茯苓　白术　炙甘草

　　归芍异功汤（《医宗金鉴》）：人参　陈皮　白芍　当归　白术　茯苓　炙甘草　灯心

　　归脾汤（《济生方》）：党参　黄芪　白术　茯神　酸枣仁　龙眼肉　木香　炙甘草　当归　远志　生姜　大枣

　　四七汤（《太平惠民和剂局方》）：苏叶　制半夏　厚朴　茯苓　生姜　大枣

　　四物汤（《太平惠民和剂局方》）：当归　白芍药　川芎　熟地黄

　　四君子汤（《太平惠民和剂局方》）：党参　茯苓　白术　甘草

　　四海舒郁丸（《疡医大全》）：海蛤粉　海带　海藻　海螵蛸　昆布　陈皮　青木香

　　四逆散（《伤寒论》）：柴胡　炙甘草　枳实　芍药

　　四神丸（《证治准绳》）：补骨脂　肉豆蔻　吴茱萸　五味子　生姜　大枣

　　四消丸（验方）：香附　五灵脂　牙皂　二丑

　　生脉散（《备急千金要方》）：人参　麦冬　五味子

　　生铁落饮（《医学心悟》）：天冬　麦冬　贝母　胆星　橘红　远志　石菖蒲　连翘　茯苓　茯神　玄参　钩藤　丹参　辰砂　生铁落

　　失笑散（《太平惠民和剂局方》）：五灵脂　蒲黄

　　代抵当丸（《证治准绳》）：大黄　归尾　生地　穿山甲　芒硝　桃仁　肉桂

　　白头翁汤（《伤寒论》）：白头翁　秦皮　黄连　黄柏

　　白茅根汤（验方）：白茅根　薏苡仁　赤小豆

　　白虎汤（《伤寒论》）：知母　石膏　甘草　粳米

　　白金丸（验方）：白矾　郁金

　　加味二妙散（《丹溪心法》）：黄柏　苍术　当归　牛膝　防己　萆薢　龟板

　　加味十枣汤（验方）：大戟　芫花　商陆　甘遂　大枣

　　加味不换金正气散（验方）：厚朴　苍术　陈皮　甘草　藿香　佩兰　草果　半夏　槟榔　菖蒲　荷叶

　　加味四物汤（《金匮翼》）：白芍　川芎　当归　生地　蔓荆子　菊花　黄芩　甘草

　　加味百合地黄汤（验方）：百合　炒枣仁　生地　竹茹　远志　茯苓　龙骨　郁金　知母　甘草

加味泻白散（《症因脉治》）桑白皮　地骨皮　甘草　黄芩　柴胡　钩藤　苏梗　桔梗　栀子

加味桔梗汤（《医学心悟》）：桔梗　甘草　贝母　橘红　银花　苡仁　葶苈子　白及

加味桃核承气汤（验方）：大黄　桂枝　桃仁　玄明粉　甘草　玄参　生地　麦冬　黄芪

加味清胃散（《张氏医通》）：生地　丹皮　当归　黄连　连翘　犀角　升麻　生甘草

加味磁朱丸（验方）：琥珀　磁石　朱砂　代赭石　三七

加味鲤鱼汤（验方）：鲤鱼　生姜　葱白　米醋

加减复脉汤（《温病条辨》）：炙甘草　阿胶　生地黄　麦冬　麻仁　白芍

加减葳蕤汤（《通俗伤寒论》）：玉竹　葱白　桔梗　白薇　豆豉　薄荷　炙甘草　大枣

圣愈汤（《兰室秘藏》）：人参　黄芪　熟地　当归　川芎　白芍

瓜蒂散（《伤寒论》）：瓜蒂　赤小豆

六　画

关幼波治阴虚发热验方（《关幼波临床经验方选》）：秦艽　鳖甲　青蒿　地骨皮　银柴胡　生地　常山　丹皮　银花　赤芍　白芍　花粉　寻骨风　鲜茅根　浮小麦

安神定志丸（《医学心悟》）：茯苓　茯神　远志　人参　石菖蒲　龙齿　朱砂

安宫牛黄丸（《温病条辨》）：牛黄　郁金　犀角　黄连　朱砂　冰片　珍珠　山栀　雄黄　黄芩　麝香　金箔衣

邢氏鼓胀丸（验方）：生甘遂　黄芩　砂仁　广木香

地黄饮子（《宣明论方》）：生地黄　巴戟天　山萸肉　石斛　肉苁蓉　五味子　肉桂　茯苓　麦冬　炮附子　石菖蒲　远志　生姜　大枣　薄荷

地榆散（验方）：地榆　茜根　黄芩　黄连　山栀　茯苓

地奥心血康（成都生物研究所制药厂研制）组成从略

耳聋左慈丸（《小儿药证直诀》）：熟地黄　山茱萸　山药　丹皮　茯苓　泽泻　柴胡　磁石

至宝三鞭丸（《中药成药学》）：人参　鹿茸　海狗鞭　广狗鞭　鹿鞭　海马　蛤蚧　肉桂　沉香　何首乌　巴戟天　山茱萸　黄芪　淫羊藿

至宝丹（《太平惠民和剂局方》）：朱砂　麝香　安息香　金银箔　犀角　牛黄　琥珀　雄黄　玳瑁　龙脑

芍药汤（《素问病机气宜保命集》）：黄芩　芍药　炙甘草　黄连　大黄　槟榔　当归　木香　肉桂

芎芷石膏汤（《医宗金鉴》）：川芎　白芷　石膏　菊花　藁本　羌活

百合固金汤（《医方集解》引赵蕺庵方）生地黄　熟地黄　麦冬　贝母　百合　当归　炒芍药　甘草　玄参　桔梗

当归六黄汤（《兰室秘藏》）：当归　生地黄　熟地黄　黄连　黄芩　黄柏　黄芪

当归龙荟丸（《宣明论方》）：当归　龙胆草　栀子　黄芩　黄连　黄柏　大黄　青黛　芦荟　木香　麝香

当归四逆汤（《伤寒论》）：当归 桂枝 芍药 细辛 甘草 通草 大枣

当归芍药散（《金匮要略》）：当归 芍药 川芎 茯苓 泽泻 白术

当归补血汤（《内外伤辨惑论》）：黄芪 当归

朱砂安神丸（《医学发明》）：黄连 朱砂 生地黄 归身 炙甘草

竹叶石膏汤（《伤寒论》）：竹叶 石膏 麦冬 人参 半夏 粳米 炙甘草

竹沥达痰丸（《古今医鉴》）：青礞石 沉香 大黄 黄芩 竹沥 半夏 橘红 甘草 姜汁 茯苓 人参

华盖散（《太平惠民和剂局方》）：麻黄 桑白皮 苏子 杏仁 赤茯苓 陈皮 甘草

舟车丸（《景岳全书》引刘河间方）：甘遂 芫花 大戟 大黄 黑丑 木香 青皮 陈皮 轻粉 槟榔

血宁冲剂（由三黄泻心汤改制而成）

血府逐瘀汤（《医林改错》）：当归 生地黄 桃仁 红花 枳壳 赤芍药 柴胡 甘草 桔梗 川芎 牛膝

血郁汤（《杂病源流犀烛》）：丹皮 红曲 通草 香附 降香 苏木 山楂 麦芽 桃仁 红花 韭汁 穿山甲

全鹿丸（《景岳全书》）：鲜鹿肉 鹿角胶 鹿茸 鹿肾 鹿尾 人参 黄芪 白术 茯苓 甘草 山药 熟地黄 干地黄 当归 川芎 枸杞子 菟丝子 楮实子 覆盆子 胡芦巴 杜仲 续断 牛膝 补骨脂 巴戟 肉苁蓉 锁阳 秋石 麦冬 陈皮 天冬 芡实 大青盐 茴香 沉香 花椒

导赤丸（《新编中成药》）：大黄 栀子 地黄 关木通 茯苓 滑石 甘草

导赤散（《小儿药证直诀》）：生地黄 木通 竹叶 甘草

导痰汤（《济生方》）：半夏 陈皮 枳实 茯苓 甘草 制南星

防己黄芪汤（《金匮要略》）：防己 白术 黄芪 甘草 生姜 大枣

防风汤（《宣明论方》）：防风 当归 赤茯苓 杏仁 黄芩 秦艽 葛根 麻黄 肉桂 生姜 甘草 大枣

防风通圣散（《宣明论方》）：防风 荆芥 连翘 麻黄 薄荷 川芎 当归 白芍 白术 黑山栀 大黄 芒硝 石膏 黄芩 桔梗 甘草 滑石

如金解毒散（《景岳全书》）：桔梗 甘草 黄芩 黄连 黄柏 山栀

如神白虎汤（《伤寒六书》）：石膏 知母 甘草 人参 山栀 麦冬 五味子

七　画

沙参麦冬汤（《温病条辨》）：沙参 麦冬 玉竹 桑叶 甘草 天花粉 生扁豆

沙参清肺汤（验方）：北沙参 生黄芪 太子参 合欢皮 白及 生甘草 桔梗 苡仁 冬瓜子

沉香降气散（《张氏医通》）：沉香 砂仁 甘草 香附 川楝子 玄胡索

沉香散（《金匮翼》）：沉香 石韦 滑石 当归 橘皮 白芍 冬葵子 甘草 王不留行

补土燥湿汤（《罗氏会约医镜》）：白术 茯苓 山药 甘草 羌活 防风 秦艽 防己

苍术

补天大造丸（《医学心悟》）：人参　白术　当归　枣仁　炙黄芪　远志　白芍　山药　茯苓　杞子　紫河车　龟板　鹿角　大熟地

补中益气汤（《脾胃论》）：人参　黄芪　白术　甘草　当归　陈皮　升麻　紫胡

补气运脾汤（《医学统旨》）：黄芪　白术　党参　砂仁　云苓　陈皮　半夏　生姜　大枣甘草

补阳还五汤（《医林改错》）：当归尾　川芎　黄芪　桃仁　地龙　赤芍　红花

补阳益气升阳汤（验方）：补骨脂　大云　巴戟　桑寄生　锁阳　肉桂　熟地　柏子仁　黄芪　川芎　鸡血藤

补肝汤（《医宗金鉴》）：当归　白芍　川芎　熟地　酸枣仁　木瓜　炙甘草

补肾丸（《银海精微》）：石菖蒲　枸杞子　茯苓　人参　山药　泽泻　菟丝子　肉苁蓉

补肾强身片（《新编中成药》）：女贞子　狗脊　金樱子　菟丝子　淫羊藿

补肺丸（验方）：熟地　党参　黄芪　桑白皮　紫菀　五味子

补肺汤（《永类钤方》）：人参　黄芪　熟地　五味子　紫菀　桑白皮

补脑汤（验方）：制黄精　生玉竹　决明子　川芎

补脾益肠丸（验方）：黄芪　党参　白芍　木香等

良附丸（《良方集腋》）：高良姜　香附

启膈散（《医学心悟》）：沙参　茯苓　丹参　川贝　郁金　砂仁壳　荷叶蒂　杵头糠

麦门冬汤（《金匮要略》）：麦冬　人参　半夏　甘草　粳米　大枣

麦味地黄丸（《医级》）：熟地黄　山萸肉　山药　丹皮　泽泻　茯苓　麦冬　五味子

苁蓉健肾丸（《新编中成药》）：肉苁蓉　川草薢　杜仲　猪腰子　菟丝子

芡实羹（验方）：芡实　莲子

苏子降气汤（《太平惠民和剂局方》）：苏子　橘皮　半夏　当归　前胡　厚朴　肉桂　甘草　生姜

苏合香丸（《太平惠民和剂局方》）：白术　青木香　犀角（用代用品）　香附　朱砂　诃子　檀香　安息香　沉香　麝香　丁香　荜茇　苏合香油　熏陆香　冰片

杏仁滑石汤（《温病条辨》）：杏仁　滑石　黄芩　橘红　黄连　郁金　通草　厚朴　半夏

杏苏散（《温病条辨》）：杏仁　紫苏叶　橘皮　半夏　生姜　枳壳　桔梗　前胡　茯苓　甘草　大枣

杞菊地黄丸（《医级》）：枸杞子　菊花　熟地黄　山茱萸　山药　泽泻　丹皮　茯苓

更衣丸（《先醒斋医学广笔记》）：芦荟　朱砂

更年康（验方）：刺五加　鹿茸　五味子等

《医方集解》六君子汤（《医学集解》）：人参　黄芪　白术　茯苓　山药　炙甘草

连理汤（《张氏医通》）：人参　白术　干姜　炙甘草　黄连　茯苓

连梅汤（《温病条辨》）：黄连　麦冬　生地　阿胶　乌梅

肝癌方（验方）：当归　川芎　丹参　醋香附　木香　郁金　内金　薏米　草河车　小红参　血余炭

吴茱萸汤（《伤寒论》）：吴茱萸　人参　生姜　大枣

肠癌方（《肿瘤的辨证施治》）：蒲公英　露蜂房　白花蛇舌草　忍冬藤　野葡萄藤根　半枝莲　天龙

利肺片（验方）：冬虫夏草　蛤蚧　五味子　牡蛎　白及　百部　百合　甘草

何人饮（《景岳全书》）：何首乌　人参　当归　陈皮　生姜

身痛逐瘀汤（《医林改错》）：秦艽　川芎　桃仁　红花　甘草　羌活　没药　香附　五灵脂　牛膝　地龙　当归

邹氏兰豆枫楮汤（验方）：泽兰　黑料豆　路路通（枫实）　楮实子

尿路排石Ⅰ号方（《中西医结合治疗急腹症》）：金钱草　海金沙　石韦　车前子　木通

阿胶散（《太平圣惠方》）：炒阿胶　山药　人参　五味子　白术　麦冬　炮姜　炒杏仁　桂心

阿魏丸（《新编中成药》）：阿魏　苍术　陈皮　厚朴　云曲　山楂　麦芽　枳实　甘草　雄黄

附子理中汤（《太平惠民和剂局方》）：炮附子　人参　白术　炮姜　炙甘草

鸡苏散（《宣明论方》）：滑石　甘草　薄荷叶

鸡骨草丸（验方）：猪胆汁　牛黄　鸡骨草等

妙香散（《沈氏尊生书》）：山药　茯苓　茯神　远志　黄芪　人参　桔梗　甘草　木香　辰砂　麝香

纯阳正气丸（《北京市中药成方选集》）：陈皮　丁香　茯苓　茅术　白术　藿香　肉桂　姜半夏　青木香　花椒叶　红灵丹

八　画

河车大造丸（《景岳全书》）：紫河车　炙龟板　生地　黄柏　杜仲　人参　麦冬　牛膝　天冬

泻心汤（《金匮要略》）：大黄　黄芩　黄连

泻白糖浆（《证治准绳》）：前胡　紫菀　款冬花　川贝母　生石膏　桑白皮　瓜蒌仁　麻黄膏　甘草膏　杏仁水　苏叶油　薄荷水

泻白散（《小儿药证直诀》）：桑白皮　地骨皮　生甘草　粳米

羌活胜湿汤（《内外伤辨惑论》）：羌活　独活　川芎　蔓荆子　甘草　防风　藁本

实脾饮（《济生方》）：附子　干姜　白术　甘草　厚朴　木香　草果　槟榔　木瓜　生姜　大枣　茯苓

定心丸（《全国中药成药处方集》）：党参　黄芪　炙甘草　茯神　远志　麦冬　生地　酸枣仁　当归　石菖蒲　白蜡　琥珀　五味子　柏子仁　朱砂

定心汤（《医学衷中参西录》）：龙眼肉　酸枣仁　山萸肉　炒柏子仁　生龙骨　生牡蛎　生乳香　生没药

定志丸（《备急千金要方》）：人参　茯苓　远志　菖蒲　甘草

定振丸（《临证备要》）：天麻　秦艽　细辛　全蝎　熟地黄　生地黄　当归　川芎　白芍　防风　荆芥　白术　黄芪　威灵仙

定痫丸（《医学心悟》）：天麻　川贝母　胆南星　半夏　陈皮　茯苓　茯神　丹参　麦冬　菖蒲　远志　全蝎　僵蚕　琥珀　辰砂　竹沥　姜汁　甘草

定喘丸（验方）：紫苏子　陈皮　法半夏　川贝母　百合　龙涎香

定喘汤（《摄生众妙方》）：白果　麻黄　桑白皮　款冬花　半夏　杏仁　苏子　黄芩　甘草

青蒿鳖甲汤（《温病条辨》）：青蒿　鳖甲　细生地　知母　丹皮

苦参制剂（验方）：苦参　益母草　炙甘草

苓桂术甘汤（《金匮要略》）：茯苓　桂枝　白术　甘草

直肠癌方（《湖南中草药单方验方选编》）：半枝莲　白花蛇舌草

虎杖散（《证治准绳》）：虎杖　麝香

虎骨木瓜丸（《古今医方集成》）：虎骨（用代用品）　木瓜　川乌　青风藤　海风藤　威灵仙　怀牛膝　当归　人参

虎潜丸（《丹溪心法》）：龟板　黄柏　知母　熟地黄　白芍药　锁阳　陈皮　虎骨（用代用品）　干姜

肺腺癌方（《中医肿瘤学》）：蜀羊泉　龙葵　菝葜　山海螺　生薏苡仁　生牡蛎　蛇莓　山慈菇　夏枯草　浙贝母

明目地黄丸（《沈氏瑶函》）：熟地　生地　山茱萸　丹皮　当归　五味子　山药　泽泻　柴胡　茯神

知母地黄丸（《医宗金鉴》）：知母　黄柏　熟地　山萸肉　山药　茯苓　丹皮　泽泻

金水六君煎（《景岳全书》）：当归　熟地　陈皮　半夏　茯苓　甘草

《金匮》肾气丸（《金匮要略》）：桂枝　附子　熟地黄　山萸肉　山药　茯苓　丹皮　泽泻

金锁固精丸（《医方集解》）：沙苑蒺藜　芡实　莲须　龙骨　牡蛎　莲肉

金樱芡实丸（《实用中成药手册》）：金樱子　芡实

制糖方（《中国当代名医验方大全》）：鹿角霜　黄连　苦参　牡蛎　鸡内金　知母　浮萍　槐花　茯苓　桑螵蛸　覆盆子　漏芦

炙甘草汤（《伤寒论》）：炙甘草　人参　桂枝　生姜　阿胶　生地黄　麦冬　火麻仁　大枣

建瓴汤（《医学衷中参西录》）：生山药　淮牛膝　代赭石　生龙骨　生牡蛎　生地黄　白芍　柏子仁

降糖活血方（验方）：木香　当归　益母草　赤芍　川芎　葛根　丹参　苍术　玄参　生地　黄芪

参芪地黄汤（验方）：党参　黄芪　生地　山茱萸　丹皮　茯苓　山药

参苏饮（《太平惠民和剂局方》）：人参　苏叶　葛根　前胡　法半夏　茯苓　橘红　甘草　桔梗　枳壳　木香　陈皮　姜　枣

参附龙牡汤（验方）：人参　附子　龙骨　牡蛎

参附汤（《妇人良方》）：人参　熟附子　姜　枣

参苓白术散（《太平惠民和剂局方》）：人参　茯苓　白术　桔梗　山药　甘草　白扁豆

莲子肉　砂仁　薏苡仁

参茸大补丸（《实用中成药手册》）：黑豆　硫黄　黄芪　当归　白术　茯苓　熟地　白芍　川芎　肉桂　陈皮　甘草　人参　鹿茸

参蛤散（《济生方》）：人参　蛤蚧

狗肉汤（验方）：狗肉　烧黑豆

九　画

济川煎（《景岳全书》）：当归　牛膝　肉苁蓉　泽泻　升麻　枳壳

《济生》肾气丸（《济生方》）：地黄　山药　山茱萸　丹皮　茯苓　泽泻　炮附子　桂枝　牛膝　车前子

《济生》桔梗汤《济生方》：桔梗　贝母　当归　瓜蒌仁　枳壳　薏苡仁　桑白皮　防己　甘草　杏仁　百合　黄芪　生姜

《济生》菟丝子丸（《济生方》）：菟丝子　肉苁蓉　附子　鹿茸　牡蛎　五味子　桑螵蛸　山药　鸡内金　益智仁　乌药

活络效灵丹（《医学衷中参西录》）：当归　丹参　生明乳香　生明没药

养心汤（《证治准绳》）：黄芪　茯苓　茯神　当归　川芎　炙甘草　半夏曲　柏子仁　酸枣仁　远志　五味子　人参　肉桂

宣志汤（《辨证录》）：茯苓　菖蒲　甘草　白术　生枣仁　远志　柴胡　当归　人参　山药　巴戟

《宣明》三棱汤（《宣明论方》）：三棱　莪术　当归　白术　木香　槟榔

宣痹汤（《温病条辨》）：防己　杏仁　滑石　连翘　山栀　薏苡仁　半夏　蚕砂　赤小豆皮

春泽汤（《医方集解》）：白术　桂枝　猪苓　泽泻　茯苓　人参

荆防败毒散（《外科理例》）：荆芥　防风　羌活　独活　柴胡　前胡　川芎　枳壳　茯苓　桔梗　甘草

茵陈术附汤（《医学心悟》）：茵陈蒿　白术　附子　干姜　炙甘草　肉桂

茵陈四苓散（《医学传灯》）：茵陈　茯苓　猪苓　泽泻　白术

茵陈四逆汤（《玉机微义》）：茵陈　附子　干姜　甘草

茵陈蒿汤（《伤寒论》）：茵陈蒿　山栀　大黄

茜根散（《景岳全书》）：茜草根　黄芩　阿胶　侧柏叶　生地黄　甘草

封髓丹（《医宗金鉴》）：黄柏　砂仁　甘草

珍合灵片（《实用中成药》）：珍珠层粉　灵芝　甘草

枳实导滞丸（《内外伤辨惑论》）：大黄　枳实　黄芩　黄连　神曲　白术　茯苓　泽泻

枳实薤白桂枝汤（《金匮要略》）：瓜蒌　薤白　枳实　厚朴　桂枝

柏叶汤（《金匮要略》）：侧柏叶　干姜　艾叶　马通汁

拯阴理劳汤（《医宗必读》）：人参　麦冬　五味子　当归　白芍　生地　丹皮　薏苡仁　莲子　橘红　炙甘草

拯阳理劳汤（《医宗必读》）：人参　黄芪　肉桂　当归　白术　甘草　陈皮　五味子

生姜　大枣

　　牵正散（《杨氏家藏方》）：白附子　僵蚕　全蝎

　　哮喘冲剂（验方）：麻黄　前胡　甘草　旋覆根　大青叶　半夏　白果　桑白皮　平地木

　　胎盘片（验方）：紫河车

　　胃气止痛散（验方）：香附　柴胡　白芍　丁香　木香　玄胡　甘草　甘松　乌药

　　胃未分化腺癌方（验方）：石斛　鲜生地　麦冬　太子参　藤梨根　重楼　蜣螂虫　鸡内金　干蟾皮　生晒术　八月札　白花蛇舌草

　　胃苓汤（《丹溪心法》）：苍术　厚朴　陈皮　甘草　生姜　大枣　桂枝　白术　泽泻　茯苓　猪苓

　　胃酸丸（验方）：乌贼骨　浙贝　白及

　　胃癌方（验方）：紫藤根　诃子　菱角　薏苡仁

　　冠心片（《新编中成药》）：红花　川芎　赤芍　丹参　降香

　　冠心苏合丸（《中药成药学》）：苏合香　冰片　乳香　檀香　青木香

　　顺气导痰汤（验方）：半夏　陈皮　茯苓　甘草　生姜　胆星　枳实　木香　香附

　　钩蝎散（验方）：全蝎　钩藤　紫河车

　　复方丹参注射液（《实用中成药手册》）：丹参　降香

　　复方丹参片（《中药成药学》）：丹参　三七　冰片

　　复方石淋通片（《实用中成药手册》）：金钱草　忍冬藤　海金沙　滑石

　　复方白芷注射液（验方）：白芷　藁本　四两麻

　　复方甲亢膏（验方）：黄芪　党参　麦冬　夏枯草　白芍　生地　丹参　生牡蛎　苏子　五味子　制香附　白芥子

　　复方金樱子糖浆（验方）：金樱子　芡实　韭菜子

　　复方槟榔煎（《太平惠民和剂局方》）：槟榔　使君子　二丑　枳实　广木香　神曲　山楂　黄连　白术

　　复方蟾龙片（《抗癌中草药制剂》）：蟾蜍　天龙　儿茶　龙葵　藤梨根　山豆根　夏枯草

　　复元活血汤（《医学发明》）：柴胡　天花粉　当归　大黄　红花　穿山甲　甘草　桃仁

　　香连丸（《太平惠民和剂局方》）：黄连　木香

　　香附旋覆花汤（《温病条辨》）：生香附　旋覆花　苏子霜　薏苡仁　半夏　茯苓　橘皮

　　香砂六君子汤（《时方歌括》）：木香　砂仁　陈皮　半夏　党参　白术　茯苓　甘草

　　保元汤（《博爱心鉴》）：人参　黄芪　肉桂　甘草　生姜

　　保和丸（《丹溪心法》）：神曲　山楂　茯苓　半夏　陈皮　连翘　莱菔子

　　保真汤（《十药神书》）：人参　黄芪　白术　甘草　赤白茯苓　五味子　当归　生地黄　熟地黄　天冬　麦冬　赤芍药　白芍药　柴胡　厚朴　地骨皮　黄柏　知母　莲心　陈皮　姜　枣

　　急性肾炎验方（验方）：麻黄　浮萍　生侧柏叶　知母　滑石　白茅根　细辛　当归　地肤子　猪苓　薏苡仁　连翘

独参汤（《景岳全书》）：人参

独活寄生汤（《备急千金要方》）：独活 桑寄生 秦艽 防风 细辛 当归 芍药 川芎 干地黄 杜仲 牛膝 人参 茯苓 甘草 桂心

<h2 style="text-align:center">十 画</h2>

润肠丸（《沈氏尊生书》）：当归 生地 麻仁 桃仁 枳壳

涤痰汤（《济生方》）：制半夏 制南星 陈皮 枳实 茯苓 人参 石菖蒲 竹茹 甘草 生姜

消风散（《外科正宗》）：当归 生地 防风 蝉蜕 知母 苦参 胡麻 荆芥 苍术 牛蒡子 石膏 甘草 木通

消渴方（《丹溪心法》）：黄连末 天花粉末 生地汁 藕汁 人乳汁 姜汁 蜂蜜

凉膈散（《太平惠民和剂局方》）：川大黄 朴硝 甘草 山栀子仁 薄荷叶 黄芩 连翘

益气聪明汤（《证治准绳》）：黄芪 人参 升麻 葛根 蔓荆子 芍药 黄柏 炙甘草

益火散寒汤（《罗氏会约医镜》）：肉桂 干姜 桂枝 羌活 苍术 秦艽 防风 陈皮 甘草

益肾汤（《验方》）：当归 川芎 赤芍 红花 丹参 桃仁 益母草 银花 白茅根 板蓝根 紫花地丁

益胃汤（《温病条辨》）：沙参 寸冬 生地 玉竹 冰糖

益智仁散（验方）：益智仁

资生丸（《集验良方》）：人参 白术 淮山药 薏苡仁 炒芡实 炒麦芽 茯苓 焦山楂 炒六神曲 炙甘草 藿香 莲子 炒泽泻 姜汁炒黄连 桔梗 豆蔻仁 炒扁豆 橘红

调胃调气汤（《伤寒论》）：大黄 芒硝 甘草

家韭子丸（验方）：炒家韭子 鹿茸粉 酒浸肉苁蓉 熟地黄 当归 菟丝子 巴戟肉 盐炒杜仲 去苗石斛 桂心 干姜

秦艽鳖甲散（《卫生宝鉴》）：地骨皮 柴胡 秦艽 知母 当归 鳖甲 青蒿 乌梅

蚕矢汤（《随息居重订霍乱论》）：晚蚕砂 陈木瓜 薏苡仁 大豆黄卷 黄连 黄芩 制半夏 通草 吴茱萸 焦栀

核葵注射液（《中国医药产品大全》）：核葵

桂枝甘草龙骨牡蛎汤（《伤寒论》）：桂枝 炙甘草 龙骨 牡蛎

桂枝汤（《伤寒论》）：桂枝 芍药 生姜 炙甘草 大枣

桔梗杏仁煎（《景岳全书》）：桔梗 杏仁 甘草 银花 贝母 枳壳 红藤 连翘 夏枯草 百合 麦冬 阿胶

桃叶泄毒汤（验方）：桃叶 辣蓼草 连根葱 荆芥 苏叶 苦参

桃红四物汤（《医宗金鉴》）：当归 赤芍药 生地黄 川芎 桃仁 红花

桃红饮（《类证治裁》）：桃仁 红花 川芎 当归尾 威灵仙

桃花汤（《伤寒论》）：赤石脂 干姜 粳米

桃核承气汤（《伤寒论》）：桃仁 大黄 桂枝 甘草 芒硝

栝楼薤白半夏汤（《金匮要略》）：瓜蒌　薤白　白酒　半夏

栝楼薤白白酒汤（《金匮要略》）：瓜蒌　薤白　白酒

槟榔南瓜子联合疗法方（《实用中医内科学》）：槟榔　南瓜子　芒硝

救逆汤（《温病条辨》）：甘草　地黄　白芍　麦冬　阿胶　龙骨　牡蛎

原发性肺癌方（《肿瘤的辨证施治》）：紫草根　蚤休　前胡　夏枯草　昆布　山海螺

真人养脏汤（《证治准绳》）：诃子　罂粟壳　肉豆蔻　白术　人参　木香　官桂　炙甘草　生姜　大枣

真武汤（《伤寒论》）：炮附子　白术　茯苓　芍药　生姜

逍遥散（《太平惠民和剂局方》）：柴胡　白术　白芍药　当归　茯苓　炙甘草　薄荷　煨姜

柴胡白虎煎（《松峰说疫》）：柴胡　黄芩　麦冬　石膏　甘草　竹叶

柴胡陷胸汤（《通俗伤寒论》）：黄连　半夏　瓜蒌实　柴胡　黄芩　枳实　桔梗　生姜

柴胡疏肝散（《景岳全书》）：柴胡　枳壳　芍药　甘草　香附　川芎

柴枳半夏汤（《医学入门》）：柴胡　黄芩　半夏　瓜蒌仁　枳壳　桔梗　杏仁　青皮　甘草

柴葛解肌汤（《伤寒六书》）：柴胡　干葛　甘草　黄芩　羌活　白芷　芍药　桔梗　石膏

脑立清（验方）：代赭石　磁石　珍珠母　猪胆膏　冰片　薄荷脑　半夏　酒曲　牛膝

秘精丸（《济生方》）：菟丝子　家韭子　牡蛎　龙骨　五味子　桑螵蛸　白石脂　茯苓

倒换散（《普济方》）：生大黄　荆芥穗

健步丸（《药典》）：黄柏　知母　熟地　当归　白芍　牛膝　豹骨　龟板　陈皮　干姜　锁阳　羊肉

健步虎潜丸（《丹溪心法》）：熟地　龟板　锁阳　枸杞子　菟丝子　补骨脂　杜仲炭　续断　怀牛膝　木瓜　虎骨（用代用品）　黄柏　知母　当归　白芍　人参　黄芪　白术　茯苓　附片　独活　羌活　秦艽　防风

射干麻黄汤（《金匮要略》）：射干　麻黄　细辛　紫菀　款冬花　半夏　五味子　生姜　大枣

通气散（《医林改错》）：柴胡　川芎　香附

通脉四逆汤（《伤寒论》）：生附子　干姜　炙甘草　葱白

通幽汤（《兰室秘藏》）：生地黄　熟地黄　桃仁泥　红花　当归　炙甘草　升麻

通窍活血汤（《医林改错》）：赤芍　川芎　桃仁　红花　生姜　老葱　大枣　麝香

通瘀煎（《景岳全书》）：归尾　山楂　香附　红花　乌药　青皮　木香　泽泻

逐水方（验方）：川椒　桂枝　全瓜蒌　桑白皮　葶苈子　泽泻　炒枳壳　茯苓　猪苓　车前子　杏仁

桑白皮汤（《景岳全书》）：桑白皮　半夏　苏子　杏仁　贝母　黄芩　黄连　山栀

桑杏汤（《温病条辨》）：桑叶　杏仁　沙参　浙贝母　豆豉　山栀　梨皮

桑菊饮（《温病条辨》）：桑叶　菊花　连翘　薄荷　桔梗　杏仁　芦根　甘草

桑螵蛸散（《本草衍义》）：桑螵蛸　远志　菖蒲　龙骨　人参　茯神　当归　龟板

十 一 画

清气化痰丸（《医方考》）：陈皮　杏仁　枳实　黄芩　瓜蒌仁　茯苓　胆南星　制半夏　姜汁

清虫散（《全国中药成药处方集》）：使君子　榧子　槟榔　雄黄

清肠饮（《辨证奇闻》）：金银花　玄参　当归　麦冬　地榆　黄芩　苡仁　甘草

清肺饮（《证治汇补》）：茯苓　黄芩　桑白皮　麦冬　车前子　山栀　木通

清肺饮子（《兰室秘藏》）：灯心　通草　泽泻　瞿麦　琥珀　萹蓄　木通　车前子　茯苓　猪苓

清金化痰丸（《统旨方》）：黄芩　山栀　桔梗　麦冬　桑白皮　贝母　知母　瓜蒌仁　橘红　茯苓　甘草

清宫汤（《温病条辨》）：玄参心　莲子心　竹叶卷心　连翘心　犀角尖（用代用品）连心麦冬

清神散（《沈氏尊生书》）：甘菊　羌活　僵蚕　木通　川芎　防风　荆芥　木香　甘草　菖蒲

清骨散（《证治准绳》）：银柴胡　胡黄连　秦艽　鳖甲　地骨皮　青蒿　知母　甘草

清胆行气汤（验方）：柴胡　黄芩　半夏　木香　郁金　大黄　枳壳　香附　玄胡　白芍

清胆利湿汤（验方）：柴胡　黄芩　半夏　木香　郁金　大黄　车前子　木通　栀子　茵陈

清胆泻火汤（验方）：柴胡　黄芩　半夏　木香　郁金　生大黄　芒硝　栀子　胆草　茵陈

清络饮（《温病条辨》）：鲜荷叶边　鲜银花　西瓜翠衣　鲜扁豆花　丝瓜皮　鲜竹叶心

清营汤（《温病条辨》）：犀角（用代用品）　生地　玄参　竹叶心　麦冬　丹参　黄连　银花　连翘

清瘟败毒饮（《疫疹一得》）：生石膏　地黄　犀角（用代用品）　黄连　栀子　桔梗　黄芩　知母　赤芍　玄参　连翘　甘草　丹皮　淡竹叶

清瘴汤（验方）：青蒿　柴胡　茯苓　知母　陈皮　半夏　黄芩　黄连　枳实　常山　竹茹　益元散

清燥救肺汤（《医门法律》）：桑叶　石膏　杏仁　甘草　麦冬　人参　阿胶　炒胡麻仁　炙枇杷叶

羚羊角汤（《医醇賸义》）：羚羊角　龟板　生地　丹皮　白芍　柴胡　薄荷　蝉衣　菊花　夏枯草　石决明

羚角钩藤汤（《通俗伤寒论》）：羚羊角　桑叶　川贝　鲜生地　钩藤　菊花　白芍药　生甘草　鲜竹茹　茯神

羚翘解毒片（《全国中药成药处方集》）：薄荷　芥穗　连翘　银花　牛蒡子　竹叶　淡豆豉　苦桔梗　甘草　犀角（用代用品）　羚羊角　冰片

麻子仁丸（《伤寒论》）：麻子仁　芍药　炙枳实　大黄　炙厚朴　杏仁

麻杏石甘汤（《伤寒论》）：麻黄　杏仁　石膏　炙甘草

麻黄汤（《伤寒论》）：麻黄　桂枝　杏仁　炙甘草

麻黄连翘赤小豆汤（《伤寒论》）：麻黄　杏仁　生梓白皮　连翘　赤小豆　甘草　生姜　大枣

麻黄附子细辛汤（《伤寒论》）：麻黄　附子　细辛

旋覆代赭汤（《伤寒论》）：旋覆花　代赭石　人参　半夏　炙甘草　生姜　大枣

理中丸（《伤寒论》）：人参　白术　干姜　炙甘草

菖蒲郁金汤（《温病全书》）：石菖蒲　郁金　炒山栀　连翘　菊花　滑石　竹叶　丹皮　牛蒡子　竹沥　姜汁　玉枢丹

黄土汤（《金匮要略》）：灶心黄土　甘草　干地黄　白术　炮附子　阿胶　黄芩

黄芪六一汤（《太平惠民和剂局方》）：黄芪　甘草

黄芪汤（《金匮翼》）：黄芪　陈皮　火麻仁　白蜜

黄芪赤风汤（《医林改错》）：黄芪　赤芍　防风

黄芪束气汤（《儿科方要》）：黄芪　白芍　人参　破故纸　升麻　益智仁　北五味子　肉桂

黄芪建中汤（《金匮要略》）：黄芪　白芍　桂枝　炙甘草　生姜　大枣　饴糖

黄芪桂枝五物汤（《金匮要略》）：黄芪　芍药　桂枝　生姜　大枣

黄芪鳖甲散（《卫生宝鉴》）：黄芪　鳖甲　天冬　地骨皮　秦艽　柴胡　紫菀　半夏　茯苓　知母　生地　白芍　桑白皮　人参　肉桂　桔梗　甘草

黄连阿胶汤（《伤寒汤》）：黄连　阿胶　黄芩　鸡子黄　芍药

黄连清心饮（《沈氏尊生书》）：黄连　生地黄　当归　甘草　酸枣仁　茯神　远志　人参　莲子肉

黄连温胆汤（《备急千金要方》）：半夏　陈皮　茯苓　甘草　枳实　竹茹　黄连　大枣

黄连解毒汤（《外台秘要》引崔氏方）：黄连　黄芩　黄柏　栀子

黄病绛矾丸（验方）：厚朴　苍术　陈皮　甘草　绛矾　大枣

控涎丹（《三因极一病证方论》）：甘遂　大戟　白芥子

颅痛宁煎剂（验方）：柴胡　䗪虫　白芷　香附　蔓荆子　荜茇　川芎　葛根　全蝎　羌活

银翘散（《温病条辨》）：金银花　连翘　豆豉　牛蒡子　薄荷　荆芥穗　桔梗　甘草　竹叶　鲜芦根

银翘解毒片（《药典》）：金银花　连翘　豆豉　牛蒡子　薄荷　荆芥穗　桔梗　甘草　淡竹叶

猪肚丸（《金匮翼》）：白术　苦参　牡蛎　猪肚

猪苓汤（《伤寒论》）：猪苓　茯苓　泽泻　阿胶　滑石

十 二 画

滋水清肝饮（《医宗己任篇》）：生地黄　山茱萸　茯苓　归身　山药　丹皮　泽泻　白芍　柴胡　山栀　酸枣仁

滋肾通关丸（《兰室秘藏》）：知母　黄柏　肉桂

温胆汤（《备急千金要方》）：半夏　橘皮　甘草　枳实　竹茹　生姜　茯苓

温脾汤（《备急千金要方》）：附子　人参　大黄　甘草　干姜

痧气散（验方）：麝香　人工牛黄　珍珠　蟾酥　朱砂　冰片　腰黄　麻黄　硼砂　银硝　青黛　猪牙皂　人中白　白矾　灯草灰

痛泻要方（《景岳全书》引刘草窗方）：白术　白芍　防风　炒陈皮

琼玉膏（《洪氏集验方》）：生地黄汁　茯苓　人参　白蜜

斑龙丸（《景岳全书》）：熟地黄　菟丝子　补骨脂　柏子仁　茯苓　鹿角胶　鹿角霜

越婢加术汤（《金匮要略》）：麻黄　石膏　甘草　大枣　白术　生姜

越鞠丸（《丹溪心法》）：川芎　苍术　香附　炒山栀　神曲

葶苈大枣泻肺汤（《金匮要略》）：葶苈子　大枣

葛根芩连汤（《伤寒论》）：葛根　黄芩　黄连　炙甘草

葱白七味饮（《外台秘要》）：葱白连根　干葛　新豉　生姜　生麦门冬　干地黄　劳水

椒目瓜蒌汤（《医醇賸义》）：川椒目　瓜蒌仁　葶苈子　桑白皮　苏子　半夏　茯苓　橘红　蒺藜　生姜

紫金丹（《普济本事方》）：砒　豆豉

紫雪丹（《太平惠民和剂局方》）：滑石　石膏　寒水石　磁石　羚羊角　青木香　犀角（用代用品）　沉香　丁香　升麻　玄参　甘草　朴硝　朱砂　麝香　黄金　硝石

黑逍遥散（《医略六书·女科指要》）：柴胡　当归　白芍　白术　茯苓　甘草　薄荷　煨姜　生地

黑锡丹（《太平惠民和剂局方》）：黑锡　硫黄　川楝子　胡芦巴　木香　炮附子　肉豆蔻　阳起石　沉香　茴香　肉桂　补骨脂

程氏萆薢分清饮（《医学心悟》）：萆薢　车前子　茯苓　莲子心　菖蒲　黄柏　丹参　白术

舒胸片（验方）：三七　红花　川芎

疏凿饮子（《世医得效方》）：商陆　泽泻　赤小豆　椒目　木通　茯苓皮　大腹皮　槟榔　生姜　羌活　秦艽

犀地清络饮（《通俗伤寒论》）：犀角汁（用代用品）　粉丹皮　青连翘　淡竹沥　鲜生地　生赤芍　桃仁　生姜汁　鲜茅根　灯心　鲜石菖蒲汁

犀角地黄汤（《备急千金要方》）：犀角（用代用品）　生地黄　丹皮　芍药

犀角散（《备急千金要方》）：犀角（用代用品）　黄连　升麻　山栀　茵陈

犀黄丸（《外科证治全生集》）：犀角（用代用品）　麝香　没药　乳香

强心益气汤（验方）：万年青根　人参　制附子　麦门冬　五味子

猴枣散（验方）：猴枣　羚羊角　天竺黄　川贝母　沉香　礞石　麝香　硼砂

十　三　画

新加香薷饮（《温病条辨》）：香薷　鲜扁豆花　厚朴　金银花　连翘

廓清饮（《景岳全书》）：枳壳　厚朴　大腹皮　白芥子　莱菔子　连皮苓　泽泻　陈皮

蒿芩清胆汤（《重订通俗伤寒论》）：青蒿　淡竹叶　仙半夏　赤茯苓　黄芩　生枳壳　陈广皮　碧玉散

雷氏却暑调元法（《时病论》）：石膏　滑石　白茯苓　制半夏　东洋人参　麦冬　粉甘草　粳米

雷氏清凉涤暑法（《时病论》）：滑石　连翘　茯苓　生甘草　青蒿　白扁豆　通草　西瓜翠衣

感冒退热冲剂（《药典》）：大青叶　板蓝根　连翘　拳参

愈消灵（《中国当代名医验方大全》）：黄芪　山药　黄精　石斛　花粉　生地　熟地　竹叶　地骨皮　僵蚕粉

解语丹（《医学心悟》）：白附子　石菖蒲　远志　天麻　全蝎　羌活　南星　木香　甘草

十 四 画

膏淋汤（《医学衷中参西录》）：山药　芡实　龙骨　牡蛎　生地黄　党参　白芍

截疟七宝饮（《杨氏家藏方》）：常山　草果　厚朴　槟榔　青皮　陈皮　炙甘草

槐角丸（《丹溪心法》）：槐角　地榆　黄芩　当归　炒枳壳　防风

榧子杀虫丸（验方）：榧子　槟榔　红藤　贯众

酸枣仁汤（《金匮要略》）：酸枣仁　知母　川芎　茯苓　甘草

磁朱丸（《备急千金要方》）：神曲　磁石　朱砂

慢性白血病方（验方）：白花蛇舌草　夏枯草　生牡蛎　鳖甲　板蓝根　鲜半枝莲　败酱草

膈下逐瘀汤（《医林改错》）：五灵脂　当归　川芎　桃仁　丹皮　赤芍药　乌药　延胡索　甘草　香附　红花　枳壳

缩泉丸（《集验方》）：乌药　益智仁　山药

十五画以上

增液承气汤（《温病条辨》）：大黄　芒硝　玄参　麦冬　生地黄

鹤蟾片（验方）：仙鹤草　蟾蜍　人参等

镇肝熄风汤（《医学衷中参西录》）：淮牛膝　龙骨　生白芍　天冬　麦芽　代赭石　牡蛎　玄参　川楝子　茵陈蒿　甘草　龟板

薯蓣丸（《金匮要略》）：薯蓣　人参　茯苓　甘草　当归　芍药　川芎　干地黄　阿胶　麦冬　杏仁　桔梗　大豆黄卷　防风　柴胡　桂枝　神曲　干姜　白蔹　大枣

薛氏五叶芦根汤（《温热经纬》）：藿香叶　薄荷叶　鲜荷叶　枇杷叶　佩兰叶　芦根

薏苡仁汤（《类证治裁》）：薏苡仁　川芎　当归　麻黄　桂枝　羌活　独活　防风　川乌　苍术　甘草　生姜

橘皮竹茹汤（《金匮要略》）：人参　橘皮　竹茹　甘草　生姜　大枣

燃照汤（《随息居重订霍乱论》）：滑石　豆豉　焦山栀　酒黄芩　省头草　制厚朴　制半夏　白蔻仁

赞育丹（《景岳全书》）：熟地黄　当归　杜仲　巴戟肉　肉苁蓉　淫羊藿　蛇床子　肉桂　白术　枸杞子　仙茅　山茱萸　韭子　附子　或加人参　鹿茸

黛蛤散（验方）：青黛　海蛤壳

礞石滚痰丸（《养生主论》）：青礞石　沉香　大黄　黄芩　朴硝

覆盆子丸（验方）：覆盆子

藻药散（《证治准绳》）：海藻　黄药子

藻蛭散（《抗癌中草药制剂》）：海藻　水蛭

藿朴夏苓汤（《医源》）：藿香　半夏　赤苓　杏仁　生薏仁　蔻仁　猪苓　泽泻　淡豆豉　厚朴

藿香正气散（《太平惠民和剂局方》）：藿香　紫苏　白芷　桔梗　白术　厚朴　半夏曲　大腹皮　茯苓　橘皮　甘草　大枣

鳖甲煎丸（《金匮要略》）：鳖甲　乌扇　黄芩　柴胡　鼠妇　干姜　大黄　芍药　桂枝　葶苈子　石韦　厚朴　丹皮　瞿麦　紫葳　半夏　人参　䗪虫　阿胶　蜂房　赤硝　蜣螂桃仁

癫狂梦醒汤（《医林改错》）：桃仁　柴胡　香附　木通　赤芍　半夏　大腹皮　青皮　陈皮　桑白皮　苏子　甘草

蠲痹汤（《医学心悟》）：羌活　独活　桂心　秦艽　当归　川芎　炙甘草　海风藤　桑枝　乳香　木香